序文

　本書は，言語聴覚士（ST）およびその学生のために，失語症の臨床にかかわる上で必要な知識と考え方を提供することを目的に執筆された．特に，STが失語症者に向きあうという臨床の場を最も重視した内容になっている．

　失語症は症状（群）である．この症状は脳病変によって引き起こされ，その部位や性質と一定の関係はあるが，失語症の現象のすべてが脳病変に還元されて理解できるわけではない．失語症研究が脳の理解にもたらした寄与はきわめて大きく，脳の研究者はしばしば失語症に言及するが，患者自身は脳研究に寄与するために病に苦しんでいるのではない．失語症はその患者に即して理解されねばならず，STは脳を治療するのではなく，失語症を治療しなければならないはずである．失語症者という人間とその臨床を重視する．筆者はこのことを星やすみれを語るような気分で言っているつもりはない．

　たとえば，失語症を対象とする神経心理学が脳科学の一種であろうとするために，ほとんど考慮の外に放置され続けてきた言語症状がある．再帰性発話（本書98頁）をはじめとする自動言語の現象がそれである．この歴史が示すように，臨床を重視するということは，実はそれほど自明なことではないのである．

　その臨床重視とは，何よりも「理よりも事へ」という原則を根底に維持することであると考える．本書の記述は，失語症についての一定の理論や仮説を声高に唱えるよりも，失語症の実際の姿をできるかぎり正確に記述し再現することに主眼を置いた．

　このような見解の上に立って，失語症研究史と失語症状学を波多野和夫（第1, 2章）が担当し，評価と治療について中村光（第3, 4章）が執筆した．この中に特に一節を設けて，近年注目を集める全体構造法について，その提唱者である道関京子氏に解説していただいた．また慢性期在宅失語症者の書画指導などを通じて，20年以上にわたり千葉県東葛失語症友の会を支え続けている横張琴子氏（第5章）にその活動の一端を紹介していただいた．すでに業務に就いているST諸氏にもこれからの学生諸君にも，言語のリハビリテーションはどうあるべきか，という問に対するそれぞれの回答としてお読みいただければ幸いである．

　本書は，以上のような臨床重視の立場こそ最も貴重であると考える医歯薬出版の斉藤和博氏の発案に由来する．

　本書の著者のうちの波多野と中村は，常に名古屋市大名誉教授濱中淑彦氏の指導と援助の下にある．特にここに記して深謝の意を表する．

　最後に，われわれが診断や治療を担当するなどの，さまざまな関わり合いを通じて学ばせていただいた多くの失語症者に感謝したい．

2002年10月
著者を代表して　波多野　和夫

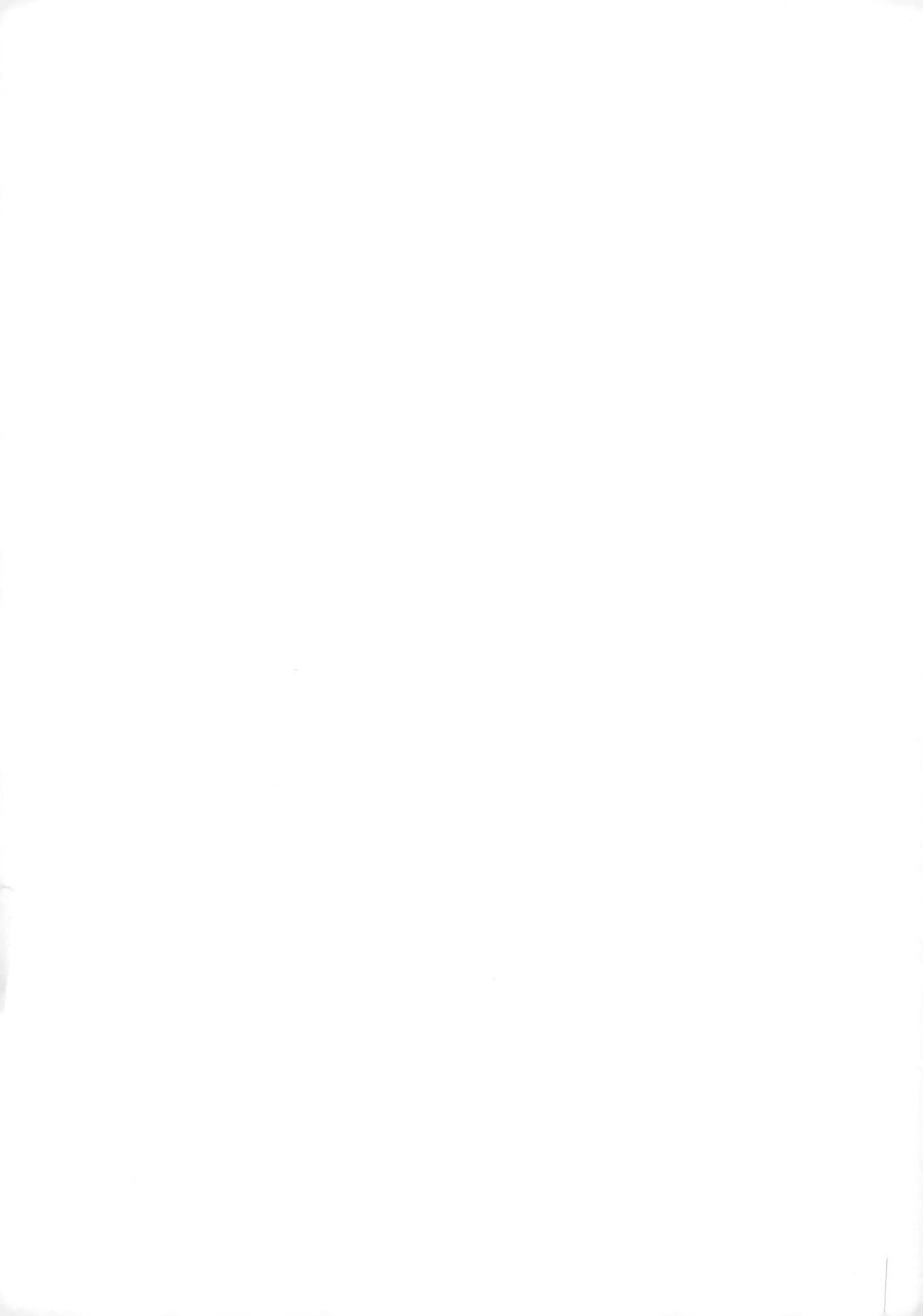

目 次

序文 iii

第1章　失語研究をめぐる歴史　　　（波多野和夫）　1

1. 古代 3
2. 中世 5
3. ルネサンスと近世 6
4. Gallと骨相学 7
5. Brocaの症例報告 9
6. Wernickeと連合論的失語学の成立 12
7. ブレスラウ学派と失行・失認の研究 15
8. Jacksonと進化論的失語学 17
9. Marie-DeJerine論争 19
10. 徹底的局在論 21
11. 全体論（反局在論）の流れ 22
12. 第2次世界大戦後 25
13. ボストン学派と米国の神経心理学 27
14. 日本の失語学 28

第2章　失語の理解　　　（波多野和夫）　31

1　失語とは何か 32
1. 成人の後天的障害 32
2. 脳の器質的損傷 33
3. 4つの言語様態 34
4. 要素的神経障害と全般的精神障害の除外 34
5. 言語学的記述 35
6. 「言語」の水準の障害 35

2　失語の言語症状 37
1. 会話場面と検査場面 37
2. 発話の流暢性と非流暢性(nonfluency) 40
　　1 構音障害(dysarthria) 42　　2 プロソディ障害(dysprosody) 44
　　3 失文法(agrammatism) 46　　4 句の長さ(phrase length)の低下 50

⑤ 発話量の低下(decreased output) 50　⑥ 冗長性(redundancy)の低下 50
⑦ 努力性の増大(increased effort) 51　⑧ 非流暢性に関連する要因 51

3 コミュニケーション能力 ... 53
4 聴覚的理解障害 ... 53
① 語音認知の障害 53　② 語彙（単語）理解の障害 55　③ 語義理解の障害 56
④ 情報量と聴理解障害 58　⑤ 統辞（文法）理解の障害 58

5 呼称障害 ... 59
① 失名辞(anomia) 60　② 錯語(paraphasia) 62
③ 迂言(circumlocution, periphrase) 78　④ 呼称のモデル 78
⑤ 様態特異的失名辞(modality-specific anomia) 80

6 復唱障害 ... 84
7 読字障害 ... 86
① 失語性失読(aphasic alexia) 86　② 失書を伴う失読(alexia with agraphia) 87
③ 離断性失読(disconnection alexia) 87　④ 視空間性失読(spacial dyslexia) 88
⑤ 漢字仮名問題(Kanji-Kana problem) 88

8 書字障害 ... 90
① 失語性失書(aphasic agraphia) 91　② 鏡像書字(mirror writing) 93
③ 失行性失書(apractic agraphia) 95　④ 構成失書および視空間失書 96
⑤ 過剰書字(hypergraphia) 96

9 自動言語(automatic speech) ... 97
① 再帰性発話(recurring utterance) 98　② 反響言語(echolalia) 102
③ 反響書字(echographia) 106　④ 同時発話(syllalia) 108　⑤ 反復言語(palilalia) 109
⑥ 空語句(empty phrase) 111　⑦ 情動とコミュニケーション 112

3 失語の分類 ... 116
1 失語分類の基本設計 ... 116
2 非流暢性・流暢性失語の分類 ... 119
3 中核的失語群 ... 119
① Broca 失語 120　② Wernicke 失語 121　③ 伝導失語(conduction aphasia) 122
④ 全失語(total or global aphasia) 124

4 「超皮質性」失語群 ... 126
① 超皮質性感覚失語(transcortical sensory aphasia, TSA) 126
② 超皮質性運動失語(transcortical motor aphasia, TMA) 129
③ 混合型超皮質性失語(mixed transcortical aphasia, MTA) 130

5 失名辞失語(anomic aphasia) ... 131
6 皮質下失語(subcortical aphasia) ... 132

7 いくつかの実用的な問題··135

4 特殊な失語
1 小児失語（child aphasia）··136
2 左利き者の失語···138
3 交差性失語（crossed aphasia）··138
4 右利き右半球損傷における微妙な言語障害································139
5 博言家失語（polyglot aphasia）···140
6 純粋症候群··142
  1 純粋語啞（pure anarthria） 142　2 純粋語聾（pure word deafness） 143
  3 純粋失読（pure alexia） 145　4 純粋失書（pure agraphia） 148
7 失読と失書の認知神経心理学的分類················（中村　光・波多野和夫）149

5 失語の解剖学··154
1 脳の解剖学··154
2 Broca 領野··156
3 Wernicke 領野···161
4 その他の言語関連領域··162
5 実際の臨床・病変対応··163
6 脳動脈領域··170

6 失語の精神医学··173
1 意識障害と通過症候群··173
2 痴呆と人格解体··175
3 失外套症候群···178
4 痴呆における失語··179
5 偽巣性発症性痴呆··180
6 語義失語··181
7 力動失語（dynamic aphasia）···184
8 非失語性呼称錯誤（non-aphasic misnaming）····························187

第3章　検査・評価　　　　　　　　　　　　　　　　（中村　光）199

1 検査···200
1 検査を行う前に··200
2 スクリーニング··201
3 失語検査··203
  1 自由会話 203　2 総合的失語検査 203　3 掘り下げ検査 209
4 神経心理検査···217

① 失認検査　217　② 失行検査　219　③ 記憶検査　220　⑤ 実行機能検査　226
　　④ 知能検査　227

2　評価 231
1　評価にあたって 231
　　① 評価上の注意　231　② 評価のポイント　232

第4章　治療とリハビリテーション　　　　　　　　　　　　　　　（中村　光）235

1　治療法総論 236
1　言語訓練の目的と目標 236
　　① 言語訓練の目的　236　② 言語訓練の目標　237
2　言語訓練の適応と禁忌 237
　　① 言語訓練の禁忌　237　② 言語訓練の適応　237
3　患者と家族の心理 239
　　① 障害の受容　239　② 心理面の支持と家族指導　240
4　失語の経過と予後 243
　　① 失語の経過　243　② 失語の予後　243
5　言語訓練の効果 244
　　① 訓練効果の諸側面　244　② 訓練効果の測定　245
6　集団訓練 249
7　訓練計画 251
　　① 訓練計画立案の原則　251　② 自習課題　252　③ 教材　253

2　治療法各論 255
1　基礎知識 255
　　① 言語情報処理モデルと認知神経心理学的アプローチ　255
　　② 学習理論とプログラム学習法　259
2　刺激・促通法 260
　　① Schuellの刺激法　260　② Weiglのデブロッキング法　263
3　機能再編成法 265
　　① 漢字キーワード法による仮名文字訓練　265　② 漢字書字による呼称訓練　266
　　③ 50音表・50音系列を用いた呼称・音読・書字訓練　267
4　発語失行の訓練 270
　　① 音読課題・復唱課題　271　② 発声発語器官の運動訓練　271　③ 構音訓練　271
　　④プロソディの訓練　272
5　実用コミュニケーションの訓練 273
　　① PACE　273　② 拡大・代替コミュニケーション（AAC）　274

- ⑥ 新しい訓練法 278
  - ① 語彙の訓練：語彙・意味セラピー　278　② 文の訓練：マッピングセラピーなど　280
- ⑦ 特殊なケースへの対応 282
  - ① 運動性構音障害の合併　282　② 最重度の失語　282　③ 痴呆を背景にする失語　283
  - ④ 小児の失語　283

3　業務報告 285

- ① ケースカンファレンス 285
- ② 報告書 286
  - ① 報告書の基本的構成　286　② 評価報告書　286　③ 紹介状　286

4　全体構造法（JIST法） ....（道関京子）296

- ① 全体構造法（JIST法）の基本概念 297
  - ① JIST法とは　297　② 言語知覚の構造化も知覚の性質に従ってすすめる　298
  - ③ 言語知覚構造化の要素　298　④ JIST法言語訓練の原則　299
- ② JIST法の具体的手段 300
  - ① 身体リズム運動　300　② となえうた　301　③ 不連続刺激の活用　303
- ③ まとめ 304

第5章　失語の慢性期とリハビリテーション　　　　　　　（横張琴子）307

1　社会復帰 308

- ① 職業復帰 309
  - ① 職業復帰率　309　② 職業復帰の可否に関する要因　309　③ 職業復帰の内容　309
  - ④ 訓練担当者の関わり　310
- ② 家庭復帰 310

2　慢性期在宅失語症者の実態 312

- ① 四方田らの調査にみられる在宅失語症者の実態 312
  - ① アンケート結果のまとめ　312　② アンケートに寄せられた家族の声　314
- ② 他の調査にみられる在宅失語症者の実態 314
  - ① 立石らの調査から　314　② 遠藤の調査から　315　③ 澤らの調査から　315

3　地域リハビリテーション 316

- ① 通所リハビリテーション 316
  - ① 通院訓練　316　② 地域の機能訓練事業（リハビリ教室）　320
  - ③ デイサービス・デイケア　321
- ② 入所リハビリテーション 323
  - ① 介護老人保健施設　323　② 療養型病床群　324　③ その他の入所施設　324
  - ④ 高齢者施設におけるSTの役割　324

####### ③ 訪問リハビリテーション ……………………………………………………… 326
####### ④ 自主グループ ……………………………………………………………… 326
① 失語症友の会　326　　② 失語症者の作業所　331

4　福祉サービス ……………………………………………………………………… 332
####### ① 福祉サービス ………………………………………………………………… 332
####### ② 福祉機器 ……………………………………………………………………… 332
① 携帯型会話補助装置　334　　② 意思伝達装置　334

5　地域リハビリテーションの重要性 ……………………………………………… 337
####### ① 在宅失語症者の支援 ………………………………………………………… 337
####### ② 廃用症候群 …………………………………………………………………… 337
####### ③ 慢性期失語症者のQOL …………………………………………………… 339
① リハビリテーションにプラトーはあるだろうか　339
② 重度失語症者のQOL向上への取り組み　341

6　多面的なリハビリテーションの提供 …………………………………………… 351
####### ① 地域におけるST事業の実態 ……………………………………………… 351
####### ② 総合的地域リハビリテーション施設 ……………………………………… 352
① 地域リハビリテーションセンター　352　　② 通所リハビリテーション　352
③ 失語症友の会　352
####### ③ むすび ………………………………………………………………………… 352

7　失語症者の権利の保護──成年後見制度　　　　　　　　　　　〔波多野和夫〕 355
####### ① 成年後見制度 ………………………………………………………………… 355
####### ② 失語症者と成年後見制度 …………………………………………………… 356

用語「痴呆」についての覚書　　　　　　　　　　　　　　　　　　〔波多野和夫〕 358

和文索引 …………………………………………………………………………………… 359
欧文索引 …………………………………………………………………………………… 367

第1章

失語研究をめぐる歴史

Speech-
Language-
Hearing
Therapist

第1章

失語研究をめぐる歴史

はじめに

【歴史を学ぶ意味】 失語（症）を理解するために，その研究の歴史についての知識をもつことは不可欠の意味がある．現在のわれわれの失語理解の理論や概念，それを表現する用語はどのようにしてできあがったのか．この歴史を知ることによってはじめて，それらの長所と限界を理解できる．どんな理論も概念も，あるいくつかの前提のもとに成立している．その前提そのものが満たされないというような事態は，実際の患者に対する臨床では決して珍しくはない．そういう時は，ものの考え方の基本に戻る必要がある．それは歴史の勉強を通してのみ可能である．

【現在は常に歴史的現在】 失語を理解するために，さまざまな考え方や仮説が無数に提出されてきた．その一つ一つに提唱者がいる．彼らは自己の経験や何らかの前提の上に立って，それを提唱したはずである．現在のわれわれに馬鹿げて見えても，不合理的に聞こえても，彼らはその時代の制約の下に，対象を真摯に考え一定の学問的良心に支えられて考察したはずである．その学説が単純で滑稽であれば，現在のわれわれは自由にそれを笑うことができる．しかし次の時代に，今度はわれわれが笑われることはないだろうか．時代の制約から現在のわれわれだけが自由であるというような，そんなことがあるだろうか．現在最も有力とされる定説も，この時代の考え方や価値観に制約されている．現在は常に歴史的現在である．

【一切は相対的である】 社会学の祖，A. Comte（1798-1857）は「一切は相対的である」と言い切った．見事な言葉である．しかし彼はあわてて次の言葉を補ったそうである．「これは唯一の絶対的法則である」（Tout est relatif, voilà le seul principe absolu !）．この言い訳は人を苦笑させる．いずれにせよ，歴史を学ぶ者のみが自己と現在を相対化しうる．自己も現在も絶対視することは，考えるというよりは信ずるに近い．つまり科学よりも信仰に属する．そういう意味で，科学的思考の究極は歴史を学ぶことだともいえる．日本でも，たとえば荻生徂徠（1666-1728）に次のような言葉がある．「学問は歴史に極まり候ことに候」．

以下，通史として参考にしたのは，神経学史としては McHenry（1969），精神医学・心理学史としては Zilboorg（1941），今田（1976），神経心理学史としては Hécaen ら（1977），大橋ら（1985），濱中（1982, 1999），Benton（1960），秋元（1982），中世医学史としては Schipperges（1985, 1990），Kemp（1996）などである．

I 古代

【古代開頭術】 考古学の発掘による先史時代の人骨の中に，明らかに開頭術を受けたと思われる頭蓋骨がある．その切断面の観察から術後も長期間生存して，穴がふさがった頭蓋骨すら発見されるという．相当に古い時代から人類は脳という臓器に対する医学的関心をもっていたようである．

【古代エジプト】 言語障害と脳神経に関する記載は，Edwin Smith（考古学者）が発見した紀元前3,500年のパピルスにまでさかのぼる．この古代エジプトの文書に，頭部外傷による発話の喪失症例が記載されている．この例が記録に残る世界最初の失語例とみなされているが，正確に現在の言語障害の何に相当するのかはよくわからない．このほかにもこの文書には，一般的な神経学の問題として，脳に損傷があって脚や眼に障害が出現するという関係，つまり症候学的な部位と病因論的な部位の区別と関係についての初歩的な理解が記載されているという．

【ヒポクラテス】 古代ギリシャのHippocrates（BC 459-350頃）には，言語に関連する障害として"aphonos"や"anaudos"という語が記載されている．その現代語訳には「失話」，「無声」，「無構音」など諸説ある．これらの記載を，発声・構音・言語の障害といった今日の分類に対応させることは難しい．精神神経学領域におけるHippocratesの有名な貢献は，当時「神聖病」と呼ばれ神がかり的に理解されていたてんかん（epilepsy）が，身体の病気だと述べたことである．とくに，彼はその原因を，感覚，運動，知性の座である脳の障害に求めた．今でもてんかん学の歴史はHippocratesから書き始めるのが普通である（Temkin, 1945）．

【四体液説】 古代ギリシャ・ローマの精神神経関連の医学は非常にユニークな内容がある．以下，常識として知っておいたほうがよいことを述べる．まず，当時の生理学・病理学は四体液説に基づいていた．これは血液，粘液，黄胆汁，黒胆汁の4種で，人体はこの4種の体液の適度なバランスの上に健康が成立し，その調節異常により病気になると考えられた．現在のホルモンに近い考えである．それぞれの体液には，熱と冷，乾と湿の区別があり，春夏秋冬の季節と関連づけて，種々の疾患がその組合せの上で発病するという理論づけがなされていた．ある種の病気の際には過剰な血液を放出する「瀉血」が勧められ，それを専門に行う外科医が「床屋」であった．現在でも「多血質」や「粘液質」というような性格の名前が残っており，うつ病を「メランコリア」（melancholia）というのは黒胆汁を意味する．

【動物精気説】 もう一つは，呼吸と霊魂または「こころ」との関係である．食物は胃から肝臓に運ばれ，そこで「自然精気」（natural spirit）にひたされる．これは静脈を通じて心臓に運搬される．一方，呼吸により「霊気」（pneuma）も心臓に運ばれ，ここで「自然精気」は「生命精気」（vital spirit）へ総合される．これはさらに動脈を通じて脳に送られ（動脈から静脈への血液循環の発見ははるか後の17世紀のHarveyによる），そこで「動物精気」（animal spirit ——"spiritus animalis"は「心気」と訳すのが正しいといわれるが，ここでは通説に従っておく）へと精製される．「動物精気」は理性的な霊魂の源泉であり，中空の管である神経を通じて脳から身体各部に送られて筋肉の収縮，すなわち運動を引き起こす．霊魂，理性，あるいはこころの座は脳である．これはGalenos（131-201）の体系に結実した．

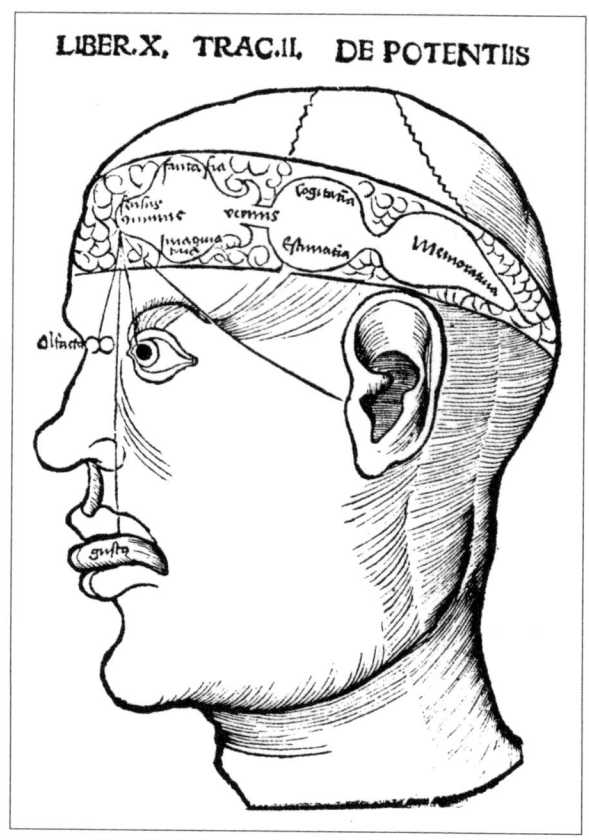

図 1-1 脳室学説（Reisch, 1512）

【心臓学説と脳学説】 このような脳を重視する思想と並んで，霊魂やこころの局在を心臓に求める考え方も有力であった．その代表者は Aristoteles（BC 384-322）である．彼は，すべての感覚を集合する「共通感覚」（sensorium commune）の座は心臓であり，心像（イメージ）や記憶が組み合わさって思考になる場所も心臓であると考えた．脳は心臓から生じてくる熱気を圧縮し冷却する器官であるに過ぎない．この心臓学説と脳学説は心身問題——身体とこころの関係を問うテーマ——の中心的位置にあって，近世に至るまで議論の対象であった．

【脳室学説】 こころの脳学説からは，一種の局在論の思想が展開した．「霊気」や「動物精気」が脳室に関係するという脳室学説である．これらが気体か液体のような物としてイメージされれば，脳内の中腔をなす脳室に収納されるという想像が容易であったのかもしれない．しかし脳室（とくに第 4 脳室）が損傷を受けると意識が消失するという臨床的経験も，動物精気の脳室起源説の根拠の一つでもあった．この思想から，精神の諸能力のそれぞれが脳室のどこに対応するのかという議論が展開した．たとえば，4 世紀の Posidonius は，想像力は脳の前部，理解力は中部脳室，記憶は脳の後部に局在すると主張し，やや遅れて Nemesius は感覚，悟性，記憶のそれぞれを，前部，中部，後部の脳室に位置せしめた．

このような脳室学説は，その後の長い歴史を生き延びる．たとえば，1512 年の Reisch の諸学百科事典（Margarita Philosophica）には，共通感覚（視覚，嗅覚，味覚からの経路が

集まる），想像および空想が前部脳室，認知と評価が中部脳室，記憶が後部脳室に割り当てられた図が載っている（図 1-1）．

人間の心的能力を分類し，これを脳の異なった部位に位置づける大脳局在論は，すでに古代にその発想があった．

2 中世

【暗黒時代】 失語や言語障害との関連では，中世医学の歴史にめぼしい話題は少ない．脳の局在論としては，Galenos などの脳室学説の枠内で，これを補完し修正する議論がなされたにとどまった．医学一般についても，古代以来の四体液説を受け継ぎ，それを信奉し続けた．

中世はキリスト教支配下の暗黒時代であったといわれる．これは中世に否定的な近代人の偏見である．確かに理性主義の立場に立つ限り，信仰と理性とは相互に許容するところ少なく，この時代の理性の光は弱かった．しかし理性より情念を，光より闇を重視する後世の浪漫主義が，常に中世への回帰を唱えたように，少し見方を変えてみれば，そこには多くの興味深い展開があった．そして中世という時代は，西洋と東洋が奇妙な類似性を示す時代である．

【修道院医学】 西欧の中世医学の舞台は修道院である．人々は聖地（エルサレム，ローマ，サンチアゴ）への巡礼の途上にあって病に倒れ死んでいった．そういう巡礼者を収容する施設が修道院にあった．現在，Hospital, Hotel, Hospice などと呼ばれる施設の起源がここにある．修道院のなかには武装して聖地と巡礼路を，イスラムなどの異教徒の攻撃から防衛する僧兵集団もあった（例：神殿騎士団）．中世修道院は農業と牧畜の生産拠点でもあり，その片隅にはかならず植物園が営まれ薬草を供給した．病に倒れた人を介護することと，神に召され死に行く人に平安を与えることが重大な任務であった．

【医師キリスト】 なぜキリスト教は病者をいたわったのか．われわれの周囲には仏教系宗教法人の経営する病院は多く目につかないが，西欧にはキリスト教の病院はいくらでもある．筆者のような非キリスト教徒にはよくわからないことであるが，イエス・キリストは「医師」であるという信仰があった．神の創造に背いて楽園を追われた人間は，救済に至ることが予定されてはいるが，妨害されていまだ達成されずにこの世に生きている．この考えは，健康への治癒が予定されてはいるが，疾患によって妨害されていまだ達成されていない病者と等価とされた．キリストは救済と治癒をもたらす医師である．キリストは至高の姿で「偉大なる医師」として登場する．いわば医学と神学の一致である．これはたとえば，看護学の祖である女子修道院長 Hildegard von Bingen（1098-1179）の中心的思想であった．

【魔女裁判の時代】 中世は穏やかでのどかな時代であったように見える．ルネサンスに至り，古代の英知と理性の曙光が照らす時代になると，皮肉なことに時代そのものが狂気の様相を呈する．この時期の重要なテーマは魔女狩りと魔女裁判である．精神病者が魔女として処刑される事件が数多くあった．当時一流の医師が，魔女の証拠とされる身体的特徴を探索する診断に従事した．わけのわからぬことをベラベラとしゃべる失語患者が魔女として火炙りにされるというようなことがあったかもしれない．というのも，X線 CT が普及する前には，流暢性失語の患者が精神病と誤診されて閉鎖病棟に入れられるというよ

うなことが実際にしばしばあったからである．それにしても理性が芽生えると狂気も勃興するというのは，何か重要なことをわれわれに語ってはいないだろうか．

③ ルネサンスと近世

【過渡期の人】 「経験の弟子」と自称した Leonardo da Vinci（1452-1519）は，脳室系の蠟型を作るのに成功して，その解剖学的形態については高度な理解に到達していた．しかし一方で，ほとんど古代・中世的な脳室のスケッチも残していて（図1-2），精神の座は第4脳室と延髄に定位されると考えていた．いかにもルネサンスという過渡期を象徴する話である．

ルネサンスを代表する医学者 Vesalius（1514-1564）は，脳室は動物と人間とで変わりがないから，脳室と理性は関係ないと考えた．人体解剖学が格段に進展し，古代以来の脳室学説に疑いが向けられ，脳実質や脳回転の役割が徐々に重視されるようになっていった．

【失語の記載】 言語障害の症例記述としては，15世紀の Antonio Guainerio が2例を記載している．これは現在の運動失語と健忘失語に相当するようであるが，彼はあくまでも記憶の障害と考えた．同様に Baverius de Baveriis, Paracelsus, Nicolo Massa などの著述の中に言語障害への言及がみられる．こうして17世紀になると，現代的視点から見て疑いなく失語といいうる症例が Johann Schmidt（1673）や Peter Rommel（1683）によって

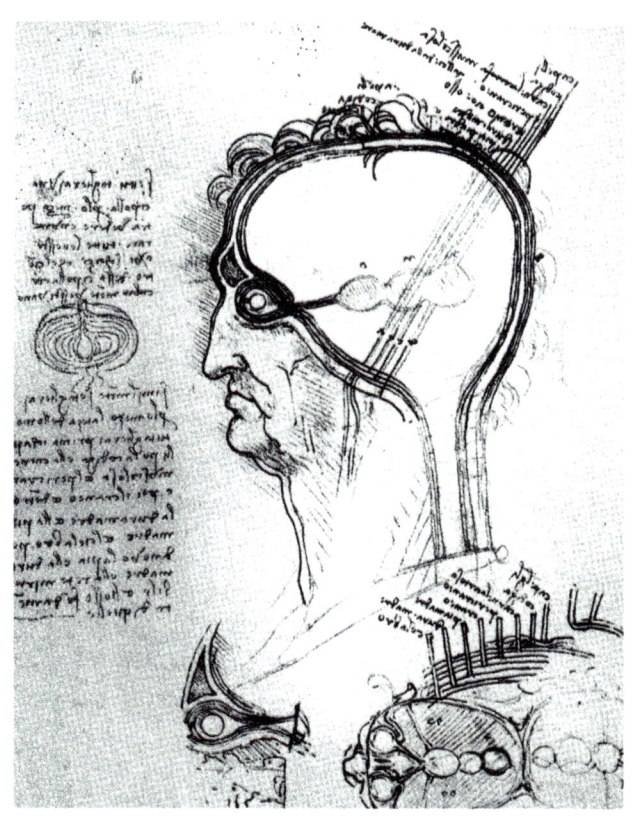

図 I-2　Leonardo da Vinci の脳室図

報告されるようになる．

【デカルト】 こころと脳の問題に対する Descartes（1596-1650）の貢献は「松果体説」と呼ばれる．思惟する精神と延長する物質（身体）という心身二元論は，人間において統合されている．この精神と身体の接合点が松果体である．眼も耳も手も1対あり，2つの感覚が1つに統合される共通感覚の場所は，1つしかない松果体だという．また彼にとって情念（passion）とは，動物精気の運動によって惹起される受動（passive）の意識であった．

【大脳皮質への注目】 脳底動脈輪に名を残す Willis（1622-1675）は，はじめて大脳皮質を重視した．大脳皮質で動物精気が蒸留され，これが髄質に達して全身に分配され，感覚と運動を伝達する．大脳は，構想力や記憶力などの心的機能の直接の源であり，小脳が保証する感覚，運動，本能などの自然機能の間接の源である．諸感覚は共通感覚器官である線条体で統合され，最も強力な映像のみが構想力の座である脳梁で完成される．印象は脳梁から出て皮質に達し消失するが，脳回に記憶の痕跡を残す．あとになってこの記憶痕跡から物の映像を喚起することができる．これは一種の連合学説ともいえる．その後，La Pyronie（1678-1747）もこころの座として脳梁を取り上げている．

4 Gall と骨相学

【ガルの登場】 18世紀末から19世紀初頭にウィーンとパリで活躍した Gall（1758-1828）は偉大な神経学者であった．神経心理学の近代史はこの Gall から始まる．彼はすぐれた解剖学者であり，新しい神経解剖法を提唱し，骨相学（phrenology）という大脳局在論を提唱した．日本では森鷗外（1900）の紹介がある．

Gall は南ドイツに生まれ，シュトラスブルグとウィーンの大学に学んだ．1810 年「神経系一般，とくに解剖学と生理学」を出版し，古来の人相学，動物を含む比較解剖学，能力心理学，経験心理学を総合して，心理機能の大脳局在についての学説を発表し，これを頭蓋学（Schädellehre, craniology）または（脳）器官学（organology）と呼んだ．"Phrenology" の名称は，彼の弟子 Spurzheim の抜群の宣伝力により広まり，後にはこのほうが有名になった．

【骨相学の展開】 Gall の思想によると，人間と動物の傾向性と能力は脳にその基盤がある．種々の傾向性と能力は相互に独立であり，空間的にも独立した脳の座（＝器官）を有する．傾向性や能力は個体によってその組合せの割合や配合が異なり，それに応じてそれぞれの器官の大きさも異なってくる．頭蓋骨の形態は脳の形を反映するので，頭蓋骨の形の違いによって，その傾向性の強弱や能力の大小を推定することができる．これは決して観念論ではなく，動物ではその種の特異な能力，人間ではその人の傑出能力とその頭蓋骨の形を調べることにより，経験的かつ総合的に導き出された結論である．こうして，頭蓋の形態をさまざまに計測し，あるいは頭部を触診することにより，その人の卓越した能力や強い傾向を診断する頭蓋診断学（cranioscopy）が成立した．

彼が独立した傾向性や能力と認めたものは 27 種類あった．第1群の能力は，人間と脊椎動物に共通する性欲，子孫愛，闘争性などの 10 種の能力であり，大脳の後方下部と小脳に関わる．第2群は人間と高等脊椎動物に共通する空間の記憶，人物の記憶，語と名称の感覚と記憶などの 9 種の能力で，前頭葉下部に関係する．第3群は人間のみの形而上学的精

神，詩的才能，正義の感情などの8種の能力で，前頭葉上部にその座を占める．

【牛眼と垂眼】　このうちとくに後世に大きな影響を与えたのは言語能力とその局在であった．彼の人生経験では「牛眼」と「垂眼」の持ち主は，いずれもきわめて優秀な言語能力を有していた．こうして眼窩の特異な形，すなわちその背後の脳局所と，言語能力との間に経験科学的な関連が推定された．この根拠より，第14能力「語と名称の感覚，語の記憶」と第15能力「言語の感覚」は，眼窩蓋後上方の脳部分に並列的に定位された．Gallは脳は機能的にも対称的であると考えた――半球優位論はGallの死後の話である．

【ガルの亡命】　彼はこれらの研究のために自宅で種々の動物を飼い，一方で膨大な数の頭蓋骨，頭蓋の蠟型模型，著名人の胸像などを集めた．その家は動物園と博物館をあわせたような家であったという．1802年，彼はウイーンの宮廷より「唯物論者」（＝反キリスト教徒）と断定され講義を禁止された．1803年より弟子Spurzheimを道連れにドイツ，オランダ，デンマークなどの講演旅行に出発し，各地で名士や学者と議論しつつ，1807年パリに到着し，その後はパリで骨相学の研究を続けた．動物磁気説（animal magnetism）を唱え，催眠療法や精神分析の祖とも評価されるMesmer（1734-1815）が，ウイーンを追われてパリで受容されそこで活躍するのと奇妙な類似性がある．ともに，大脳局在論と精神分析が科学になる前段階の「偽科学」であるという評価も似ている．

パリではアカデミーに論文を提出したが，Napoléonが国粋主義に立ち，フランスの解剖学をドイツ人から学ぶことを不快としたこともあって，ついにアカデミーには受け入れられなかった．Gallの学説に対しては賛否両論があり，多くの高名な哲学者や思想家が論争に加わった（Goethe, Hegel, Schopenhauer, Comteなど）．さらには，脳の局在論は革新・左翼・反教会・共和主義で，単一（全体）論は保守・右翼・教会・王制復古といった時代のイメージまであって，神経や脳に関する純粋な学問の問題だけではなかった．Gallは1828年，脳卒中により失語になって死んだ．

【骨相学協会】　Gallの弟子Spurzheim（1776-1832）は1814年に，師と袂を分かって独立し，以後，英国，スコットランド，米国などで講演し，各所に同志を得て骨相学協会を設立し，ボストンに客死した．彼はGallが27種あげた諸能力を37に増やし，下等・劣等な能力を抹殺して，骨相学の学説全体を楽観論的色彩に塗り替えたといわれる．容易に見て取れるように，傾向性や能力はどのように取り上げるかに関して恣意的である．たとえばCombe（1837）の「骨相学の新手引」によると，36種の能力が大脳皮質に局在されている（図1-3）．第33能力の言語は両眼に位置している．

【偽科学】　現代では，骨相学は科学としての神経心理学における「偽科学」と評価されている．科学成立の直前に生まれ，それ自身は科学にまで洗練されていないが，科学の誕生と展開を促進するのが偽科学である．化学における錬金術，天文学における占星術，進化論におけるラマルキズム，精神分析における動物磁気説（メスメリズム）などが有名である．しかし少なくとも，Gallにおいては，古代以来の動物精気と脳室学説は完全に克服され――一切を懐疑すると宣言したDescartesですらなしえなかった――，大脳皮質の不可欠の重要性が取り上げられた．さらに次の時代へ向かって，Gallが眼窩の奥の脳表面に局在化した言語能力の是非をめぐって大脳局在論は新しい展開を見せる．それはそのままわれわれの時代の神経心理学に続いている．

偽科学とは「科学」の側から見たネガティブな評価である．しかし現代でも，骨相学と同じ議論をする研究が存在する．たとえば，左右の側頭平面の解剖学的な大きさを比較す

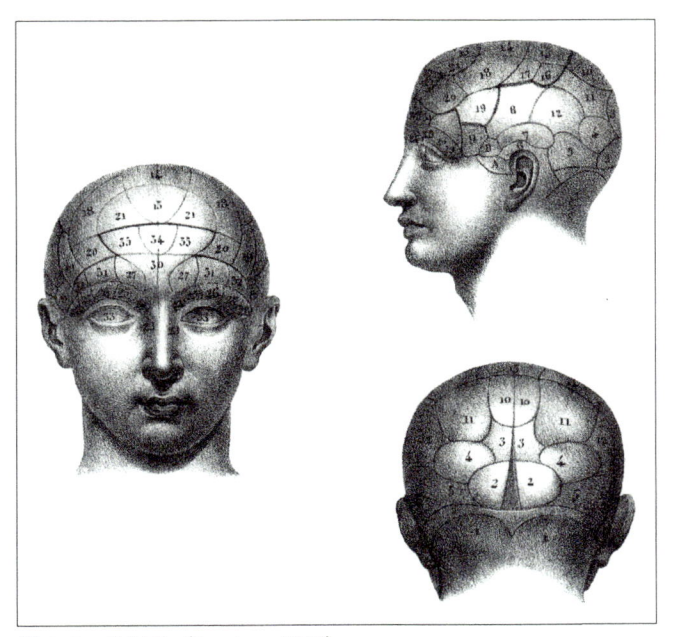

図1-3 骨相学（Combe, 1837）
（1） 感情的能力
　　第1類．傾向：A．食欲，1．色情，2．愛児，3．定住，4．粘着，5．闘争，6．破壊，7．秘密，8．獲得，9．建設．
　　第2類．感情：
　　①人間と動物に共通の感情：10．自尊心，11．称賛，12．慎重，13．親切．
　　②人間特有の感情：14．尊敬，15．堅固，16．良心，17．希望，18．驚異，19．理想，20．陽気，21．模倣．
（2） 知的能力
　　第1類は外的感覚（視聴触嗅味の5感）．
　　第2類．知覚能力：22．個体性，23．形態，24．大小，25．軽重または抵抗，26．色彩，27．位置，28．数（計算），29．秩序，30．偶然，31．時間，32．音調，33．言語．
　　第3類．反省的能力：34．比較，35．因果性．

ると，左脳の側頭平面が大きい例が大部分（65％）だという（Geschwindら，1968）．これは左側頭葉への言語機能の局在と関連づけられて理解される．日本でも雄弁家の脳を解剖したらBroca領野が発達していたという研究がある（154頁）．これは現代の骨相学である．偽科学としての骨相学は，後に「科学」となった神経心理学に比べて，思考の革命性（パラダイムの転換）は格段に高いと筆者は思う．しかもそれをGall一人がなしたのである．

5　Brocaの症例報告

【ブローカの登場】　Gallの骨相学は専門学問の問題を越えて，サロン文化や時代思想の問題でもあった．神経学の問題としては，当時の代表的な生理学者Flourens（1794-1867）

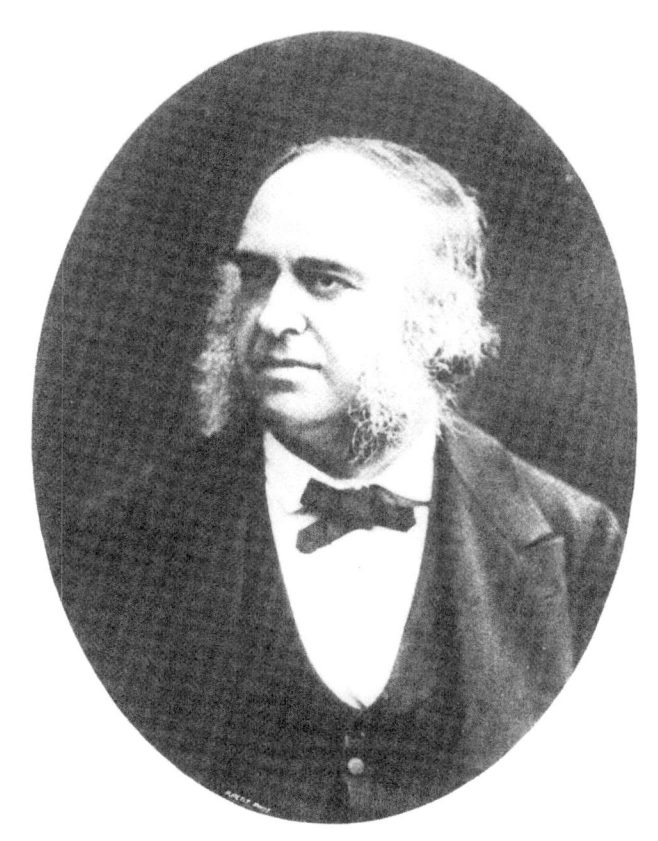

図 1-4 Broca（1824-1880）

が，主として動物実験に基づいて大脳の等能性を主張して Gall に反論した一方で，Gall を支持した Bouillaud（1796-1881）は，種々の言語能力が前頭葉に局在することを臨床病理学的に実証しようとした．この流れの中から，外科医 Broca（1824-1880，図 1-4）が登場する（Schiller, 1992）．1861 年のパリ人類学会における症例 Leborgne の報告である．

【症例タン氏】　症例 Leborgne は 51 歳．すでに 21 年間もビセトル病院に入院していた．右上下肢に麻痺があり，右下肢の広範な壊死性蜂窩織炎のため外科に運ばれてきた．Broca の問診に対して，左手の身振りを交えつつ "tan, tan" と答えるのみであった．6 日後，死亡し剖検された．病歴を総合すると，彼は若い時からてんかんがあり，31 歳の時この病院に入院した．その数カ月前から言葉を用いることができなくなっていた．彼はただ一つの音節を発音できるのみで，何を尋ねても，変化に富む身振りを交えつつ，いつも同じように "tan, tan" と言った．それで彼はタン氏（M. Tan）と呼ばれていた．入院当初は知的で壮健であったが，数年後，まず右上肢が，続いて右下肢が徐々に麻痺してきて，その後は臥床し，視力も低下していた．入院時より知能障害はなく，最後の Broca の問診時にも，人の言うことをほとんどすべて理解できた．何年入院しているのかの質問に対しても，21 年という数を手指を開いたり閉じたりして，正確に示すことができた．診断は慢性進行性脳軟化であった．

脳の剖検の結果，左半球前頭葉後下部（第 3，第 2 前頭回）を中心に，頭頂葉の中心後回や第 1 側頭回を含む広範な脳皮質の破壊が認められた．図 1-5 は Marie の描いたスケッチ

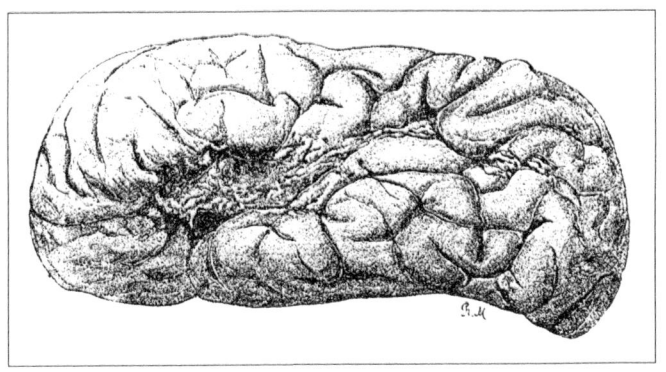

図 I-5 Brocaの症例Leborgne（タン氏）の脳（P. Marie のスケッチ）

である．おそらく関心が皮質のみに限定されていたために，この脳は脳割されることなくアルコール保存された．その後も畏敬の念もあって脳割はついに行われず，今も博物館に所蔵されている．1980 年の Broca 没後百年祭を機に保存脳の X 線 CT が撮影され，その画像が公表された．それによると，上記の脳皮質のほかに，島や基底核に及ぶ広範な深部病変も有していた．

【左第3前頭回】 症例 Leborgne の経験より，Broca はこの構音言語能力の喪失をアフェミー（aphémie）と名づけ，その脳病変の原発巣は左の「第 2 あるいは第 3 前頭回，おそらくは後者」と考えた．そのうえで，構音言語能力の座はこのいずれかであると結論した．

引き続いて数カ月後，Broca（1861）は第 2 の症例 Lelong（84 歳）を発表する．この患者はベッドに上ろうとして転倒し，左大腿骨骨折のために外科に運ばれてきた．患者は急速に衰弱し褥瘡ができて，12 日目に死亡した．Lelong は約 1 年半前に脳卒中で倒れ言語を失った．彼は人の言うことをすべて理解でき，4 語の語彙を使い分け，計算も 2 桁までは可能で，精神的には健全であった．構音言語のみを失ったアフェミーであると考えられた．剖検の結果，Leborgne よりもより限局的な病変が見出され，このアフェミーは「第 2 および第 3 前頭回の後 1/3 をおかした，深くはあるが限局した病変により起こった」と結論された．

この 2 例の第 2 前頭回の損傷は軽度であり，それゆえ，構音言語の座は第 3 前頭回らしいという暫定的な結論に到達した．その後も Broca は，彼がアフェミーと呼んだ失語の研究を進め，1863 年，1868 年と続く論文を発表しつつ，構音言語の座を「左第 3 前頭回後半，おそらくはその後 1/3」というように限定していった．この業績により，後年，この部位が「Broca 領野」と呼ばれるようになった．

【優先権論争】 これらの Broca の報告に先立つ 1836 年に，M. Dax（1770-1837）という人が，モンペリエで開かれた南仏医学会で，40 例の経験をもとに，言語障害の患者の脳病変は左半球にあると発表していた．この報告はその学会で読まれただけで論文にはならなかった．1863 年になって，その息子 G. Dax が医学アカデミーに投稿し，言語障害は左半球損傷によるという発見の優先権を主張した．こういう事情があって，言語の半球優位性の発見がどちらの業績であるのかという問題がややこしくなった．この新発見には 500 フランの懸賞金がかかっていたといわれている．

しかし，Broca のもたらした影響は非常に大きかった．タン氏の言語症状は，今の言葉

でいえば，再帰性発話（recurring utterance）に相当し（98頁），全失語ないし重症Broca失語の一部に見られる自動言語の一種と見られている．いうまでもなくBrocaは言語能力の喪失を重視し，このような言語の残存を無視した．この症状を取り上げたのは，英国のJackson（1835-1911）である（98頁）．またBrocaが用いた述語"aphémie"についても，Trousseau（1864）によって"aphasie"という語が提唱され，これが「失語」として定着した．

6　Wernickeと連合論的失語学の成立

【大脳皮質の研究】　先に結論をいえば，Wernickeとその一門を中心にして神経心理学の「古典論」学説が成立する．その偉大な達成を可能にしたいくつかの歴史的前提をあげる必要がある．

ウィーンのMeynert（1833-1892）は，組織学研究により大脳皮質に5層の層状構造を見出し，脳の細胞構築学の草分けとなった．後年，皮質の層状構造の細胞構造から皮質の分類を行ったのがBrodmann（1868-1918）である（図1-6）．白質線維については，皮質から出て末梢に至る投射線維と，半球内または半球間の皮質を結合する連合線維に分けた．これは，皮質の中枢と中枢を結合する連合論モデルの根拠となった．

Fritsch（1838-1927）とHitzig（1838-1907）は，1870年にイヌ脳の電気刺激実験を報告した．微弱電流刺激により対側の筋の攣縮運動を引き起こす部位を検索して運動野を見出した．Ferrier（1843-1923）はこの事実をサルで検証し，運動野といくつかの感覚野を脳地図上に記入した．Flechsig（1847-1929）は白質線維の髄鞘構築に関する膨大な研究を行い，髄鞘化に時間的順序があることを見出した．求心性線維は体知覚，嗅覚，視覚，聴覚の順に髄鞘化し，それぞれが，中心回，前頭葉（の一部），鳥距溝（後頭葉），第1側頭回に分布することを明らかにした．これが投射野であり，髄鞘化のさらに遅い領域として連合野を確定した．この中には前頭前野を中心とする連合野も角回を中心とする側頭・頭頂・後頭移行部の連合野も含まれている．このような大脳皮質に関する発見の連続に重なって，Wernicke（1848-1904）の失語論が登場する．

【ヴェルニッケ26歳】　1874年，弱冠26歳のWernicke（図1-7）が失語を統一的に理解する学説を発表した．彼はまず，Brocaが報告した構音言語の喪失（アフェミー）とは明らかに異なる失語型を記載した．現在Wernicke失語と呼ばれている感覚失語である．彼は，言語に関連する中枢として，言語の運動表象（Bewegungsvorstellung）の中枢と，言語の音響心像（Klangbilder）の中枢を別々に想定した．前者は前頭葉下前頭回（Broca領野）に，後者は側頭葉上側頭回（Wernicke領野）に該当する．前者の損傷によって，Brocaが記載したような発話障害を中心とする運動失語（Broca失語）が，後者の損傷によって了解障害と錯語を中心とする感覚失語（Wernicke失語）が起こると説明し，後者の症例を示した．それまで感覚失語の報告が少ないのは，聴覚的言語理解が悪くて発話語数が豊富な患者は，専門家でも「錯乱」と誤診するからではないかという．さらに，この2つの中枢を直接に連結する連合線維の損傷によって，復唱障害と錯語を主とする伝導失語が発生すると考えた．図1-8はWernickeの考えた言語中枢とその結合である．何かの間違いであろうが，右半球が描かれている（言語中枢の左半球局在は本文に書かれている）．こうして1874年には3種類の失語が区別された．

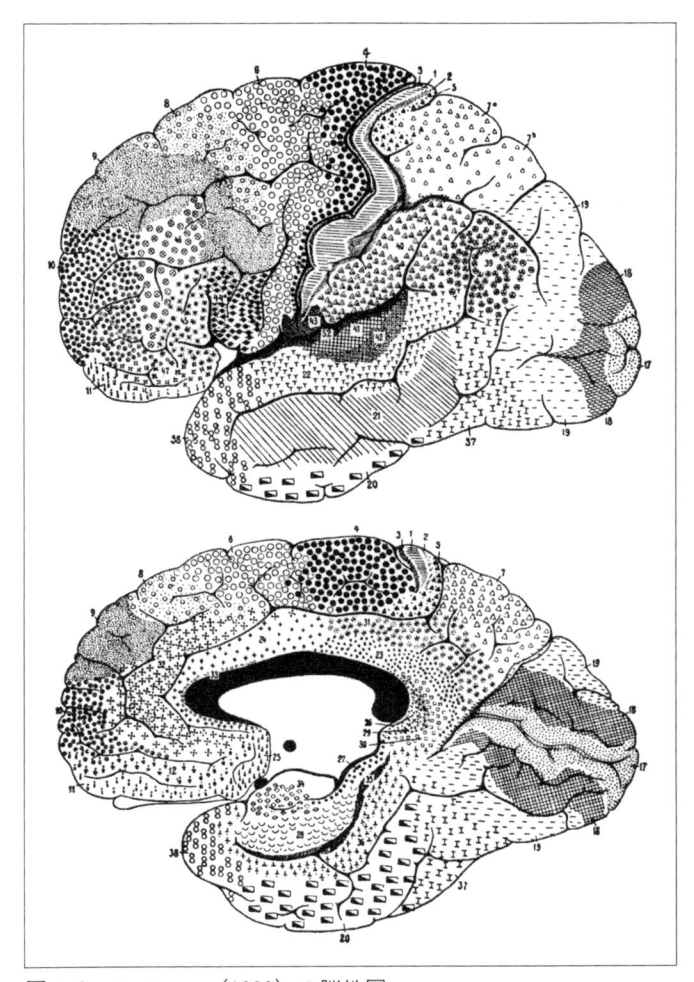

図 1-6　Brodmann（1909）の脳地図

【ヴェルニッケ・リヒトハイムの図式】　その後 1885 年，Lichtheim（1845-1928）は Wernicke の構想を発展させ，彼の 2 つの言語中枢に加えて「概念中枢」を想定したモデルを呈示した(117 頁；図 2-19 参照)．Lichtheim はこれらの言語中枢自身の損傷と中枢間結合の障害による失語タイプの 7 亜型を区別した．Wernicke はこの考えを受け入れて，Lichtheim のつけた名称を変更し，現在用いられている皮質性，皮質下性，超皮質性（cortical/ subcortical/ transcortical）失語という用語を導入し，以後この名称が確定した．この図式は広く受容されて失語の古典論の基礎となり，Wernicke-Lichtheim の図式と呼ばれる．

【製図業者の時代】　このような連合主義（associationism）による失語理解は Wernicke や Lichtheim のみの発想ではなかった．この思想はむしろこの時代全体の潮流であった．たとえば，パリでは Charcot（1825-1893）が同様の考えを「鐘の図」（1883）に表現していた（図 1-9）．口と手と結ばれた構音言語中枢（Broca 中枢）と書字言語中枢（Exner の書字中枢＝第 2 前頭回脚部），「クロシュ」という語音と"cloche"という文字と結ばれた聴覚言語中枢（Wernicke 中枢）と視覚言語中枢（角回），これらの 4 中枢と連合する「観念」の基礎構造が想定され，症状の発現に対しては，病変の大きさと患者の個人差とが大きく影響して，病像は画一的でないとの認識が示されていた．Charcot は Wernicke の考えをフ

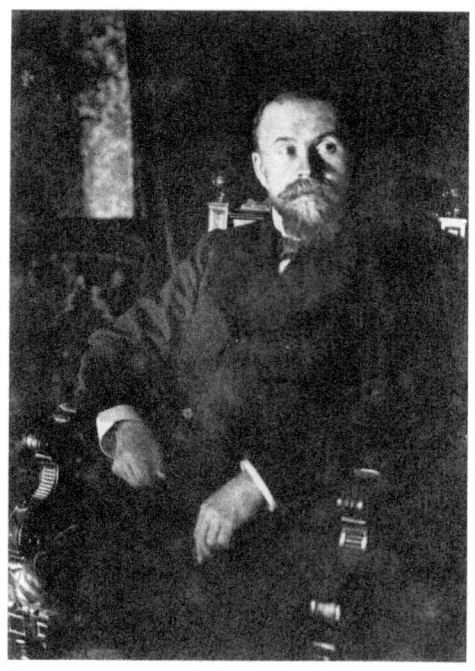

図 I-7　Wernicke（1848-1904）

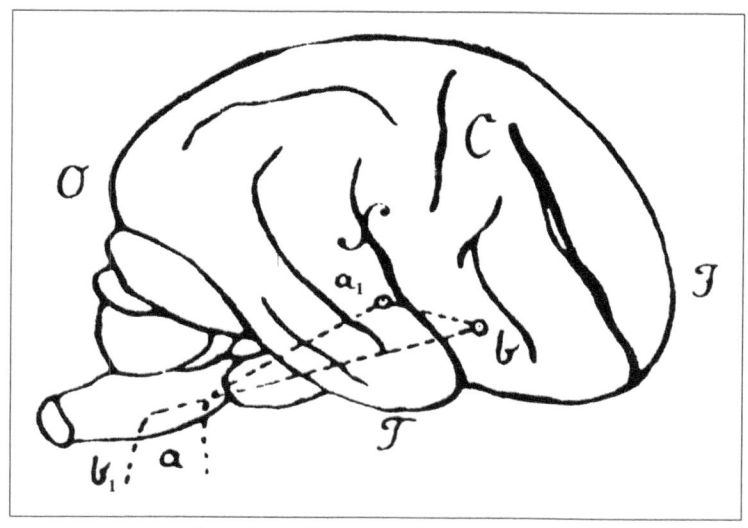

図 I-8　Wernicke（1874）の図
　　　a：聴神経の延髄への入口，　a₁：聴神経の側頭葉終末，
　　　b：語音産生に必要な運動表象，b₁：運動神経の延髄の出口

ランスで展開し，その影響は非常に大きかった．それで1883年から1888年までを失語研究の「Charcotの時代」と呼ぶ人もいる程である（Moutier, 1908）．

　容易に想像できるように，複数の中枢とその結合を想定する連合主義の考えは，しばしば図や絵に表現された．後にこれらへの批判が高まると，この時代を「製図業者（diagram makers）の時代」（Head）とか，「失語の幾何学期」（Marie）と皮肉られることになる．

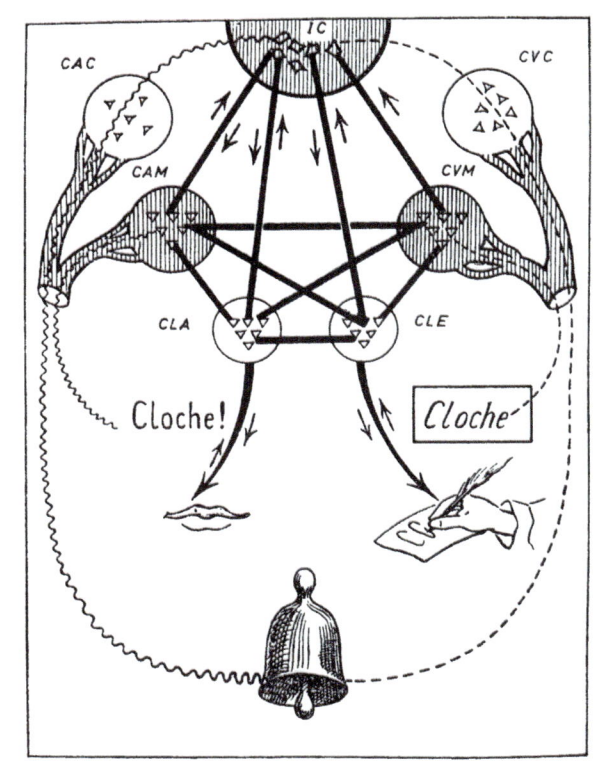

図 1-9 Charcot の鐘の図
IC：観念の基礎構造，CAC：一般聴覚中枢，
CVC：一般視覚中枢，CAM：語の聴覚中枢，
CVM：語の視覚中枢，CLA：構音言語中枢，
CLE：書字言語中枢

7 ブレスラウ学派と失行・失認の研究

【病的頑固者】 Wernicke は非常に個性的な学者で，自らその性格を「病的頑固者」と評した．そのために上司や管理者と衝突を繰り返し，社会的地位としては不遇であった．青年期にウィーンの Meynert のもとに留学し大きな影響を受けた．ブレスラウ（当時はドイツ，現在はポーランド）大学とハレ大学の教授を務め，多くの弟子がその門下から輩出した．ピアノを弾き，魚釣りを楽しみ，身体的には頑健でなかったが無理してアルプス登山を試みた．最後は森林サイクリングの最中に木材運搬車に轢かれ，57 歳で壮絶な死を遂げた．彼は症状論に秀で，文献や蔵書を集めるよりは，自分の診た患者の記録（病誌）を大切にし，その山をさして「我が図書室」と呼んだ．片麻痺の Mann-Wernicke の姿勢，Merkfähigkeit（記銘力），Hypermetamorphose（変形過多），Presbyophrenie（プレスビオフレニー，老年痴呆の一種），Angstpsychose（不安精神病），Halluzinose（幻覚症）などの多くの概念や専門語を記載した．とくに連合主義の大脳病理学（＝神経心理学）を基礎として，これを延長する形で精神病を理解する精神医学を展開し（「拡大された大脳病理学」という），現在 Werncike-Kleist-Leonhard 学派と呼ばれるドイツの精神病学の基礎を作った．

【ブレスラウ学派】　失語・失行・失認の神経心理学は，Wernicke とその門下生が形成するブレスラウ学派がその古典論的理解を完成させたといっても過言ではない．

Werncike 自身が失語論（1874, 1885, 1903）のほかに，皮質聾（1883），触覚失認（1895），純粋失書（1907）の研究をした．その門下の Freund の視覚失語（1889），Lissauer（1861-1891）の視覚失認（1890），Liepmann（1863-1925）の失行研究は，それぞれの概念を定義する重要な貢献であった．後に徹底的局在論者と呼ばれる Kleist も有力な弟子であり，これと反対に，後に全体論者と呼ばれる Goldstein ですら，学生時代ブレスラウで Wernicke の講義を聴いた．彼の大著「超皮質性失語」（1917）は Wernicke 学説の正統的発展である．

Wernicke-Lichtheim の図式（117 頁；図 2-19 参照）は，右半分の a－A－B が言語の聴覚的理解の過程を，左半分の B－M－m が言語の発話運動の過程を表している．非常に簡単に要約してしまえば，前者が失認の連合論モデル，後者が失行の連合論モデルと見てよい．視覚失認の場合，A に相当する中枢でまとまりのある形態が知覚される（統覚）．ここで成立した視覚的形態が B の概念中枢と連合することによって，その意味の認知が可能となる．失行の場合，行為の概念形成が B で行われ，これが運動表象 M を喚起して，行為が遂行される．失認も失行もそれぞれの理論で使用されている記号と概念は多少異なるが，基本的には Wernicke-Lichtheim の図式の発想と同じである．それほどにこの図式は神経心理学全体に大きな影響力をもった．

【リッサウアと失認】　視覚失認（visual agnosia）は最初は精神盲と呼ばれ，Munk（1877）が後頭葉切除の犬の行動観察から発見した——これに失認（agnosia）の用語を当てはめたのは後に精神分析を始める Freud（1891）である．Wernicke の弟子 Lissauer（1890）は症例 Gottlieb L. の臨床記載を通じて，右同名半盲，視覚的経路のみによる物品の認知障害（触覚的および聴覚的には認知可能），失書を伴わない失読（純粋失読），物品の模写は可能だが，手本のない描画は不可能である，等々の特徴を見出し，これを精神盲と診断した．

彼は認知の水準に統覚（apperception）と連合（association）を区別した．統覚とは「意識が感覚印象を最も強く把握する最高度の知覚」であり，形態把握に相当する．連合は把握された形態とその意味・概念との結合である．脳においては，統覚は視覚の「皮質作業場」の機能であり，連合の本性は「超皮質性」（transcortical）である．この区別から，精神盲に形態認知障害の統覚型と意味認知障害の連合型を理論的に区別し，この症例を「純粋ではないが主として連合型の優勢な精神盲」と診断した．この論文は臨床報告であり，患者は 2 年後に死亡して，剖検の結果，左後頭葉と脳梁膨大部を含む広範な病変が見出された．

このほかにも Lissauer は，巣症状を呈する進行麻痺の発見（Lissauer 型）や脊髄解剖学における後外側路（Lissauer 縁帯）にもその名を残すほどの業績をあげた．病弱で療養中，ザルツブルグ近くの風光明媚なハルシュタット湖畔で 30 歳で病没した．同門の Freund（1889）の視覚失語論も Lissauer の協力のもとに書かれた．物品の視覚的な意味認知の障害である連合型視覚失認と，意味認知は可能であるがその呼称のみが不可能である視覚失語（近年は視覚特異的失名辞とも呼ばれる）の区別は現在でも微妙な問題をはらんでいる．

【リープマンと失行】　失行（apraxia）という語は Steinthal（1871）によってすでに用いられてはいたが，その概念に基礎を与えたのはブレスラウ学派の Liepmann（1900, 1908,

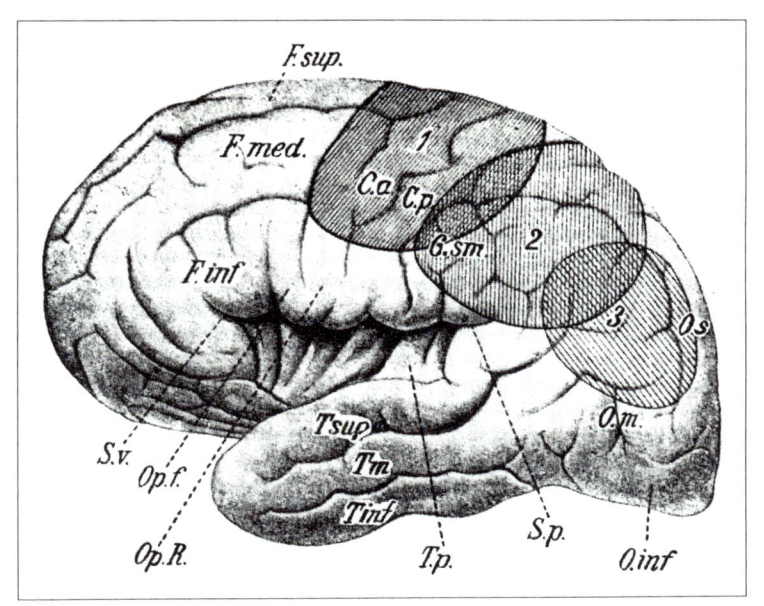

図 1-10　Liepmann（1920）の失行論

1920）である．彼の考えによると，一定の単純な行為は学習と習熟によって運動野の近傍に運動心像（または運動表象）を形成する．一方で，一連の複雑な行為（たとえば，茶碗，急須，ポット，茶筒を使ってお茶をたてる）は，個々の運動の時間的空間的な系列の配置であり，観念企図（または運動形式）としてその機能は脳皮質の各部に及ぶ（これが失語の概念中枢に相当する）．前者の運動心像の解体が，運動行為の拙劣化を主症状とする肢節運動失行である．後者の観念企図の障害が，行為の全体的な観念・意味の喪失を示す観念失行である．観念運動失行は，観念企図と運動心像の結合の遮断によって生じ，その主症状は「錯行」（parapraxia＝他の行為への置換）である．その後，Liepmann（1920）は失行の3亜型の病変部位を図示し，観念企図の機能部位（＝観念失行の責任病変）を角回近傍に定位した（図1-10）．

　やはりWernicke門下のKleist（1934）は構成失行を記載した．行為には，行為の結果が残らない通常の行為と，描画や積木のように行為の結果を視覚的に確認できる構成行為とがある．基本的に，Liepmannの失行は前者の障害であり，構成失行は後者の障害である．つまり，構成行為においては，視覚的な認知と行為とが連結しており，認知の要素と行為の要素のどちらが障害されても構成失行が起こる．したがって，失認要素の大きい構成失行と失行要素の大きい構成失行とがある．これもブレスラウ学派の神経心理学への重要な貢献であった．

8　Jacksonと進化論的失語学

【神経系の進化論】　イギリスのJackson（1835-1911）の失語学もきわめてユニークであった．彼はDarwin（1809-1882）やSpencer（1820-1903）の進化論を神経学に応用した．彼は脳と神経の総体を，Gallのように皮質平面として水平的に見ず，脊髄から皮質に至る進化として垂直的にイメージした．この考え方をジャクソニズムといい，今なお神経学と精

神医学の全体を展望する一つの視点（Neo-Jacksonism）を与えている．

　Jacksonの思想は，1884年に発表された「神経系の進化と解体」にまとまっている．神経系における進化とは，ある一つの特殊な秩序における上向性の発展であり，このことを3つの側面で記述することができる――（1）最も器質化（the most organized）されたものから最も器質化されていない（the least organized）ものへ，（2）最も単純（the most simple）なものから最も複雑なもの（the most complex）へ，（3）最も自動的なもの（the most automatic）から最も随意的なもの（the most voluntary）への移行過程である．したがって「こころ」の器官は最高中枢として神経系進化の頂点にあり，これは最も器質化されておらず，最も複雑で，最も随意的である．この頂点を目指して神経系が組み立てられている「陽性過程」を進化（evolution），これがばらばらになる「陰性過程」を解体（dissolution）という．このような神経系の階層構造は海軍の軍制に似ている．最高中枢の幹部将校は最も器質化されておらず，最も複雑で最も随意的である．したがって最も誤りやすく，その誤りは系全体を混乱状態にする．末端の兵隊は最も器質化されており，最も単純で最も自動的である．

【陽性症状と陰性症状】　解体が全面的である時，生体は死ぬ．部分的である時，常に二重の条件のもとに症状が発生する．つまり陰性と陽性の要素である．神経系の階層構造に部分的解体としての病的過程が介入する場合，より器質化されていない，より複雑なより随意的な高次の階層から障害が始まり，低次の階層が障害を免れる．その結果，解体の及ぶ階層と及ばない階層の区別が生じる．高次の階層の解体の結果，その階層の従来の機能が脱落する．これが陰性症状であり，これまで健常に働いていた機能が失われる．低次の階層では，これまで上位の階層によって抑制されてきた機能が解放されて出現する．これが陽性症状である．てんかん発作における意識消失は陰性症状，けいれんや自動症（automatism）は陽性症状である．失語における失名辞（anomia）は陰性症状，錯語（paraphasia）は陽性症状と考えられる．

　このような解体には，神経系全体に及ぶ均一的解体と一部にとどまる局所的解体がある．前者はたとえば酒の酩酊状態である．後者は言語障害のような特定の機能障害が問題になる．Jacksonの解体の原理は，神経病にも精神病にもあてはまる．精神病は最高次の諸中枢の，神経病はより低次の中枢の疾患であるという差があるに過ぎない．

【共存の原理】　こうして彼は，神経と精神の関係については並行説（parallelism）をとって「共存の原理」（doctrine of concomitance）を説く．それは，（1）意識の状態は神経の状態とは異なったものであり，（2）ある心的状態はそれに関係する神経状態が対応するという意味で，両者が同時に起こりはするが，（3）並行関係で起こるのみで，相互に作用を及ぼすことはないという内容である．

【知性言語と感情言語】　Jacksonは言語を，運動による知的な表現能力と考え，高次の知性言語を，表情・身ぶり・プロソディの変化による感情的な伝達から区別した．言語を失うということは，伝達手段としての思考を表出することができない状態である．したがって失語の本質は，思考に言葉の衣を着せることができないことにある．失語において失われるのは，思考を表現する知性言語であって，習慣的な記号や身ぶりによる表現の障害は少なく，プロソディによる感情的言語は保たれている．彼は知性言語が左半球に，感情言語が右半球に局在していると考えた．

　彼は1868年，ノーウィック（イギリス）のシンポジウムでBrocaと議論し，言語の第3

前頭回中枢説に異議を唱えた．彼は常に，脳の局所病変による機能喪失は，その機能の座がその局所に存在する根拠とはならないことを強調していた．Broca 説に対して，言語障害を惹起する病変として線条体を重視した．彼は言語における感覚・運動の区別を重視せず，「感覚運動過程」の破壊と不安定化に応じて，発話不能の"Class I"（＝非流暢性失語）と発話量が多くて錯語が多い"Class II"（＝流暢性失語）に2分した．こうしてとくに前者の重篤な失語患者に見られる常同的な発話に注目して，これを再帰性発話（recurring utterance）と名付けた．これは Broca（1961）の症例"Tan"の言語症状に相当する．このような自動言語に関する考察は，連合論的古典論の失語理解では説明することができない．

【バイヤルジェ・ジャクソンの原理】　もう一つ重要なことは「意図的行為と自動的行為の解離」，つまり「Baillarger-Jackson の原理」である（Alajouanine, 1960）．失語患者は，検査室で話せなかった言葉を，感情的または自動的な背景・文脈においていとも容易に発話することがある．ある失語の女性が娘に付き添われて来院した．医師が診察中に娘の名を尋ねると，彼女はそれを言うことができず，非常に取り乱し，突然激昂して叫んだ．「私のかわいそうなジャクリーヌ．とうとうおまえの名前が言えなくなった」（Alajouanine）．

失語だけではない．失行において，診察室で医師に命じられた時には舌を前に出せなかった患者（口部顔面失行）が，食事中に口元のパンくずを自然にペロリとなめることができた（当然舌を出す）．診察室で命じられた「十字を切る」動作を行うことができなかった観念運動失行の患者が，日曜日に教会へ入る時には，自然に十字を切ったというエピソードもよく知られている．これらはいずれも「意図的行為と自動的行為の解離」に該当する現象である．

このように，失語患者が意図的状況では発話できぬ言葉を，自動的状況では簡単に発話することがあることに，最初に注目したのは Baillarger（1865）であったという．この指摘を Jackson が取り上げ，1866年，「Baillarger の原理」として紹介した．その後，この原理を自己の思想の中に統合した Jackson の業績を考慮して，彼の名前も並記するようになった．

【落ち着きのない人】　Jackson もきわめて個性的な人であった．若い時は並外れて落ち着きがなく，一つの場所や同じ学会にじっとしていることができなかった．芝居を見ても，1幕で飛び出してしまい，続きに興味があれば翌日も見物に行った．鉄道旅行にもすぐ飽きて，さっさと飛び降り，馬車で旅を続けるというような奇行があった．臨床と医学に関すること以外の記憶が悪く，熟知のはずの場所でも迷うことがあった．芸術も文学も自然も彼を魅了することはなかった．臨床や研究をしていない時は探偵小説を読んでいた．妻は従兄弟で，てんかん発作を起こした．この経過の観察が，後にジャクソン発作の記載として有名になった．この妻の死後，彼は常に孤独に生き，晩年は難聴のためさらに孤独であったという（波多野，1994）．

9　Marie-Dejerine 論争

【失語は一つ】　20世紀に入った1906年，かつて Broca のもとで助手を務めたことのある P. Marie（1853-1940）が，「失語問題の再吟味」と題する論文を発表して，師の学説に反旗を翻した．Marie の主張は「失語は一つである」（Aphasie est une !）という言葉に要

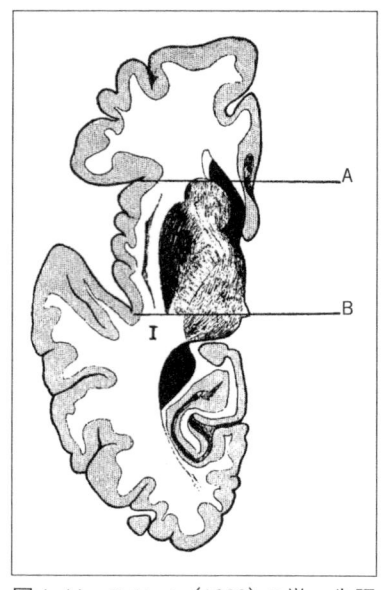

図1-11　P. Marie（1906）の単一失語説

約される．彼のいう失語とはWernicke失語のことである．Broca失語と呼ばれているものは，Wernicke失語に一種の構音障害である"anarthrie"（失構音）が加わっただけである．この臨床的理論に解剖学も対応する．言語中枢もWernicke領野があるだけで，Broca領野は言語中枢ではない．病変については，レンズ核領域の前後にA線とB線を引き（図1-11），A線より前の病変では失語も失構音も起こらず，AB間の「Marieの方形」と呼ばれる部位の病変で失構音が，B線より後方のWernicke領野病変で失語（＝Wernicke失語）が発現すると考え，「Broca失語＝失構音＋Wernicke失語」という数式が，症状についても病変についても成立すると主張した．つまり「左第3前頭回は言語機能に何ら特別な機能を果たしていない」という，Broca中枢の完全な否定であった．

【3枚の紙テスト】　Broca（1861）から45年が過ぎていた．Brocaの2例（LeborgneとLelong）の保存脳と臨床記載とを綿密に比較検討して到達したMarieの結論であった．これは失語理解の古典論に対する完全な否定を意味した．たとえばMarieは，現在「3枚の紙テスト」として知られている言語理解のテストなどを行うと（「ここに大きさの違う3枚の紙があります．大きな紙を私に下さい．中くらいの紙を丸めて捨ててください．小さい紙をあなたのポケットに入れて下さい」と命令する），どんな失語患者でも多少なりとも理解の障害が認められるという．もしWernicke-Lichtheim図式のように，言語の理解中枢と発話中枢が理論通りに完全に分離しているのであれば，理解障害がまったく見られない失語があるはずである．ところが実際には，皮質性運動失語（Broca失語）の患者でも，さまざまな程度の理解障害を呈する．

【拡大ブローカ領野】　こうして論争が沸騰した．当時パリの失語研究の大立者はDejerine（1849-1917）であった．彼は連合主義に立ち，すでに失書を伴う失読と失書を伴わない失読（＝純粋失読）の症例を記載し（1891，1892），Broca領野の存在とその役割を認め，Wernicke領野，角回（視覚言語中枢）とともに3つの言語中枢の存在を主張する神経学者であった（155頁；図2-23参照）．1908年の夏，計3回に渡って，MarieとDejerineを

中心とし当時の名だたる神経学者達が参集して論争が行われた．その記録も専門誌に残されている．どちらも当時（今でも）有名な学者である．大勢の聴衆が居並ぶ前での論争は，ついに決着がつかなかった．これは実は現在でも大問題である．Broca 領野に限局した病変を有する患者には，いわゆる Broca 失語は見られず，きわめて軽い失語しか起こらないという報告がいくつもあり，「Broca 領野の失語」と Broca 失語は異なるという主張も有力だからである（120 頁）．後に Geschwind (1980) は，この問題を「神経心理学の不死鳥」と呼んだ．

Dejerine をはじめとする Broca 領野の擁護論者も，Broca 失語を惹起する発話の運動中枢をより広く解釈しなおして「拡大 Broca 領野」を想定した．たとえば，Von Monakow (1914) の「拡大 Broca 領野」には，左第 3 前頭回脚部（狭義の Broca 領野），中心回弁蓋部，島前部，さらにはこれらの皮質下白質まで含めている．

【偶像破壊者】 連合主義に立つ失語理解の理論に対して真っ向から異論を唱えた Marie は偶像破壊者と呼ばれた．当時も現在も，連合論的古典論は失語理解の主流だからである．それにしても偶像破壊者とは，思考に革命をもたらした学者に対する最高の賛辞であろう．彼の唱えた学説にはやや極論の趣があった．しかし彼の引き起こした論争は失語学に貴重な奥行を与えることになった．

10 徹底的局在論

【二極分化の傾向】 Marie-Dejerine 論争後の失語研究は，論争のそれぞれの方向に沿って 2 つの極に分かれていったように見える．一つは，あくまでも皮質における種々の機能の局在を究めていこうという局在論の流れである．もう一つは，脳の単純な機能局在を疑問視し，脳がむしろ全体として機能している面を強調したり，空間的な機能局在よりは脳損傷の時間的経過のほうを重要視したり，あるいは脳損傷患者が全体の人格としてどのように行動するかに注目する，というような研究の傾向であった．このような傾向は，局在論に対して全体論（あるいは反局在論）と呼ばれる．

局在論は，連合主義的局在論としてすでに否定しえぬ成功をおさめていた．この時代の局在論はむしろ「徹底的局在論」に傾いていく．たとえば，Henschen（1847-1930）は視覚機能の後頭葉内側面の鳥距溝への局在を研究したことで有名であるが，頑迷ともいうべき局在論者でもあり，単一の観念，単一の記憶が，単一の神経細胞に局在するというような極論を述べた．

【クライストの脳地図】 Kleist (1879-1960) は Wernicke の弟子でもあり，構成失行の記載を始め，伝導失語の症例研究において錯文法（paragrammatism）を記載するなど，失語学にも大きな貢献をした学者である．彼は，第一次世界大戦で脳損傷を負った戦傷者の膨大な研究をし，大著「大脳病理学」（1934）にまとめた．この本の巻末の脳地図は非常に有名で，多くの教科書が掲載している（図 1-12）．

言語の関連では，中心前回下部（6 a α）に語音形成，Broca 領野の後部（44 a）に語の形成，中部（44 b）に名辞発話，前部（45 a）に文の発話を局在させた．Wernicke 領野については，シルビウス裂に近い方から，42 野に語音知覚，その下の 22 b 野前部に語音連鎖（語理解），22 b 野後部に文理解，さらにその後下方の 37 野に名辞理解というように，言語領野の中にすら詳細な局在を記載した．これは運動・感覚の投射野の近くに要素的な語音処

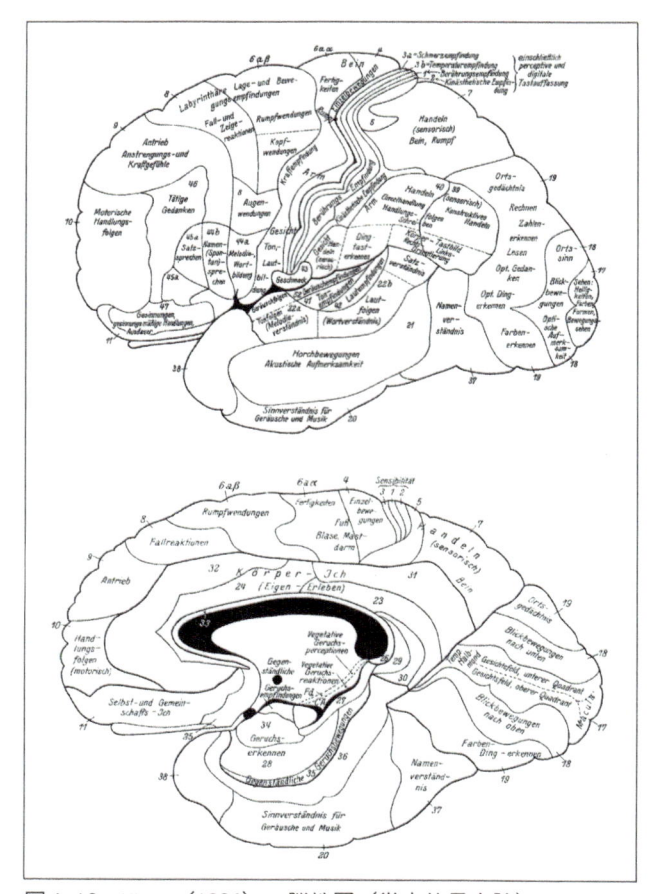

図 1-12　Kleist（1934）の脳地図（徹底的局在論）

理が，遠くにより高次の文章処理が置かれており，逆が考えにくいという意味で合理的である．

　一般的な行為と構成行為，左右認知（Gerstmann 症候群），発動性などにも一応納得できる部位が与えられており，現在でも古いタイプの神経心理学者の中に Kleist の脳地図の愛好家がいる．Kleist には，師 Wernicke にしたがって，神経病学と精神病学を統一的に理解しようという構想があった．この脳地図にも，「身体的自我」や「自己・共同体的自我」というような心的機能が，それぞれ帯状回と眼窩脳に局在されている．このような考え方は，恣意的な骨相学の残滓と見るか，辺縁系や前頭葉底面と人格・情動機能との今日的関連の濫觴と見るかで，見る者の立場の分かれるところであろう．

11　全体論（反局在論）の流れ

【全体論とは】　これまで見てきたように，Gall, Broca, Wernicke, Dejerine と続く明瞭な局在論の流れに対してはいつも，脳が一つの全体として機能することを強調する論敵がいた．これが全体論である．

　しかしこの時代になると，一次感覚野・運動野の局在すら認めない全体論者はもういなかった．逆に局在論者のほうでも，骨相学者が想念をこらしたような形而上学的精神，正

義感，宗教性といった高等心性が単純に皮質に局在するというような奇想天外なことは言わなくなった．要するに両者ともに科学的に洗練されていったのである．それは多分，常識的になるということに近いのであろう．体液4種の体内分布と星の運行に関連があるとか，吸った息から精製された動物精気が身体の隅々まで送られるとか，こういう天衣無縫な空想は，近代的な実証精神とは相容れない．歴史の進展とともに得た実証の成果と失った空想の豊饒とを秤にかけて比較してみるのも，歴史を学ぶ楽しみというものである．

現実に運動・感覚などの要素的機能は局在性が高く，自我や内的体験などのこころの機能はその局在性を容易に指摘できるものではない．言語・認知・行為はそれらの中間的段階にあって，どちらに引きつけて見るかが局在論と全体論の分岐点であるに過ぎない．つまり車の両輪なのであって，どちらの見方もそれなりに根拠があると思われる．

【ゴルドシュタイン】　そういう全体論者としてまずあげられるのがGoldstein（1878-1965）であるが，不思議なことに，この人は局在論者としても見事な論文を書いている．ユダヤ系ドイツ人として1933年ナチスに追われ，米国に亡命した．戦後，学問や芸術のあらゆる分野で米国が勃興する重要な要因となった亡命ユダヤ知識人の一人である．彼はWernickeの強い影響を受け，大著「超皮質性失語」（1917）では連合主義的古典論の立場に立って，後世に大きく影響する失語学を展開した．その後，心理学者Gelbとの共同研究を通じ，ゲシュタルト心理学や全体心理学（Ganzheitspsychologie）の視点を導入した脳損傷患者の行動研究を発表した．

【範疇的行動の障害】　たとえば，「色名健忘論」（1925）では，脳に戦傷を受けた若い元兵士（症例Th.）が，赤や緑といった色名の呼称が不可能であるが，「サクランボのよう」，「スミレのよう」というような具体的な事物の色を答えることができた．色名の障害だけではなく，多くの色見本をいくつかの色のカテゴリーに分類する作業において著しい障害を示した．別の健忘失語患者は，物品の名前を言うことできずに，ペンを「書くための物」というように迂言した．これは物品使用の具体的行為をあげたのである．また多数の物品をいくつかに分類する検査をした時，コルクの栓抜きと，すでに一度空けられてコルク栓がゆるく差し込まれているだけのビンを一つのグループに入れなかった．その理由を聞かれて，「ビンはもう開いている」と彼は答えた．これらの患者が示した行動はさまざまな形を取ったとしても，患者が抽象的・範疇的な行動をとることができず，具体的行動──つまり「生きた現実に根ざしたより原始的な行動」──に退行していることを示している．これは健忘失語患者だけではなく，脳損傷患者全体にあてはまる範疇的行動の障害であると考えた．

【ゲシュタルト形成障害】　また1919年の視覚失認論では，後頭葉に戦傷を受けた兵士（症例Schn.）の記載を行い，形態の視覚的認知が不可能であることを示し，Lissauer（1890）が理論的に要請したが，いまだに症例報告のなかった「統覚型視覚失認」の実例と診断し，その根底に「図地過程」によるゲシュタルト形成の障害があると考えた．この症例は，この説の賛否をめぐって多くの研究者の注目を浴び，神経心理学史上最も有名な症例の一つとなった．Goldsteinは主著「生体の機能」（1934）において，失語・失行・失認を脳損傷がもたらす機能の脱落という観点から見るよりも，有機体としての生体または大脳の，外界への適応に向けた統合的反応と考える立場を表明した．そういう意味での全体論を代表する学者とみなされながらも，晩年の「言語と言語障害」（1948）でも「言語領野の孤立」を記載するなど，結局は「Wernickeの弟子にとどまった」と評される局在論の一面も示し

た．

【矛盾の人】　Kant 認識論や Husserl 現象学に親炙したという Goldstein をはじめ，全体論者の書く物は一般に難解である．そうすると短気な読者には，細かい矛盾点を見つけて反論するよりも，丸ごと拒否して頑として受け付けないという傾向が生じるらしい．これに対して局在論者の書く内容は，脳神経への還元主義的論法のゆえに一般にきわめて容易に理解できる．そうすると，基本的な欠点が容易に見つかってしまう．たとえばすでにあげたように，言語の発話中枢と理解中枢が完全に分離しているのであれば，理解障害を伴う運動失語などが存在するはずがないという論理的結論は，臨床的経験と一致しない．このような不一致にはほどほどに眼をつぶるか，学界の権威を笠にきて反論を封ずるのが局在論者の習性であった．いうまでもなく脳損傷と行動障害の関係はきわめて複雑であり，全体論も局在論もその説明としてすべてを満たす段階には達していないのである．そういうことを最も知的にかつ良心的に考えた一人が Goldstein であったのだろう．彼の著述の矛盾的性質は，神経心理学の一つの本質の露呈である．

【量作用の原理】　全体論者の最も強力な論客といえば，むしろ Lashley（1890-1958）をあげるべきかもしれない．彼は，ネズミの輝度弁別や迷路学習の実験研究において，損傷が大きければ障害も大きいという形で，脳の等価性の原理と量作用の原理を認めた．ただし動物実験であったために，臨床神経心理学には大きな影響力をもたなかった．

【ジャクソンの影響】　このほかの重要な全体論者には，Head（1861-1940）と Von Monakow（1853-1930）がいる．Head は，当時すでに埋もれていた Jackson の業績を再評価し，1926 年に失語論を発表し，失語を「象徴的形成と表現」の障害と考え，発話中枢というような観念を拒否し，語性失語，統辞失語，名辞失語，文意失語の 4 型のみを認めた．

Von Monakow も Jackson の影響を受け，局在を空間的に考えずに，時間的局在の概念を導入し，急性期の脳損傷が病変部位とかけ離れた部位の機能を抑制する現象にディアシス（Diaschisis）という名称を与え，その神経心理学的な意味を考察した．たとえば，彼は失行が急性期にのみ起こる現象であり，ディアシシスの表現であると考えた．

また Pick（1851-1924）は，ジャクソニズムや思考心理学などの広範な知識を総合して失語理解に導入し，思考から言語に至る流れを一続きの力動的過程として想定し，失語の中に思考障害に近いものから言語障害（道具障害）に近いものまでを段階的な障害の様式として理解した．この考えは現代の Brown（1972）の失語論に継承されている（図 1-13）．

このような脳と心的機能の関係，脳損傷と心的障害との関連についての科学的・経験的知識の深まりは，哲学や思想の世界にも影響を与えずにはおかなかった．その例として，Bergson（1859-1941）の「物質と記憶」（1896）や Cassirer（1874-1945）の「象徴形式の哲学」（1923）をあげることができる．哲学者はあまりに単純な連合主義に批判的なことが多かったが，このことは逆に，哲学嫌いであることが科学者の資質だと誤解している人々を局在論に走らせることになった．

【洗練の時代の終焉】　古典論の成立と Marie-Dejerine 論争をへて，第 1 次世界大戦の戦傷患者の研究が盛んに行われ，局在論も全体論も自己の学説を深めていくという，いわば「洗練の時代」としてこの時代を見ることが可能である．局在論も全体論も，どちらも脳損傷患者の行動のある局面について研究したのであって，どちらも完成には至らなかった．失語をはじめとする脳損傷患者の行動研究においては，心理学では要素心理学と全体心理学の対比に，医学では神経学と精神医学の対比にも関係してくる．こうしてこの時代は，

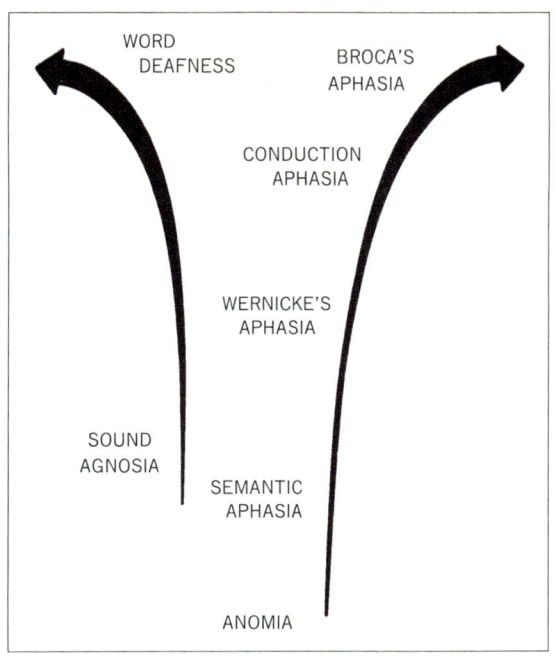

図 1-13　Brown（1972）の失語図式

第2次世界大戦の突入とともに欧州の大混乱で終焉した．

12　第2次世界大戦後

【統計的実証主義】　戦後の失語研究は，基本的に前時代を受け継ぎつつ，どちらかといえば，新しいアイデアを出すというよりは，前時代に出された仮説を詳しく再検討するという方面に重点が置かれるようになった．つまり実証の時代の到来である．そのために広範に統計学的見方が導入された．従来の学説の妥当性を多数例について検証するという統計学的実証主義の勃興である．

具体的には，たとえば，事前に用意された検査バッテリーをあらゆる患者に機械的に施行し，個々の患者の実状に合わせて障害を認識するというような臨床的方法を排除する．主観性を除外するために，現象を数量化し，一定の"cut off point"を設定したうえで，それを症状の有無の境界とする．検査の信頼性，妥当性などのテスト心理学的基準を重視する．たとえば，知能とは何かを考えるよりも，知能テストで計測されたものを知能とみなすというような操作主義的定義を採用する．ある検査項目に合格したか否かが重要であって，患者がその時にどのような行動をとったかは問わない．こうした研究傾向が日常事になった．

【学問の大衆化】　この種の研究は堅実な結論を得るために適しており，内容的には，はじめから予想されたことの確認に過ぎぬような傾向を示した．無味乾燥でイマジネーションに乏しく，なるほどと手を叩きたくなるような，知的興味への刺激性が少なくなるように見えた．このような傾向はどこかで現実的なアングロサクソンの民族性と結びつき，また戦後の民主主義という社会思潮の隆盛とも関わっているようにも思える．つまり，英雄，貴人，玄人，思想家といった少数エリートのみの神経心理学というよりは，誰もが容易に

接近でき理解できる科学の大衆化が神経心理学をも覆うことになった．

　失語の患者達にとっては，リハビリテーション医学の一環としての言語治療が組織的に開始された．それまでも，たとえばドイツの Poppelreuter などが脳損傷者のリハビリテーションを試みていたが，言語治療の専門職（speech therapist）が法的に整備され，失語患者が言語治療を受けることが社会的にも常識となった．このことがまた，多数症例を集めた統計学的研究を促進する要因ともなったのである．

　【学際的性格】　さらに戦後の神経心理学の特徴の一つは，その学際的性格が一段と濃厚になったことである．さまざまな学問が失語や脳損傷の研究に参加してきた．従来の医学や心理学だけでなく，言語学，計算機理論，情報学，脳画像技術などが加わって，膨大な脳科学全体の中に位置づけられることもある．こうしてとくに神経言語学（neurolinguistics），ついで認知神経心理学（cognitive neuropsychology）という専門が成立したことに注目する必要があろう．これらの流れに応じて，神経心理学の専門雑誌が発刊されるようになった．それまで一般的な医学や心理学の雑誌に発表されていた論文が，Cortex（1964年発刊）や Neuropsychologia（1963年発刊）というような神経心理学の専門誌に出るようになった．さらに今では，そういう専門誌がいくつあるのかわからないほど大量に増えた．

　【グローバリゼーション】　戦後に大きく変化した点は，何といっても，米国の学者が研究に参加したことである．1970年代以降，多くの学問と同様に，むしろ米国が研究の主要な場となった．1980年代以降になると，独語や仏語の論文は少なくなり，重要な論文はほとんどが英語で書かれるようになった．戦争による「西欧の没落」と荒廃，ナチスのユダヤ人迫害による知識人の民族移動，新興国米国の政治経済的隆盛による桁違いの研究予算，「米国の夢」的な功名意識，globalization という名の世界の米国化など，多くの要因が関与して現代に至っているものと思われる．

　とうの昔に「西欧の没落」（Spengler, 1918）がささやかれていたが，それでも，戦後30年ほどは，欧州各地に「大物」の神経心理学者達がいた．過去の知識の集大成の上に立ってバランスのよい神経心理学の中心に立ったパリの Hécaen と De Ajuriagerra，同じパリでもサルペトリエールの伝統の上に立った Lhermitte，ドイツの伝統的知見を現代の実証性に基づいて検証したアーヘンの Poeck，Pavlov の条件反射の伝統の中に独自の神経心理学を樹立したモスクワの Luria，あらゆる問題に対しイタリア的に洗練された見解を表明したミラノの DeRenzi，記憶論から失語学に大きな衝撃を与えたロンドンの Warrington，生体の脳皮質に電気刺激実験を行い言語領野を確認したモントリオールの Penfield などである．

　【神経心理学のテーマ】　戦後の研究のテーマは多岐にわたるが，少なくともたとえば，右劣位半球と脳梁の機能と障害の研究（分離脳），左右同時感覚刺激実験（両耳聴，タキストスコープ）やアミタールソーダ法（Wada 法），皮質電気刺激実験，半球切除術，誘発電位や反応時間，脳形態画像（CT と MRI，1970年代以降）と脳機能画像（SPECT と PET，1980年代以降），言語学（Jakobson や Martinet）に依拠する失語論，認知神経心理学の「箱と矢印モデル」などをあげることができよう．

13 ボストン学派と米国の神経心理学

【ボストン学派】　戦前の米国は，1937 年の Klüver-Bucy 症候群と Papez の回路の提唱など以外には，神経心理学的にはさして注目される国ではなかった．米国神経心理学の隆盛の端緒は，Goldstein などのユダヤ人亡命と離断症候群（disconnection syndrome）を発表した Geschwind（1965）の登場である．この学説は，Wernicke 以来の連合論的古典論の再生と修飾であった．彼の率いた研究集団をボストン学派という．

【離断症候群学説】　その失語学説は，Broca 領野（左下前頭回脚部）と Wernicke 領野（左上側頭回後部）の損傷で Broca 失語と Wernicke 失語が起こる．この 2 つの言語中枢の連合線維が弓状束で，左縁上回の皮質下を通過する．この場所の損傷によって伝導失語が起こるというものであった（85 頁；図 2-11 参照）．病変が Wernicke 領野内になく，後方の連合野との結合線維を離断するとき超皮質性感覚失語が，同様に病変が Broca 領野内になく，前方連合野との離断によって超皮質性運動失語が，2 つの言語領野が他の皮質から完全に離断されるという「言語領野孤立」（Goldstein, 1917）の場合に，反響言語のみ発話する混合型超皮質性失語が起こる．

視覚失認は，視覚領野と言語領野（Wernicke 領野）が離断する「視覚・言語離断症候群」である．概念的には Freund（1889）の視覚失語と同一視され，Lissauer（1890）の連合型精神盲との微妙な違いは無視された．失行についても，行為の言語的命令を遂行しえぬ障害について，Wernicke 領野からの離断症候群という解釈を呈示している．

ボストン学派の失語理解の最大の特徴は，その単純さとわかりやすさである．西欧の 1 世紀以上にわたる神経心理学の歴史において展開された詳細な論議は，ローラーにかけたように離断症候群一つに単純化された．こういう新大陸風の楽天主義的発想は，確かに，重い歴史を受け止めて没落した欧州にはなしえなかったものであろう．

【楽天気分とその反動】　Geschwind の思想は，その弟子の一人ですら「荒けずり」と評する側面があった．離断学説を中心とするボストン学派の神経心理学は大まかなところでは当たっていても，細かく検証すれば随所に破綻を見せた．それは当然なのであって，かつて局在論と全体論の研究がそれぞれ洗練させ深めていった多くの考え方を，強引に連合論的古典論一つに集約させてしまったからであった．とくに，心理・行動の現象を単純にその脳基盤に帰着させる還元主義の楽天気分に対しては，その反動のようにして認知神経心理学が，まず失読や失書の領域を中心として勃興した．

認知神経心理学は，従来の行動主義的心理学では black box として考察の対象にされなかった内部構造に，機能分化の仮説を導入する．分化した機能群の想定の上に，個々の障害の位置が定位され，障害の機能的な座を推定する研究が行われる．この時，臨床症状と病変部位との対応の議論は，さほど優先されない．むしろ病変部位の神経学的な対応には信が置かれず，Broca 失語などという失語症候群の概念そのものを否定する傾向すらある．その基本的な考え方は，結果としては機能的連合論であり，その仮説は計算機のフローチャート的図式に表現される．いわば脳解剖学の抜け落ちた連合主義とでもいうべき色合いがある．しかしいずれにせよこれは現代であって，まだ歴史の話ではないようである．

14　日本の失語学

【東洋の気と理】　東洋におけるこころと体の関係の問題は，結局は哲学と倫理学の問題で医学や自然学のテーマにはなりにくかったようである．「天地の気，凝って人を生じ，散じて人は死す」というように，形而下の「気」と形而上の「理」という2つの原理によって人間ができあがるとしても，そこからは「道」とか「誠」とかあるいは「忠孝」といった道徳学に発展することが多かった．心理学的には心臓や肝胆が重視され，体系として脳が話題になることは少なかった．現在の神経心理学につながるテーマを江戸時代以前に求めても，あまり話題になるようなものはないようである．ただこの「気」というものは，古代ギリシャ以来の動物精気などの概念に似ている．少なくとも出発点は，同じようなアイデアであったということは興味深い．

【急速な輸入】　明治維新は東京に大学を作った．政府高官よりも高給を取った御雇外国人〔神経学と精神医学は内科のBaelz（1849-1913）が講じた〕の講義を受けつつ，西欧諸学が日本に導入されていく．これにあわせて西欧留学のエリート達が，徐々に日本人教師として交代する形で東京帝国大学が成立する．失語学関連では，"aphasia"は初期には「吶吃（とつきつ）」などと訳されたが，「失語」という語が印刷物にはじめて登場するのは，1878年（明治11年）の「神経系診断法及び産科学」あたりではないかという（濱中, 2002）．これは東大医学部三等教授・三宅秀（1848-1938）の口述を久保美昌保が筆記した本で，日本人の手になる初期の神経学手引書である．

【独創的な研究者たち】　日本の神経心理学は明治の後半より始まった．ウィーンとパリに留学し帰国と同時に京大精神科初代教授となった今村新吉（1874-1946）は，留学中に脳梁と視覚機能の関係について動物実験し，"Pflüger's Archiv für Physiologie"（1903）に発表した．これは神経心理学関係で日本人が欧米の雑誌に発表した初期のものの一つである．今村新吉は精神病理学と神経心理学の臨床家で，失語研究の重要性を常に強調していた．仏語に秀で（父の今村有隣は適塾に学び，日本で最初の仏語文法書を書いた），関西日仏学館の館長を務め，フランス神経症候学を導入した．学会は権威を押しつけるとしてこれを嫌い，臨床の業務に徹しつつも，オペラを歌い狂言を仏訳するといった洒脱な人であった．終戦直後に発疹チフスにかかり，死の床でカトリックの洗礼を受け，多くの弟子たちに愛されつつ劇的な死を遂げた．その門下生の一人が，失語における音声学的崩壊（1949）や漢字仮名問題（1940）を研究した阪本三郎（1894-1968）である．さらにその阪本門下に「臨床脳病理学」（1965）を著した大橋博司（1923-1986）がいる．

井村恒郎（1906-1981）は西田哲学より精神医学に転じ，神経心理の臨床研究を通じて「語義失語」（1943）の概念を提唱し，これを「失語の意味型」と位置づけた．後に「失認の象徴型」（1960）も記載した．

言語治療は，戦後米国に留学した言語病理学者たちによって導入された．1997年に法整備がなされて「言語聴覚士」の社会的活躍が始まった．

日本の専門学会は，日本失語学会が1977年に設立され（最初の6年間は「研究会」と称した），1981年より雑誌「失語症研究」が刊行されている．また日本神経心理学会が1978年に設立され（最初の4年間は「懇話会」），1985年より雑誌「神経心理学」が刊行されている．

参考文献

1) 秋元波留夫, 他編：神経心理学の源流（上下）. 創造出版, 東京, 1982.
2) Benton, A. L. and Joynt, R. J.：Early description of aphasia. Arch. Neurol., 3：205-222, 1960.
3) Combe, G.：Nouveau manual de phrénologie. Sociéteé Belge de Librairie, Bruxelles, 1837.
4) 波多野和夫：ジョン・ヒューリングス・ジャクソン. In：続・精神医学を築いた人々（松下正明, 編）. 上巻：47-62 p, ワールド・プランニング, 東京, 1994.
5) 濱中淑彦：神経心理学の里程標（連載1-18）. 脳と神経, 34：298, 414, 517, 617, 712, 810, 916, 1018, 1116, 1218；35：100, 196, 310, 410, 512, 630, 734, 837, 1982-93.)
6) 濱中淑彦：失語の神経心理学史. In: 失語臨床ハンドブック（濱中淑彦, 監修, 波多野和夫, 他編）, 金剛出版, 東京, 131-154, 1999.
7) Hécaen, H. et Lanteri-Laura, G.：Évolution des connaissances et des doctrines sur les localisations cérébrales, 1977（濱中淑彦, 他訳：大脳局在論の成立と展開. 医学書院, 東京, 1983.)
8) 今田恵：心理学史. 岩波書店, 東京, 1976.
9) Kemp, S.：Cognitive psychology in the middle age. Greenwood Press, Westport, 1996.
10) McHenry, Jr., L. C.：History of neurology.（豊倉康夫, 他訳： 神経学の歴史. 医学書院, 東京, 1977.)
11) 森鷗外：ガルの学説. 公衆医事第4-5巻, 1900.（鷗外全集第33巻, 岩波書店, 1974)
12) 大橋博司, 濱中淑彦編著：Broca 中枢のエニグマ. 金剛出版, 東京, 1985.
13) Schiller, F.：Paul Broca. Oxford University Press, Oxford, 1992.
14) Schipperges, H.：Der Garten der Gesundheit. Medizin im Mittelalter. Artemis, München, 1985.（大橋博司, 他訳：中世の医学. 人文書院, 京都, 1988.)
15) Schipperges, H.：Die Kranken im Mittelalter. Beck, München, 1990.（濱中淑彦, 他訳：中世の患者. 人文書院, 京都, 1993.)
16) Temkin, O.：The falling sickness. John Hopkins University Press, Baltimore, 1945.（和田豊治訳：てんかんの歴史. 中央洋書, 東京, 1988.)
17) Zilboorg, G.：A history of medical psychology. Norton, New York, 1941.（神谷美恵子訳：医学的心理学史. みすず書房, 東京, 1975.)

第2章 失語の理解

Speech-
Language-
Hearing
Therapist

第2章 失語の理解

1 失語とは何か

【6つの基準】 失語（aphasia）とは何か，という問いに答えることはそう容易ではない．失語は次の6つの基準で規定される．
(1) 成人の後天的障害である．
(2) 脳の器質的損傷に起因する．
(3) 話す，聞く，読む，書くの4つの言語様態（modality）のすべてに及ぶ言語障害である．
(4) その言語障害が，要素的な神経障害でも，全般的な精神障害でも，他の神経心理学的障害によっても説明できない．
(5) その障害が，音韻論，語彙論，統辞論，意味論などの言語学の種々の水準でも記述可能である．
(6) 発声，構音，言語というように広義の言語を3つの水準に分けた場合には，言語の水準の障害である．

【用語の問題】 "Dysphasia" という語も失語のことである．"a-" が付くと "-phasia"（言語）の「機能喪失」，"dys-" が付けば「機能不全」という語感があるが，この場合はほとんど同義である．一時期この語感の悪さを嫌って，"dysphasia" の用語が流行したことがあった．またある時，某外国で「aphasia→機能喪失→治療不能」と判断した保険会社が治療費の支払いを拒否したので，診断名を "dysphasia" に変えたという．筆者はこれをうわさ話として聞いただけで，真偽のほどは定かではない．同じように，失行 "apraxia" は "dyspraxia" ともいうし，失認 "agnosia" は "dysgnosia" ともいう．あえて「不全失行」，「不全失認」などと訳す必要はない．

I 成人の後天的障害

【言語発達】 言語は，他のすべての精神機能と同様に，発達を遂げて完成するものである．出生時にはゼロであった言語能力は，喃語（babbling）や言語模倣（反響言語 echolalia）の時期を経て，言語の意図的操作を獲得して完成に至る．また老年期になっても，新しい語彙を覚えることがあるわけだから，この「完成」は言語発達の完全な停止を意味するわけではない．したがって，言語の完成する時期を決めることは，完成が何を意味するかによって異なる．しかしここでは厳密な回答は必要ないだろう．一応，中学卒業の15歳頃には，ほぼ成人と同様に言語が完成されたとみなして結構である．

【小児の言語障害】 失語は，このように言語が基本的に完成された成人に発現する言語障害である．言語発達の障害はしばしば発達性失語（developmental aphasia）と呼ばれる

が，これは厳密には失語ではない．また精神遅滞や小児自閉症など，言語を越える精神（または知性・人格）の発達障害における言語障害も失語とはみなさない．

ただし言語発達途上の小児期に何らかの脳損傷を受けて，後天的に言語障害をきたした場合には，小児失語（child aphasia）として失語に含める．たとえば，交通事故による脳外傷，小児に好発する脳腫瘍（手術後遺症），脳血管障害（モヤモヤ病や動静脈奇形の破裂）による小児失語の例がある．

【コミュニケーション】　出生時の言語能力はゼロでも，コミュニケーション能力はゼロではない．出生直後の乳児は，健康であれば声を上げて激しく泣く（未分化な泣き）．これはすでに一つの情報発信である．そして数週後には，空腹や痛みや怒りを表現する分化した泣きを表出する．さらに喜怒哀楽の感情内容の分化に応じて，泣き，怒り，笑いなどの表出も分化して発達していく．やがて「アーア」などの発声に感情的プロソディ（イントネーション）の変化が加わり，かなり意図的に喃語を発するようになる．これらは言語以前のコミュニケーション能力である．言語能力はコミュニケーション能力の一つであるが，あくまでもその一つに過ぎない（112頁）．このことは当然のことであるが，言語の臨床家がともすればなおざりにしがちなことのように思える．

【痴呆】　ちなみに，失語と同様に，痴呆もまた後天的な障害である．ここでは簡単に痴呆を知性の障害としておくが，発達後に完成した知性が解体した状態が痴呆である．最初から知性の発達が障害された場合は，精神遅滞であって痴呆ではない（176頁）．

2 脳の器質的損傷

【器質的損傷】　失語は脳の器質的損傷によって起こる．ここで器質的損傷というのは，脳の構造が損なわれることを意味する．脳梗塞や脳外傷などによって，実際に脳の神経細胞群が死滅することである．したがって脳の器質的損傷を引き起こす疾患はすべて失語を起こす．これには，脳血管障害（脳梗塞，脳出血），脳炎，脳腫瘍，脳変性疾患（Alzheimer病など）が含まれる．ただし，脳損傷といっても，脳のどこであっても失語になるわけではない．右利き者の場合，左半球Sylvius裂周囲領域が言語関連領域として知られている．失語が発現するのは，この部位に関連する損傷である．

【機能的障害】　脳に器質的・構造的損傷がない場合でも，何らかの原因によって言語中枢またはその関連領域の神経細胞群がその機能を停止した場合には，失語が起こる．この場合は脳の機能的障害であり，神経細胞は死滅に至っていない．一時的に機能停止に陥っているだけであるので，ふたたび機能し始めれば失語は消失する．このような機能的障害による失語の代表的なケースはてんかん性失語である．てんかん発作が言語中枢を中心に限局的に起こった場合，失語を呈するてんかんが発現する．この場合，脳波検査によって発作波が確認される．

また脳血流低下により神経細胞の機能低下が起こったが，神経細胞自身はかろうじて死滅していないという場合もある．この場合も失語が起こる．たとえば，脳梗塞発症の急性期に，病変の中心の神経細胞は酸素供給の停止によって死滅するが，周辺部の神経細胞は生存してはいるが機能停止の状態に陥る．これは"penumbra"（日食時の半影部分の意味）と呼ばれ，SPECTによる脳の局所血流量の計測により推定される．言語中枢がこのpenumbraに入った場合，急性期には失語が現れるが，その後の血流の回復とともに失語が

消失する．

【心因性・内因性言語障害】　これに対し，心因性あるいはヒステリー性の言語障害は失語ではない．たとえば，強い精神的ショックによって口がきけなくなったとか，心的外傷（トラウマ）によって言語障害を呈したとしても，これは失語ではない．ヒステリー性言語障害については，とくに失声症（aphonia）が有名であり，構音障害も発現する．こういう場合は，詳細に観察すると，障害は言語だけに限局していないことが多い．

また統合失調症のような内因性精神病による言語障害も失語ではない．統合失調症のなかには，言語障害が優勢に出現するタイプが存在する．これらは分裂病言語（Schizophasie）または緊張病言語（Kataphasie）と呼ばれる．また統合失調症の症状として，たとえば，語新作（neologism）や文字新作（neographism, Wortneubildung）などのような，種々の言語障害が記載されてきた．これらは一応，失語とは別のものであると考える．

③ 4つの言語様態

【言語様態】　言語の様態には，話す，聞く，読む，書くの4つがある．失語の言語障害は，この4つの言語様態のすべてに及ぶのが基本である．ただしたとえば，話す障害は軽度であるが，聞く障害は重度であるというように，各様態間に障害程度の差異が認められることがある．こうして，この例のように，言語の感覚面（聞く）の障害を主とするパターンを感覚失語と呼んで，失語の一つの類型をなすと考える．このようにして失語の分類が可能となる．

この様態という用語は，神経心理学ではつねに使用される．これは"modality"の訳語で，感覚の様態といえば，視覚，聴覚，触覚，嗅覚，味覚のそれぞれをさす．たとえば，失認は基本的に様態特異的（modality-specific）である．つまり視覚失認は視覚様態における認知障害であって，聴覚や触覚を通じての認知は保たれている．このように様態の概念は神経心理学ではきわめて重要である．

【純粋症候群】　ある一つの言語様態のみ選択的に障害された場合は失語ではない．たとえば，仮性球麻痺による麻痺性構音障害や吃音の患者，あるいは喉頭癌の治療として喉頭（声帯）切除術を受けたために発声不能な患者は，話すことができなくても，聞くことも読み書きも可能である．これらが失語ではないことは自明である．

しかしもっと難しい問題がある．話すことだけの障害である純粋語唖（pure anarthria），聞くだけの障害である純粋語聾（pure word deafness），読むだけの障害である純粋失読（pure alexia），書くだけの障害である純粋失書（pure agraphia）という病態がある．

これらは失語を構成する一つの症状だけの純粋症候群であり，いずれも詳細な検査と厳密な検討のうえで失語とは区別されるが，失語とはかならずしも無関係ではない．これらの純粋症候群を，失語の一種と考える立場もあるので注意を要する（142頁）．

④ 要素的神経障害と全般的精神障害の除外

【要素的神経障害】　これは，麻痺，失調，感覚障害などの神経症状をさす．たとえば，上肢の筋あるいは声帯や舌の筋に，麻痺や失調があれば，書字あるいは発話が障害される

のは当然である．このような障害は失語の中に含めない．要素的とは「低次」ということである．そうすると，失語は「高次」の障害である．

【全体的精神障害】　一方，意識障害，知性・人格障害など，言語を越える全般的な精神障害があった場合に，その障害が言語面に反映して，一見，言語障害の外観を呈することがある．このような場合も失語とは考えない．

とくに，痴呆の言語障害には注意を要する．痴呆は，大脳皮質の広範な損傷による知性・人格の全般的な解体である．それゆえ，その精神障害が言語面に反映したと考えられる言語障害が出現するが，それとともに，この広範な脳病変に言語中枢も含まれるので，失語性の言語障害も出現する．その結果，言語障害の様相は複雑化する．

【他の失行・失認】　各種の失認や失行，あるいは空間障害などの神経心理学的症状の存在が言語面に反映して，言語障害の形式をとることもある．たとえば，上肢の失行が書字に反映した失行性失書，空間的認知・操作の障害や構成障害が書字に出現した空間性失書や構成失書，半側空間無視により左半側の読字障害をきたす半側失読などの症状が知られている．これらはいずれも失語ではない．

5　言語学的記述

【言語学の部門】　言語学には，音韻論（phonology），語彙論（lexicology），統辞論（syntactics），意味論（semantics）などいくつかの水準または部門が区別される．失語に見られる言語症状は，これらの言語学用語でも記述できる．たとえば，失名辞（語健忘）は語彙論的障害であり，失文法は統辞論的障害である．音韻性錯語と意味性錯語は，それぞれ音韻論的および意味論的障害である．これらはいずれも代表的な言語学的異常である．

失語はすべての言語様態を巻き込む障害であるが，言語学的記述については，すべての言語学的部門に障害が見られるとは限らない．たとえば，伝導失語は音韻論的障害が主で，意味論的障害を欠くが，その反対に，超皮質性感覚失語では意味論的障害が見られ，音韻論的障害はない．

【音声学的障害】　たとえば，構音障害が失語ではないことは，その障害が音韻論，語彙論などの言語学では記述できないことにも対応する．構音障害は音声学（phonetics）的な障害である．音声学は音韻の物理的性質を記述する学問であり，音響学などの物理学に属して，厳密には言語学には含まれない．失語は言語学的障害であり，構音障害は非言語学的障害あるいは外言語学的(extralinguistic)障害である．Alajouanineら（1938）は，Broca失語の構音障害（anarthria）を「音声学的解体」（phonetic desintegration）と呼んだ．

6　「言語」の水準の障害

ここでは発声，構音，「言語」という3つの水準を考える．失語はこの「言語」の水準の障害であると規定される．

【発声障害】　話すことを中心に言語を考えてみると，まず声帯が振動して発声（vocalization, phonation）が可能でなければならない．次に，舌，口唇，軟口蓋などの適切な運動によって構音（調音，articulation）が行われる必要がある．ここまでが発話（speech）の段階である．この2つを前提として「言語」（language）が可能となる．

発声の障害は失声（aphonia）である．たとえば縦隔腫瘍による反回神経麻痺では，声帯が適切に振動できなくなる．そのために一切の発話が不能になっても，これは失語ではない．

【構音障害】　構音の障害は構音障害（dysarthria）である．口腔を中心とする構音運動筋の麻痺や失調などの神経障害によって構音障害が生じる．現象としては音韻に歪みが生じることである．そのために発話が完全に不能になることすらまれではないが，これも失語ではない．先に述べたアナルトリー（失構音，発語失行）も構音障害の一種である．この病態に対する用語には，数多くの同義語があるが，あくまでも構音障害である．それで，ただ「構音障害」としか呼ばない研究者が多い（例，ボストン学派，アーヘン学派）．

【言語障害】　次の「言語」の段階における障害が失語である．基本的に発声障害と構音障害には読み書きの障害は見られない．しかし言語障害の場合は，口頭言語も書字言語も障害される．またこのレベルの障害は内言語障害とも呼ばれる（142頁）．

【思考障害】　実はさらにもう一つの水準を考える必要がある．それはこれらの言語機能をコントロールする水準である．言語は道具として使用されるものである．この「道具」を使用するものは，知性であり，人格であり，意識，自我，精神でもある．ここでは言語という道具の直接の支配者を「思考」と総称する．この思考の水準に障害があれば，やはり言語に障害が出現する．しかしこれは失語ではない．これにはたとえば，分裂病言語や非失語性呼称錯誤（187頁）などが含まれる．言語・認知・行為の道具としての性質——道具性（instrumentality）という——は，神経心理学における鍵概念の一つである．

第2章 失語の理解

2 失語の言語症状

1 会話場面と検査場面

【会話が重要】 失語を理解するために最も重要であるのは，患者の自発話や一般的会話の評価である．つまり特殊な言語検査の場面ではなく，会話場面のようなきわめてありふれた環境における患者の言語行動の観察である．また最も困難なのもこの評価である．世間話でも何でもいい．できるだけ多くの時間を患者とともに過ごすようにしよう．「生命あるものを研究するには，生命と関わり合わねばならぬ」(Von Weizäscker, 1940)．

検査とは，組織的な状況の統一によって他との比較を可能にしたうえで，対象の客観的な知識を得るための一種の実験である．動物を研究するならば動物の生活の場へ出かけていくのが当然だろう．水槽や檻に閉じこめた生物の観察から，本当の生物学が生まれるだろうか．ましてや患者は人間であって，しかもわれわれよりも経験豊富で頭がいいことが多い．

ある日，いつもやるように，患者に日常物品の線画を提示して，［これは何と言いますか？］と質問したら，即座に，「なめてんのかお前」と怒鳴られた．考えてみたら，これは実にまっとうな人間のまっとうな反応である．言語検査とは，常にこのような，人を馬鹿にしたような状況で行われる実験である．そういうことを専門家ほど忘れがちではないか．

重要なのは会話における患者の言語行動の観察である．そのためにSTは会話を誘導しながら言語症状の把握に向けて観察する．こういうのを臨床心理学では「関与しつつの観察」(participant observation, Sullivan, 1954) という．覚えておいていい言葉だろう．

【数量化困難な症状】 失語を評価するために，すでに多くのテストバッテリーが販売されている．テストはそのマニュアルに従えば，評価に検者の主観が入る余地が少なく，客観的データが得られるとされている．しかしここで把握されるのは，言語障害のさまざまな側面のうち，その障害の程度という数量化可能な部分のみであるに過ぎない．以下に述べる言語症状の中には，患者の示す言語行動の特徴として記述することだけが可能であって，容易に数量化できない障害が多数存在する．たとえば，呼称検査の成績だけを見ていたのでは，錯語と失名辞を区別できない．その錯語が音韻性か意味性かの区別も，出現した錯語に自発的な訂正傾向（伝導失語の特徴）があるかどうかも，検査成績だけではわからない．これらの言語行動の特徴を数量化するのは，不可能とは言わないが，そう容易なことではない．現にこのような評価項目を含むテストバッテリーはまれである．

【主観的判断が必要】 もう一つ，失語テストで容易に把握できない症状は，どうしてもある程度は検者の主観的判断を必要とする特徴である．たとえば，自己の言語障害に対する病識の問題がある．患者は自己の病的言語をつねに正しく洞察しているとは限らない．

病識がどの程度に保たれているのかは推定するほかはないが，この時の推定基準を客観化することは非常に難しい．そもそもわれわれ自身が自分のことを十分に把握しているだろうか．

「汝自身を知れ」という古代ギリシャ以来のテーマは，最高度の知性が関与する認識である．自己自身について正確に認識することは，可能であったとしても，たいていは一過性である．しかも健常・非健常を問わず，人間の精神には，この種の「病識」を喪失させることによって，危機に瀕した精神の統合と安定を再構築しようという傾向がある．失語患者の場合でも，このような言語行動の合目的的な側面を把握することは非常に重要であるが，基本的に主観的判断であることをまぬかれない．具体的には，ジャルゴンや再帰性発話の症状把握に際してこの問題に直面する．

【検査も重要】 失語患者の言語行動は，自発話や会話の場面と検査の場面とで，かなりの差異が観察される．会話では非常に多弁な人が，検査状況では寡黙になることがある．健常者にもそういう傾向があり，それ自身は了解可能である．しかし失語患者は時にその差異の程度が著しいものになることがあり，それが量的な違いというよりは，何らかの質的な相違を示唆することもある．したがって，会話と検査における言語行動は，ともに患者の言語異常を理解するための源泉として，意識して区別されるべきである．

【破局について】 会話状況と検査状況とで，なぜ言語行動に違いが出るのだろうか．実はここにも失語の本質的な問題が露呈している．言語とは基本的に「道具」である．道具ならば，それを操る「主体」(subject) が存在するはずだ．その人のこころであり自我であり，精神といってもいい．これは漠然としてつかまえどころのないものであるが，そういうものがかならず存在する．会話と検査とでは，この主体のあり方が異なるのである．

まず緊張の程度が異なる．オリンピックに出た期待の日本選手がみな負けてしまった．評論家が「またまたプレッシャーに負けました」と何度も言うものだから，「プレッシャーというヤツ（選手）は，何をやってもそんなに強いのか」とご老人が嘆いたそうだ．よくできた冗談であろうが，実際にプレッシャー（＝緊張性）はそんなに強い．天才的な運動選手でも緊張には負ける．脳損傷者の場合は，それこそ格段に緊張に弱い．

緊張に押圧された患者は，通常の行動モードから急速に「破局」(catastrophe) モードへと移行する．そして一度この破局に陥ると，もう何も自己の能力を発揮できない．言語だけに限らない．これは生体の行動様式の問題であって，道具の障害ではなく主体の問題である (Goldstein, 1934)．失語患者も非常に破局に陥りやすい．破局に陥った患者に言語検査を行うことは無意味であり，単なる拷問に過ぎない．

【できないことばかりやらせる】 専門家ほど，患者ができないことばかりやらせる傾向がある．限られた時間内に「症状」を把握する必要がある．できることはちょっと確認すればいい．結局，その患者の可能なことと不可能なことの境目を見つけて，そこに検査を集中する．そして何か特徴的な症状を発見した時，無意識ではあろうが「アッ」という表情を浮かべてしまうのだろう．露骨ではないとしても，ある種の認識の喜びに，一瞬，眼が輝くのかもしれない．そういうことを患者はめざとく直感する．といって反対に，鉄仮面をかぶったような検査者が，完璧な無表情で，死体を解剖する時のように検査をすればいいというものでもない．たいへんに難しい問題である．

【緊張性と反響言語】 緊張という観点から見れば，会話状況とて，相手次第では感じる緊張が異なることがある．実際に言語症状を観察していて，STを相手に話している時に出

現する症状が，家族と話している時には見られないことがある．たとえば，反響言語 (echolalia) がそうである．家族の証言によると，家庭での患者は反響言語など発することはないという．反響言語の発現には，会話の「場」における緊張性が必要である．STから話しかけられた時，患者とそのSTとの間の「場」に緊張というエネルギーが充満する．このエネルギーは，話しかけに応答して，患者自身が何かを発話することによって解消する．これが反響言語という形を取る．この考え方はGestalt心理学の「場の理論」である．家庭で家族と話をする場合には，こういう緊張性が生じる「場」ができないのである．同様に反響言語の患者は，患者の背後で話している複数の他人の会話やラジオの放送には反響しないのが普通である．

【意図的行為の困難】　脳損傷者の行為における「意図的行為と自動的行為の解離」には常に注意する必要がある．これはBaillarger-Jacksonの原理（Alajouanine, 1960）である（19頁）．失語患者は，自己の意図のもとに言語を使用する時に障害に陥りやすいが，意図を離れた自動的な文脈であれば障害されにくい．検査場面における言語の運用はきわめて意図的であるが，一般的な会話には自動的な要素が満ちている．ただし会話といっても，生年月日を問診された時のように，選択の余地のない事実を言語化する作業の場合には検査状況とあまり変わらない．やや漠然とした［最近はいかがです？］というような話題であれば，意図的な要素がより少なくなるだろう．

【知性的運用の困難】　検査場面と会話場面の解離は，失語における知性言語の解体と感情言語の保存という観点からも考えられる．これもJacksonの思想である．彼は失語を，言語の知性的運用の障害であって，失語患者の感情的な発話は保存されていると考えた．確かに，一言も発しえぬ重篤な全失語患者でも，怒った時に「アホ」と言うことがある（偶発的発話 occasional utterance）．検査場面では言語の知性的運用への負荷が大きい．

【一見，非流暢な症例】　具体的に会話と検査で大きく異なるのは，発話の流暢性の評価である．たとえば，会話ではベラベラと喋べるジャルゴン失語の患者でも，呼称検査においては，言葉を探して発話が中断し，発話量が極端に少なくなることがある．伝導失語の患者の中にも，会話では問題なく流暢に喋るにもかかわらず，呼称や音読ではすっかり様子が変わって，音韻の一つ一つを探索し訂正し，休止や途切れが非常に多くなって，一見，非流暢性発話に見えることがある．

【田舎者は知能が低く見える】　昔，ある精神医学の本に「田舎者は実際よりも知能が低く見えることがあるから注意しろ」と書かれているのを読んで，妙に感心したことがある．もし読者が田舎者であれば，なるほどと納得するのではないか．この感じの説明は長くなりそうだからやめる．ただ，田舎のご老体が近代建築の病院のベッドに寝て，時間で区切られた能率的な言語療法を受けたり，家族と話す方言とは異なる標準語で言語テストを受けるというようなことが，患者の言語行動にまったく影響しないということがありうるだろうか．患者が感じる違和感や緊張感が，失語症状の様相を変えることがある．こういう点に対する配慮は正確な症状把握のためにも必要なのである．

【生活の場での日常会話】　そういう病院で筆者は，あるジャルゴン失語の患者を診た．発症時70歳．くも膜下出血で開頭術を受けた．語新作ジャルゴン失語（重症Wernicke失語）が後遺症として残り，その言語療法が行われた．言語検査では語新作が大量に出現する．発話はだらだらと続いて，いつでも「病院はいやだ早く家に帰りたい」と泣き言を言っているように聞こえる．ジャルゴンのために発話の内容が正確には把握できないが，嘆

くような抑揚（プロソディ）と表情のためにそのように聞こえる．3カ月の言語療法のあとにめでたく自宅の農家に退院した．身体障害がほとんどないために，田んぼや野良に出て，ゆったりした農作業の生活が再開した．畦道で行き交う村人とにこやかに挨拶し，お日和などの農民の日常会話をする．その様子はまったく普通で，誰もこの人にジャルゴン失語があろうとは気づかない．この話は，退院後の外来受診に付き添って来たお嫁さんから聞いた（波多野，1991，症例F）．

　いささか考えさせられた．いったいわれわれは何を診ていたのだろう．ジャルゴン失語は，間違いなく，現に今もある．家庭生活の場では，言語情報の厳密な交換は，われわれが考えるほど重要なことではないのだろう．少なくとも知的言語の喪失としての失語は，老農夫の生活を根本的に変えるほどの影響を示さなかったようだ．おそらく農村の隠居老人のコミュニケーションは，情報内容の正確な受信や発信よりも，満面の笑みによる善意の感情表出という基盤が成立すれば，もうそれだけで十分なのだろう．

2　発話の流暢性と非流暢性（nonfluency）

　【自然な話題】　発話の（非）流暢性は，一般的な会話の状況での観察によって把握される．検者が自然に質問や話題を向け，患者はそれに自然に答えるという状況が望ましい．このような話題となると，個人的な情報に関する質問に限られてくる．［お名前は何とおっしゃいますか？］，［ご住所はどちらですか？］など，年齢，生年月日，妻または夫の名前，子供の数，仕事は何か（何だったか），など．患者の人権問題に触れないように注意して，個人的な情報を話題にするのがいいだろう．その人の生活史に関しては，遠い過去と最近のできごとを区別して質問する必要がある．患者の緊張を解きほぐす配慮をしつつ，できるだけ多くの発話を患者から引き出せるような話題で会話を誘導すべきである．昔の苦労話を喜ぶ人に対しては，戦争や兵隊の話題がいい（人によっては逆効果）．農家の人なら田畑の話がいいだろう．そのためには，1反の田から米が何俵収穫できるか知っていたほうがいい．つまり，歴史，地理，文化に対する教養が必要である．人間を相手にしているのだから当然だろう．

　そして本人の同意を得たうえで会話の模様を録音または録画する．言語障害の実際の様相を，あとから言葉だけで再現するのはなかなかに難しい．われわれ自身の障害の見方が変わってしまうこともある．患者の発話の録音記録は非常に貴重である．

　【かならず敬語を使う】　筆者は検査時の質問や話しかけに，敬語を使うように心がけている．平素はあまり使用しない敬語であるが，患者に敬意を表するということのほかに実はもう一つ目的がある．患者はしばしば検者の発話を鸚鵡返しに繰り返す．敬語まで繰り返して発話した時は，反響言語（echolalia）である可能性が高い（102頁）．

　【本人の体験を聞く】　忘れてはならないことは，病気の発病とその経過について本人自身の口から説明していただくことと，さらに現在自分の病気や言語障害をどう思っているのかを話していただくことである．病識の問題とも関連するが，客観的な事実と，患者の主観的な体験との間に大きなギャップがあることがまれではないからである．

　そのような会話を進めるために，どのような質問をするかを大体決めておくといい．相手のあることであるから杓子定規にはいかないが，そういう風に進める質問形式の会話を，「半標準的インタビュー」（semi-standardized interview）という．

【非流暢性の概念】　会話状況における患者の発話で，まず最初に気づかれることは，患者が苦しそうに発話しているかどうか，つまり努力性発話の有無だろう．いわゆるロレツが回らず，わずかばかりの量の発話を，とつとつと，つっかえつっかえ話そうとしている．この複数の特徴を発話の非流暢性（nonfluency）という．そういう失語の一群を非流暢性失語という．

非流暢性の概念を最もわかりやすくしたのはおそらくBenson（1979）であろう．それによると，非流暢性を構成する症状は次の5つである．発話量低下（decreased output），努力性増大（increased effort），構音障害（dysarthria），句の長さの低下（decreased phrase length），プロソディ障害（dysprosody）の5症状である．実はこのほかにも非流暢性発話を構成する症状はいくつかある．これらの個々の症状間には高い相関が認められる．つまりこれらが同時に見出される確率が高いので，症状群としての非流暢性の概念が成立する．

非流暢性という言葉は非常に気軽に使いやすいので，たとえば，吃音などについてもこの語を用いることがある．また「語の流暢性」（word fluency）というのは，意味的または音韻的ヒントによる，単位時間内の語の産生量のことである（60頁）．この成績は前頭葉障害の検査とみなされることもある．発話の流暢性と関係するのは当然であるが，しばしば背景文脈を異にするので注意する必要がある．

【非流暢性の重要性】　非流暢性という発話特徴が重要であるのは，（1）脳病変の部位についての情報に富むこと，つまり症状の局在的価値が高いからである（159頁）．また，（2）発話の障害の様相がまったく異なることはいうまでもないが，（3）随伴する身体障害にも大きく関連すること，それゆえに，（4）言語治療を含むリハビリテーションのあり方の違いを大きく決定するからでもある．非流暢性の概念は，言語病理学的な立場からはいくつも批判がある（Poeck, 1982）．しかし臨床の立場に立つ限り，その有用性は否定しがたい．

【非流暢性の評価】　テストバッテリーの中に非流暢性の量的評価を含んでいるのは，ボストン失語症診断検査（BDAE）と西部失語症検査（WAB）である．日本の標準失語症検査（SLTA）では具体的な評価項目に含まれていない．

BDAEは，非流暢性の概念を提出したGoodglassら（1972）がその評価を目的に作製した尺度を含んでいるので，世界的に広く用いられてきた（図2-1）．この尺度では複数の個別項目（メロディや構音能力など）のそれぞれを独立に評価してこれを並列に表現する．非流暢性の尺度を1個だけ特定するということは直接には考えていない．

これに対してWAB（Kertesz, 1982）では，非流暢性を1個の尺度だけで表現する．この方法は，筆者らの経験でも，少し無理があるように思われる．このWABの不備は，その日本語版手引書（杉下，1986）においてすら指摘されている（p 43）．

非流暢性の評価に際して途方に暮れることも多々ある．その一例は，再帰性発話や反響言語が出現する症例である．前者の頻発する重症失語をあえて「流暢性全失語」と呼ぶ学派もあるが，かなり皮肉のきいた名称である．このような自動言語と通常の意図的発話を同じ尺度で評価するということ自体が無理だとも考えられる（100頁）．

非流暢性という表現をするしないに関わらず，失語である限りは，発話の症状の一つ一つを確実に押さえておかねばならないことに変わりはない．そういう意味で筆者は，失語患者を診る際には，少なくともBDAEの評価尺度だけは確実に評価するように心がけて，若いSTにも勧めている．慣れればそれほど難しいことはない．

失語症重症度評定尺度

0. 実用的な話しことばも，理解できることばもない。
1. すべてのコミュニケーションは，断片的な発語によって行われ，聞き手が推断したり，たずねたり，憶測したりする必要がある。交換できる情報には限りがあり，コミュニケーションは，聞き手側が責任を受けもつことによって成立する。
2. 身近なことがらに関しては，聞き手が援助すれば会話が成り立つ。患者は意思を伝えることにしばしば失敗するが，コミュニケーションには聞き手と責任を分かち合う。
3. 患者は，日常的な問題の大部分について，ほとんど，または全く援助なしに話すことができる。しかし，話しことばと理解のどちらか一方，または両方に制限があり，ある種のことがらについての会話には，困難を伴うか，または不能である。
4. 話しことばのなめらかさ，または理解力に多少の障害が明らかにあるが，表出された考えや表現のしかたには著しい制限はない。
5. ごく軽微な発音の障害がある。患者は，主観的には困難を感じているが，聞き手には，はっきりした障害は感じられない。

話しことばの特徴に関する評定尺度プロフィール

項目	1	2	3	4	5	6	7
メロディ（抑揚）	ナシ			短い句と常同的発話にのみある			すべての発話にある
句の長さ（1/10位の頻度で発せられる最も長い発話）	1語			4語			7語
構音能力（音素と音節レベルでの構音の容易さ）	常に障害されているか，または不可			なれている単語や句についてのみ正常			障害なし
文法的形態（文法的構造の種類の豊富さ）	ナシ			単純な叙述文と常同文			正常範囲
会話中の錯語	すべての発話にある			1分間に1回ある			ナシ
喚語（流暢さに比較しての情報量）	流暢だが情報なし			流暢さにつり合った情報量がある			情報のあることばだけからなる
聴覚的理解（客観テストのZ得点平均からの変換値）	(Z=-2)		(Z=-1)		(Z=0)		(Z=+1)

図 2-1 ボストン失語症診断検査（BDAE）の話し言葉の評価尺度（Goodglass ら，1972）

① 構音障害（dysarthria）

【多くの同義語】 失語の非流暢性発話における構音の障害は，（ただ単に）構音障害（dysarthria, ボストン学派，アーヘン学派），皮質性構音障害（cortical dysarthria, Bay），失構音またはアナルトリー（anarthrie, Marie など），発語失行（apraxia of speech, Darley），構音失行（大橋），音声学的解体（desintégration phonétique, Alajouanine）などのさまざまな用語で呼ばれてきた．日本の教科書には「音韻変化」という記述もある（大

橋，1965）．これらは記述の立場が少し異なるだけで，現象としては同じものをさすと考えてよい．とくに，学派によっては，構音障害という語を麻痺性または運動障害性構音障害をさすものとして使用することがあるので注意を要する．

【一貫しない構音の誤り】 現象としてはあくまでも構音レベルの運動障害，つまり構音障害の一種である．よく一言で，「一貫しない構音の誤り」と言われる．普通の運動障害性構音障害には一貫性がある．たとえば，麻痺性構音障害の患者はしばしば鼻腔と口腔との閉鎖が不完全で，あらゆる音韻が鼻音化する（音が鼻に抜けて鼻声になる）．きわめて軽度の場合を除いて，恒常的に鼻音化していて，一時的に鼻音化する時としない時があるわけではない．これを一貫しているという．

これに対して，非流暢性失語における構音障害は，ある時に障害された構音が，次の機会には正常に発話される．たとえば，「ご飯」と言おうとして「は」の音が歪み，「ゴゥワァーン」のように，音韻が歪んで聞こえることがあるが，次の機会にはちゃんと「ゴハン」と言える．これが一貫していないということである．

しかしこの特徴も中度から軽度の構音障害の話であり，重度の場合には，まったく音韻産生が不可能であるか，つねに少量の歪んだ構音が可能であるに過ぎない場合もある（こういう状態を"Anarthrie"（構音不能）と呼ぶ学派もある）．

【音声学 vs 音韻論】 あとで述べる音韻性錯語は語音（音韻，シラブル）の置換である．患者が「ゴハン」と言おうとして，明瞭に「ゴワン」と発話すれば，「ハ」が「ワ」に置き換わった音韻性錯語（/ha/→/wa/）が産生されたことになる．これは音韻論的な現象である．音韻論は言語学の一部門であり，その障害は言語学的症状として，失語に属する．

これに対して構音障害はあくまで音の歪みであり，たとえば/ha/とも/wa/ともつかぬその中間の音が産生される．これは音声学的な現象である．音声学は一種の物理学であり，その障害は非言語学的障害として，失語症状には含まれない．

ただし音の歪みが大きくなると，/wa/の音韻に限りなく近い音になり，事実上，/wa/と区別できない音韻になってしまうことがある．メカニズムとしては構音の歪みであっても，現象としては音韻の置換と変わらない．つまり構音障害か音韻性錯語かを区別しがたい．これは臨床的にはしばしば経験される．

【発語失行の問題】 学派の間の最大の見解の相違は，この構音障害を失行と理解するか否かの対立である．この現象の存在を否定する者はいない．その解釈の対立である．

確かにこの構音の運動障害は失行のように見える．構音器官の麻痺や失調だけでは説明できない．だから失行だという単純な主張もあれば，少なくとも失行性障害が関与しているというより慎重な解釈もある．それにしても失行という概念は，つねに多義的で，かつ理論がつねに現象に先行する傾向があった．

発語失行という用語を用いる研究者は，失行論全体に関わる問題には無頓着にこの語を使用している．Darleyら（1975）は発語失行を「発話運動のプログラミング」の障害と呼んだ．だから失行だというのは単純すぎる話である．本邦でこの問題を取り上げた第5回失語症研究会のシンポジウム（日本失語症学会，1981）では，発語失行論者が，失語と失行の概念を細かく研究してきた仏語圏や独語圏の論文をほとんど読んでいないという指摘がなされた．いかにも米国的な話である．

【口腔顔面失行との関係】 口腔顔面失行（oro-facial apraxia）は，口腔や顔面の運動を随意的に遂行できない障害をさす．この失行の亜型と発語失行とに関係があるか否かという

問題がある．関係あるのであれば，発語失行は口腔顔面失行の部分現象と理解される．無関係であるならば，発語失行は口腔顔面失行とは独立で，構音運動のみに現れる失行ということになる．発語失行の概念を主張する Darley らは，この後者の立場をとっている．臨床的には，発語失行のない流暢性失語にも口腔顔面失行が見られることは少なくない．

【失行の分類】　失行論全体を考えると，失行は2つの視点から分類される．第1は，失行が出現する身体部位である．口腔顔面失行がまさにそれであり，両側上下肢に出現する四肢失行（limb apraxia）や左手のみの左一側性失行（left unilateral apraxia）がある．第2は，障害される運動の形式による分類である．象徴的な身振りを表現する単一行為の障害である観念運動失行（ideomotor apraxia），行為系列の障害または物品使用行為の障害である観念失行（ideational apraxia），運動行為が拙劣化する肢節運動失行（limb-kinetic apraxia），構成行為（描画や積木など，行為の結果を視覚的に監視できる行為）の障害である構成失行（constructional apraxia）がある．

第1の身体部位から失行を見れば，発語失行は口腔顔面失行の一種でなければならず，両者が無関係という主張は受け入れがたい．第2の運動行為の形式という観点からは，構音の歪みを行為の拙劣化とみなせば，肢節運動失行の一種ということになる（大橋，1965）．そうであればやはり口腔内の運動のすべてを障害するはずであり，構音運動に限定して失行が起こるというのは理解しがたい．

【内容特異的な失行はない】　特定の行為に限定した失行があるか否かという問題は，かつてさまざまな提言があったが，現在の失行論では支持されていない．着衣失行（dressing apraxia）は右半球損傷による「失行」であるが，半側の身体失認を伴い，それに由来すると考えられ，厳密には失行とは考えられない．閉眼失行，開眼失行，歩行失行なども，それぞれの行為をなしえぬ状態をさす用語として報告されたが，真の失行とはみなしがたかった．つまり，挨拶することだけの挨拶失行とか，食事することだけの食事失行というようなものはない．失行は行為の形式に関連するが，行為の内容によらない．構音運動に特異的な発語失行という概念はこの意味では受け入れがたい（Poeck, 1982, Goodglass, 1993）．

【伝導失語の失行的理解】　Hécaen らの発話に関する失行の解釈は示唆に富む（Dubois ら，1964）．彼らはまず，伝導失語を「句のプログラミングの障害」と解釈し，さらに Broca 失語と伝導失語をともに明確に運動失語（！）として位置づけつつ，前者を音素の「実現」の障害，後者を音素の「計画」の障害と対比した．さらにこの対比は，行為における肢節運動失行（拙劣化＝構音の歪み）と観念運動失行（錯行＝音韻性錯語）との対比にたとえられる．発話の失行に関する議論を，言語障害についても行為障害についても，より広い見地から議論を展開した．Hécaen の慧眼に脱帽するほかはない．

2　プロソディ障害（dysprosody）

【概念】　プロソディ（prosody，音調性ともいう）とは具体的にはアクセントやイントネーションのことである．この障害をプロソディ障害（音調性障害）と総称する（Monrad-Krohn, 1947）．

言語学的に，音素や音韻は一つの分節（segment）としての単位を担っていて，この単位が時間軸に沿って継時的に連鎖して語や句を構成するのに対して，プロソディは複数の分節（音韻）に覆いかぶさる形で，高低（イントネーション）や強弱（アクセント）などの

変化をなすので超分節的（suprasegmental）な要素とみなされる．

プロソディ障害とは，このようなアクセント，イントネーション，リズム，メロディなどの障害の総称である．とくに非流暢性発話では，プロソディが単調化・平坦化する．患者の発話は，時に機械の話す言葉のように抑揚がなく単調で，感情と生気に乏しい．

【感情的 vs 言語学的】　プロソディには2つの側面がある．発話者の喜怒哀楽の変化に合わせて，言葉の抑揚が変化することは誰でも経験する．このような感情の状態を表現するプロソディを感情的プロソディという．この場合，原則として発話の情報内容には影響せず，発話者の感情状態が伝達される．「ダメよ」という句は基本的には禁止の命令であるが，プロソディの変化によっては，完全な禁止から，さまざまな程度に許される禁止を経て，破られることを期待している禁止まで，多くの種類の感情的ニュアンスが伝わるだろう．伝達情報の内容事実とそれに絡みつく感情的色調を正解したり誤解したりすることが，男女や親子の人間関係の悲喜劇を作り出す．

もう一つのプロソディは言語学的プロソディと呼ばれる．「行く」という語は，イントネーションしだいで疑問文にもなれば，ある種の決意表明にもなる．この場合にはプロソディが明瞭な言語学的情報をもっている．「箸」と「橋」，「熊」と「隈」の違いを表現するプロソディは，発話者の感情状態とは無関係に，一定の意味情報を担っている．これが言語学的プロソディである．

しかしこの区別も，あくまで理論上のものであろう．「ダメよ」の例で見たように，プロソディの違いで禁止と許可という意味的対立が表現されるとしたら，これはもう感情的というよりは言語学的ではないか．いずれにせよ，非流暢性発話ではどちらのプロソディもともに単調化する．

【二重拘束説】　ちょっと寄り道をする．統合失調症の発症原因として二重拘束説（double bind theory）という学説がある．母親と幼児というような逃避不能な状況において，相矛盾する2つの水準の異なる伝達に，長期に渡って繰り返しさらされると統合失調症が発症するという仮説である．たとえば，親が鉄仮面的無表情かつ冷酷なプロソディで，子供に「お前を愛しているのだよ」と言うような状況が長年にわたって繰り返し続くことである．水準の異なる伝達が矛盾し続けるとき，子供は一方のメッセージを字義どおりに受けとったり，どちらか一方を無視して自己の解釈を捏造したり（妄想），外界から引きこもって一切の伝達を拒否したり（自閉）するなどの症状を呈するようになる．これが統合失調症だというのである．知性的および情動的なコミュニケーションのあり方とプロソディの役割には深い問題が潜んでいる．

【失語におけるプロソディ障害】　失語におけるプロソディ障害は，構音障害（失構音，発語失行）に伴っても起こり，失語に伴っても起こる．つまりプロソディ障害は言語学的障害でも非言語学的障害でもありうる．Broca 失語の発語症状には，失語に属する言語学的症状と構音障害に属する非言語学的症状とが合併している．失文法は基本的に言語学的な解体である．したがって，失語を伴わない純粋語唖（142頁）は，理論的には非言語学的障害によって構成されており，構音障害とプロソディ障害はあるが，失文法はない．

このような非流暢性発話におけるプロソディ障害とは区別すべきプロソディの障害が2つある．

【外国語アクセント症候群】　外国語アクセント症候群（foreign accent syndrome, Monrad-Krohn, 1947）は，外国語のようなアクセントの発話を主症状とする症候群であ

る．「～のような」というように聞き手の主観的な判断がかなり濃厚な症状であるが，しばしばそれが民族対立に由来する対人的葛藤や悲劇を引き起こす．アクセントの問題であるからプロソディの障害には違いないが，母音や子音の音声学的および音韻論的問題が含まれないというわけではない．またはっきりと本症候群を，言語学的プロソディの障害と規定する見解もある．

ほとんどが，Broca失語や超皮質性運動失語などの非流暢性失語の回復期に外国語様のアクセントを呈したという症例であるが，最初から失語を伴わない本症候群の純粋例も報告されている．ただし非流暢性失語が一定以上に重篤であれば，ことさらこのような症候群を冠する意味はない．

報告例は非流暢性失語の回復期ということから，左半球病変，とくに前頭葉損傷例が多いが，左中心回病変例，左頭頂葉出血例，左基底核病変例も報告されている．ざっと報告例を見渡した限りでは，右半球病変例はないようである．このことは言語学的プロソディの障害という観点からも理解できる．

【アプロソディア】"Aprosodia"（失音調）は，右半球損傷例における感情的プロソディの障害である．言語を知性言語と感情言語に二分し，それぞれを左と右の半球に定位したのはJacksonである．これをそっくり受け継いだのがRoss（1981）の失音調仮説である．

Rossは，左半球損傷による知性言語障害である失語に対して，そのほぼ完全な鏡像関係にあるものとして，右半球損傷による感情的言語障害を失音調として包括した．プロソディや感情的身振りの表出，その聴覚的および視覚的理解，その復唱（つまり模倣）のそれぞれの側面が，右半球病変の部位に応じてさまざまな形で障害される．その障害のされ方は，左半球損傷の失語が種々の亜型に分類されるのと同様に，失音調のほうにも，感覚性および運動性失音調があり，全失音調，伝導性失音調，超皮質性（運動性・感覚性・混合型）失音調，健忘性失音調に至るまでの亜型が区別可能という．失音調の右半球内の病変部位も，失語と同様で，失語と失音調とが左右半球に鏡像対称的に分布する．つまり運動性失音調の病変は右半球の「Broca領野」，感覚性失音調のそれも右半球の「Wernicke領野」である．Ross（1981）はこれらの症例として全部で10例を記載した．

この学説の発想は単純であるが，理論としては実に堂々としている．これだけの壮大な仮説を少数例から導き出した強引さにはあきれる思いがする．そういうこともあってか，主要な専門書ではまともに相手にされていないが，その症例報告は今でも単発的に続いている．後天性小児失音調があるとか，左半球病変による交差性失音調の症例報告などである．失語の鏡像病変を示す失音調というような構想は人工的であるが，全部がまったくの与太話というわけではないようで，右半球とプロソディ障害の結び付きを示す症例や，プロソディの表出と受容が区別されて障害されるというような症例が実際に存在する．

③ 失文法（agrammatism）

【概　念】　広義の失文法は，失語の統辞・文法面の障害を総称する．この場合，失統辞（asyntaxia, dyssyntaxia），文法解体症候群（syndrome de desintégration de la grammaire）と同義語である．また，発話と理解における文法障害を区別する用語として，表出性失文法と受容性失文法（expressive / receptive agrammatism）がある．

また錯文法（paragrammatism）を失文法（狭義）に対置する考えに立つならば，錯文法（助詞の誤用）は流暢性発話の，失文法（助詞の脱落）は非流暢性発話の統辞障害に意味が

限定されてくる．統辞論は言語学の最も基本的な部門の一つであるので，失文法は発話の言語学的な側面を代表する症状である．

【言語学的解体】 失語は基本的に言語学的な解体であるので，その分類や症状把握において，構音障害のような非言語学的な特徴は二次的な意味しかもたないという主張がある．たとえばアーヘン学派などは，失語亜型の分類に際して，構音障害はどの失語型であろうと option であるという (Poeck, 1982)．それよりも重要なのは統辞的解体の有無という言語学的な特徴である．この考え方には理論的な整合性がある．失語の分類は失語性言語症状によるべきであり，何もことさら非失語性の症状を取り上げて，その症状の有無を重視する必要はないはずである．ちなみに彼らは流暢性・非流暢性発話という二分法にも疑問を呈している．

ただ，この言語学的な失文法と非言語学的な構音障害は，臨床的に，症状についても病変についても非常に高い相関を示すのである．しかも，日本語の場合，失文法の様相よりも構音障害の有無のほうが把握しやすいという事情があり，この整合的な理論を臨床に貫徹できない．

【詞 vs 辞】 非流暢性発話における失文法（狭義）とは，助詞や助動詞などの文法的機能語 (functional word) の脱落，その活用の単純化，および文の統辞構造の崩壊をさす．文は情報内容を担う名詞・動詞・形容詞などの内容語 (content word) と，助詞・助動詞などの文法的な機能語から構成される．日本語の伝統的国語学の文法理論（例，橋本進吉の文節論）でも，文の最小単位である文節は，内容語の「詞」と機能語の「辞」からなるとされる．失文法は「辞」の障害の形で現れるが，内容語と機能語の関係は相互に依存的または補完的であるので，どちらか一方の障害のみを純粋に取り出すことは困難なことがある．

【形態論 vs 統辞論】 歴史的に失文法は Kussmaul (1877) によって記載された．それほどに古くから知られている．当時すでに，語順や語の配置障害としての失文法と，屈折 (inflection) や活用語尾の障害としての失文法 (Akataphasie と呼ばれた) とが区別されていた．仏語圏ではこの区別は，それぞれ黒人文体 (style nègre) と電文体 (style télégraphique) と呼ばれたが，現在の用語で言えば，形態論 (morphology) に対する統辞論 (syntax) の障害の区別に相当する．この 2 つの要素――機能語の省略と統辞構造の崩壊――は現在でも失文法の基本的な構成要因である．失文法患者はこのどちらかの要因を主とする 2 群（形態障害優位群 vs 統辞障害優位群）に分けられるという見解もある（Tissot ら，1973）．

【屋根まで飛んだ】 日本語の場合，印欧諸語に比べて文法的緊密性がより緩やかではないかという印象がある．

「しゃぼん玉飛んだ，屋根まで飛んだ」という童謡は，詩人・野口雨情が 2 歳で死んだ幼い娘の小さな命をしのび，これをしゃぼん玉のはかなさに託して歌ったのだと説明されている．しかし，飛んだのはしゃぼん玉だけじゃない．「屋根まで飛んで，壊れて消えた」ほどだから，余程の強風に違いない．竜巻のような猛烈な大風の中で，なおしゃぼん玉遊びをやめない子供の話なのだ．そんな強風だから「しゃぼん玉消えた，飛ばずに消えた，生まれてすぐに，こわれて消えた」のも当然だ．だから「風，風吹くな，しゃぼん玉飛ばそ」と祈願している．つまりここまで読んでもこの珍解釈は破綻しない．

【僕はウナギだ】 もう一つ「僕はウナギだ」の言語学も有名である．この文は日本語として正しい．文法的に破格ではないが，意味は状況に応じて複数ある．食堂ならば料理の注文，水中ならば自己紹介，学芸会ならば鰻の役，釣場なら釣果の報告．だからこの文を

"I am an eel"と英訳してはいけない．正確には「僕についてはウナギが重要である」というような意味だが，このような表現は，余程のひねくれ者でもない限り日本人はしない．ただしこれは独語と仏語では日常表現である．食堂でこんな風に注文する客も客だが，店員も店員だ．「ウナギのお客様，お待たせしました」．いったいウナギは喰うのか喰われるのか．

【現実状況への依存性】 「しゃぼん玉」の例は，主語の省略，あるいは適切な格助詞の脱落（屋根「に」まで飛んだ）が引き起こした意味の混乱だった．まさかそんな風に解釈して冗談の種にされるとは，詩人も思いつかなかったであろう．日本語では主語の省略は話者間で誤解が生じない限り普通のことである．この例のように，名詞の「格」を表す助詞ですら，誤解が生じない限り省略される．「僕はウナギだ」も，文法の問題より話者間で共有される状況が優先される傾向を表している．だから話者間で誤解がなければ「僕，ウナギ」も「ウナギ，僕」も日本語として許されるし，現にそのようにわれわれは話している．これはいわば健常者の失文法である．失語患者がこう発話したら，これを言語症状とみなしていいのだろうか．

これほどに日本語の文は，現実状況への依存度が高く，それだけ言語学的な独立性が低いといってよいのではないか．

【日本語の失文法】 印欧語でも状況を共有する限りは，文法的な細かい語を省略することはある．だからあくまでも相対的な話であるが，印欧語の場合，状況からの独立性が高く，それだけ言語が文法に従って緊密に構成されているように見える．文における文法の拘束力がより強いゆえに，文法障害は比較的明瞭にその姿を現すが，日本語ではその把握が困難だと思われる．

たとえば具体的に，独語圏には"Satzverschränkung"という現象がある（Poeck, 1982）．「文交錯」と訳し，「連続する文構造の交錯，または2文の1文への凝縮」をいう．例として，"dann kann ich auch 5 Minuten spater weiss ich immer noch nicht"という「文」があげられている．日本語に訳せばおそらく「5分後に私もできるやはり私はまだわからない」とでも苦訳するほかはない．独語としては初学者にもわかる文法的な誤りである．日本語の場合はどうだろうか．主語が次々に変わりつつ延々と文が続いていく源氏物語などは，言語病理学の見本になってしまわないか．われわれの日常発話も，やはり主語がコロコロ変わる．目的語も動詞も，話者間で状況が共有される限り，いくらでも省略される．このことは日常会話の録音を書き起こしてみるとよくわかる．その大部分は文として読むに耐えないほどである．

外国語と日本語の比較を実感としてとらえるのは難しい．印欧語圏でも同じような問題はあると思う．しかし少なくとも語格や格変化を見る限り，日本語の文の構成を支配するのは，状況の要素のほうがより大であると思われる．

現実に臨床をしていて，日本語の失文法は，その把握が困難なことが多い．大橋（1965）は自験例の検討より，日本語の失文法の特徴として，（1）語順の規定の不安定化（今の言葉では統辞論的障害），（2）助辞の貧困化による語節の単純化ないし崩壊（同じく形態論的障害），（3）敬語法（日本語独特の複雑さがある）の障害の3点をあげている．確かに言葉にすればそういうことになろう．

【偽失文法】 失文法の最も重篤な形式は，助詞のない一語文である．ただし重篤な全失語のような場合，重篤な語回収障害（失名辞）のゆえに一語文しか発しえないものは，真

の失文法から区別して偽失文法（pseudoagrammatism）と呼ばれる．偽失文法は回復して文法的に正常化することもあり，真の失文法になることもある．つまり統辞機能とは，複数の語があってはじめて機能し，それを評価しうるものなのである．ただ一語の発話では，文の統辞構造の判断のしようがないということである．

　失文法がなぜ起こるかについていくつかの仮説がある．ここでは以下に3つの考え方をあげておく．

　【発話の経済性仮説】　非流暢性発話の患者は発話能力が制限されているから，可能な限り語の発話を節約しようとする．そうすると重要な少数の内容語のみの発話になり，文法的機能語が無視される．この仮説は古くから提唱されており非常にわかりやすいが，表出性失文法の説明は可能であっても，受容性失文法——文の統辞構造の理解の障害——の説明にならない．もし表出性と受容性の失文法が，それぞれ運動失語（＝非流暢性失語）と感覚失語（＝流暢性失語）に対応しているのであれば，この仮説の妥当性も高いと思われるが，実際にはそうとは限らない．失文法の患者にさまざまなテストを通じて文法的知識の有無を検査してみると，程度の差はあるがたいていは文法的な間違いをおかす（大橋，1965）．これは表出性と受容性の両面の障害が存在することを示唆する．このように経済性要因は，発話能力に制限のある患者の行動の部分的な説明にはなるが，失文法の全部を説明することはできない．

　【語の関係的使用の喪失仮説】　Jakobson（1956）はあらゆるレベルの言語使用に「選択・結合」（selection / combination）の2要因が介在すると考えた．言語は要素の選択と，選択された要素の結合から成立する．「私は学校へ行く」という文は，3つの要素（文節）からなるが，この構造の中の主語は「私，君，彼，中村君……」の中から「私」が選択された．「学校」も「行く」も同じである．この「私，君，彼，中村君……」の無限の関係を「類似性」（similarity）という．さらに選択された3つの要素を時間的順序に並べる機能が結合であり，この関係を「隣接性」（contiguity）という．選択または類似性の障害の例は失名辞や語性錯語である．結合または隣接性の障害の例が失文法である．感覚失語は結合が保たれているが選択が困難で，意味不明の語を延々と喋る．運動失語は選択は正しいが，結合がうまくいかないために失文法になる．

　この例は語や文節レベルの話であるが，同じことが音韻論のレベルにも当てはまり，音韻性錯語の中にも選択障害と結合障害が区別可能であるという（たとえば，伝導失語の音韻性錯語は結合障害の要素が大きい）．この考え方は記号学の中心的な思想として，後にたとえば Hécaen らの失行論にも取り入れられ，失語学では Luria（1970）に受け継がれて，さらに Lecours らの失語論に大きく影響した（大橋，1987）．

　【言語学的処理規則の中枢性障害仮説】　これは Chomsky 以後の変形生成文法理論の枠組みを背景とする議論である．言いたいことの内容，つまり深層構造の概念要素から適格な文の産生のために厳密な統辞的解析規則が存在する．この規則は知識表示（knowledge representation）として存在し，言語の全様態（発話，理解，読字，書字）における出力と入力の双方を完全に支配する．失文法は，脳損傷によるこの統辞規則の障害として理解される．したがって基本的に，失文法は表出性かつ受容性であり，失文法患者はかならず失統辞性理解（asyntactic comprehension）を伴っている．このような中枢処理（central processing）障害の仮説のもとに，言語学出身の失語学者らによって膨大な神経言語学的研究が行われ，多くの貴重な所見がもたらされた．そうすると逆に，非流暢性失語の失文法と流暢

性失語の錯文法という区別がなくなってしまう（Goodglass, 1993）．

4 句の長さ（phrase length）の低下

【現象の記述】　失文法の概念は，現象の記述というよりは，より解釈に近い．失文法の量的評価はそう容易ではない．このような視点から「句の長さ」の概念が導入された（Goodglass ら，1964）．BDAE にも組み込まれていて，「1/10 くらいの頻度で発せられる最も長い発話」と規定されている（図 2-1 参照）．つまり，きわめてまれに長い発話があってもそれを取り上げるのではなく，10％くらいの割合で発現する，中断されない連続発話の語数という意味である．この評価は 1 語から 7 語（以上）までの尺度であり，4 語が中央である．

【日本語の場合】　日本語は膠着語として，ほとんどの文節は 1 語の詞と辞より成立している．したがって 3～4 文節文の連続した発話があれば，十分に流暢とみなせることになる．われわれのデータによると，日本語の失語患者の句の長さは，平均 4.5 語である（164頁）．

句の長さは操作主義的に洗練されていて，臨床的に便利である．非流暢性発話ではこれが低下する．

5 発話量の低下（decreased output）

【実際のデータ】　非流暢性発話の場合には，発話の絶対量が低下する．日本語の失語患者の発話量の平均値は，文節数で数えると約 30 文節/min，語数では約 50 語/min，シラブル数では約 100 シラブル/min である（164 頁）．

外国語の情報はあくまでも参考であるが，Benson（1979）は 50 語/min 以下の発話が非流暢性に聞こえるという．独語では Poeck（1982）が，正常を 90 語/min とし，それ以下を緩慢な発話速度としている．彼は非流暢性の概念を認めず，発話速度で表示する．

6 冗長性（redundancy）の低下

【概　念】　情報伝達の立場から，冗長性の概念は重要である．電報の文章（電文体）は，一字でも間違えると情報伝達に故障が生じる．したがって聞き手は一音も聞き漏らすまいとして必死になる．冗長性の低い文は聞いていても疲労する．一方で「昔の武士の侍が，馬から落ちて落馬して，女の婦人に笑われて，腹を切って切腹した」というような笑い話は，情報が二重に含まれているので，少々言い間違えても情報伝達に支障をきたさない．聞き手はかなり気楽に聞いていればいい．これは冗長性が高い文の例である．日常会話にはほどほどの冗長性が必要であるといわれる．

【評価の難しさ】　非流暢性発話の場合にはこの冗長性が低下する．これは発話量と情報量の割合ということが指標になる．BDAE には発話量と釣り合った情報量があるという基準を中心にして，発話量に比べて情報量が多い低冗長性を非流暢性発話，逆に発話量に比べて情報量が少ない高冗長性を流暢性発話として評価する（図 2-1 参照）．言葉にすれば簡単なのであるが，この発話量と情報量との釣り合いというのは，経験的・印象的に評価するほかはなく，実際の採点はなかなかに難しい．

【空語句】　流暢性発話の高冗長性の典型的な例は，空語句（empty phrase）の頻発である．空語句とは，文法的にも意味的も正しい文であるが，実際の情報伝達としては価値のないものをいう．健常者でも会話時によく見られる，「えーとね，そうですなあ」，「まあー

そこで，何と言いますか」などの文は，日本語として何も間違ってはいないが，情報伝達という観点からは無意味である．これが空語句である．ただし意味がないからただちに不必要だというわけではない．こういう表現があるから会話のニュアンスが豊かになるともいえる．しかし空語句だらけの発話はやはり病的である．

7 努力性の増大（increased effort）

【概　念】　発話に伴う力み，苦しみ，焦燥，緊張などを総称して努力性という．発話への意志がありながらその運動が円滑にいかぬ時の身体表現である．努力性発話（effortful speech）ともいう．患者の示す全身的行動であるので，検者は視覚的な観察によって知ることができるが，その程度が顕著な場合には，録音再生から聴覚的にも十分に認知できる．

【発話努力と言語努力】　Poeck（1982）は2種類の努力性を区別している．発話努力と言語努力（Sprech-／Sprach-anstrengung）である．発話努力は非流暢性発話に関わる．つまり構音運動の障害に抗して意志された運動に見られる非言語学的な努力性である．

もう一つの言語努力とは，失名辞における語発見障害に伴う努力性や，伝導失語におけるような音韻探索過程での努力性をさす．これは発話の水準ではなく，言語の水準の障害である．この言語努力のほうは，発話の非流暢性とは関係なく，流暢性失語でも見られる．一般的な会話であっても，実質的には呼称検査のような問診（例，煙を出して走る乗り物は何と言いますか？）の際には，言語努力性が高まってしばしば発話が渋滞し，流暢性のはずの健忘失語やWernicke失語でも，非流暢性のように聞こえることがある．

非流暢性発話の場合の努力性発話には，発話努力と言語努力の両方が介在している．非流暢性発話における非言語学的障害と言語学的障害の両方の存在を考慮してみれば容易に理解できる．

発話努力と言語努力の区別は非常に重要と考えられるが，米国の失語学ではあまり注目されていないように思える．おそらく独語圏の考え方だからだろう．

8 非流暢性に関連する要因

非流暢性発話に関連する非言語的要因として，ここでは右麻痺，病識欠如，抑うつ傾向の3つを取り上げる．

【右片麻痺】　非流暢性発話には右片麻痺の合併率が高い．流暢性発話には，右半身の感覚障害や右同名半盲の合併が多い．これは大体の傾向であって，右片麻痺を伴う流暢性失語も存在する．

その理由は失語を引き起こす病変部位の広がりに，一定の法則性があるからである．運動領野は中心前回（precentral gyrus）であり，非流暢性発話の（教科書的な）責任病変であるBroca領野（下前頭回脚部）のすぐ後方に接している．実際に非流暢性発話を惹起する病変は，Broca領野と中心回下部の皮質・皮質下を含む広範な領域であり，基底核に及ぶことも多い．この病変は同時に，運動系である錐体路の上位ニューロンを損傷し，右上下肢の痙性麻痺を起こすことが多い．

右片麻痺の合併は失語患者のその後の生活を大きく支配する．つまり非流暢性失語のほかに，もう一つやっかいな右片麻痺をかかえこむ．重複障害である．右麻痺に対する理学療法や作業療法が施行される．重症の場合には，書字も食事も左手の使用を余儀なくされる．

昔,「臨床脳病理学」(1965)の著者・大橋博司教授は,臨床実習の学生だった筆者らに,「最も簡単な失語の分類は,右麻痺を伴う失語と伴わない失語の2分法です.これはいろいろな意味で有用な分類です」と教えられた.どこの教科書にも載っていないが,経験豊富な臨床家の見解として貴重であると思う.

【病識の障害】　一般に流暢性発話には,自己の言語障害に対する病識(insight for illness)が欠如する傾向がある.非流暢性発話の場合には,病識は保たれるか,むしろ亢進することも多い.これもそのような傾向があるという話である.

最も典型的な病識障害はジャルゴン失語の場合である.このタイプの失語患者は,わけのわからぬことをベラベラと喋りまくり,自己の発話に対して病態否認の状態に陥っている.Alajouanineら(1952)はこのような状態を「意味的価値の病態否認的解体」と呼び,言語に選択的な病態否認の特殊型と考えた.

最も単純な説明としては,流暢性失語は言語の理解障害が重いから,自己の発話の誤りも理解できないとされている.しかし失語の病識障害が,言語理解障害に比例するとは限らない.ジャルゴン失語の患者に自己の発話の録音を聞かせたところ,自己の病態に気づかなかったが,同じ発話内容を他人が話して録音したテープを聴かせたところ,直ちに発話の誤りを認めたという話もある.失語における病識の問題を単純に理解障害に帰することはできない.

また再帰性発話もその病識が欠如する傾向がある.この発話は非流暢性の問題と微妙な関係にあるので別に詳述する(97頁,波多野,1991).

【病態否認】　盲や聾の患者が自己の盲や聾を否定するAnton症状,左片麻痺の患者が自己の麻痺を否認する「病態否認」〔Babinski(1914)の"anosognosie"は左片麻痺の否認のこと〕,さらには麻痺した左上下肢が「人形の手だ」とか「先生が付けてくれた」とか奇妙なことを言う身体妄想(somatoparaphrenia, Gerstmann, 1942),痴呆・記銘力障害の病識障害.これらは脳器質性障害の病識障害であるが,内因性精神病に見られるような非器質性の病識障害もある.病識障害は,単純な局在論的中枢や責任病変から説明することが容易でなく,Goldstein, Weinstein, Denny-Brownなどの全体論的な説明が有力であった.最近は,離断症候群による作話反応(Geschwind)とか方向性注意の障害(Mesulum)などによる説明が試みられている.いずれにせよ病識障害は神経心理学の大問題である.

また病態否認は病的状態に対する認知障害であって,認知はしていても感情的にそれを深刻に感じない病態無関知(anosodiaphoria)という区別もある.しかしこの区別も中間的な移行がある.病識の障害はよほど顕著な例でない限りは,患者の問診や行動観察を通じて推定しなければならない.言語障害の場合はとくに難しいことが多い.

【抑うつ vs 多幸性】　失語患者の気分・感情の状態も(非)流暢性と関係する.一般に非流暢性発話は抑うつ気分と,流暢性発話は多幸性と結びつくことが多い.

非流暢性発話の患者は,既述のように,右麻痺があり過剰な病識を有しているから,抑うつ的に傾き,流暢性患者は麻痺がなく病識欠如であるから多幸的になるというのも一つの説明であろう.一応合理的な説明であるが,たとえば,病識欠如の痴呆患者のすべてが多幸的であるとは限らない.病識欠如でかつ多幸的な統合失調症が非常に多いというわけではない.左麻痺の病態否認の患者もすべてが多幸的とは限らない.病識と感情状態とにつねに相関するとは限らぬように思える.

非流暢性失語の患者がなぜ抑うつ的になるのか.その説明は容易ではないとしても,こ

の事実は患者の家庭復帰や社会復帰に大きく影響する．筆者の臨床経験でも，右麻痺のために家庭生活が大変だということに加えて，「お父さんが帰ってくると家中が暗くなって，子供が嫌がる」と訴えて，退院に抵抗する家族が何人かいた．反対にジャルゴン失語や再帰性発話の患者が，家庭や施設で，周囲に呆れられながらも（とんでもない言葉を喋るので）奇妙に愛されている事例も経験した．

3 コミュニケーション能力

【総合的な言語能力】 ここでいうコミュニケーション能力というのは，基本的に言語によるコミュニケーションをさす．このような能力を評価しているのは，BDAEの「失語重症度評価尺度」（図2-1参照）とAATの「コミュニケーション行動」（表2-1）である．この2つはほとんど同一であり，ともに，言語によるコミュニケーションの総合的能力の程度を，受容と表出の両面について評価する．

WABにも自発話の「情報の内容」という評価項目があるが，質問項目の何個に答えられたかというような基準が採用されており，若干ニュアンスを異にする．

失語の症状を把握する際には，個別的な細かい症状をチェックすることも重要であるが，このような大まかな総合的な能力という視点から見ることも必要である．

【失語の重篤度】 コミュニケーション能力の程度は，ある意味では失語の重篤度ということになる．現にBDAEは「重症度」といっている．

もう一つの重篤度としては，失語の検査成績の総合点などもそれに該当するであろう．この2つの重篤度はかなりニュアンスを異にする．実際に病変部位との関係に違いが生じる（164頁）．

4 聴覚的理解障害

1 語音認知の障害

【カテゴリー性認知】 語音（音韻）の聴覚的認知はカテゴリー性認知である．この能力は左半球に側性化されている．聴覚的な言語の情報は，母音のフォルマント周波数や子音の構音点など，多くの音声学的な要素から成立している．これらの要素は基本的に連続量であるが，認知される時には離散的な音韻という存在になっている．いわば音声学的にはアナログであったものが，認知された時には音韻論的なデジタルになっているともいえよう．これがカテゴリー性認知である．

【声発現時間】 有名な例として，子音の有声性と無声性を判別する声発現時間（voice onset time, VOT）というものが知られている．閉鎖子音（破裂子音）は声道のどこか（構音点）を閉鎖する．たとえば，/p/と/b/はいずれも口唇で閉鎖が起こる（両唇音）．この閉鎖が開放されて，次の後続母音のための声帯振動の始まりまでの時間をVOTという．この時間は連続量であるが，30 msecを判別点として，これ以下は有声音/b/として認知され，以上は無声音/p/として認知される．健常者にVOTの差が数msecという2音を聞かせて異同弁別をさせると，2音ともに30 msec以上（または以下）の時には同じ音に聞こえ，2音が30 msecをはさんでその両側にある時には，きわめて鋭敏にその違いを認知すると

表 2-1 アーヘン失語症検査 (AAT) の自発語の評価 (Poeck, 1982)

		0	1	2	3	4	5
1	コミュニケーション行動	・理解可能な言語表出なし and ・言語理解はほとんど不可能	・理解不能な不完全な言語表出によってしかコミュニケーションができない and ・会話の相手は発話の意味内容を推察しなければならない	・身の回りのテーマについての会話でも相手の援助があってはじめて可能 and ・その時々の自分の考えを完全には伝達できない	・わずかな援助があれば日常のほとんどすべての問題について会話可能である and ・明確に認められる言語障害のために会話は困難である	・発話の流暢性の低下 and/or ・若干の言語上の障害がある	・発話の困難は極めてわずか ・主観的な困難を訴えることがあるが，会話の相手は気がつかぬほどである
2	構音とプロソディ	・言語表出なし	・構音障害は極めて強度 and/or ・プロソディ障害は極めて強度	・構音障害は強度 and/or ・プロソディ障害は強度	・構音障害は軽度 and/or ・プロソディ障害は軽度 and/or ・発話速度は緩慢	・構音障害は軽微 and/or ・プロソディ障害は軽微 and/or ・発音速度は軽度に緩慢	・構音障害なし and/or ・プロソディ障害なし
3	自動言語	・言語表出なし or ・再帰性発話のみ ・極めて強度の構音障害のため判定不能	・ほとんど言語自動症のみ	・多くの言語自動症 and/or ・極めて多くの言語常同症 and/or ・極めて強度の反響言語	・若干の言語自動症 and/or ・多くの言語常同症 and/or ・強度の反響言語	・若干の言語常同症 and/or ・軽度の反響言語	・言語自動症なし and ・言語常同症なし and ・反響言語なし
4	意味的構造	・言語表出なし or ・再帰性発話，言語自動症，極めて強度の構音障害，音素性語新作のため判定不能	・ほとんどが意味のない流暢または非流暢な語，決まり文句，言語常同症の羅列	・極めて多くの意味性錯誤 ・意味性語新作 and/or ・極めて多くの無内容な決まり文句	・多くの意味性錯語 ・極めて強度な語発見障害 and/or ・多くの無内容な決まり文句	・若干の意味性錯語 ・強度の語発見障害 and/or ・若干の無内容な決まり文句	・語選択障害なし ・語発見障害なし and ・語結合の障害なし
5	音素的構造	・言語表出なし or ・再帰性発話，言語自動症，極めて強度の構音障害，音素性語新作のため判定不能	・ほとんどが意味のない流暢または非流暢な語，決まり文句，言語常同症の羅列	・極めて多くの音素性錯語 ・音素性語新作	・多くの音素性錯語 and ・音素性語新作	・若干の音素性錯語 ・音素の不確実さ	・音素性障害なし
6	統辞的構造	・言語表出なし or ・再帰性発話，言語自動症，極めて強度の構音障害，音素性語新作のため判定不能	・ほとんどが1〜2語の表出 and ・屈折形や屈折語がほとんどない	・文は短くほとんどが統辞的に不完全 and ・高頻度の屈折形または屈折語の誤り	・多くの文交錯や文成分重複を含む長複文 and/or ・非常に多くの文の中断を含む ・多くの屈折形・屈折語の誤りを含む	・若干の文交錯を含む and/or ・若干の文の中断や断片的な文章を含む ・若干の屈折形・屈折語の誤りを含む長複文	・統辞的障害なし

いう．連続量を 30 msec を判別点として 2 値（離散）変量として認知するわけである．これはカテゴリー性認知の音声学的な根拠の一つの例である．

【Wernicke 領野】　このようなカテゴリー性認知は，聴覚知覚の投射野である Heschl 横回（聴覚中枢，上側頭回の上面にありシルビウス裂の中に隠れている）に隣接する左側頭

葉上部の聴覚連合野，つまり Wernicke 領野の機能とされる．この部位の損傷によって語音認知の障害が起こる．これを語聾（word deafness）という．いうまでもなく，聴覚知覚そのものの障害である聾がないことが前提である．

　非一過性の語聾が成立するためには，Wernicke 領野を含むより大きな病変が必要であるとされる．Wernicke 領野に限局した病変で，最初にあった語聾が急速に改善してしまったという症例報告もある．重篤な語聾を示す症例では，Wernicke 領野を中心とする皮質病変とともに，皮質下白質（とくに，聴覚性上向線維の通過する側頭峡 temporal isthmus）の病変も必要であるという見解もある．

　【音韻の異同弁別】　語聾があると，単語の pointing（SLTA の単語理解）など，聴覚的理解の成績は非常に悪くなる．語音認知の障害そのものの検出には音韻の異同弁別テストを行うのが普通である．たとえば，/pa/ と /ba/ を聞かせて（検者の口を隠すこと），同じかどうかを質問する検査である．普通，語聾患者は，母音の弁別よりも子音の弁別のほうが困難である．これは母音のほうが音声学的に持続時間が長いからである．語聾患者は同じ語の認知でも，検者がゆっくり発話した語のほうが理解がよい．これも同じ理由による．

　【聴覚失認としての語聾】　語聾は聴覚失認の一つの亜型であるとも考えられる．発話音に対する選択的な聴覚失認（auditory agnosia for speech），すなわち一般的な環境音に対する認知障害は伴わない．失認としては Lissauer の統覚型失認に相当する．図式的にいえば，認知には 2 段階あり，まず知覚のカテゴリー化が先行し，次に意味のカテゴリー化が行われる．前者の障害が統覚型（または知覚型），後者のそれが連合型である．前者の場合には刺激内容の模倣も不可能であり，後者ではそれが可能である．実際，語聾患者は，検者が呈示した語音の模倣（つまり復唱）ができない．このためには，単音節（1 シラブル）の復唱，または 2～3 音節の無意味語（非単語 nonword）の復唱の検査を忘れずに行う必要がある．SLTA にも日本版の WAB にも入っていないから，ST はよくこの検査を忘れる．ちなみに AAT には，1 個の子音の音素を復唱させる検査がある．/t/ とか /p/ とかいう子音 1 個の「復唱」は，どうも日本人には異様に見える．検者が突然に /t/ や /p/ を呈示したら，日本の患者は言葉の検査だと思わないだろう．ドイツ人の検査を見学したが，彼らはこのような子音をしっかり言語音だと感じている．日本語における音韻の単位は /ta/ や /pa/ の音節やシラブルであって，音素ではないようである．

② 語彙（単語）理解の障害

　【語彙処理の独立性】　語彙または単語は，音韻の一つのまとまりのある連続であり，意味を担う単位でもある——意味を担う最小の単位は，正確には記号素（moneme）という．語音の理解は音韻単位の要素的な理解であって，これが単語の理解に直結するとは限らない．つまり個々の音韻理解が良好でも，それに平行して単語の理解がよいとは限らず，逆に個々の音韻理解に障害があっても，それに比べて単語の理解のほうが良好なこともある．

　【反響言語の場合】　たとえば，語義理解が大きく崩れて，語音理解が保存されている時，失語患者はしばしば反問的な反響言語を発する．超皮質性感覚失語における減弱型反響言語が典型的な例である（126 頁）．この時，意味の理解が不可能であるにもかかわらず，語彙としての語の単位が保たれている．

　会話例：
　　　　［生年月日はいつですか？］　「セイネンガッピって何ですか？」

［あなたの誕生日ですよ］　「タンジョウビ……タンジョウビって何ですか？」この時，患者は「セイネって何ですか」などとは反響言語しない．語彙としての単語がひとまとまりの要素として機能している．語は単なる音韻の連鎖ではない．これは語彙論的な言語学的機能が独立に存在することの一つの根拠である．

【語彙判断】　単語や語彙の機能が保存されているかどうかの検査が語彙判断（lexical decision）検査である．単語と非実在語（非単語）を1個ずつランダムに患者に呈示し，実在する語か否かを答えさせる検査である．これは認知神経心理学でよく使用され，語彙項目または語彙の聴覚レキシコンへのアクセスが可能か否かを検証するとされる．

③ 語義理解の障害

【意味処理の独立性】　語義とは語の意味のことである．失語における聴覚的理解障害では，語音と語義が別々に障害されることがある．このことは，音韻の処理過程と意味の処理過程とが独立していることを意味している．この病態は語義聾（word meaning deafness）とも呼ばれる．

【意味理解の検査】　語義理解の障害は，語聾の程度が推定できるのであれば，単語のpointing（指示）で見当がつく．つまり数個の物品を患者の前に並べておいて，検者が物品名を言い，それを患者に指示させる簡便な検査である．語聾があれば，語義理解障害の聴覚的検査はみな成績が低下する．語聾がないか軽度であれば，ピラミッドと椰子の木テスト（pyramid and palm tree test）のような，聴覚的な語と画のmatching検査，意味属性の質問検査（象は卵を生みますか？），語の仲間外れ探し（odd word out test，「鼠，犬，鳩，兎のうちの仲間外れは何？」）などの聴覚的な意味理解検査をすればよい．これらは視覚的な意味理解（読解）の検査にも使用できるし，言語ではなくて，非言語的に（たとえば絵を使って）行えば，意味記憶（semantic memory）の検査になる．

語音認知の保存と語義理解の障害の組合せは，超皮質性感覚失語の中核的な症状である．この時の患者は復唱が可能であり，単語のpointing検査をすると，しばしば，検者の刺激語を正しく復唱しつつ，指示そのものを誤る．たとえば，検者が［眼鏡はどれですか？］と言うと，患者は「めがね，めがね……」と言いながら時計をさしてしまう．このような患者の行動は，語音と語義の理解の解離をきわめて印象的に示すものである．このような解離はとくに語義失語に顕著である（182頁）．

【ことわざの説明】　語義理解の障害の検査として（とくに語義失語において），ことわざや成句の説明を求めることがある．「猿も木から落ちる」という文は，実物の猿の転落のみを意味するわけではない．「つるし上げ」という語の意味も，物を吊り上げることだけではない．いずれも表面的な意味の背後により深い意味の広がりがある．語義理解障害があるとこの説明が不能になる．このような時，患者はしばしば反響言語的な応答しかできない（例：検者［猿も木から落ちるとはどういうことですか？］→患者「猿も木から落ちますな，そうでんがな」）．しかしこの種の検査を繰り返していると，言語の検査だか知能の検査だか区別がつかなくなるだろう．実際にそのとおりなのであって，このあたりに言語障害と知能障害の連続する移行領域がある．語義失語が痴呆と失語の中間に置かれるのはこういう意味でもある（184頁）．

語聾を聴覚失認としてみれば，音形のカテゴリー性知覚の障害として統覚型に相当するとみなしえた．刺激の模倣（復唱）が不可能であったからである．語義聾の場合は模倣は

可能であり連合型失認に相当すると理解できる．

　【病変部位】　語義の理解障害を惹起する病変は，古典論的には，Wernicke 領野の外側の側頭葉または頭頂葉の病変であるとされる．Wernicke 領野そのものに損傷はなく，これを後方から取り囲むような部位の病変であるという．このことは理論的に要請され，臨床的にも確認される．これはこれで間違ってはいないが，近年，前頭葉病変も語義理解の障害を引き起こすことが注目されている．超皮質性感覚失語が前頭葉病変のみで起こるという事実がある（127 頁）．語義理解障害の責任病変の一つとして前頭葉病変をあげることができる．少なくとも，意味処理の障害を惹起する神経基盤は，音韻処理障害のそれよりもより広範である（169 頁）．

　そもそも感覚と運動という区別は脳と神経の研究では絶対的な地位を占める．末梢から大脳皮質に投射する部位は，感覚様態ごとに明瞭に区画されており，末梢へ走る運動神経系の出発点である運動野もきちんと定位されていて，曖昧なところはまったくない．だから脳の機能のすべてについても，運動と感覚の区別がきわめて基本的であるように考えたら，これは神経心理学の落し穴の一つに落ちたことになる．運動と感覚の明瞭な区別は一つの側面に過ぎない．両者がつねに統合されていることももう一つの側面である．

　言語の場合，語音の理解や発話のような音韻の（表層）レベルは，一応はまだ感覚と運動の区別に従っている（ように見える）．しかし意味のような深層のレベルになると，もはや運動と感覚の違いは一義的な意味をもたなくなる．そのように考えると，前頭葉病変が語義理解障害を惹起することを例外視する必要はない．ちなみに Gerstmann 症候群や半側視空間無視のような，通常は中心溝より後ろの後方病変によって起こるとされる病的状態が前頭葉病変によっても出現することが知られている．これらは感覚と運動を統合するような機能，あるいは統合したうえで営まれる機能である．意味の機能もそのような性質をもっているのであろう．

　【概念の構造】　物の名前はある特定の概念をさす．概念は定義されたものである．定義にはかならず外延（extension）と内包（connotation）という契機がある．こういう論理学の難しい用語よりも，われわれにはカテゴリー（範疇）と属性とでもいったほうがわかりやすい．外延は概念の広がりをいう．学者という概念には，文学者，哲学者，政治学者，物理学者などが含まれ，金属という概念は，金，銀，銅などを包括する．学者に哲学研究という属性（内包）を加えると，哲学者しか残らない．金属と高価という性質をあわせもつのは金と銀であろう．内包が大きくなると外延は小さくなる．

　失語においては「内包に対する反応は脳損傷に対してはるかに頑健である」という見解がある（Goodglass, 1993）．たとえば，熊，花，窓，ビンの絵の中から，［クマ］という刺激語を聞いて熊の絵を pointing できたからといって，患者はその語を理解した証拠にはならない．患者は「熊」の概念よりも，「獰猛性」という内包に依存したのかもしれない．むしろ，熊，狼，ライオン，虎（カテゴリー「野生動物」と内包「獰猛性」を共有する）の中から選択可能であるか否かを確認する必要がある．確かに呼称の検査で失名辞を呈しつつも，熊を「危ない」とか，犬を「かわいい」とか言う患者がいる．鉛筆を「書くもの」，鋏を「切るもの」というような迂言反応も内包に反応しているとも言えよう．ただしこの解釈は多様であり，名詞よりも動詞のほうが容易（品詞効果），抽象的概念よりも具体的行動の表現（Goldstein），あるいは語の意味への予感（Ahnung）の保持という前 Gestalt 的認知段階（Conrad）の表現という考え方も可能である．

【カテゴリー特異性】　意味理解に関しては，語の意味カテゴリー（範疇）に関する解離が知られている．失語患者でしばしば取り上げられるのは，身体部位，文字，数，色，花，動物，食べ物，日常物品などのカテゴリーである．ある特定のカテゴリーだけに聴覚的理解障害（呼称障害，音読障害を含む）が生じる時，これをカテゴリー特異的解離（category-specific dissociation）という．症例は決して多くはないが，語のカテゴリーが理解障害に及ぼす影響が認められる事例は確実に存在する．Warringtonらは，生物性／非生物性（animacy / inanimacy）のカテゴリーの違いが理解の可否に決定的な影響を与える例を記載し，これを手始めに，一次的に機能的に概念化された対象と，一次的に視覚的に概念化された対象という2つのグループの違いが意味理解に大きく影響するという見解に到達した．前者は人の手が作った物で，その機能によって概念化される．後者は視覚的形態によって概念化される．概念の作られ方の違い（この場合は感覚チャンネルの違いを含む）が脳内過程の違いとなり，それが病変の違いを通じてその障害の解離的な出現となるという仮説である．この考え方は言語の枠を越えて，意味記憶とその障害の議論へと連続している．

④ 情報量と聴理解障害

【スパンの保持】　健常者でも一度に沢山のことを言われたら理解できない．言語の情報の量は，失語患者の理解障害に大きな影響を与える．

情報量の増大と理解障害の関係を簡便に検出するのは，スパンの保持能力の検査である．単語のpointingの検査を，2語，3語と増やしていけばよい．3語のpointingでも全部できるというのは，相当に軽度の失語であろう．健常者についてのデータをもっているわけではないが，普通，人が一度に処理できる情報量は7±2であるといわれている．これは「魔術数の7　magic number seven」と呼ばれ，短期記憶系の記憶容量である．確かに，われわれが電話局の番号案内で教えられた番号をすぐにダイヤルする時，市内局番を含む6〜7桁であれば，何とか頭に入れたままですぐかけられるが，市外局番を含む10桁になると紙にでも書かないとダイヤルがおぼつかない．

【トークンテスト】　このような情報量の増大を理解の検査に組み入れているのがトークンテスト（Token Test）である．大きさの違い2種，色の違い5種，形の違い2種で構成される20枚の札（トークン）を患者の前に並べ（10枚の時もある），「大きな赤の丸」というような3単位の情報，あるいは「大きな青の四角と小さな赤の丸」というような6単位の情報を刺激語として呈示する．このテストの第1部から第4部までは情報量の増大だけがテーマであるが，第5部はこれに文法的理解の要素が加わる．このテストはAATに取り入れられている．ただし，アーヘン学派はこのテストを単なる理解障害の検査としてではなく，失語の重篤度を表現していて，失語と非失語の鑑別に有用と意味づけている．

【短期記憶】　言語の短期記憶（short-term memory）とその障害は復唱障害において精密に研究されてきた（84頁）．情報処理が行われる時に処理されるべき情報が一時的に脳内にとどまることができなければ話にならない．このことは理解でも発話でも同じことである．この問題は記憶の問題として短期記憶や作業記憶（working memory）の概念を通じて論じられることが多い．

⑤ 統辞（文法）理解の障害

【難しい課題】　音韻や単語（語彙）のレベルの理解と，文のレベルの理解は明らかに異

なる．文レベルには文法という要素が入ってくる．文の聴覚的理解（あるいは視覚的理解でも）における文法の理解障害は，語義や語彙の理解障害などと絡み合って，それだけを取り出して純粋に検討することが非常に難しい．語聾や語義聾がある程度以上重篤であれば，文法障害だけを取り出すことは事実上不可能である．

【検査の方法】　統辞文法的な理解障害を取り出せる可能性のある検査として，まずトークンテストをあげることができる．第1部から第4部までは情報単位数の増大が理解障害に及ぼす影響を検出する．これがあまりに低成績であると，第5部の統辞的要素の入った課題は意味を失ってしまう．第5部は，色の違い5種と形の違い2種の10枚のトークンを並べ，「青の丸を手に取ってから，白の四角に触ってください」というような，接続語や動作語，位置関係を表す語などから構成された命令文を実行させる．トークンの情報を表す語だけを理解しただけでは不可能であり，冗長性も低い．第1～4部の成績と第5部の成績を比較検討することによって文法的理解障害の存在と程度が推定される．

さらに直接に統辞文法理解障害を検出するのは文法性判断（grammaticality judgement）の検査である．これは文法的に正しい文と破格な文を，ランダムに個別に聞かせて文法的な適否を判定させる課題である．これも語聾や語義聾がひどい場合には施行困難である．

【文理解の方策】　語聾の存在は，文法処理を含めて，その先の多くの処理を阻害する．しかし語彙の意味的障害は文法的障害と絡み合って，失語患者の理解障害にさまざまな形で影響する．たとえば，その理解を文法的解読だけによらざるをえない文の理解が障害され，語彙の意味理解のみで文意が決定される文の理解が保存されるという傾向はしばしばある．後者の例は「彼は犬に嚙みつかれた」というような文である．「彼，犬，嚙む」の意味がわかればほぼ理解できる（意味方策）．極端に言えば文法能力は不要である．「彼が犬に嚙みつく」ことはあまり起こらない．前者の例はSLTAの口頭命令である．「鍵をマッチの上に置いて下さい」の場合，「鍵，マッチ，上，置く」が個別に理解できても不十分で，どうしても文法的処理（助詞の理解）が必要である（助詞方策）．

この中間に位置するのが，語順による文法的理解の促進である（語順方策）．日本語では最初の語が主語（動作主），次の語が目的語，その次に動作を表す語が並ぶことが多い．この順序を変えると患者の理解は確実に低下する．

失語患者の文理解は，以上のように，意味方策→語順方策→助詞方策という段階に従ってより困難になる．失語の重篤度も，回復の順序もこの順に関係する（藤田，1999）．

5　呼称障害

【レキシコンと回収】　呼称（naming）はものの名前を言うこと．その障害を呼称障害と総称する．喚語障害，語発見障害，語想起障害も同義語である．また呼称のことを語の回収（retrieval）と表現することもある．脳内に語彙を集めた辞書やレキシコンが存在し，この中から適切な語彙項目を引き出すことを回収というのである．このレキシコンが崩壊しそのために語の回収が不能になるという考えと，レキシコンそのものは維持されているがそこに手が届かないために語回収が困難になるという考えは，認知神経心理学においてしばしば話題になる．前者は語彙の貯蔵（store）障害，後者は接近（access）障害である．

呼称障害は，聴覚的理解の障害とともに，ほぼすべての失語に共通する症状である．程度の差こそあれ，ほとんどの失語亜型に発現する．さらに健常とされる人にも，さして病

的と評価されることもなく，顕著に観察されることがある．中高年に限った話ではない．青年でも知人のはずの人名の呼称に困難を覚えることは少なくないだろう．

【呼称検査】 呼称障害は，物品やその絵を呈示して，患者にその名称を言わせて検査する．しかし会話や自発話において自己の欲するままに語を喚起することも，広い意味で呼称である．呼称の検査はどんなテストバッテリーにも含まれている．SLTAでは高頻度語と低頻度語の合計20語が検査される．呼称障害の程度は，何％の呼称に成功したかを示せば，およその重篤度を知ることができる．しかし呼称障害の様相，あるいはその質的側面は，失語の性質を把握するために非常に貴重な情報を提供している．呼称に影響を与えるとされる，語の頻度，具体語・抽象語の区別，心像性（絵画可能性 picturability），手を使っての操作性（operativity），意味カテゴリーの違い（身体部位，生物，色など），動作を表現する語か否かなどを考慮して，50語または100語の呼称もしばしば試みられる．

また普通は絵や実物という視覚刺激による呼称であるが，刺激の様態を聴覚呈示や触覚呈示に切り替えて呼称検査することも必要なことがある．高齢者では白内障や高度難聴など刺激入力が限定される場合が少なくない．たとえば，視覚障害者には定義からの呼称（[頭にかぶるものは何でしょうか？]→「帽子」）の検査が有用である．

【語の流暢性】 呼称との関連で注意すべきものは「語の流暢性」（word fluency）の概念である．これは意味カテゴリーまたは語頭音の音韻の呈示により，単位時間内（1分間）に産生可能な語数のことである．成書によっては「語リストの産生能力」などと表現することもある．「動物の名前をできるだけたくさん言ってください」という問題はSLTAに含まれている．カテゴリーとしては花，野菜，果物などが使いやすい．それでこれをカテゴリー呼称（category naming）ともいう．語頭音の場合は，[タのつく言葉……]というような命令になる．英語圏ではFASテストといって，"F"と"A"と"S"で始まる語を言わせる（Lezak, 1995）．このテストの成績はもちろん失語でも低下するが，前頭葉損傷とも相関する．とくに音韻による語の流暢性は，カテゴリーによる場合よりも，前頭葉損傷に鋭敏であるといわれている．

① 失名辞（anomia）

【概　念】 失名辞は，広い意味では呼称障害全体をさすことがあるが，狭義には，目標語が回収されないために発話に空白（anomic gap）が生じることである．つまり呼称障害の否定的側面，Jacksonの言葉で言えば陰性症状をさす．言い間違いをすることは錯語である．「アレですわ」，「ナニをさせてもらいますわ」などと置き換えるのは，空語句であったり一種の迂言であったりする．これらは失名辞が基本にあって，これを代償するものとも，あるいは陰性症状に対する陽性症状とも考えられる．

語健忘（word amnesia）も失名詞も失名辞の同義語である．名詞だけの障害ではないから，ここでは名辞を取った．

【失名辞の3分類】 失名辞の非均質性についてはすでに多くの指摘がある．本邦でしばしば引用されるのはBenson（1979, 1988）の分類である．彼は失語における失名辞に3種類を区別した．論文毎に多少の異同はあるが，その考えをまとめると次のようになる．

（1）**語産生型失名辞**（word production anomia）

語の産生段階における障害を反映する失名辞である．目標語の語頭音のヒント（音韻の手掛かりまたはプライミング phonemic cue / priming）は有効に呼称を促進する．物品を

見てその名前を言うこと（概念→語）は障害されているが，名前を聞いて物品を選択すること（語→概念）は保存されている．つまり一方向性障害である．呼称すべき語は脳内辞書から選択されているが，発話として産生することができない．これには，（1a）構音障害などの発話努力による構音開始性失名辞（articulatory initiation a.）と，（1b）音韻探索や錯語訂正などの言語努力による錯語性失名辞（paraphasic a.）の2種類が含まれる．したがって，これらの種類の失名辞を惹起する病変は，前者がシルビウス周囲言語領域の前頭葉部分（Broca領野）で，後者が頭頂葉部分（縁上回）であるという．つまりBroca失語と伝導失語を引き起こす病変である．

（2）語選択型失名辞（word selection anomia）

脳内辞書における語の選択段階の障害である．やはり一方向性障害で，物品のpointingは可能である．語頭音ヒントは無効．語頭の大部分をヒントとして与えても無効である．つまり検者が［えんぴ］とまでヒントを出しても「鉛筆」が出てこないが，［えんぴつ］と言えば納得する．患者はその物品名が頭の中に浮かんでこないと説明する．これは失名辞失語の純粋型（迂言はするが錯語はない）に起こる．したがってかなり稀な病態であろう．病変は中側頭回後部（Brodmannの37野）および側頭後頭葉移行部であるという．

（3）意味性失名辞（semantic anomia）

語義障害を伴う失名辞で，二方向性障害である．つまり呼称（概念→語）も，pointing（語→概念）もともに障害される．語頭音ヒントも無効で，検者がその物品名を言っても腑に落ちぬ顔をしている．具体的には超皮質性感覚失語や語義失語に見られる失名辞であり，痴呆性疾患にも多く見られる．局在性脳損傷による場合には，その責任病変は左頭頂葉の角回である．

このBensonの分類は理論的には非常に明快だが，臨床的にはよくわからない点がある．たとえば，（1a）の構音障害に由来する失名辞の場合，この失名辞は失語性なのか非失語性なのか．麻痺性構音障害の患者は原則として失名辞を示さない．またこの解剖学は，やや単純に過ぎるきらいがある．それもあってか，その後，同じボストン学派のGoodglassら（1997）の失名辞の専門書（1997）にはBensonの名前も業績も1行も引用されていない．Goodglassらも同様に各失語型における失名辞の性質を検討してはいるが，Bensonの分類を完全に無視している．

【舌の先現象】 たとえば，呼称における「舌の先現象」（tip-of-the-tongue phenomenon）というものがある．日本語ならば「のどまで出かかっている」状態であるから，「のど元現象」と訳したほうがよいかもしれない．正確に書くと，目標語の最初の音韻も，その語の音韻数もわかっているが，呼称できないという失名辞の状態である．この現象を失語の4つの亜型について調べたGoodglassら（1976）の報告によると，呼称できなかった語の最初の音韻と語の音韻数を正しく答えることは，伝導失語→Broca失語→Wernicke失語→健忘失語の順に困難になった．ただし有意差は，伝導失語とWernicke失語の間と伝導失語と健忘失語の間に認められた．Wernicke失語や健忘失語では，呼称は「全か無か」（all or none）の過程のようであり，伝導失語では内的聴覚的表象（representation）は成立するが，それから構音システムを動かす神経系の活性化への段階が障害されていると想定される．この結論はBensonの語産生型失名辞の考え方といくらか重複する．

【範疇的行動の障害】 Gelb & Goldstein（1925）の失名辞に関する見解は典型的な全体論的理解である．失名辞の患者は語を喪失したのではなく，語を現実の具体的状況から切

り離して抽象的・範疇的に使用することができないだけである．このことは患者の迂言（ペン→「書くための」）によく表現されている．また語だけではなく，物品や色の自由分類においてもその抽象的・範疇的性質に従った分類ではなく，そのものが置かれた具体的状況の個人的表象に従った分類をしてしまう．これらはいずれも抽象的・範疇的行動の障害として具体的・原始的な行動への退行を表現している．これは失語だけではなく，脳損傷患者全体にあてはまり，脳損傷が引き起こす知性障害の根幹を示している．

この学説に対する反論は容易である．障害の根底に抽象的態度の障害があったとしても，なぜ，具体的に失名辞という現象が発現するのか．これは障害の抽象的な説明に過ぎず，具体的な障害の出現のあり様を説明できない．その学説こそ具体的行動の障害ではないのか，というわけだ．このような批判は全体論的な仮説にしばしば当てはまる．

神経心理学の歴史が示すように，局在論の黄金時代の次に全体論の批判が出てきた．この対立は，どちらかを抹殺すべきでもなければ，単純に折衷すべきでもない．この矛盾は止揚されて，より高い視点が模索されるべきなのである．そもそもこのような見解の対立が可能であるところに神経心理学の本質が見える．要素的な神経障害と，全体的な精神障害の中間にあって，「道具」の要素と，その使用者である「主体」の要素とが対極に連続し，その両極に向かって言語・認知の機能が介在する．言語障害は低次の極から見れば要素主義的局在論になり，高次の極から見れば全体論的な展望になる．この2つの側面は神経心理学における相補的な思考の両輪であり，ともに複雑な現象のうちのある一つの側面を捕捉しているのである．

❷ 錯語（paraphasia）

【錯語の分類】　錯語は失語における言い間違いをさす．錯語については専門書もある（Gloningら，1980）．この本の索引には，「すべてを網羅したとはとうてい言い難いにもかかわらず実に38もの錯語型が列挙」されている（濱中，1984）．

錯語の分類は，昔の語性・字性から現在の意味性・音韻性の区分などを代表としていくつかあるが，Martinet（1970）の多重分節説の言語学に立ったLecoursら（1979）の展望がわかりやすい．言語は3重に分節（articulation）されている．意味を有する最小単位である記号素（moneme）から文（連辞）を形成する第1分節．音韻の単位である音素（phoneme）から記号素を作る第2分節．（弁別）特徴から音素ができる第3分節である．それぞれの過程で失語性変形（transformation aphasique）が生じる．第1分節で生じた変形が意味性（語性）錯語．第2分節では音韻性錯語が生じる．第3分節における変形は音声学的変形（transformation phonétique）つまり構音障害（＝失構音）である．

【健常者の言い間違い】　健常者における言い間違い（lapsus linguae）は言語学と心理学の研究材料である．言い間違いの言語学という専門がある．言い間違いには法則があり，それが言語機能の理解をもたらす．NHKのアナウンサーが「カンボジア難民」を「ナンボジアカンミン」と言ってしばらく気がつかなかったという．連続する2つの語の語頭子音が入れ替わる例である．あるいは「いきいきクラブ，いきいきホットライン」と言おうとして，「いきいきクラビ」と言ってあわてて訂正した．次に言うべき「い」の音を先取りして，「ブ」が「ビ」になったのであろう．

こういう健常者の言い間違いと失語患者の錯語との間にある差異は何か．この差を量的という説があり，質的とする説がある．

心理学的な言い間違いは，精神分析の大きなテーマである．言い間違いの中に無意識に抑圧された願望がひょいと顔をのぞかせる．

【発現機制について】　錯語の発現機制に関する仮説には，（1）発話の聴覚的制御障害説（Wernicke），（2）発話の注意障害説（Kussmaul），（3）抑制喪失説（Pick），（4）失名辞の代償欠陥説（Freud, Goldstein），（5）陽性症状説（Jackson），（6）連合障害説（Liepmann），（7）Gestalt過程欠陥説（Goldstein），（8）条件付け障害説（Marinescu），（9）伝導失語の系列記憶障害説（Tzortis）などがある（濱中, 1984）．失語を理解するために提出された仮説の一つ一つが，錯語という応用問題を解こうとしているようにみえる．

（1）音韻性錯語（phonemic paraphasia）

【概　念】　音韻性錯語（phonemic paraphasia）は音素性錯語ともいい，目標語の音韻の誤りとして，一応その目標語が推定できるものをいう．推定不能なものは語新作として区別される．古くは字性錯語（literal paraphasia）ともいった．

【4種類の変化】　音韻性錯語は目標語との関係から，音韻（音素）の省略（deletion），付加（addition），置換（substitution），転置（displacement）の4種類に分類されることがある．たとえば目標語「メガネ」の場合，「メガ」または「メガネケ」になるのが省略または付加であり，/g/→/k/に置き換わって「メカネ」になるのが置換である．とくに前後関係の影響を受けた置き換えを転置という．つまり最初の/m/が後に影響して「メガメ」になるような錯語をいう．Broca失語のような発話量の低下を惹起する非流暢性失語では省略が多くて付加は少ない．逆に語漏を引き起こす流暢性失語系では錯語も増大傾向を示し付加が多くなる．省略と付加は音韻の誤りには違いないから音素性錯語に含めるが，置換や転置と同列に並べていいのかどうか疑問なしとしない．何といっても音素性錯語の中核的な問題は後二者である．

音韻の置換は，似た音への置換が多いという．常識的に似ていれば間違うことも多い．これを言語学で表現すると，音素を構成する弁別特徴（distictive feature）の違いの数が少ない音（つまり共通数の多い音）への置換が多いという．/g/と/k/はともに軟口蓋音かつ破裂音であり，弁別特徴の違いは有声性の有無だけである．これは弁別特徴が1個違うだけの関係であり，こういう2音間に置換が起こりやすい．Blumstein（1973）らの研究が有名である．

置換と転置の関係は，Jakobson（1956）の選択・結合の関係である（49頁）．置換はある一つの位置における音韻の選択の障害，転置は前後の系列的関係における音韻の結合の障害である．したがって，置換は同時的，転置は継時的誤りということになる．先の「ナンボジアカンミン」の例は転置の事例である．失語でもかなり古くからこの区別が示唆されており，Kleistの単一語音錯語（Einzellautparaphasie）と語音系列錯語（Lautfolgeparaphasie）の区別もその例と考えられる．しかしこれはあくまで理論的な話であって，実際の錯語の現象を前にすると，まず問題なく置換または転置と考えられる音韻性錯語と，見方によってどちらとも考えられるそれとがあり，もしはっきりと2分類するのであれば，かなり強引な独断的基準を導入する必要があろう．たとえば「時計」/tokei/→/totei/という音韻性錯語が起こった場合，/k/が/t/に置換したとも，最初の/t/が後に影響したとも考えられる．つまりこれは錯語の起こり方についての2つの見方と考えるべきなのである．

【安定・不安定な音素性錯語】　失語型に関連したテーマとして，伝導失語とWernicke失語における音韻性錯語の性質に違いがあるという見方がある．Goodglass（1993）は安定し

た錯語と不安定な錯語というように表現している．伝導失語の場合，目標語に類似した音韻性錯語が産生され，自己訂正を繰り返しつつ，ますます目標語に近づいていく．患者は目標語をすでに「発見」しており，それを見失うことはない．語頭音ヒントの有効性は少ない（先の Benson はこれを有効と考えた）．これが安定した音韻性錯語である．一方のWernicke 失語の場合は，類似した錯語が産生されるとは限らず，自己訂正しても目標語に接近するとは限らない．目標語の産生を実現したとしても，さらに誤りで自己「訂正」することすらある．これが不安定な錯語である．また Hécaen らの見解によると，伝導失語の本性は「句のプログラミングの障害」である．つまり音韻から語を構成する段階よりもさらに一段高い水準の障害であることが示唆されている（124 頁）．

【症例 SiT】　次に示す発話例は症例 SiT の SLTA 漫画説明（図 2-2）における言語産生である（波多野，1999）．この症例は 74 歳の右利き女性．3 回の脳梗塞により，最初に伝導失語，次に Wernicke 失語，最終発作により語新作ジャルゴン失語（neologistic jargonaphasia，以下 NJ 失語と略す）へと失語型を変えて，段階的に重篤になった症例である．SLTA の成績を図 2-3 に示す．X 線 CT では，最初は左頭頂葉下部（左中心後回を含む）の皮質と皮質下に局在した病変が認められ，次の脳梗塞発作で側脳室後角外側の上側頭回 Wernicke 領野あたりの皮質と皮質下を侵襲する病変が加わり，さらに第 3 回目の発作で，側脳室前角外方の皮質下病変が付加し，後方にも病変が進展している（図 2-4）．

伝導失語期には，音韻性錯語が自己訂正されて目標語に到達している（下の発話例の下線部）．また，発話例の二重下線部は錯文法性錯語の例（76 頁）である．「男の人，ステッキ，風，吹く，帽子，飛ぶ」などの基本的な語彙が出現し，漫画の説明としての情報伝達性はかなり高い．次の Wernicke 失語期になると，自己訂正をしても目標語は産生されず（「テブ，テショ，テッキ」まで出るが「ステッキ」は産生されない），目標語の推定が不可能な語新作が多くなり，何がどうなっているのか情報伝達性はかなり低くなる．「ボースは，カブンテッテ」（下線部）は「帽子をかぶって」の錯語であろう．基本的な語彙もまったくないわけではない．最後の NJ 失語の時期になると，語新作が頻発し，基本語彙もそれを推定させる錯語も出現しない．語新作には押韻常同パターン（72 頁）があり，「子供，女の子，赤ん坊」というような無関連語の意味性変復パターン（74 頁）も見られる．流暢に大量にしゃべるが，情報伝達性はほぼないといってよい．この 3 時期の呼称における発話の分析を図 2-5（68 頁）に示す．

発話例（症例 SiT の伝導失語期）：
SLTA 漫画説明：「男の人が，ス，ス，スペ，ステッキを持って，何か，ヨロヨロしてるとこですけども，カイ，カイ，カドが，あの，風が吹いて，帽子が飛んでいます．この人は，帽子を，ツタ，押さえようとして，そし，あの，帽子に，帽子を，追っかけてるとこです」．

発話例（Wernicke 失語期）：
「この子，えーと，えーと，ガ，ガショー，ガノ，え，テブ，テブじゃないわ，テショから，テッキ，ボースは，カブンテッテとこなんですね，そして……メシ，メションが，あの，飛んで，そして，カベサが，取れてしまっている（以下略）」．

発話例（NJ 失語期）：
「このこの，子供は，長く，えー，子供が，オコドを，子供が，オオ，オ，えー

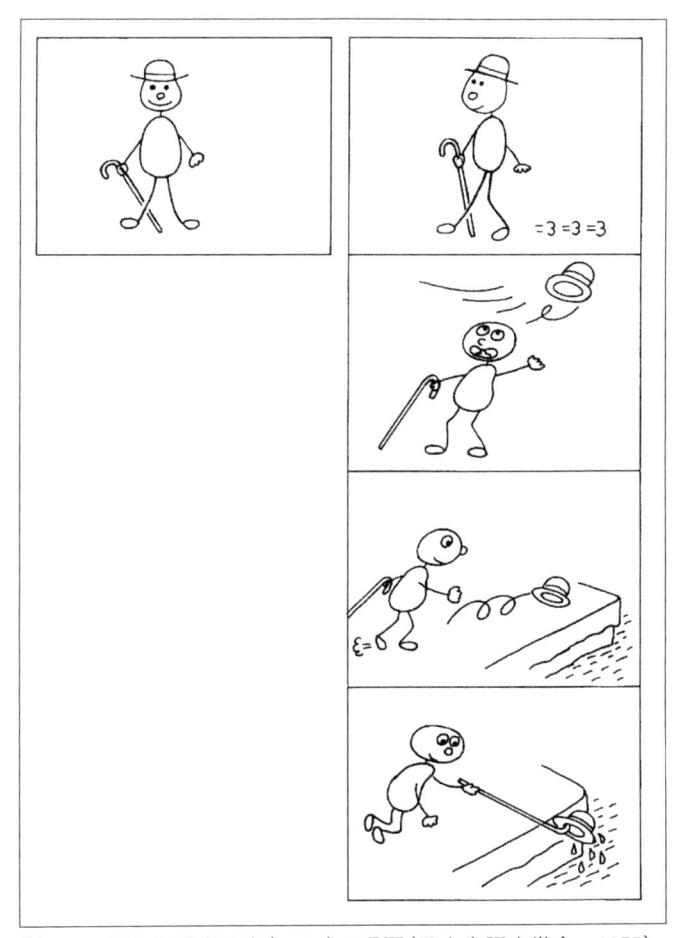

図 2-2　標準失語症検査(SLTA)の漫画(日本失語症学会, 1975)

　　　……子供が，子供が，オ，ヨシッテいま，これは子供ですが……えー……そして
　　トカラでは，このヨワカでは，えー，コノコロデは，コソ，子供を，しっかり，
　　自分の中で，あっ，歩いてしまうと，いうことです．違いますか．この女の子は，
　　女の子は，髪の毛は，えー……大きなカガコを，やっ……このこの頭の頭にして
　　は，カビノエが，付いている，カミテルていうか……それから，この女の子は，
　　このヨンノが，あの，タンミの，あのヨンノが，えー……この，アカ，この，ア
　　カボノの子のが，赤ん坊を，<u>コエ，コサ，コサッテ</u>，子供の，子供を，オトケイ
　　ってゆうことは，どうでしょう」．

　【Broca 失語の場合】　もう一つの問題は Broca 失語の音韻性錯語である．これが Wer-
nicke 失語の錯語と異なるように見えることは，たとえば，Kleist の運動性錯語と感覚性錯
語（motorische / sensorische Paraphasie）の区別にも表現されている．運動性錯語とは，
語の短縮化と粗雑化（単純化）を特徴とし，語にはない音の出現（＝失構音による音の歪
み）も語音系列の混乱（＝流暢性失語に見られる感覚性錯語の特徴）も見られないという
（Gloning, 1980）．要するに発話の努力性を背景に，長いものが短くなり，複雑なものが単
純になる形式の錯語ということである．構音障害（失構音）による語音の歪みを別にする
のは当然としても，非流暢性失語と流暢性失語における音韻性錯語は，その出現の様相を

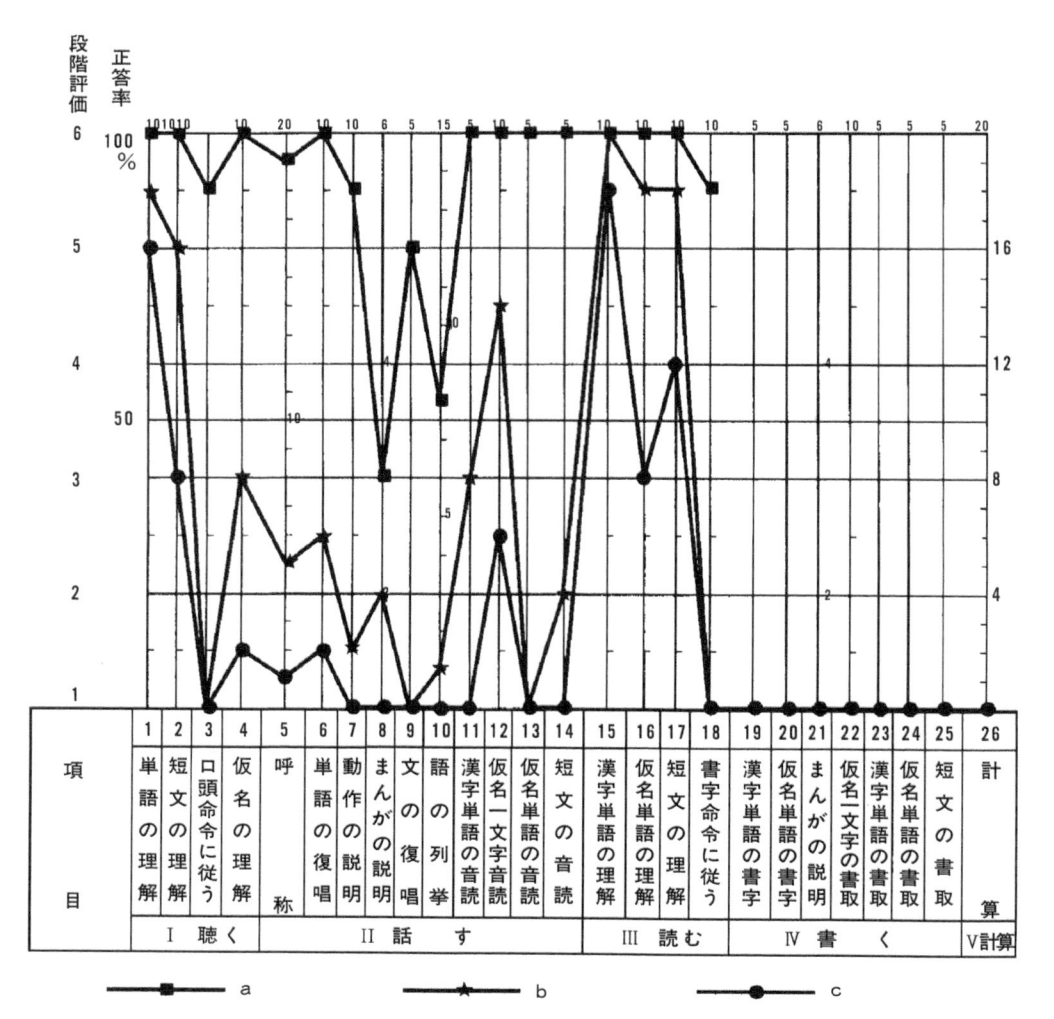

図 2-3　症例 SiT の SLTA 成績
　　a：第 1 回脳梗塞後（伝導失語期），b：第 2 回脳梗塞後（Wernicke 失語期）
　　c：第 3 回脳梗塞後（NJ 失語期）

異にするということはありえないことではない．音韻の付加や置換という分類を通じてこれを実証しようという研究もある．ただし実証してみると，失語型による差異はほとんどないという結果が出たりして，このテーマも決着していない．この問題は，その失語分類に意味があるのかという問題にもつながる．もし Broca 失語と Wernicke 失語における音素性錯語の様相に差異があるならば，「Broca 失語＝Wernicke 失語＋失構音」という単一失語学説（Marie）は旗色が悪くなろう．

　筆者の経験では Broca 失語にも確実に錯語がある．音韻性錯語も意味性錯語も出る．検査でも会話でも出る．BDAE が「会話中の錯語」の評価を組み込んで，Broca 失語には錯語がないとしているのはどうしても納得できない（図 2-1 参照）．根本的な見解の相違があるとしか思えない．

　【病変部位】　音韻性錯語の出現は，Wernicke 領野と Broca 領野を含むシルビウス周囲言語領域の病変による．この中心的な言語領域を外れた病変からは音韻性錯語は出現しにくい．意味性錯語はより広範な病変により出現する．そういう意味でも，音韻性錯語は失

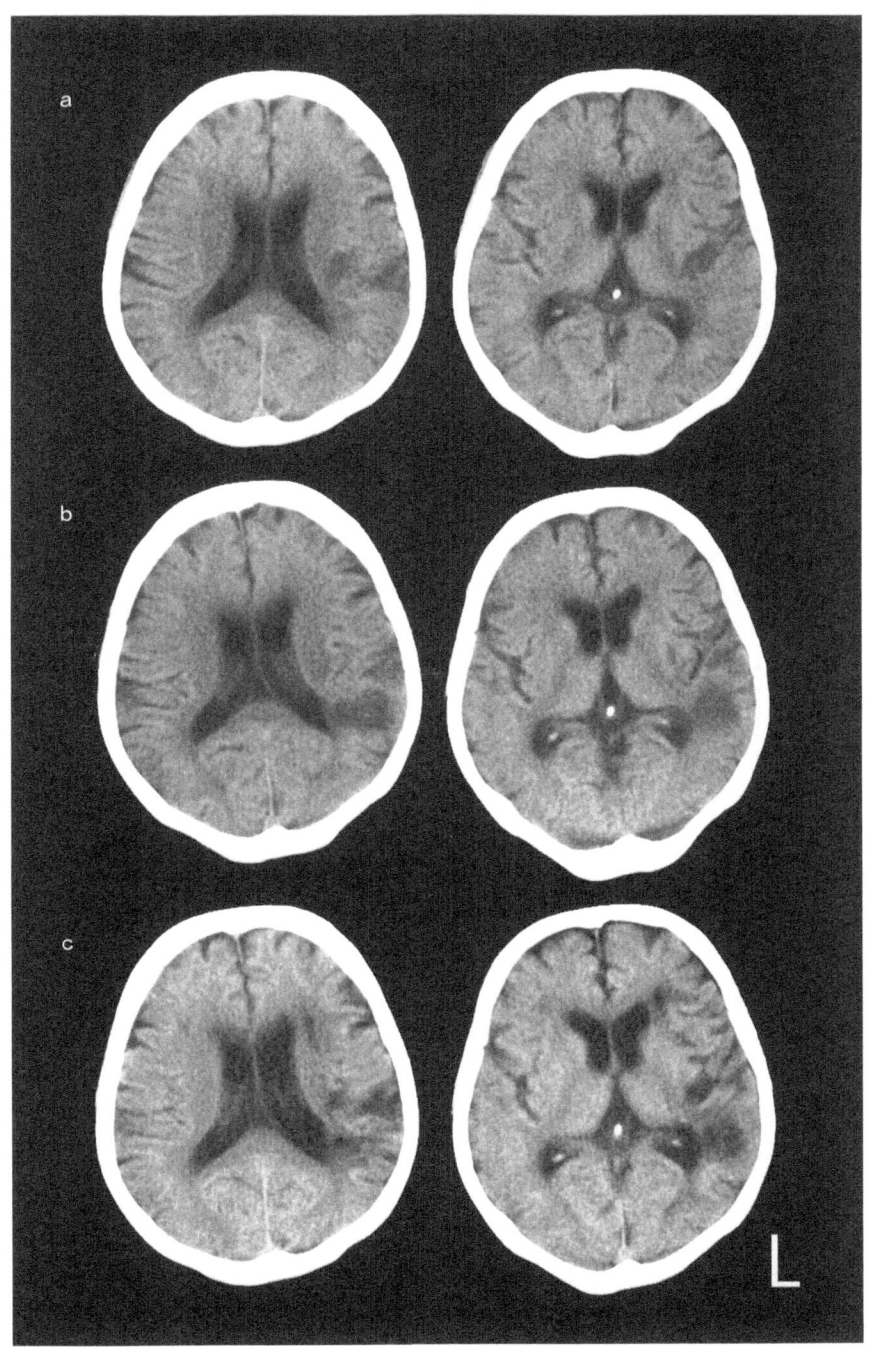

図 2-4 症例 SiT の X 線 CT
　　　a, b, c：図 2-3 と同じ

語の中核的な言語症状ということができる．このことに関連して後で自験例のデータを示す（169頁）．

(2) 意味性錯語 (semantic paraphasia)

【概　念】　意味性錯語（広義）は語性錯語と同じである．つまり別の語への置き換えである．狭義の意味性錯語は意味的な関連のある錯語である．意味的に関連のない語への置

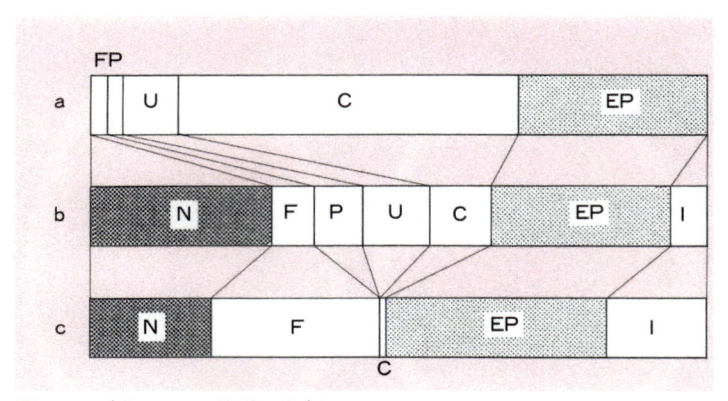

図 2-5 症例 SiT の発話の分析
a，b，c：図 2-3 と同じ．略号は 72 頁参照

換は語性錯語といわざるをえないから，語性錯語という表現は現在でもよく用いられる．
　ある一つの語の概念は，さまざまな意味で近いものから遠いものへの，無数の語（群）の関係の網の目の中央に存在する．この関係の空間を意味野（semantic field）という．ある語を中心とする意味野の広がりの中で，失語患者の言い誤りは，中心に近いものへの置換が起こりやすい．

【意味性 vs 音韻性錯語】　意味性錯語と音韻性錯語が明瞭に区別されるとは限らない．意味的に近い関係のある語は音韻的にも似ていることがある．「汽車」→「電車」というような錯語がその例である．漢字表記の「車」を共有するように，同一の意味的範疇に属する語群が同一の記号素を有することはまれではない．英語にも"television"と"telephone"など無数の例がある．またこれとは別に，「時計」→「トカゲ」，「煙草」→「手箱」のように音韻的には類似しているが意味的には関連のない（少ない）実在語への置換も，音韻性錯語か語性錯語か決しがたい．これらは音韻と意味の両方の要素が関与するという意味で「音韻意味性混合」（phonosemantic blend）と呼ばれることがある（Goodglass, 1993）．また「形態性語性錯語」（paraphasies verbales morphologiques）と呼び，第 2 分節水準における失語性変形として音韻性錯語に含める見解もある（Lecours ら，1979）．

【失語型との関連】　意味性錯語は多くの失語型に観察されるが，健忘失語には出現しない．これは失名辞のみの純粋型として最も狭く解釈された健忘失語の場合であり，どんな錯語であっても出てはならないとされる．伝導失語では音韻性錯語は頻発するが，意味性錯語は出現しない．この点は，Wernicke 領野から Broca 領野への情報伝達をする弓状束＝復唱路の離断仮説では，どうもうまく説明できないことの一つである．Wernicke 領野からの統制を失ったから Broca 領野が言い間違いを起こすという説明を許容したとしても，なぜ言い間違いが音韻に限定しているのか理解できない．逆に超皮質性感覚失語の場合は音韻性錯語が出現してはならない（厳密には）．

【意味性ジャルゴン】　超皮質性感覚失語に代表されるような，音韻的機能の保存と意味的機能の解体の組合せが背景にある場合の会話では，情報価値のない空語句と，実在語の誤った使用（誤用語）の頻発が観察され，全体として患者が何を言おうとしているのかを相手が推定できなくなることがある．これを意味性ジャルゴン（semantic jargon，以下 SJ と略す）という．誤用語とは，意味性（語性）錯語を示唆する概念であるが，会話では患者の目標語が何かわからぬことが多いので「錯語」との断定がはばかられる．誤用語は，な

ぜこの場面でこの語を発するのか，前後の文脈を考慮しても推定ができないという意味である．SJ は超皮質性感覚失語だけではなく，語聾を伴う Wernicke 失語にも稀に見られることがある．筆者の自験例を次に示す（波多野（1991）の症例 K）．

会話例：
　　　　［今おいくつですか？］　　「……神さん，弟と……」
　　　　［今何歳ですか？］　　「……」
　　　　［今年でなんぼにならはりました？］　「私か，綾子……」
　　　　［お年？］　　「たかこ……あ，違う，おと，弟……あ，そやわかっているわ……えーと神さんの泥棒，違うの」
　　　　［60 何歳？］　　「弟か……弟と違うの」

重篤な語聾があるために，質問の内容がわからないとしても，患者はいったい何を言おうとしているのだろうか．「神さんの泥棒」などというのはどう考えても誤用語としか思えない．

【病変部位】　意味性錯語を引き起こす病変はかなり広いように思える．シルビウス周囲言語領域の病変を有する患者のみならず，その外側の病変例でも出現する．この点で音素性錯語よりも広範な病変に対応している．前頭葉病変でもかなり意味性錯語が出現する．要するに音韻機能を担う領域よりも，意味機能を担う領域のほうが，前者を包含して，より広範であるということに対応している（169 頁）．

（3）語新作（neologism）

【概　念】　語新作（＝新造語）は日本語の語彙に存在しない語であり，目標語の推定も不能なものをいう．音素性錯語も日本語の語彙にないが推定は可能である．「メゴネ」は非実在語であるが，「眼鏡」の錯語と推定される．Buckingham ら（1976）は語新作を「発症以前に存在したと想像される患者の言語の語彙の中に，何らかの（some）一個の項目または項目群を発見することが，いかなる（any）合理的な確からしさの程度をもってしても不可能であるところの，患者によって産生された音韻的形式」と定義した．実際に語新作と断定する際の基準は多義的で曖昧である．そこで，目標語の音韻が 50％以下しか保存されない錯語を語新作とする，といったように操作的に定義されることもある．

【失語型との関連】　語新作は Wernicke 失語（とくにジャルゴン失語）にしばしば出現し，Broca 失語にはまれである．ただし全失語にはときどき見られる．発話量が少ないので，出現頻度を計算すると，意外に語新作の割合が大きいことがある．伝導失語でも出現するが，自己訂正して音韻性失語や目標語が産生されるので，語新作という印象は受けない．

【発現機序の仮説】　語新作はどのようにして発現するのか．その機序についていくつかの仮説がある（波多野，1991）．

①伝導理論：語新作を音韻性錯語の重篤型とみなす考えを伝導理論（conduction theory）という（Kertesz ら，1970）．失語型としては音韻性錯語が頻発する伝導失語が重篤化すれば語新作ジャルゴン（NJ）になる．語新作をあくまでも音韻的な解体とみなす．

②二段階理論：語発見の最初の段階でまず意味性錯語が生じ，これに音韻性変形が加重して語新作になるという説明を二段階理論（two-stage theory）という（Brown, 1972, 1977）．筆者の自験例では，時計→「メガノ」，犬→「ネコイ，ニケイ，ニコ」というような，いかにも意味性錯語に音韻性錯語が重なったような形の呼称例がある．

③失名辞理論：語新作を語発見障害の代償とみなす考えを失名辞理論（anomia theory）という（Kinsbourne ら，1963）．語の回収が困難な時，その空隙を満たすものが語新作であり，この代償的な言語化の抑制が不可能である．この仮説は，語新作が実質詞に相当することや，その発話に躊躇や逡巡がないことを説明する．しかし空隙を充填するものが，なぜ，語新作でなければならないのかの説明が難しい．

④雑種語彙仮説：語新作を複数の記号素（moneme）の結合とみなす考えから，Buckingham（1981）はこれを雑種語彙の誤り（hybrid lexical error）と呼んだ．Poeck（1982）のいう意味性語新作（semantic neologism）もこれに該当する．われわれの観察でも，時計→「タイユミ」，門松→「キンギンソー」などの呼称例はいかにもそれらしく見える．この仮説は語新作を記号素性錯語（paraphasie monémique），すなわち広い意味での語性錯語として理解しようというという試みであり，その意味で音韻的な解体のみで説明する伝導理論とは対照的である．

⑤注意障害説：失語における言い誤りを一種の注意の解体と考える立場も古くよりある．語新作の発生に病態否認の果たす役割を大きく評価する見解もある．ただし注意障害や病態否認だけで語新作が出現するわけではないから，これはその出現の条件の一つということになろう．

（4）ジャルゴン（jargon）

【概　念】　単語レベルの呼称障害というよりはさらに高いレベルの現象であるが，ここでジャルゴンについて述べておく．

ジャルゴンとは，西欧諸語では，「わけのわからぬ言葉」という意味の日常語である．とくに特定の社会的集団の特殊な言い回しを意味する．寿司屋，捜査官，やくざなどに特有の用語は典型的なジャルゴンである．

失語学では，ジャルゴンは失語患者の話すわけのわからぬ発話をさす．つまり同じ言語を話す一般的な聞き手が，患者の発話の中からまとまった情報を引き出すことがきわめて困難である時，その患者の病的な言語生産をジャルゴンという．あくまでも失語の言語症状であり，重篤な構音障害や錯乱などの精神症状によるわけのわからぬ発話は該当しない．

原則として，ジャルゴンは言語症状そのものをさし，ジャルゴン失語（jargonaphasia）といえば失語の亜型を意味するが，時にこの区別も曖昧になることがある．西欧圏では元来が日常語であるためか，かなり気軽にこの語を使用することがある．ちなみに仏語圏の音素性ジャルゴンは伝導失語を意味することがある．

【ジャルゴンの3亜型】　ジャルゴン（失語）の組織的な研究は Alajouanine（1952，1956）によってはじまった．彼はジャルゴンを「言語の意味的価値の病態否認的解体」と規定し（1952），これに未分化，失意味性，錯語性ジャルゴン（undifferentiated / asemantic / paraphasic jargon）の3亜型を区別した（1956）．しかもこれらが縦断的にこの順に経過すると述べた．これは現在でもきわめて有力な見解であるが，失意味性および錯語性ジャルゴンは，現在では，語新作および意味性ジャルゴン（NJ/SJ）と呼ばれる．

【未分化ジャルゴン】　未分化ジャルゴンの概念も Alajouanine（1956）の提唱による．「言語学的に意味のない言語常同症（＝再帰性発話）に近いが，これがつねに同一の1～2個の音素だけから成立しているのに対し，未分化ジャルゴンは次々に変化流動する語音の間断なき流れが存在する点で鑑別は容易である」．彼はその実例として，"sanenequeduacquitescapi" という発話例をあげるにとどまった．De Ajuriaguerra ら（1964）は「意味も

なく文法的配列も欠く」音素の集合と述べ，文法的にも未分化であることを明確にした．

　これらの見解は Brown（1981）に継承され（彼は音素性ジャルゴンと呼ぶ），Perecman ら（1981）は，症例 KS の報告を通じて，音素性（＝未分化）ジャルゴンとは「言語の音がもはや言語的意味を運搬するようには用いられない」状態であり，その程度は「言語の音韻的側面が独自に勝手に機能している」という程である．したがって，NJ における語新作の出現は主として名詞に相当する位置であり，文法的機能語が保存されるのに対し，音素性ジャルゴンではすべての文法的範疇が等しく語新作になり，患者の発話の中に文法を読みとることができない．日本語圏でもすでにいくつかの症例報告があるが，つねに問題になるのは構音障害の存在である．未分化ジャルゴンには構音障害がない．仮にあったとしても，そのためにジャルゴンになっているわけではない．

　【マンブリング・ジャルゴン】　構音障害（失構音も含めて）があって何を言っているのかわからない発話はマンブリング・ジャルゴン（または失語性マンブリング）という．これは Alajouanine の 3 亜型には含まれていない．未分化ジャルゴンと似て非なるタイプである．"Mumbling" とは「もぐもぐとつぶやく」という意味である．Kertesz（1982）に簡単な記述があるが，未分化ジャルゴンと異なり，理解できぬ不明瞭なマンブリングを伴う流暢性発話であるが，何よりも構音・発声障害という重要な特徴がある（波多野，1991）．

　【語新作ジャルゴン】　語新作の高頻度の出現を中心とする発話症状のために，何を言っているのかわからない状態になった言語産生をいう．語新作の出現だけではなく，空語句も多く，かつ目標語（正答語）が出現せず，目標語の推定が可能な音韻性錯語の出現もない．ただし助詞・助動詞などの文法的機能語は豊富に出現する．以下は，会話で観察された NJ の例である．片仮名が語新作である．

　　会話例：
　　　　［昨晩は何をしましたか？］「晩はね，あの，学校で，ここの，コーオのね，ドインシャでね，ドインオシューをやりまして，ドリーンをやりまして，色んなねことが見られましてね，よくまっ，あたしもやってたから，やってましたんです，ススキがしましてね，そでゴゴマエになったとも，ハワッテ，はまりましてね，もうなんか，ホイデアしてね，で，帰りましたんです」〔波多野（1991）症例 D〕．

結局，患者が昨晩何をしたのかはわからない．推定もできない．病院に入院中であり，「学校」はおそらく誤用語であろう．「あたしもやってたから，やってましたんです」などの表現は，文法としても音韻としても誤りとは言いにくく，内容空疎な空語句と判断される．会話に比べて，呼称は目標語が明瞭であるので分析が多少容易になる．以下はその例．

　　呼称例：
　　　　机→「ショクジョージです，カイフー，ショジュー，チョーフージョーハ」．
　　　　わに→「あ，これは，犬です」．
　　　　ちょうちん→「これキンー，キン，タ」．
　　　　鳥居→「神様さんです」．
　　　　たけのこ→「これはあの，ハツデンに，これ，ウエルカ，ハ，ハリます，出てきます」．
　　　　鹿→「これ，コェ，これはあのエの……シー，ヤキです，ヤキョーコ，ヤカギコ」．〔波多野（1991）症例 B〕．

目標語が明らかになると，迂言（たけのこ→「出てきます」）や意味性錯語（鳥居→「神様」）

が明瞭になる．目標に対する正答語の出現はない．

NJには，音韻レベルの解体とともに，意味レベルでの解体の要素が含まれる．これは語新作の二段階仮説や雑種語彙説とも関連する．NJにはかならず空語句がある（未分化ジャルゴンにはない）．さらに誤用語または無関連語，つまり語性（意味性）錯語も多々出現する．これらはいずれも意味的な解体の要素である．

【発話の定量的分析】　ここで筆者らがしばしば行う発話の定量的分析の方法を紹介する（波多野，1991）．まず患者の発話を録音からできる限り正確に紙に写し取る．次に患者の発話を橋本文法でいう「文節」を単位として区切る．文節の切れ目は「ネ」を入れてみるとわかる——「私はネ，昨日ネ，学校へネ，行きました」．1シラブルの断片的発話も1文節とみなす．文節は原則として1個の実質詞を含むので，これを次の7つのカテゴリーに分類する（助詞などの「辞」は考慮しない）——語新作（N），1シラブルの断片的発話（F），錯語（P），迂言に含まれる語（U），目標語（C），空語句に属する語（EP），誤用語または無関連語（I）の7つである．1シラブルの断片的発話は，吃音であったり錯語の一部であったりして，ただちにその性質を特定できないので，とりあえず独立した単位として扱う．錯語は意味性も音韻性も含むが，目標語の推定が可能な錯語に限る．N，F，EP，Iは実質的な情報伝達に寄与しないが，PとUは寄与する可能性がある．Cが情報伝達の中核であることはいうまでもない．以上の分類により総文節数に対する各カテゴリーの％を計算し棒グラフで表示する（図2-6）．

図2-6によってNJ5例の発話特徴を見ると，呼称場面では，目標語（C）が出現しない，語新作（N）と空語句（EP）が量的に多く，ともに30〜60％程度を占める．会話場面では語新作の頻度は少なくなって20％前後である（会話場面では，患者の目標語が何かわからぬことが多いので，語新作以外のカテゴリー分類は困難である）．多少の変動を考慮しても，大体このあたりがNJの目安である．

またこの方法は失語型の変化を明示するのに有力なことがある．伝導失語からNJ失語に段階的に変化した症例SiT（64頁）についてはすでに図2-5に示した．NJからSJへ経過した症例K（74頁）の発話分析を図2-7に示す．

【語新作の押韻常同パターン】　NJにおける語新作は，少しずつ形を変えてあたかも韻を踏んでいるかのように繰り返し出現する傾向がある．これを「（子音・母音）押韻常同パ

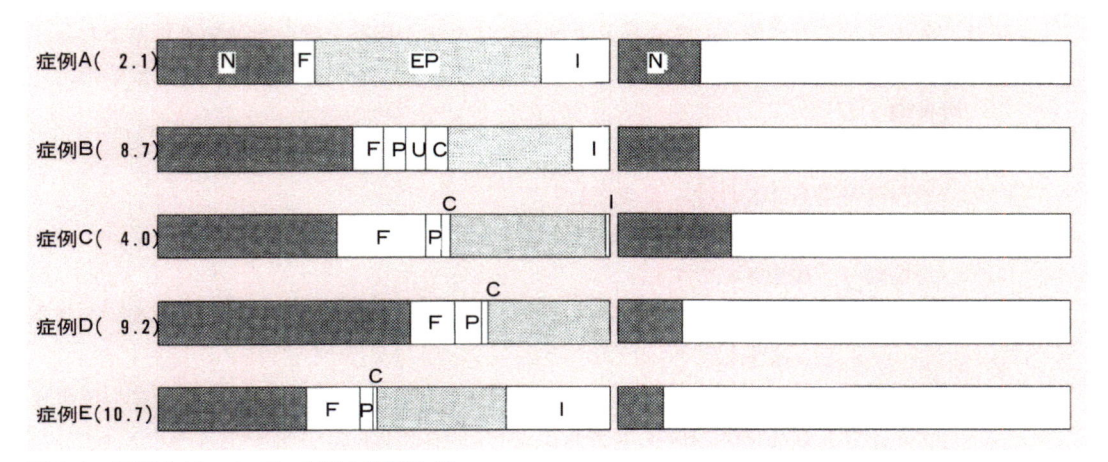

図2-6　語新作ジャルゴン5例の発話分析

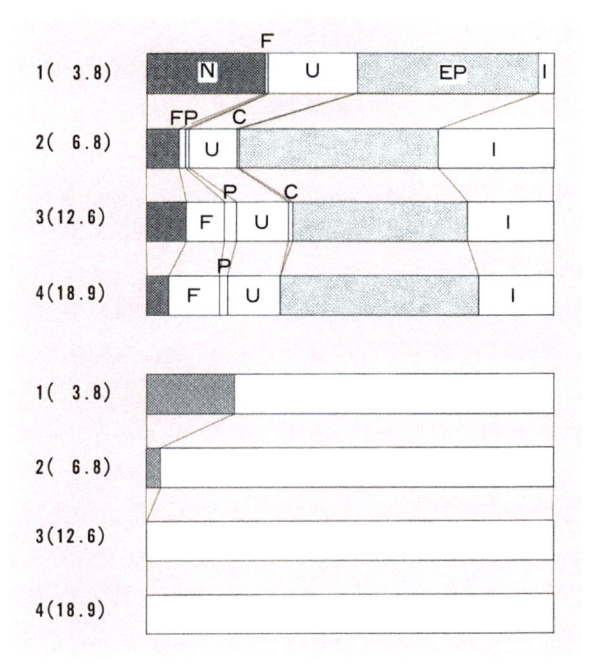

図 2-7 症例 K の経過（上段は呼称の分析，下段は会話の分析）

ターン」(stereotypic pattern of alliteration and assonance, Green, 1969) といい，NJ の特徴の一つである．上記の症例 B の呼称例の「ヤキです，ヤキョーコ，ヤカギコ」（鹿の呼称），あるいは症例 D の会話例の「ドインシャでね，ドインオシューをやりまして，ドリーンをやりまして」というような発話がそれである．伝導失語の自己訂正（安定した錯語）に似ているが，ジャルゴンの場合は目標語の推定が不能である．ジャルゴンの発話は大量であるが，だからといって豊富だとは限らない．これは本来変化に富むはずの発話に見られる常同性であり，逆に，全失語の再帰性発話の回復例に見られるような，本来常同的な発話に変化が介入する現象もある（100 頁）．

　この現象の発現機序についての説明仮説をいくつかあげてみる（Buckingham ら，1978）．(1) 語発見障害の一種で，試行錯誤しつつ目標語を探索する行動の表現という説．伝導失語の場合と基本的には同じである．(2) すべて一種の錯語であると考える立場．過剰生産錯語，連鎖錯語（Leischner, 1980）などの概念に該当するかもしれない．(3) 一種の連合作用である．Brown（1972）は「押韻または語音連合」(assonantal or clang association) と呼び，老人性痴呆，統合失調症，健常者の寝言にも同様の現象が見られるという．(4) 一種の保続（Green, 1969）である．(5) 後抑制性反跳（post-inhibitory rebound）の抑制障害（MacKay, 1969）により後活性化機転が亢進してこのパターンが生じる（Buckingham ら，1978）．(6) 言語学的モデルでは，記号素の選択の幅が狭まっているので，同じような形の語新作が出現する．筆者らは最近，Dell（1986），Martin ら（1992）の「拡散活性化モデル」を使用してこの現象の説明を試みた（東川ら，2001）．

　筆者はこの現象を「音韻性変復パターン」と呼んだ．変復とは「変化反復」という意味である．その理由は，これと同様の現象が意味的水準でも見られる（SJ における「意味性変復パターン」，74 頁）からであり，両者を対置して見るべきと考えたからである．

【意味性ジャルゴン】　SJ についてはすでに触れた（68 頁）．誤用語（無関連の語性錯語）と空語句が高頻度に出現するために，発話の情報伝達性が失われた状態である．この時，語新作や音韻性錯語のような音韻的解体を示唆する現象があってはならない．これは重篤な超皮質性感覚失語や語義失語の発話にも見られるが，これらの患者は復唱を完璧に行うので，あらゆる発話がジャルゴンになるわけではない．復唱まで含めて SJ になる症例は，Wernicke 失語（アーヘン学派は SJ が優勢な Wernicke 失語という）に含まれる．以下，そのような症例 K を記述する．

【症例 K】　症例 K（波多野，1991）は，発症時 64 歳の右利き女性．関西方言を話す．脳動脈瘤破裂により，軽度の右麻痺と言語障害が発現した．発症 1.9 カ月後に開頭術を受け動脈瘤が処理されたが，術後言語障害が増悪したので，発症 2.9 カ月後より言語療法を受けた．X 線 CT では，最初は左側頭葉に脳内出血の所見があり，術後も左側頭葉に低吸収域病変が認められる．SLTA は発症 3.8～18.9 カ月後に計 4 回行われた．初期は NJ であった．経過とともに語新作が減少し，やがてほぼ消失した．目標語の産生はなく，空語句と誤用語が優勢な SJ になった．以下に呼称例を示すが，SJ 期の誤用語は，「神さん」，「弟」，「お茶」（または「お茶子」），「綾子」という 4 つの実在語の頻度が高い．とくに課題を繰り返して疲労してくると，4 語の出現だけでほとんど常同的になってしまう．この時期の会話例は 69 頁に載せた．

呼称例（NJ 期）：
　電話→「これなあ，これは，スイが，スイがか，コイが，シットウしてますけど……コーガン，コーがコイです……これ，6，6，4，9，9……ここ」．
　かさ→「これはコウガエン……違いますか……コウギャク……アレンカ……コエガキ……」．
　眼鏡→「これはホーガキ，これ，これ，これコーゴキですわ……私の，の大事なコイや，おいといて，ほんと」．
　くつ→「これはあかんな，オイラ……これはイモがこうてくれへんかった」．

呼称例（SJ 期）：
　本→「あこれは，はい，えーと，これ知ってはんのやけどな，弟もやってはるし，いろいろ，いわはんのやけど」．
　鉛筆→「これは，違う，これは，私も知ってるよ……これはあかん……これは」．
　犬→「神さん，と，あ，これやな……うちにいわはるやろ，おばあさん，いわはるやろ，行った，来たはんの……この人，ずっと一緒に行ったんよ，この人……おばあさん」．
　時計→「これ神さん，あかん，こんなの違う……違い，あ，違うわ，あかん，これは神さんのやけど……これは神さんの神さん」．

SLTA 検査時の発話を分析すると，図 2-7 のように，徐々に語新作が低下していく様子がよくわかる．最後になっても呼称課題で語新作が出現するのは，「お茶ギ」，「お茶ケ」といった誤用語「お茶」に接尾辞が付加したような語新作が出現し続けるためである．これは記号素性錯語である．

【意味性変復パターン】　ジャルゴンにおける語新作に押韻常同パターンがほぼつねに見出されることはかなりよく知られているが，同様の現象が SJ の誤用語・無関連語に見出さ

れることに気がついた．患者の発話の中に見られる数個の実在語には，一定の意味的関連が見て取れるのである（波多野，1991）．

　　会話例（症例K）：
　　　　［おうちはどこ？］　「あ私の<u>弟</u>……<u>おとうと</u>，カン，どういったらいいかな……<u>弟</u>，多分知っているわ，知ってる……あの子やと思うのやけど……あのんが<u>嫁さん</u>やろ，あのいてはる人，あれが<u>弟</u>や，聞いてんのやけど」
　　　　［どこに住んでるの？］　「わたし，あ，エヘラ，<u>おんな</u>エヘラ……あん人は，いえに仕事してはるけど……<u>お母さん</u>ももってはるわ，自分で<u>親</u>をもったはる……」
　　　　［○○区？］　「あ，<u>弟</u>……」
　　　　［○○町？］　「あ違うな，違う，神さん……誰やろ……<u>弟</u>，違うな……<u>自分の子</u>やろ……あ今の<u>男の子</u>やわ……<u>弟</u>……<u>男の子</u>」

下線部の語はいずれも人間や家族の名称であり，意味的に密接な関連を有する語群である．これらの語は，一定の意味野に属すると考えられる．つまり同一の意味野に属する複数の語が次々に変化しつつ繰り返して出現するのが意味性変復パターンである．ジャルゴンにおける押韻常同パターンは，音韻的に類似する語新作が次々に変化しつつ反復出現する現象であった．これと同じことが意味的水準で起こったものが意味性変復パターンである．NJにおける語新作と，SJにおける誤用語が，水準を異にするが同一の法則に従って解体を示している．非常に興味深い現象であると考えた．

【語新作 vs 意味性ジャルゴン】　NJには音韻的解体が不可欠であるが，意味的解体の要素もともに認められる（Alajouanineら，1964）．音韻性変復パターンが見られるNJの発話例においても，誤用語・無関連語の出現のような意味的解体も示す症例では，やはり意味性変復パターンも見出される．以下はNJを示した症例Eの会話例である（波多野，1991）．語新作とともに，「浜松，岐阜」という地名語群，「ねえさん，にいさん，おとうさん，おとっつあん」といった家族名の語群が頻発している．

　　会話例（症例E）：
　　　　［兄弟は何人居りますか？］「あれね，ア，ア，<u>浜松</u>はね，<u>岐阜</u>なの，<u>岐阜</u>なの<u>岐阜</u>，<u>岐阜</u>のトモ本当のキモはね，あの<u>ねえさん</u>はね，<u>にいさんおとうさんねえさん</u>のとイッカイあすこからずっとあっちへカムモアゲ，あの<u>おとっつあん</u>のセイシンエンセしたの」
　　　　［何？］「あす，<u>ねえさん</u>の，あすこねハルあのあすこのね，<u>岐阜</u>のねあすこのあすこは，あのあー」

【ジャルゴンの経過】　Alajouanine（1956）は，ジャルゴンが「未分化→語新作（失意味）→意味性（錯語型）ジャルゴン」の順に経過することを述べている．未分化ジャルゴンはなかなか典型例を経験できないので，この全経過を実際に証明することはきわめて難しい．先の症例Kはこの経過の後半（語新作→意味性）を示す例であった．しかし，この見解の正しさを示唆する症例が少なくとも2例ある．一つは筆者らが経験したジャルゴン失書の経過であり（91頁），もう一つは井上ら（1989）が観察したてんかん発作性のジャルゴン失語例である．

【てんかん性ジャルゴン】　井上ら（1989）の症例は，41歳の右利き男性．15歳より全身に及ぶ強直間代発作のてんかんが発現し，同じ頃より単純部分発作およびこれに引き続く

複雑部分発作が現れた．発作間欠時の脳波には，左後側頭部，左頭頂・後頭部より高振幅の突発性鋭波ないし棘・徐波が認められた．睡眠中の自生発作が脳波VTR同時記録で捕捉され，これが問題のジャルゴン発話を呈したのである．このジャルゴン発話は，周発作性（perictal＝発作性＋後発作性）に20分程度の自発話として出現した．

まず自発発話として「フフュチョチュイチョイチョイチョチョチョチョイチョチョチョチョチョイ……（以下略）」という，いかにも「言語学的に意味のない言語常同症に近い」（Alajouanine）発話からから始まる．ついで「ジュレサント，はいあー，コウジュレタ」とか「カサ，アマネケフクト」といった文法的機能語のない長い語新作としての未分化ジャルゴンの発話が続く．

約10分後には文法的機能語が出現し，「うーん，クスキ，ヨリメーちゅーのはあります」のようなNJの発話に変化し，その数分後には語新作が消失して，見当違いの応答に空語句が混じるSJとみなしうる発話に移行し，最後は喚語障害に陥るという経過である．

この経過を井上ら（1989）は，未分化ジャルゴン（3〜7分），未分化ジャルゴンからNJへの移行期（7〜10分），NJ（10〜14分），SJ（14〜16分），喚語障害（16〜18分）と解釈した．この症例はAlajouanine（1956）の3段階経過説を見事に例示している．

（5）助詞の錯語 ── 錯文法性錯語

【錯文法の概念】　これまでの錯語はすべて名詞や動詞のような実質詞の錯語であった．助詞や助動詞といった文法的機能語にも錯語はあるのだろうか．もしあったとしたら，それは統辞文法障害としての錯文法（paragrammatism）とどう違うのか．

それにしても錯文法というのは理解しにくい概念である．助詞の脱落が失文法で，助詞の誤りが錯文法というように，簡単に対立的に定義すればいいというものではない．実際，電文体失文法を呈するはずのBroca失語でも，助詞の誤りはときどき出現する．そういう場合，失文法と錯文法が両方ともに存在するという解釈はさして意味がない．だから失文法は助詞や助動詞の脱落と誤りを含めて，広く統辞文法機能の障害と理解したほうが生産的であろう．

錯文法の概念はKleist（1916）によって記述された．彼のいう錯文法とは，文法表現手段の誤選択，すなわち，語の位置の誤り，活用と変化の誤り，特殊文法用語の誤用，文章構成の誤り，複数の文の融合をさす．彼は失文法と錯文法を，呼称障害における失名辞と錯語の関係になぞらえ，錯文法を「より高次の言語的段階における錯語の一種」であるという見解を示した．

【錯文法性錯語】　15年ほど前，筆者は立て続けに経験した3例の伝導失語患者の発話に，自己訂正（接近的行動 conduite d'approche）を伴う助詞の誤りを観察し，この現象を錯文法性錯語（paragrammatic paraphasia）と名づけた（波多野ら，1986）．患者は文レベルの発話が可能であるので，それほど重症の失語ではなかった．伝導失語に普通に見られる音韻性錯語の出現とその自己訂正も観察されたが，これとは別に，誤った助詞を産生し，これを自発的に訂正した．この訂正もやはり助詞によってなされた．つまり通常の音韻性錯語とは異なり，助詞という文法的機能語の範疇内での目標語の錯語と探索であった．そのうちの症例Uの発話例を以下に紹介する．

【症例U】　30歳の右利き女性．限局性脳炎が疑われたが確定診断に至らないまま，伝導失語だけが後遺症として残った．その後これも徐々に回復した．言語症状は音韻性錯語の頻発を伴う流暢性発話で，つねに豊富な自己訂正が見られ（呼称例，机→「くす，す，く

す，す，つく，つい，つくい，つくえ」），あわせて，助詞の誤用とその自己訂正現象も見られた．聴覚的理解障害は軽度で，復唱障害があり，確実に可能な数唱は2桁であった．

復唱例：
[小馬が岡へ走る]「こうまーが，かう，小馬を，小馬が……」．
[人が太鼓をたたいている]「た，太鼓を，太鼓に，太鼓，わからん」．

音読例：
[鳩が空を飛んでいる]「空，空に，空に，違うね，空を，空を，お，とー，で，いる，いる……」．
[子供が風船をふくらませている]「子供の，子供が，子供が，ふーて，ふー，ふーてん，ふーえん，違う，ふー，せん，風船を，ふま，ふーく，ふ，ふー，ふーる，ふー，ふーくた，ふく，てます」（波多野ら，1986）．

【先行研究がある】 伝導失語における文法障害の研究は，Kleist（1916），Conrad（1948），Hécaen（1955）など独仏語圏で取り上げられている．本邦でも，黒丸ら（1960），浅野ら（1972），斎藤ら（1975）などが文法障害に言及している．大橋（1965）は，伝導失語では錯語だけではなく「文章構成がくずれ錯文法を示す」と述べたが，日本語では錯文法の出現が少ないこともあわせて指摘した．さらに彼の症例20（伝導失語）の音読において，この種の助詞の誤りを観察している（「……2階が，2階の眠っていた，イチ，ひとりの女，が，の，女の，が，が，え，女の，子をた，す，けましょう，して，した，ため，助けようとして，ひとり消防夫の顔を，の，いや顔に，やけど，しまった」）．これはまさしく錯文法性錯語である．

【問題の困難性】 筆者らの観察したのは，伝導失語における助詞の誤用とその自己訂正であり，新たに出現する第2，第3の誤りもつねにやはり助詞である．音韻性錯語が音韻の目録内を探索した結果であるように，錯文法性錯語は，助詞の目録が存在して，その中を探索した結果であるように見える．助動詞の使用や用言の活用の障害は，それらしきものがないことはないが，その数は少なく，まだその性質について確実なことは言えない．また患者の助詞の使用能力を，空白記入や多肢選択で検査してみた限りでは，その文法的な運用能力に粗大な障害はないようであるが，長文においても完全に保たれているとはいい難く，その評価は微妙である．

錯文法性錯語が伝導失語以外の失語型に出現するのかどうかもよくわからない．伝導失語でこの種の錯語が観察されたのは，特徴的な自己訂正の存在による．文法的機能語の誤りがそうであると認知されるためには，文中の内容語（名詞，動詞など）が正しくなくてはならない．たとえば，患者が「私は学校と行く」と発話したら，「私は彼女と行く」の内容語の誤りなのか，「私は学校へ行く」の機能語の誤りなのか，一義的には決めがたい．このような内容語の語彙レベルの誤りか，機能語の文法レベルの誤りか，という問題は，文法障害の分析にまつわる難問のように思われる（48頁）．

(6) 記号素性錯語 (monemic paraphasia)

【概　念】 記号素性錯語は複数の記号素が融合してできた錯語である．さしあたっては，ジャルゴンにおける語新作（雑種語彙仮説，70頁）と非失語性呼称錯誤（188頁）における言い間違いにおいて注目されている．また統合失調症における言語障害にもこの形式の錯語が出現する．

【第1分節の障害】 Lecoursら（1979）が記載した記号素性錯語は，Martinet言語学

(1970)でいう第1分節〔意味を担う最小単位としての記号素から文（連辞）を形成する段階〕における失語性変形の一つの形式である．具体的には実在する2つの記号素が前後に連続して1語になったり，記号素に接尾辞のような小辞が付加したりする形式を備える．したがって本質的に，錯語としては増大する形であり，Wernicke失語などに観察され，発話量の減少と努力性発話を呈する非流暢性失語系にはあまり見られない．

【記号素の結合】　記号素性錯語には，内容語や語幹に接尾辞や接頭辞が派生的に付着する場合（つまり結合する記号素に大小または主従の関係がある——発話例，「お茶ゴ」，「お茶オ」，74頁）や，ほぼ同等の大きさの内容語的な記号素の合成的な結合の場合（発話例，「タイユミ」，「ハハオニ」，70頁）があるが，実際にはどちらとも判断しかねる発話例も多い．アーヘン学派のいう意味性語新作（Poeck, 1982）は記号素性錯語に該当し，SJの一つの要素とみなされる．

③ 迂言 (circumlocution, periphrase)

【失名辞の代償】　物品呼称に際しその名称を言えない患者は，しばしばその物品の用途，性質，形状を述べることがある．そのような表現のすべてを迂言という．健常者にもしばしば見られる現象であり，語回収に問題がある場合に，自発的あるいは自動的に行われる代償行為である．

迂言を一種の錯語とみなす立場もないわけではない．そういう意味での迂言は，たとえば，記述性錯語（Gloning, 1980）というような概念として理解される．しかしこのような考え方は理論的にはともかく，実際の臨床ではあまり有益ではないように思われる．

【迂言の重要性】　迂言の存在は，患者がその概念を保持していることを意味する．たとえば，連合型視覚失認においては，対象の呼称も認知も不能であり，物品の迂言も不能である．これに対し，視覚失語（＝視覚特異的失名辞）の場合には，認知は可能であって呼称のみの障害であるから，迂言は可能である——しかし実際の症例では両方の要素が混在して，理論どおり2分できないことが多い（81頁）．このように，迂言は，失語や言語症状の基本的な性質を知るための手掛かりとして重要である．

④ 呼称のモデル

物品を見てその名称を言うという呼称が，脳内のどのような過程を経て実現するのかという問題について，近年の認知神経心理学的モデルが提唱されている．なかなかに興味深いものがあるので，ここでは2つのモデルを紹介する．

【Goodglassのモデル】　図2-8はGoodglass（1993）の物品画の呼称における拡散活性化モデル（spreading activation model）である．意味と音韻を処理するためのトラック（運動場のtrackと同じで，処理が行われる道路・場所をさす）と，その間に両者の相互作用トラックが想定される．画からの入力は3つのトラックに拡散されて情報処理に向かう．音韻トラックでは，p-1, p-2などと表現される音韻前駆体の初期の競合要素群は，付加的な連合的音韻要素群を活性化し，それによって生じた競合するクラスター群は，p-1 a, p-1 b, p-2 aなどと表示される（図中ではp-1 aとp-1 bのみを示す）．展開しつつある音韻特徴のクラスターの一つ一つが，意味特徴（ps-1 a, ps-1 b）を活性化し，この意味特徴が，入力意味特徴（S-1, S-2など）と一致するかしないかに従って，強化または抑制を受ける（＋または－と表記）．この強化または抑制は，展開しつつある音韻前駆体にfeed backされる

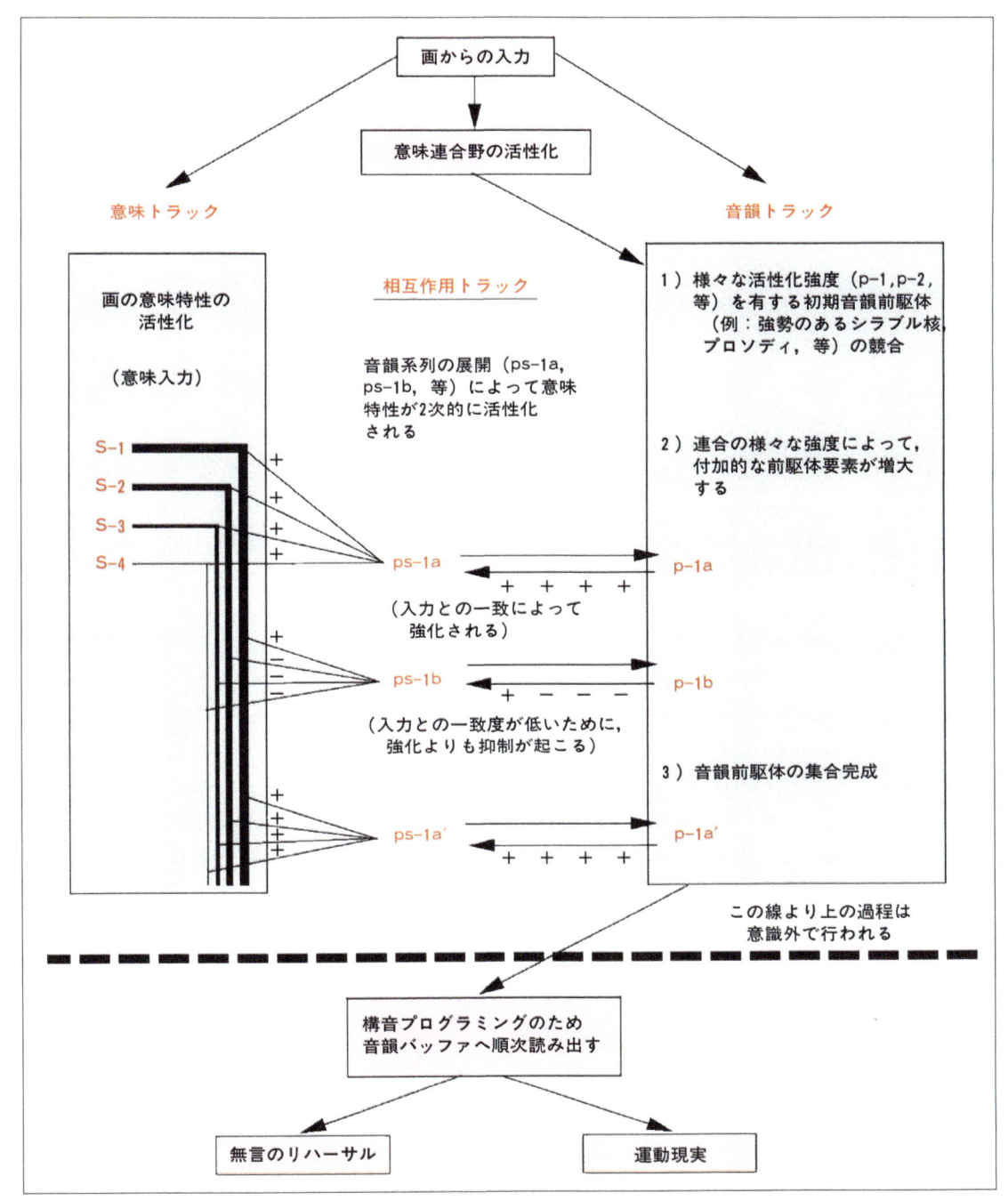

図2-8 Goodglass (1993) の拡散活性化モデル

(feed back の記号は，2方向の矢印の下の矢印)．この図では，p-1aのみが強化を受けて，p-1a'として完成に向かう．音韻要素間の一過性の関係はコード化され，リアルタイムの読み出しにおいて変換される．なかなかに難解ではあるが，概念の情報から意味処理と音韻処理が相互に干渉し合って，適切な語彙が回収されるまでの過程を想定したモデルである．このモデルは健常者の語回収過程から失語患者の種々の錯語まで説明可能であるという．ただその後，このモデルはこれ以上発展しなかったようである．

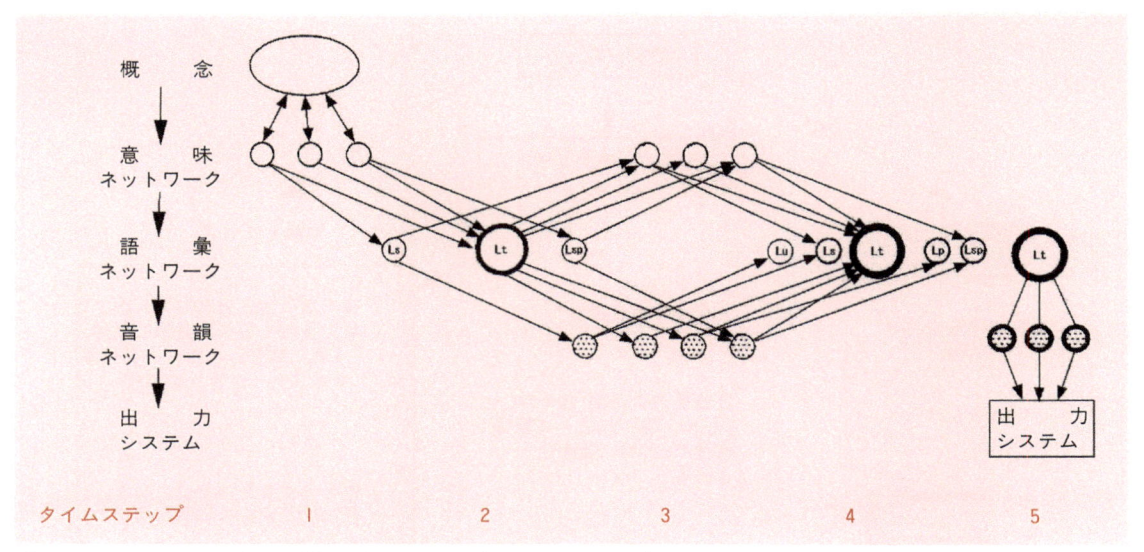

図 2-9　Dell-Martin の相互拡散活性化モデル（Martin ら，1992）
　Lt：目標の語彙節，Ls：意味的に関連する語彙節，Lp：音韻的に関連する語彙節，Lsp：意味的にも音韻的にも関連する語彙節，Lu：無関連な語彙節）

【Dell-Martin のモデル】　図 2-9 は Martin ら（1992）が深層失語（85 頁）の呼称障害を説明するために提出した Dell-Martin の「相互拡散活性化モデル」（interactive spreading activation model）を表す．このモデルは，拡散活性化回収メカニズムにより意味・語彙・音韻の各表象（representation）のネットワークを結合させるものである．一つの表象から次の表象への変換は，feed forward と feed back の拡散活性化過程によって媒介される．feed forward の過程では，各表象中の目標となる節（node）に向かって拡散活性化が進み，feed back の過程は，feed forward によって生じた節の活性を安定させる．Martin ら（1992）は，このモデルによる深層失語例の呼称メカニズムの説明に際し，語彙節（lexical node）の減衰が早すぎるために，その保持が困難であるという障害を想定した．

　Time step 1 は概念過程から意味表象が活性化される段階である．Time step 2 は，このプライムされた意味表象からの活性化が語彙ネットワーク中を拡散して，目標の語彙節［Lt］をプライムし，これに収束する段階である．このほかに，意味的に関連する語彙節［Ls］や意味的にも音韻的にも関連する語彙節［Lsp］も弱い活性化を受ける．Time step 3 は，語彙節からの活性化が音韻ネットワークを拡散し，語彙節に対応する音韻節（phonological node）をプライムする段階である．同時に，語彙節［Lt］から意味ネットワークへの feed back も行われる．Time step 4 では，減衰しつつある語彙節［Lt］——健常者でも減衰する——の活性レベルが 2 つの feed back——活性化された音韻節からの feed back と，意味節から反響してくる feed back——により安定させられる．Time step 5 は，最も活性化された語彙節［Lt］が出力のために選択される段階である．

5　様態特異的失名辞（modality-specific anomia）

【概　念】　失語における失名辞は対象刺激の呈示様態によらない．眼鏡の画を視覚的に呈示しても，眼鏡の実物を（目隠しされた）患者の手に握らせて触覚的に呈示しても，失語患者の呼称成績は原則として変わらない．失語における失名辞はつねに超様態的である．

しかし稀に，単一様態のみで失名辞が起こることがある．もちろんこれは失語ではないが，歴史的に失語の名前で呼ばれたことがある．理論的には失認——"agnosia"の名称の提唱者は Freud（精神分析の創始者フロイト），視覚失語の提唱者は Freund（フロイント）——との境界または鑑別が重要であるが，この区別はしばしば困難である．

【認知過程と失認】　ここでは例として視覚的な認知を考える．物を見てそれが何であるかを認知し，そのうえでその名前を呼称する過程は，（1）感覚，（2）知覚（統覚），（3）連合，（4）呼称の4段階を経る継時的過程であると考えられる．やや図式的ではあるがこれが基本である．

（1）感覚過程は認知・呼称のための前提である．視力障害や視野障害などの感覚障害があれば，認知も呼称も不可能である．

（2）知覚（統覚）過程は，感覚過程が捉えた感覚印象から一定の形態を形成する過程である．Gestalt 心理学でいう「図地過程」を通じて，一つのまとまりある視覚的形態が認知される．知覚的カテゴリー化ともいえる．意識と注意の中心で明瞭に知覚することをとくに強調する時には，これを統覚（apperception）——哲学者 Leibniz（1646-1716）の用語——と呼ぶ．このレベルでの障害が統覚型視覚失認である（apperceptive form, Lissauer, 1890）．この失認患者は，対象の視覚的形態の把握が不可能であるから，対象の形の説明もできず，紙に写生することもできない．だからその物品の使用法も説明できず，その名前も言えない．それでも視覚の感覚障害があるわけではない．きわめてまれな病態で，歴史的にも症例報告はまれである．Goldstein ら（1918）が Gestalt 心理学的解釈に立って報告した症例 Schn. をめぐる論争が示すように（大橋，1965），このような病態は存在しないという見解も少なくない．また一方では，視覚形態失認（visual form agnosia, Benson ら, 1969）として，この概念を認める立場もある．普通臨床的には，両側後頭葉損傷による皮質盲からの回復期に，見えてはいるがその形が明瞭な像を結ばない障害として，統覚型視覚失認らしき状態が観察される．

（3）連合過程は，明瞭に知覚された視覚的形態が，他の感覚様態や記憶系との間の連合を通じて，その対象の概念と結びつく過程である．いわば意味的カテゴリー化の段階である．このレベルでの障害が連合型視覚失認（associative form, Lissauer, 1890）である．このタイプの失認患者は，対象の形態把握は良好で，その物品の形を説明でき，紙に写生して模写することが可能である．しかし，その対象の概念が喚起されない．したがって患者はその物品の使用法を説明できず，意味的に類縁関係にある物をあげる（たとえば，猫に対する犬，牛に対する馬など）こともできない．当然，呼称もできない．

（4）呼称過程は，連合過程で把握された対象の概念に対してその言語的レッテルである名称を付与する過程である．この障害が視覚失語（optic aphasia, Freund, 1889）である．視覚失語では，視覚的な感覚・知覚（統覚）・連合（認知）のいずれも可能であるが，対象の呼称だけが不可能である．患者は対象の物品が何であるかよくわかっている．形も使用法もすべて説明できるが（迂言），その名称だけが言えない．患者は対象を見て，その概念までは辿り着いたが，その名称を喚起できない．これは視覚領域のみに限定された失名辞である．したがってその物品を手で触れば容易に呼称できる．これを視覚様態特異的失名辞という．

【一方向性障害】　視覚特異的失名辞（視覚失語）では，視覚刺激から概念は喚起されたが，呼称に至らない．これは視覚領域に限定された呼称障害であって，失語の一種ともみ

なしうるし，視覚→言語の連合障害ともみなすことができる．それで検者が［眼鏡をさせ］と命令すれば，患者は多くの物品の中からそれを指示できる．この時，言語→視覚の連合が保たれているのは，健忘失語の呼称障害と同じである．これを一方向性障害という．

一方，連合型視覚失認の場合は，概念の成立そのものに障害があるから，視覚→言語の連合も，言語→視覚のそれも障害されている．つまり，物品を見て名前を言うことも，名前を聞いてその物品をさすこともできない．これは二方向性障害である．

【連合型と視覚失認の鑑別】 以上は，視覚的な認知過程が，まず形態，次に概念，最後に名称に到達するという段階を経ていることを示す図式的な理解である．これらの段階は一種の理念であって，実際には相互に重なり合って進行する過程であると考えられる．

統覚型と連合型の視覚失認の臨床的な違いは，対象の模写が保たれているかどうかで容易に鑑別できる．

連合型視覚失認と視覚失語の違いは，対象の用途や使用法の記述——実物を手に取れば触覚的認知が可能であるから説明できるが，実物を手に取らせずに言語や身振りで説明させるとできない——や，その概念の説明（失語の迂言に相当する）が可能か否かで鑑別される．理論的にはそのとおりなのであるが，実際の臨床では，同じ一人の患者が，ある時にはこの記述や説明ができ，ある時にはできないという状態であることがほとんどである．このような場合は，両者が合併していると考えるか，両方の要素が含まれていると考えるか，いずれにせよ議論の歯切れが悪くなる．

【失認は存在しないという学説】 失認は認知の障害の一種であり，その前提として，(1)の感覚障害の不在が確認されねばならない．あるいは，感覚障害ではその認知障害を説明し切れないということを論証しなければならない．

しかし感覚障害の完全な不在の証明はしばしば困難であった．この点を非常に敏感に追及したのが Poppelleuter 以下のドイツの研究者であった．とくに Bay ら（1948）は感覚生理学の実験に基づき，失認には，つねに認知以前の感覚段階ですでに決定的な障害があると主張した．失認とは，これにさらに若干の知能障害が加わったものであると主張し，事実上の失認概念の破棄を企てた．

この思想を現代に代表するのはアーヘン学派である（Poeck, 1982）．失認と診断される患者には，半盲の残存視野の機能障害（例，変形視），視力低下（脳性弱視），疲労性亢進（機能変遷）などの認知以前の障害がつねに見出されると強調する．ちなみに，アーヘン学派は視覚・言語離断症候群の存在は認めている．

【視覚・言語離断症候群】 Geschwind（1965）の視覚・言語離断症候群（visuo-verbal disconnection syndrome）の考えは，失認の連合論的古典論の再生であり，そのアイデアも Freund（1889）の視覚失語と同じである．

たとえば，左後大脳動脈の閉塞により脳梗塞が起こった時は，左後頭葉と脳梁膨大部が損傷され，右半盲が出現する．左の残存視野で捉えた視覚情報は右後頭葉の視覚野にしか入らない．この視覚情報は，脳梁膨大部の損傷の結果，右後頭葉から左言語中枢（Wernicke領野）へ到達できない．それゆえに，右後頭葉は視覚情報を得てその形態把握が可能であるのに，その対象の呼称が不可能になる．これが視覚・言語離断症候群である．図 2-10 はこの説明を図式的に表したものである．

このモデルだけでは連合型失認と視覚失語の違いをうまく説明できない．連合型失認では物品使用を身振りで説明できないという事実を，Geschwind（1965）は「視覚・言語離断」

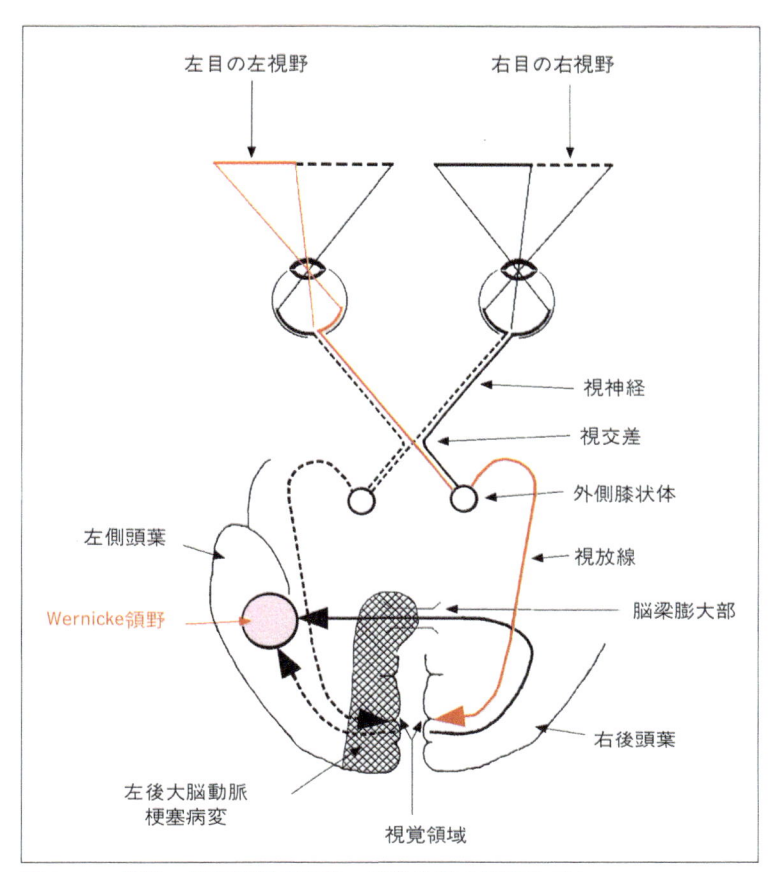

図 2-10 視覚・言語離断症候群＝視覚失語の説明モデル

に「視覚・運動離断」が加わっているためだという説明をしている．またこのモデルは基本的に純粋失読 (145 頁) の説明モデルと共通する．つまりこれだけでは，純粋失読と連合型失認の違いも説明できない．このモデルは連合型失認と視覚失語を強引に同一視するという意味で，やはり一種の失認不在論に到達してしまった．

その後も視覚・言語離断仮説はその説明力不足を認めざるをえず，たとえば Benson ら (1974) は，脳梁損傷による視覚・言語離断と下縦束損傷による視覚・辺縁系離断の合併によって連合型失認例 (Rubens ら，1971) を説明しようとし，また Albert ら (1975) は失認の成立のためには，Geschwind の視覚・言語離断と Hécaen の「視覚的範疇化の特異的障害」の両方が必須であると論じている．結局かつての Wernicke らの連合論的古典論が批判されたのと同じ道をたどっているようにみえる．

【聴覚または触覚特異的失名辞】　聴覚特異的失名辞はきわめてまれな病態である．原理としては視覚特異的失名辞と同じである．言語領野，とくに Wernicke 領野が聴覚情報から孤立することにより，呼称障害を説明する．

触覚特異的失名辞には一側性と両側性が区別される．他の様態と同様に，触覚領域における感覚障害が否定されるか否か，触覚的な形態把握が成立しているか否か，対象の概念が喚起されているか否か，などの問題を解決したうえで，呼称の可能性が問題とされる．

一側性の触覚失語はたいてい左手に起こる．脳梁切断により，左手の触覚的情報は右半球には到達するが，その後，左半球の言語領野（とくに Wernicke 領野）に到達できない．

それゆえに，これを呼称できないと考えられる．

　両側性の触覚失語の報告例もわずかではあるが存在する．やはり左右の頭頂葉の体感覚領域から言語領野への連合障害で説明されるが，概念喚起の障害か名称喚起の障害か，つまり失認か「失語」かという問題はつねについて回る．

6 復唱障害

　【情報の変換】　復唱とは，言語情報の聴覚的入力から口頭発話出力への変換である．失語を理解する時の大きな柱の一つである言語様態は，聴覚的・視覚的入力と発話・書字出力の4種類がある．入力言語情報の出力への変換は，復唱，書取，音読，写字の4種類ある．このうち写字は失語においては基本的に障害されないとされる．復唱とその障害は次の3点で失語学に不可欠の重要性がある．

　【復唱路の解剖学】　第1は解剖学的な意味である．復唱障害はWernicke-Lichtheim図式（114頁；図2-19参照）による古典論的失語分類では，Broca失語，Wernicke失語，伝導失語の3亜型に出現する（皮質下性失語は除外する）．超皮質性失語群では障害されない．実際に，復唱障害の存在は左シルビウス周囲言語領域の病変と高い相関がある．ボストン学派の解剖学モデルでは，言語の理解をWernicke領野が，発話をBroca領野が担当し，理解した言語情報を前者から後者へ媒介する経路が縁上回皮質下を走る弓状束（arcuate fasciculus）である（図2-11）．この経路全体は復唱路（repetition route）と呼ばれる．とくに，理解障害も発話障害も伴わない復唱のみの障害を主症状とする伝導失語の病変部位が，この弓状束であるという——ただし筆者らのデータはこの見解を支持しない（167頁）．

　さらにこの復唱路が保存され，その周囲の皮質が崩壊すると「言語領野孤立」という解剖学的な状態になる．この時の言語状態は，理解も自発話も不能で，ただ復唱のみが可能という混合型超皮質性失語の病像を呈する．患者の言語活動は反響言語を発するのみである．この仮説はGoldstein（1915）が提唱し，Geschwindら（1968）が再説した．反響言語のメカニズムを説明する解剖学モデルとして，一時は，言語や行動の神経基盤を早急に求める研究者に熱烈に歓迎されたが，最近はかなり冷静になっている（Berthier, 1999）．

　【音韻機能の保存】　第2は言語学的な意味である．言語学的には，音韻の理解と発話の機能が保存されていれば復唱は可能である．聞いたことがない非単語（nonword）でも，音韻の一つ一つを理解と発話に対応させていけば復唱は可能である．失語患者では，意味機能が崩壊しても，音韻機能が保存されていれば，聞いた言葉の意味がわからないままにそれを復唱をすることができる．これが超皮質性失語の復唱の特徴であり，しばしば自動的な復唱の形式を取って反響言語（echolalia）と呼ばれる．

　復唱は決して一様な過程ではなく，いくつかの方策（strategy）がある．音韻だけに対応する方策，語彙を経由する方策，意味を経由する方策などである．この方策の一つだけがまれに解離して障害されることがある．この問題は認知神経心理学の格好のテーマであり，深層失語として取り上げられる．

　【復唱と短期記憶】　第3は記憶論的意味である．脳内で行われる情報処理過程にはすべて，一定の時間的制約がある．復唱の前提は，聴取から発話までの短時間の情報の保持である．このような記憶を短期記憶（short-term memory）——あるいは，若干ニュアンスを

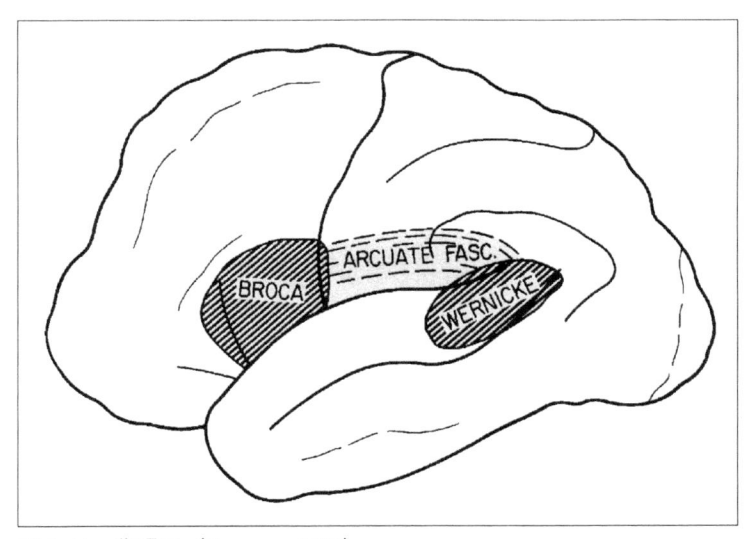

図2-11 復唱路（Benson, 1979）

異にするが作業記憶（working m.）――という．われわれが常識的に記憶と考えているのは長期記憶（long-term m.）である．概念や言葉の意味についての記憶（意味記憶），何時どこで何をどうしたという記憶（エピソード記憶），運動の記憶などの言語表現が不能な記憶（手続き記憶）はいずれも長期記憶である．長期記憶は記憶容量も記憶期間も無限に近い．これに対し短期記憶は記憶容量が「$7±2$」（58頁），記憶期間はせいぜい数十秒．意識的にその内容を反復していないと忘れてしまう――この反復をリハーサル（rehearsal）という．短期記憶のよい例は電話番号の記憶である．その例はすでに述べた（58頁）．

　短期記憶は入出力の様態別に脳内で処理される．聴覚・言語性短期記憶の機能に障害があれば，復唱障害という形を取る．こうして伝導失語の本性は言語の短期記憶の障害であるという仮説が提唱された（Warringtonら，1969）．実際に伝導失語患者の数の順唱（digit span）がわずか1～2桁であるということはまれではない．

　短期記憶という語は，字義どおりには短い期間の記憶であるからさまざまな意味で用いられることがある．精神医学の臨床では，昨夜の出来事の記憶まで短期記憶ということがあるから注意を要する．短期記憶の話をする時は，神経心理学的（失語学的）な意味であるか否かを確認する必要がある．

【深層失語】　復唱の特異な障害として，近年，深層失語（deep dysphasia）が注目されている（Michelら，1983）．これはきわめてまれな病態であり報告例もまだ少ないが，復唱のさまざまな方策を示唆する点で興味ある現象である．これは深層失読（deep dyslexia）の研究から導かれた（150頁）．深層失読は，音読という「視覚入力→口頭発話」の変換に出現した障害であるが，これと同質の障害が復唱という「聴覚入力→口頭発話」の変換に生じたものが深層失語である．

　深層失語の復唱障害は，非単語（nonword）のそれが顕著で，実在語も障害されているが相対的に良好である．実在語については，品詞効果があり，名詞＞形容詞＞動詞＞文法的機能語の順に成績が悪くなる．また心像性（imageability）効果または具象性効果もあり，具象語より抽象語のほうが成績が悪い．復唱の誤りには意味性錯語を中心として，音韻的に類似した語への置換や屈折性・派生性の言い誤り（失文法的になる）も出現する．失敗

2　失語の言語症状　85

のパターンは，復唱における語の産生を誘導する音韻入力の利用が不可能であることと，語の回収のために意味的ルート（その機能も完全ではない）に過度に依存することを示唆している．つまり，音韻入力を一つ一つ音韻出力に変換する「音韻-音韻変換」の音韻ルートが保存されていれば，非単語の復唱は可能であるが，この音韻ルートが障害されていることが一つ．もう一つは，音韻入力から語彙・意味的表象の連合を経て音韻出力に至る意味ルートがあって，これも十全に機能しているわけではないが，このルートに過度に依存することである．その結果，非単語の復唱ができず，意味表象を喚起することがより困難な抽象語や文法的機能語の復唱に障害が出現する．

また患者によっては，復唱のための刺激語について「言われたことはわかったが，言葉が何であったか忘れた」といい，音韻的な短期記憶の障害も示すことがある．そのために一見「語聾」のように見える例もある．音韻情報をすぐ忘れてしまうために音韻ルートの使用が不可能になる．伝導失語の復唱と異なって意味性錯語が頻発し，音韻的な自己訂正も見られない．最初の刺激語の音韻が早急に失われるため，意味性錯語の自己訂正も少なく，それに対する病識に欠けることも多い．復唱におけるさまざまな錯語は，呼称，音読，書取でも出現することがある．このほかにも語彙判断（lexical decision）検査や意味判断検査（ピラミッドと椰子の木テスト）などの成績を考慮して，聴覚入力の復唱には（非語彙的）音韻ルート（nonlexical phonological route）のほかに，（非意味的）語彙ルート（non-semantic lexical route）と語彙意味ルート（lexical-semantic route）の3つがあり，それぞれの独立性が示唆されている（Martin, 1992）．

深層失語の責任病変やその神経基盤についての安易な議論はない．認知神経心理学では機能的離断を重視するが，それらが単純に解剖学的部位に対応しているとは考えない．

7 読字障害

1 失語性失読（aphasic alexia）

【シンボルのシンボル】 読字＝読みの障害には，読解障害（視覚的理解障害）と音読障害（視覚入力→口頭発話の変換）がある．失語の患者は多かれ少なかれかならず読字障害を伴う．言語は口頭言語が基本である．書字言語を所有しない民族や個人は存在するが，口頭言語をもたない民族も個人も存在しない．書字言語は口頭言語から派生し，それに依存するものである．この書字言語の二次的な性質——文字はシンボル（発話）のシンボルという——は忘れてはならないことである．発達的にも口頭言語の獲得時期に比べて，書字言語の獲得は数年以上遅れる．

【発話障害の反映】 失語における読み書きの障害は，口頭言語における障害を反映する二次的な現象として理解できることが多い．音韻性錯語がある患者は音韻性錯読をし，意味性錯語の患者は意味性の錯読をする．

音読の誤りとしては，形の似た字の読み間違い，つまり形態性錯読が出現することがある．また，類音性錯読は語義失語の際に見られる特異な読み誤りである．意味を無視して漢字の音価だけを発話する（90頁）．

② 失書を伴う失読 (alexia with agraphia)

【基本的に失語】　失書を伴う失読は基本的には失語である．口頭言語の障害がないかきわめて軽微で，障害が書字言語だけに限定されている症例をさす．障害がないか軽微という基準が多少多義的であるために，実際の症例では診断が時に曖昧になる．とくに失名辞が問題であり，軽度の失名辞が存在する程度ならば容認されることが多い．

だから，あくまでも失語の枠内で考える立場もある．とくに Lecours らのサルペトリエール学派はこれを Wernicke 失語第 3 型として，失語としての側面を強調する（第 1 型は語漏を伴う Wernicke 失語，第 2 型は超皮質性感覚失語）．この学派は P. Marie の単一失語（= Wernicke 失語）説の流れを汲んでいるので，Wernicke 失語の概念が非常に広い．

失読の症状は失語性失読と基本的に同じと考えてよい．書取も書字呼称（物を見てその名前を書く）も障害されるが，基本的に写字の障害はない．この病型は，失書を伴わない失読（純粋失読）と対置され，その対照的な性質によって注目された．

【責任病変】　責任病変は書字言語の中枢である角回というのが定説である（Dejerine, 1914，図 2-23 参照）．角回よりも前方に病変があると，縁上回や Wernicke 領野の損傷も加わって，口頭言語の障害が合併する．つまりより鮮明に失語の病像となり，読み書き障害は二次的な存在になってしまう．

角回は頭頂葉後下部であるので，この失読は頭頂葉性失読と呼ばれることがある．純粋失読の病変は左後頭葉内側面であるので，こちらは後頭葉性失読という．純粋失読については 145 頁で述べる．

③ 離断性失読 (disconnection alexia)

純粋失読におけるように，文字形態の情報が言語領域に到達しなければ失読が起こる．このことを明瞭に示すのが離断性失読である．これは脳梁の切断によって出現する半球間離断症候群である．

【半側失読】　半側失読 (hemialexia) は，脳梁膨大部の切断によって起こる．左視野から右後頭葉へ入る視覚情報は，半球間離断 (interhemispheric disconnection) のために左半球の言語領野に伝達されない．したがって，左視野だけに限定した失読が起こる．ただし普通の状況では，患者は自由に視点を移動させて，右視野内で文字を捕えるために障害は出現しない．半側失読は，瞬間露出計 (tachystoscope) を使用して，文字情報を左視野に数十 msec のみ呈示し，反射的な眼球運動によって右視野が捕える前に消失させてしまうという人工的状況によって発現する．患者が臨床症状としてこれを訴えることはほとんどない．

【触覚性失読】　触覚性失読 (tactile alexia) も，同様に脳梁切断による半球間離断症状として容易に理解できる．プラスチック板などで作成した文字の形を触知させる．脳梁切断患者は，右手による触知では，そのような文字を読めるが，左手では不可能である．左手から右頭頂葉に入った文字の触覚的な形態情報が，左半球の言語領野に伝わらないためである．これも臨床的というよりは実験的な現象であり，日常生活上の患者はほとんど障害を訴えない．

④ 視空間性失読（spacial dyslexia）

　視空間の認知や操作に障害のある患者は，当然その障害が読字に反映した症状を呈する．したがって，視空間性失読や無視性失読（neglect dyslexia）は，その背景にある視空間性障害や半側視空間無視の存在によって容易に説明される．つまり，左半側無視のある例における失読は，語や文の左半側を読み落とす誤りをおかす．

　失語はないから内言語障害はない．多くは右半球症状である．

⑤ 漢字仮名問題（Kanji-Kana problem）

　【問題の所在】　かなり重症の失語の患者が，仮名の語は読めないのに，難しいはずの漢字の語を読むことがある．これは臨床家にとって強烈に印象的な体験である．そこから日本語圏に特有なテーマとしての漢字仮名問題が出てきた．

　そういう症例については，しばしば，漢字のほうがGestaltとしての性質が高いから読めるのだとか，表意文字としての漢字の高い意味性が読みを促進するのだとか説明がなされる．さらに研究者にとっての漢字仮名問題は，日本が西欧に輸出できる特産物の一つである．確かに漢字と仮名の間で読み書きの成績に解離を示す症例は存在する．問題はそれがどこまで，どのような形で一般化できるのかということである．以下，漢字仮名問題に内包される問題点を考えてみる．

　【表意文字 vs 表音文字】　漢字が表意文字で，仮名が表音文字だというのは浅薄な思想である．仮名と漢字は対立的な概念ではない．仮名は漢字の可能性の一つである．

　歴史的に仮名は，漢字の草体（平仮名）または略体（片仮名）として成立した．文字をもたなかったわれわれの先祖は，漢字が伝来した時，その形のまま音価を表す文字として使用した．この万葉仮名は今でも生きている．京都祇園の八坂神社の祭神は「須佐之男之命」である．いやそんな例を持ち出すまでもなく，昨今のお嬢様がたは「絵理香」さんとか「由香里」さんとか，万葉仮名そのもの．漢字が表音文字であって悪い理屈はない．現に本家の中国ではアリストテレスを「亜立志度徳」と書く．

　スズキさんやタナカさんは，どうして鈴木や田中と書くのだろう．姓名の漢字表記が表意文字であれば，スズキさんは「木」の一種で，タナカさんは田の中の何だと言うのか．姓名は日本人が最も早期に獲得し，つねに最高頻度で使用する漢字である．漢字が表意文字だという思い込みは捨てたほうがいい．漢字は表意かつ表音．そうとしか言いようがない．

　仮名にも，意味内容が読みを決定するケースがいくつもある．「は」と「へ」は助詞として使用する時は/wa/と/e/と読む．また「いてふ」（銀杏）と「てふき」（手拭き）は，同じ「てふ」でも音価を異にし，その読み方を決めるのは意味である．この仮名遣いを歴史的として排除してはいけない．失語になるご老人が若い時に受けた教育も読んだ新聞も，この仮名遣いであったはずである．

　要するに文字は使い方次第で表音文字にも表意文字にもなる．文字を使用する主体の意志を離れて表意・表音を議論するのは見当違いであろう．

　漢字仮名問題にはより高い視点が必要だと思う．漢字文化圏の周辺には，漢字と自国の文字とを併用する民族がいくつかあり，いくつかあった．ハングルは音素を表記する部分を組み合わせた文字とされ，形態の複雑さは漢字に匹敵する．また表音・表意文字の曖昧

さを避けるために，単語（表語）文字，音節文字，音素文字の分類もある．少なくとも「漢字 vs 仮名」→「表意文字 vs 表音文字」→「意味処理 vs 音韻処理」という連想が喚起する「常識」は正しくない．漢字処理と仮名処理の神経心理学的な脳機能モデルは，この常識に依拠して提唱される限り，発想からして間違っているとしか言いようがない．さすがに日本の認知神経心理学はこの種の問題の検討をすでに始めている（152頁）．

【不公平な比較】　そもそも漢字と仮名についての対等な比較は困難である．仮名は図形として単純で，獲得が早く，使用頻度が高い．漢字は単純なものも複雑なものもあり，獲得が早いものも遅いものもあり，頻度が高いものも低いものもある．少なくとも，漢字は相当に厳密に選択しないと，仮名の比較対象として不適合である．筆者は純粋失読症例の1文字の音読課題において音読成功までの処理時間を計測し，8例中の7例に漢字仮名の有意差を見出した（波多野ら，1985）．ところが，文字の複雑性，使用頻度，教育学年を考慮して，仮名に匹敵するようなやさしい漢字を選択しなおしてその差を検討したところ，漢字仮名に有意差のある例は8例中2例に過ぎなかった（漢字優位と仮名優位が各1例）．だから検査の材料としての漢字と仮名の選択に相当に厳しい基準を設けた研究でなければ，漢字仮名の有意差というのは無意味である．しかしわれわれのデータは，漢字と仮名の比較に釣り合いがとれるようにしても，漢字仮名の処理に有意差のある例が少数ながら存在する可能性がないわけではないことを示している．

【漢字処理 vs 仮名処理】　もう一つの問題は，上記のような課題の成績の平均値の比較（多くの場合は t-検定である）に意味があるのかという問題である．文字の特性を統制しても課題の困難度が残る．これを制御するために平均値の検定をせず，すべてのデータをz得点化し（平均0，標準偏差1にする），漢字と仮名のデータをxy軸の2次元座標の上の散布図を作ってみる．そうすると漢字仮名が同様の例は第1および3象限に，漢字優位または仮名優位の例は第2および第4象限に分布する．

そういうことを自験例で行ったのが図2-12である．これは，脳梗塞による失語116例のSLTAの漢字・仮名単語の音読，理解，書取，書字の4つの成績データから，主成分分析によって漢字・仮名のそれぞれについて第1主成分を取り出し，漢字処理と仮名処理の成績を散布図にしたものである．この漢字・仮名処理の相関は r =0.882（P =0.000）である．つまりほとんどの症例が漢字・仮名処理に差がなく，漢字優位の疑いがもたれる例が2，3例存在するだけである．しかしその差も標準偏差に届かない程度である．失語において漢字処理と仮名処理に差が出るのはよほどの例外なのではないか．臨床的に漢字・仮名に差があるように見えても，漢字処理と仮名処理という形でより一般的な見方をすると，漢字と仮名の処理の大部分は共通するのであって，漢字と仮名の独自な部分は，無視しうるほどである．

【神経基盤】　このように個々の症例ではなく，失語患者全体を総体として見た場合に，漢字・仮名の情報処理（とその障害）の神経基盤に何らかの差異があるのかというテーマである．脳梗塞で失語になった患者の漢字と仮名の情報処理と皮質病変との関係を，SLTAの漢字単語課題と仮名単語課題（読解，音読，書字，書取）で比較すると，図2-31のようになる（166頁）．漢字語の処理（12）と仮名語の処理（13）はほとんど重なってしまう．こういうデータを見ると，何らかの課題において漢字優位や仮名優位の症例が存在するとしても，失語を全体として見ると，漢字と仮名が同じように障害される例が圧倒的に多いということが理解できる．漢字仮名問題の内包する意味を過大評価してはならない，とい

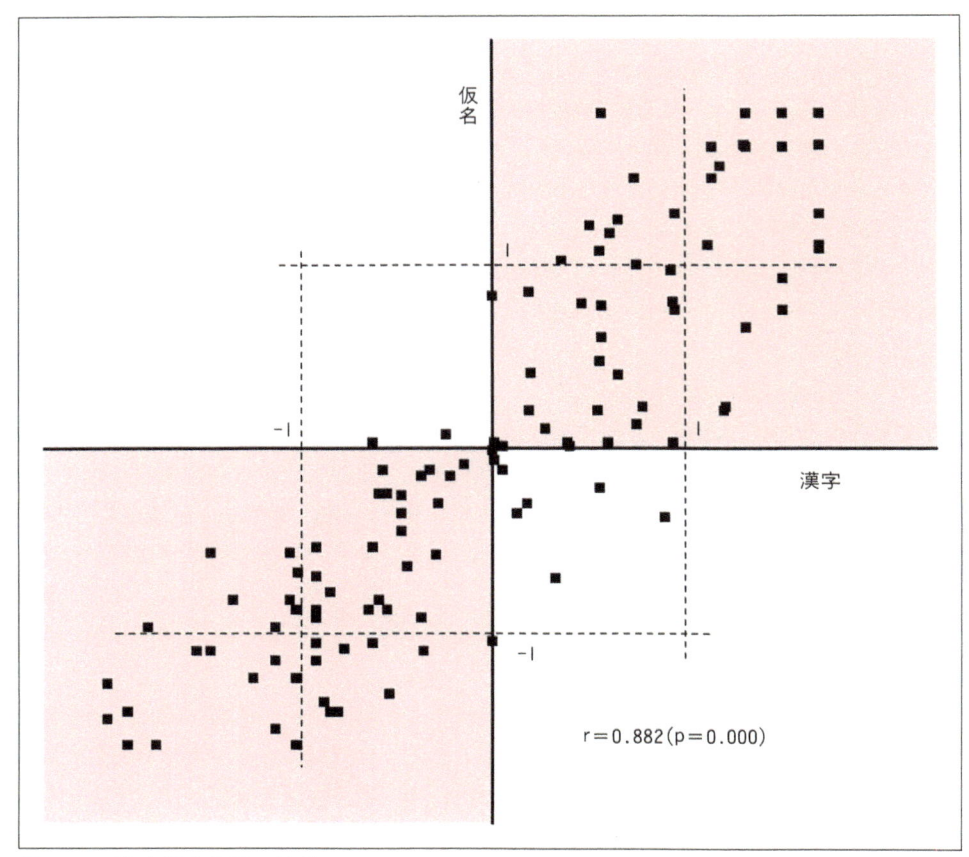

図 2-12　漢字仮名処理の比較

うことである．

【類音性錯読・錯書】　それでもなお漢字仮名問題に意味があるという最も見事な例は，語義失語に観察される類音性錯読・錯書の現象であろう．患者は文字の音読ができてもその意味がわからない．とくに仮名語は読めるが，漢字の語においてしばしば意味を無視した音読をする．有名な例は「大方は木の葉も散果てて」を「<u>タイホー</u>わ木の葉も<u>サンカ</u>てて」と読む．類音性錯書も，意味を無視して音だけに頼った書字である．「商店街」を「所天界」と書く．漢字の使用は，見ようによっては万葉仮名に似ている．またこのような患者は「いてふ」を文字どおり「イテフ」と読む（井村，1943，1965）．つまり仮名語を「表音的」に読み類音性錯読に陥る．これらは書字言語における意味解体と音韻保存の組合せによって説明される（182 頁）．

　以上のように，漢字仮名問題は理論的には多くの問題を含むが，臨床的にこの区別は明瞭で有用である．要は問題を認識して，拙劣な一般化に走らないことである（152 頁）．

8　書字障害

【最も困難な言語作業】　書字は，健常者にとっても最も困難な言語作業である．教育漢字と当用漢字の全部を何も見ずに書ける人は，ST の何％くらいいるだろうか．そういう検査を失語患者にするのだということを，ST 自身がつねに意識すべきである．

とくにこの問題は書字障害のみを呈する孤立性失書（純粋失書）を診断する時に重要である．きわめて軽微な失語やわずかに残っているだけの残遺失語（mimimal/residual aphasia）でも，書字障害が無視しえぬ程度に観察されることはまれではない．こういう例を単純に純粋失書と呼ぶとすれば軽率である．

臨床的には，患者の病前の書字の能力や習慣をつねに頭に入れておく必要がある．日本の識字率はきわめて高いというが，手紙も年賀状も書かない人も結構いるものである．そういう人に書字検査をしてもどれ程の意味があるだろうか．

① 失語性失書（aphasic agraphia）

【発話と書字の平行性】　失語における失書も，失読と同様に口頭言語障害を反映して，それに類似の現象が出現する．この関係は平行的である（Albertら，1981）．たとえば，音韻性錯語が発現する患者では，書字でも音韻性錯書を呈する．意味性錯語の場合も同様である．このことはこれらの錯書が失語性であることの根拠の一つである．たとえば，純粋語啞でも音韻性錯語（様）の音韻の置換が出現するが，音韻性錯書は出現せず，それゆえこの音韻置換現象は非失語性とみなされる．図2-13は，あるWernicke失語患者の漫画（65頁，図2-2参照）説明である（高井ら，1982）．「スケツト」は音韻性の，「ポケツト」は意味性の錯書であろう．

また錯読の場合と同様に，書字に特異な書き誤りは形態性錯書の出現である．また失語では一般に，重症失語を除き写字は保たれている．写字障害が存在する場合は，構成失書や失行性失書の関与が疑われる．

【発話と書字の相違性】　しかし書字には口頭言語と大きく異なる点がいくつかある．まず流暢性失語でも書字が「流暢」とは限らない．発話の発動性が亢進したからといって，書字の発動性が亢進することはまれである．たとえばジャルゴン失語患者は，ジャルゴン失書を呈するとは限らない．書字能力が低下する場合と書字を拒否する場合を含めて，文字を書かない患者が多い．語漏（logorrhea）はまれというほどではないが，書漏（graphorrhea）は失語ではきわめてまれである*．再帰性発話，反響言語，反復言語を発話する患者は，これらを書かないのが普通である．また読み書き障害を伴わない口頭言語障害は原則として存在しないが，口頭言語障害がないか軽微な読み書きの障害は存在する．失書を伴う失読であり，これも基本的に失語性である（86頁）．

【ジャルゴン失書】　ジャルゴン失語の患者は，ジャルゴンを発話してもジャルゴンを書くこと（jargon agraphia）はまれである．

症例SoSは，78歳の右利き女性で，脳梗塞でNJ失語になった．CTでは左側頭頭頂領域に脳梗塞病変が描出された．発話は感情を交え，猛烈に一方的に喋るジャルゴンであった．長期の経過とともに発話の中の語新作の量が減少し，徐々にSJに近くなっていった．面接してもひたすら喋りまくり検者の指示に従わない．書字の検査だと言って鉛筆を持たせても，喋り続けるのを止めない．しかし毎日，市販の当用日記に日記を書くという長年の習慣が発症後も持続し，その結果として患者自身の手による膨大な量の書かれたジャル

---

*"-rrhea"は漏れ出ることを示す接尾辞．下痢（diarrhea），耳漏（otorrhea），鼻漏（rhinorrhea）など．語漏・書漏も発話や書字が漏れるように出てくることをいう．失語症状とは限らず，一般的な精神症状としての病態をさすことが多い．

図 2-13　失語性失書の例（Wernicke 失語）

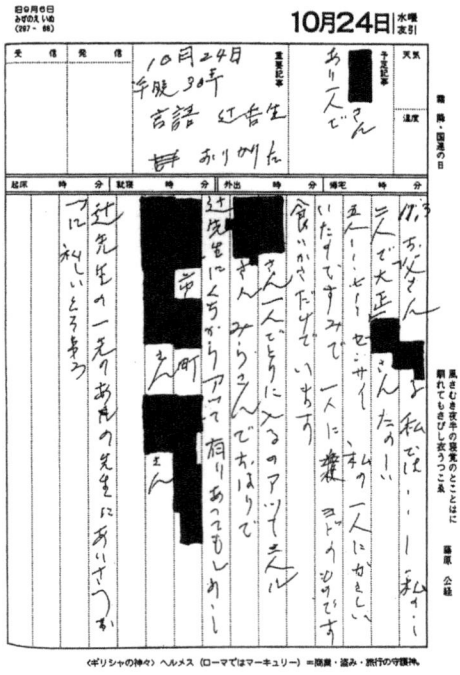

図 2-14　ジャルゴン失書（症例 SoS，波多野ら，1992）
　　　　固有名詞は黒で塗りつぶした．

ゴン（written jargon）が残された（図2-14）．実に筆まめな人で，退院後もジャルゴンの手紙をSTに送ってくる．そのためにかなり長期に渡ってジャルゴン失書の様態を把握することができた．

　急性期の書字は文の形態をなしていない．ほとんどが意味不明な文字の羅列である．助詞の同定が不可能で文節構造の分析が不可能であり，未分化ジャルゴンに相当する書字である．発症3カ月後以降（図2-14），有意味語や機能語の出現も増え，文節構造がより明瞭になる．それとともに，どの部分が語新作なのかの判断も可能になって，NJの形式に近くなっている．その後の日記や手紙には語新作が減少し，文節構造の同定がほぼ可能であるが，やはり文意はほとんど通じない．これはSJに近い．

　本例のジャルゴンは，発話面ではNJ→SJであったが，書字面では未分化→NJ→SJという経過をたどった．要素的に見れば，経過とともに語新作が減少し，文法構造が明瞭化したということである．

　このほかにも，発話は流暢で失文法はないが，書字にはときどき失文法様の機能語の脱落がある．主語を示す助詞が欠けたり，文末の体言止めなども見られる．また発話には空語句が多く出現するが，書字にはほとんどない．書字は本来，情報の経済的伝達のために冗長性に乏しいので，これらは異常とはみなし難い．このように失語性失書は基本的に発話に平行するが，詳細に見ると相違がある〔詳細は波多野ら（1992）参照〕．

❷ 鏡像書字（mirror writing）

　【概　念】　鏡像書字は，右片麻痺を伴う失語患者が左手書字を余儀なくされた時に出現する左右逆転の文字のことである．書き誤りには違いないが，原則として，失語性（＝内言語障害）の錯書ではない．とくに，文字の書き順も重要な要素であるために，あえて鏡像「書字」という（図2-15）．したがって左右対称の文字でも鏡像書字でありうる．失語の患者にしばしば観察される現象であるので取り上げる．鏡像書字に関する論文は多くないが，総説としては波多野ら（1979）がある．

　【鏡像書字の背景】　鏡像書字には次のような種類がある．

　（1）小児発達の書字学習途上における出現．原則として異常ではない．

　（2）発達障害における出現．小児自閉症，発達遅滞，発達性難読難書（developmental dyslexia-dysgraphia）に出現する．ここまでは小児の話．

　（3）成人の脳損傷後の左手書字による出現．まれに右手でも出現する（波多野ら，1979）．

　（4）成人の精神障害――その背景に，意識障害や注意障害がある場合，一種の脱抑制状態がある場合，ヒステリーなどの心因性機制がある場合，統合失調症がある場合がある．

　（5）健常成人の実験的条件下での出現．同時両手書き（bimanual writing）は，平行運動より鏡像運動のほうが容易であり，一方の手で鏡像書字が出現する．とくに，体の前の矢状面の裏表に両手書きをする場合，一方の手が鏡像書字をするのは避けられない．前額（forehead writing）や机の裏に書く場合も鏡像書字になる．

　（6）文化的，歴史的な鏡像書字．古代ギリシャ黎明期にあった牛耕文字（boustrophedon）は，行が変わるたびに左右の書字方向が変わる書き方であり，書字の左→右方向が確立するまでの移行期の段階を表す．これに鏡像書字が見られた．また中世末期の魔女狩り時代の「悪魔の契約書」が鏡像書字で書かれた．左右逆というおぞましいイメージに合ったの

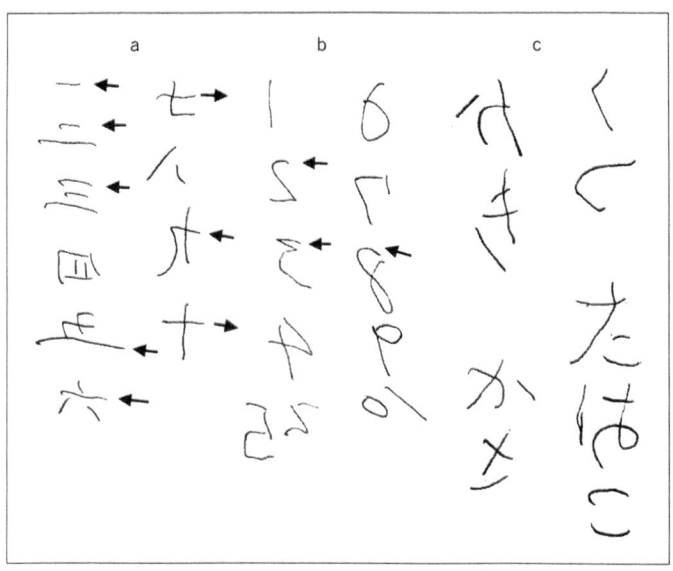

図 2-15　左手による鏡像書字（波多野ら，1978）
　　　矢印は書き順を表す．a，b：数字の系列書字，c：直後再生条件（手本を見せて伏せた直後にそれを再生する）で出現した鏡像書字．

であろう．「鏡の国のアリス」に登場するような遊技的な鏡像書字もある．Leonardo da Vinci の鏡像書字（図 1-2 参照）については，異教的研究を異端審問から隠蔽するためという解釈がなされることがあるが，彼は本来左利きで，生涯に何回か右手または左手が麻痺に陥り，右手でも左手でも，正字も鏡像書字も書いたという研究がある．

【その神経心理学】　神経心理学で問題になる鏡像書字は上の(3)の場合である．基本的に右手書字してきた人が，脳損傷により失語と右片麻痺を来たし，左手書字を試みた時に出現しやすい．右麻痺のない失語患者に左手書字をさせることは普通ないが，そういう場合でも左手書字による鏡像書字の出現はありうる．古い報告であるが Fraenkel（1908）は，片麻痺例に左手書字を課し，右片麻痺 58 例中 26 例に，左不全麻痺 12 例中 3 例に鏡像書字を観察した．われわれも可能な限り無選択に 106 例の脳損傷者に組織的に左手書字をテストしたところ，約 25％に鏡像書字の出現を見た．とくに著明な鏡像書字を呈した例が約 8％あった（波多野ら，1979）．鏡像書字は決してまれな現象ではない．

【発現機制】　左右の手は鏡像運動をするのが生理的であるといわれている（例，ピアノの運指）．左手による鏡像書字は，正常な右手書字の鏡像運動である．しかしこの傾向はさまざまな統制の下に抑制されていて，患者は左手で努力的にぎこちない正字を書く．したがって，自己の姓名や数字の系列書字（図 2-15 の a と b）などのより自動化された書字の際には鏡像書字化しやすく，文字の手本を見せて伏せた直後の再生（図 2-15 の c）や，手本そのものの写字のような状況では，意図的コントロールがより強力になって鏡像書字は抑制される傾向がある．つまり鏡像書字は自動的状況で出現しやすく，意図的状況で出現しない（波多野ら，1978）．鏡像書字という「障害」は自動的状況で出現しやすいという意味で，「意図的行為と自動的行為の解離」（Baillarger-Jackson の法則）の逆のように見える．しかし左手の鏡像運動が正常な運動であることを考えれば，別に逆なわけではない．また患者に自己が書いた鏡像書字を 1 字 1 字呈示して正しいか否かを再吟味させてみると，

即座に誤りであることに気づく．つまり視覚的には鏡像書字を完全に認知できるのが普通である．これは一種の病態否認または病態無関知の現れとも考えられる．

以上のように左手書字における視覚性要因と運動性要因，および自動的状況と意図的状況を考慮すると，鏡像書字は，自動的状況における視覚性要因の統制の低下を背景に，左手に備わる正常な運動傾向が露呈する現象であると考えられる．

ただし視覚性要因そのものの障害，つまり文字のイメージが左右逆転していることによる鏡像書字の存在もないわけではない．おそらく小児の鏡像書字の場合には，この障害の要素が大きいと想定される．このほかにも，鏡像書字を観念運動失行，構成失行，Gerstmann症状群（左右障害），精神症状などとの関連で理解しようという見解がある．歴史的に興味深いのは，鏡像書字に連合主義の離断学説が当てはめられた時期があったことである．書字中枢が左右半球に1個ずつあるとか，「書字方向中枢」が存在するとか，さまざまな理屈がこね回されたが，結局全滅してしまった．

③ 失行性失書（apractic agraphia）

【概　念】　失行性失書とは何かという基本的な問題について，明快で説得力のある学説はない．しかし，この名称で診断された症例がいくつか報告されている．

失行性失書は，上肢の失行性運動障害が書字面に現れた病態と理解されている．失行という障害が確実に存在するのであれば，その病態が書字運動を侵襲することがありうる．それが失行性失書である．これだけを取り上げれば，実に堅牢な論理である．だからたとえば，失行性失書の患者は鉛筆の持ち方からして失行的であるといわれる（Kleist, 1934）．しかしよほど重症でない限り，そのような例はあまり観察されない．重症であれば，その障害を失行性と限定することが難しくなる．

【なぐり書き】　失語性失書と異なって，写字の際にも障害が出現する．失行性失書に特異的な書き誤りはなぐり書き（scrawl）であるとされる．この現象は，少なくとも失語性失書では説明できない．

また失行性失書は，失語性（＝内言語障害）ではないから，書字行為そのものに負担がかからなければ障害は出ない．たとえば，タイプライターによる「書字」は正常である．あるいは文字の書かれた小カードを並べ替えて語や文を作る，偏や旁の部首を書いた小カードを並べて漢字の文字を作ることは可能である．

以上は教科書的な説明であるが，多くの研究者の失行性失書に対する見解は見事にバラバラでおよそ統一性に欠ける．写字障害ですらも，その存在がこの形式の失書に必須と考えない見解もある．一般に失行の患者は，検者の行為を模倣する時には失行症状が軽減する．それならば失行性失書でも，模倣である写字に障害が出る必然性はないことになる．

【失行と失書】　失行性失書は，基本的に失行が存在することが前提であるが，文献の中には失行を欠く失行性失書の症例報告がある．つまり書字という行為に限定された失行であり，これを書字失行と呼べば，発語器官の失行を伴わない発語失行の概念に似ている．つまり発語失行も失行性失書も，失行としては多くの問題を有している．

また観念運動失行や観念失行はかならずしも書字障害を伴わない．失行性失書はまれであり，臨床的にそう多く経験されるものではない．失行には観念失行や観念運動失行などの亜型分類があるが，これに従って失行性失書も分類されるという見解もある（Goldstein）——観念失行性失書，健忘失行性失書，運動性失書などの名称で区別される．

【離断性失書】 左一側性失書（left unilateral agraphia）は離断性失書（disconnection agraphia）の一種である．脳梁前部の切断により，左半球の言語的命令が右半球の運動領域に到達できないために，左手の失行が起こる．これが書字行為に発現したものが左一側性失書である．理論から言えば，かならず失行を合併するはずのように見えるが，実際には，失行のない失書も失書のない失行もある．

Liepmann の失行図式に当てはめてみれば，この脳梁失行（callosal apraxia）は行為の「観念中枢→運動中枢」を遮断する観念運動失行である．あるいは，左手の行為のための「運動心像」が左半球の運動野周辺にも存在するとすれば，肢節運動失行という解釈も可能である．したがって，この失行が失書として出現する場合にも，書字運動の拙劣化の要素と錯書の出現の要素の両方がある．前者は肢節運動失行を，後者は観念運動失行を示唆する．

④ 構成失書および視空間失書

【構成失書】 構成失書（constructional graphia）は構成失行が書字面に現れた病態である．

Kleist（1934）は，一般的な行為の中からとくに構成行為を取り上げた．通常の行為（たとえば，敬礼する）は行為終了後に何も残らない．行為の結果が視覚的に残る行為を構成行為という．絵を描く，積木を積む，粘土で形を作る，書字する，いずれも構成行為である．

構成失書の特徴は文字の空間的な配置の誤りである．音韻，文法，意味などの言語学的な要素に関する誤りはない．単純に行為の拙劣化に帰せられる誤りもない．写字の障害も見られる．偏や旁を書いた小カードを組み合わせて文字を作る「文字配置テスト」でも障害が出現する．構成失行の合併を原則とするが，構成失行のない構成失書例も，構成失書のない構成失行例も存在する．

構成失行の検査として，最近は Rey の複雑図形の模写がよく使用される．点数化が可能であるので有用である（Lezak, 1995）．構成行為は複雑な課題になると知性面の加重が大きくなる．Kohs 立方体テストは着色サイコロを組み合わせて一定のパターンを構成する課題として構成行為の一種であるが，むしろその課題解決に必要な思考能力に対する負荷が大きく，構成失行の検査というよりは思考・知能検査としての性質が大きい．WAIS-R でも動作性知能とされる能力のほとんどは複雑な構成行為である．したがって，失語があれば言語性知能の評価が低くなるように，構成失行があれば動作性知能の評価が低下する．

【視空間失書】 視空間失書（visuo-spatial agraphia）は視空間の認知操作の障害による書字の障害である．まず視空間障害が存在し，そのうえで失書が見られるのが普通である．視空間障害は，事実上，右半球症状であるので，この失書も右半球症状である．つまり言語学的な要素の誤りはなく，やはり原則として，単純に拙劣化に帰せられる誤りもない．

⑤ 過剰書字（hypergraphia）

過剰書字は書字の量が膨大であることを記述する用語であるが，現在では次の2つの意味に限定されて用いられている．

【右半球症状としての過剰書字】 Yamadori ら（1986）が記載した右半球損傷による大量書字の現象である．患者は診察中に鉛筆を持たされたり，自発的に発見したりすると，誰

も命じないのにすらすらと文字を書き始めるという．書字内容もどうでもいいことで，筆記用具を見たり触れたりしたことがほとんど無目的な書字運動を誘発したと理解される．これは左半球の書字能力が，右半球からの抑制を失ったことによって自由化したものと解釈された．一種の陽性症状である．

【てんかん患者の過剰書字】 てんかん患者が発作間欠期にメモやノートに大量に書字することは，比較的よく知られている．とくに側頭葉てんかんの患者は，神秘的な関心が強く，宗教的・哲学的であり，細部に渡って克明にものを書く．発話でも書字でも細かい点にこだわり，これを迂遠な言い回しで表現し，一つの事柄に強い粘着性を示す．主治医は毎回の診療のたびに膨大なノートを見せられ，くどくどと説明するのを聞かされて，思わず閉口することがある．このようなてんかん患者特有の執着的，粘着的な性格が，この過剰書字の背景にある．

一方，Klüver-Bucy症候群は辺縁系の両側損傷によって出現する．この症候群は本来，両側側頭葉を切除された猿の行動障害として記載された（Klüverら，1939，1958）．彼らが発見した症状は，視覚失認，変形過多（視覚刺激が次々に反応を引き起こし著しく多動となる），口唇傾向（何でも口に入れる），性行動変化（性欲亢進），情動行動変化（情動的反応の消失），食習慣変化（草食猿が肉食する）の6症状である．戦後，両側側頭葉切除術，ヘルペス脳炎，脳外傷，無酸素脳症などの臨床例でも同様の症状が発見され，人間でもKlüver-Bucy症候群が存在することが明らかになった（波多野ら，1984，1989，1993）．

Geschwind（1965）はこの症候群を視覚-辺縁系離断（visuo-limbic disconnection）と考えた．視覚から辺縁系への情報伝達の障害があるから動物の「失認」が起こる．その視覚認知障害の代償として口唇による触覚認知をすることが口唇傾向であると解釈した（この解釈は説得性に欠ける）．これに対し側頭葉てんかんは，感覚系-辺縁系過剰結合（sensory-limbic hyperconnection）症候群である．内容としては，性的活動低下（てんかんの小説家・ドストエフスキーは性的関心が低かった），変形過小（外界の刺激が反応を惹起しない＝粘着性），情動過大（怒りや恐怖），認知強化である（Bear，1979，扇谷，1993）．これはほぼKlüver-Bucy症候群の反対である．書字については，Klüver-Bucy症候群は書字が少なく（hypographia），側頭葉てんかんでは書字過剰であるという．非常に面白い仮説である．

9 自動言語（automatic speech）

【自動言語とは】 自動言語とは，意識のコントロールを離れた発話の総称である．われわれのコミュニケーションと言語行動はすべてが明瞭に意識された意図的行為ではない．完全に非意識的に行われる発話行動と，意識のコントロールが弱い発話とがある．健常者でもかなりの量の発話が無（または弱）意識的である．感情的な言語（「こんにゃろ！」），強烈な感覚（「熱っち！」），相槌や間投詞（「はあ」），ふと出た独り語（「さて何でしょうね」），など．まだほかにもあろう．

こういう言語が失語ではどうなるのかという問題は，古くJacksonの考察があるだけで，以後ほとんど等閑に付されてきた．なぜか．答は簡単だ．考えるのが難しいから．神経基盤へ還元する道筋を見つけること，とくに脳の特定の局在部位に結びつけることが難しいからだ（100頁）．STは言語障害を介して患者という人間に関わっている．言語障害を介して脳に関わっているわけではない．神経基盤が見つかろうと見つからなかろうと，言

語障害がある限りそれに取り組まねばならない．

　失語における自動言語は，口頭発話のみに出現して書字には現れないことが多い．再帰性発話，反響言語，空語句がその例である．

❶ 再帰性発話 （recurring utterance）

　【Broca と Jackson】　われわれの失語学は再帰性発話とともに誕生した．科学としての失語学は Broca（1861）の症例報告から始まった（10 頁）．この患者は Leborgne という歴とした名前があるのだが，"tan, tan" としか言わなかったから "Tan" 氏と呼ばれた．Broca はこの症例から「構音言語の喪失」のみを取り出して，有名な下前頭回脚部という解剖学的結論を引き出して終わった．この患者が少なくとも "tan, tan" と発話できることを，Broca は無視した．

　「科学」にとって無視は美徳である．物理学者は数式の中に無視できる項目を故意に作り出して事態を単純化する．ものごとの理論化のために，ある一定の無視はどうしても必要である．この言語症状を無視したことは，失語の古典論の成立のためには必要であった．

　しかし他人が無視したものにあえてこだわる人もいた．Jackson（1879）である．彼はこの常同的発話を再帰性発話と呼んだ．Jackson は失語による重篤な言語喪失状態でも，なおも発することのある言語を「偶発性発話」（occasional utterance）と「再帰性発話」の 2 つに分けた．前者は 1 回だけ偶然に発せられる発話，後者は何回でも同じ形で発せられるものをいう．

　【無視された症状】　Jackson 以後も再帰性発話は無視され続けた．近年に至るまでの「失語学や神経心理学の教科書の多くがこの興味深い失語現象に言及しないのはさらに奇妙ですらある」（Poeck ら，1984）．人々がこれを無視し続けた最大の理由は，失語研究の中核的地位をつねに占拠していたのが，Wernicke-Lichtheim 図式に代表される連合心理学的局在論であったからである．徹底的な局在論者でも，再帰性発話の病変局在を示しえなかった．離断症候群の名の下に古典論を復興した Geschwind（1965）ももちろん無視した．

　無視され続けた再帰性発話を取り上げたのは Alajouanine（1956）である．これは失語の発話症状についての重要論文である．再帰性発話をはじめとし，失文法，失構音，ジャルゴンなどの基本的な言語症状が記述されている．内容的には多数例の詳細な観察に基づく症状学である．神経学者であるにもかかわらず，症状を安易に脳損傷部位に結びつけず，現象論に徹した記述が独創的である．ジャルゴンの 3 段階回復説も，再帰性発話の 4 段階回復説もこの論文で提唱された見解である．

　【症例マタマタ】　再帰性発話の代表的な例を示す．

　症例 M．右利き男性．64 歳時に脳梗塞が発症し，右完全麻痺と再帰性発話を伴う全失語が発症した．発症 3 年 7 カ月後から約 3 年間観察された．聴覚的理解には中等度の障害がある．復唱も呼称も音読も，発話する限りはすべて「マタマタ……」を発する．再帰性発話の最小単位は「マタ」で，これをほとんどつねに 3 回以上連続的に繰り返し発話する．場合によっては，「マタマタマタマタマタマタ」などと 6 回以上連続することもある．廊下で ST を見つけると，遠くから左手を振り「マタマタ……」と明るく挨拶をする．病棟では「マタマタ」さんと呼ばれ，本名を知っている人はほとんどない．病院生活に十分に適応している．

　この患者は「マタマタ」にさまざまなプロソディを付加して豊かな感情を表現する．こ

れに指さしや身振り，表情変化をあわせて，"yes / no"，受容・拒否，好き嫌いを中心とした自己の意思をかなりの程度表現しているように見える．しかしたとえば，［マタマタマタマタ］と4回の繰り返しを刺激語として与えて復唱させようとしても，適当に「マタマタ」と繰り返すのみである．また，「マタマタ」2回を"yes"，「マタ」1回を"no"というように取り決めて，これをコミュニケーションに役立てる試みをいくら行っても，ただ適当に「マタマタ」と繰り返すのみで成功しない．つまり，「マタマタ」発話を有意味な情報として命題的に使用することが不可能である．

　この患者の発話は経過としてはほとんど変化はなかった．この再帰性発話は完全に常同的ではない．プロソディ変化は豊富で，「マダマダ」という音韻上の変形が多少見られたが，「語彙」レベルの変化はなかった．Alajouanine（1956）の段階説によれば，せいぜい段階1か2で，意図的発話は事実上ない．歌唱させると調子外れのメロディで「マタマタ」と歌う．自己の発話に対して病識を有しているという印象はついに得られなかった（波多野，1991）．

　【再帰性発話の概念】　Alajouanine（1956）はこの再帰性発話を「言語常同症」（verbal stereotypy）と呼ぶ．彼はこれを「言語としての意味の有無に関らず，無意識的・不随意的に発せられる永続的・常同的な言語表出」と定義した．また Critchley（1970）はこれを「唯一言語」（monophasia）と呼んだ．最近は言語自動症（speech automatism）ともいう．

　Jackson（1879）以来，実在語（real word）の再帰性発話（RWRU）と無意味（non-meaningful）なそれ（NMRU）が区別されている（Code, 1982）．最近は，語彙性／非語彙性（lexical / nonlexical）言語自動症とも表現される．Poeck（1982）はシラブル1個の反復を子音・母音再帰性発話（CVRU）と呼ぶ．

　アーヘン学派は積極的に自動言語としての再帰性発話に注目する．彼らの AAT には，自動言語の評価基準として6段階の尺度が採用されている（表2-1〈54頁〉，Poeck, 1982）．彼らの概念規定によると，「つねに繰返し発せられる形式の硬直した（formstarr）言語表出」には，会話の背景文脈に適合する言語常同症（verbal stereotypy）と，適合しない言語自動症（speech automatism）の2種類がある．後者のほうがより重篤であり，さらに後者の最重篤な場合として，「もっぱらシラブルのつなぎ合わせや羅列からできている言語自動症」として再帰性発話が定義される．したがって Poeck（1982）の再帰性発話はすべて語彙として認定されない NMRU である．これは再帰性発話の狭義の定義といえる．

　【不随意性と病態否認】　再帰性発話の重要な属性は，その不随意性と無意識性の2つの要素である（Alajouanine, 1956）．再帰性発話は強迫的で自由に欠け，その「語」を命題的・随意的に使用することができず，同じ「語」を他人が話しても認知できない．

　再帰性発話が無意識的であることは病態否認に結びつく．Alajouanine（1956）は，再帰性発話における常同的な発話現象をジャクソニズム的な陽性症状として，それに対する病態否認を陰性症状として位置づけている．

　失語における病態否認の問題を総覧した Lebrun（1986, 1987）は，「タン」という再帰性発話の自験例を報告した．この例は失語の改善により「タン」も消失したが，あとで問診すると，再帰性発話を話していた時期に起こったほかの物事を記憶していたが，自分がかつて「タン」としか発話できなかった事実をまったく想起できず，その録音を聞かせるまで信じなかったという．著しい病態否認である．この点では再帰性発話とジャルゴンは似ている．Zangwill（1964）と Kinsbourne ら（1963）は，ジャルゴン患者に自己のジャルゴ

ン発話の録音を聞かせた時，その声が自分の声であれば自己の病態に気がつかず，同じ発話内容を他人の声で録音したものを聞かせた時には，ただちに発話の誤りを指摘したという．これを Kinsbourne ら（1963）は暗黙の（implicit）病態否認と結論し，Lebrun（1987）は「自己イメージ」の保存という合目的的な言語行動と解釈した．

【失語の亜型】　再帰性発話が見られるのは，基本的に全失語か重度 Broca 失語である（Code, 1982）．ただし仏語圏の多くの失語学のように両者を連続的に考え，全失語の独立性を認めない立場（Alajouanine など）と，明確に区別する立場（Poeck など）があって，両者でその取扱いが若干異なっている．Poeck（1982, 1984）は再帰性発話が見られるのは全失語だけであり，しかも再帰性発話が「流暢」に発せられる時，それを非標準的な「流暢性全失語」と呼んだ．

こういう流暢性は，実は「偽流暢性」（pseudo-fluency）というべきなのではないか．そういうことを考えて筆者はこの概念を提唱したことがある（波多野，1991）．最近のボストン学派も同じことを考えている（Goodglass, 1993）．

【発現頻度】　再帰性発話の発現頻度に関して，Poeck ら（1984）は彼らの「流暢性全失語」例が失語全体の約 1 ％であったことを報じている（CVRU のみ）．Alajouanine（1956）は，Broca 失語（132 例）とアナルトリー（6 例）の合計 138 例中の 30 例（22 ％）に認めている．北条ら（1985）は 450 例から「比較的発話量の豊富な」NMRU として 8 例を選択している（1.8 ％）．筆者らは，脳梗塞による失語 116 例において，5 例の NMRU（4.3 ％）と 3 例の RWRU（2.6 ％）を見出した．あわせて約 7 ％である．

【再帰性発話の経過】　Alajouanine（1956）は，完全に常同的な再帰性発話が経過とともに変化して，これが消失するまでを 4 段階に記述した（4 段階経過説）．

（1）常同的言語表出の組成分化が生じる段階：再帰性発話の分化はまず発話の速度や抑揚の変化に現れる．プロソディや情動表現の変化による色づけや，身振りが豊富に随伴するようになる．

（2）不随意発話をチェック（check）する段階：徐々に病識が出現し，それとともに自己の常同的な発話を阻止しようとし始める．たとえば，再帰性発話が途中で急にゆっくりになったり小声になったりする．

（3）浮動的発話の段階：再帰性発話の常同性が低下し，これが状況によって変化したり，本質的に異なった言語表出が介入することによって浮動的になる．たとえば，別の新しい常同的発話による置換や付加が見られ，あるいは既製句（ready-made phrase）などの言語表現が出現する．自動的な言語と随意的な言語とが浮動的に混在する段階である．

（4）言語常同症が完全に阻止される段階：再帰性発話はもはや如何なる場面でも出現を見ず，強迫的・不随意的な発話が克服される．発話は随意的な言語のみで構成され，失文法と失構音を呈する Broca 失語の形を取る．

【意図と自動症の戦い】　以上の経過論に対して Alajouanine（1956）自身は，この記述が純然たる経過の段階というよりは，むしろ再帰性発話の組成解体の 4 つの側面と考えたほうが適切な場合もあり，この順で経過すると固定的に考える必要はないと注釈する．

この経過論の背景にあるのはジャクソニズムである．この考えはジャクソニズムを独語圏に導入した Sittig（1928）の「意図と自動症の戦い」（Kampf zwischen Automatisus und Intention）の概念に相当する．Sittig（1928）と Pick（1924）は反響書字と反響言語において，意図的な言語と自動的な言語が同一場面で競合する現象を観察した．この再帰性発話

の経過的変化も，自動的発話と意図的発話が競合しつつ，徐々に後者が前者を克服していく過程と考えられる（波多野ら，1987）．

【神経基盤】 再帰性発話の神経基盤に関する研究は少ない．

Brunner ら（1982）および Wallesch ら（1982）は「反復性言語行動」の CT 病変について，Kornhuber ら（1977, 1979）の見解を継承し，とくにその基底核との関連を研究した．彼らの定義する自動症と再帰性発話は，皮質病変だけでも基底核病変だけでも出現せず，ただ両者が組合わさった時だけ，とくに基底核と Wernicke 領野の両方を包含する病変例でのみ見出された．とくに Broca 領野については，それのみの病変でも，Broca 領野病変に基底核病変あるいは Wernicke 領野病変（のどちらか一つ）を伴っても，再帰性発話と自動症は出現しなかった．彼らは基底核の「運動プログラム発生装置」（Kornhuber）としての役割と Wernicke 領野の代償不能な言語機能——Broca 領野と基底核と補助運動野は言語機能に関して，その一つが損傷されると他の 2 者がその機能を代償するという仮説（Brunner ら，1982）がある——との関連の中に再帰性発話の発生機序を模索した．

Poeck ら（1984）は，全失語の流暢性（CVRU）・非流暢性の 2 型と Broca 失語の症例群の CT 病変の比較を試みた．個々の症例の病変の変動が非常に大きく，全失語の両型間に病変の大きさと局在部位に関する違いを発見できなかった．ただし Broca 失語と全失語の 2 型とは病変部位に関して区別可能であった．

筆者らの経験した脳梗塞による再帰性発話 12 例の X 線 CT 病変を図 2-16 に示す（波多野，1991）．臨床症状の検討もあわせて次のような結論が可能である．(1) 大部分の症例の病変部位は Broca 領野，Wernicke 領野，基底核の 3 領域にまたがる．(2) 再帰性発話の発現のためには基底核病変が必須であり，この病変を欠く症例はない．(3)「基底核＋Broca 領野」病変例（症例 2）あるいは「基底核＋Wernicke 領野」病変例（症例 9）でも，再帰性発話の発現を見ることがあるが，症状面あるいは経過面などについて，何らかの例外的事態の頻度が高い．(4) Brunner ら（1982）などの仮説はさらに検討の余地がある．Wernicke 領野病変を欠く症例（症例 2, 12）が存在するからである．しかしこの 2 例は，再帰性発話としてともに著しく例外的な症例であった（症例 2 は命題的発話が混在した例，症例 12 は一過性の出現で右麻痺が軽微）．

【右半球の関与】 Jackson（1879）は，知性言語と感情言語が左・右半球に別々に組織化されていると考え，再帰性発話における右半球の関与を示唆している．Poeck ら（1984）は，CVRU のみの流暢性全失語の症例は病前から脳の言語的組織化が非典型的で，右半球が流暢性とプロソディの機能を分担する割合が極端に大きいのではないかという仮説を立てている．

Code（1982）のアンケート調査には交差性の再帰性発話症例が報告されているが，ただあるというだけで詳細は不明である．筆者は交差性再帰性発話の症例を経験して報告し，知性言語と感情言語の側性化の様相の違いが背景にあるという仮説を立てて説明を試みた〔波多野（1991）の症例 14〕．

歌唱能力とその障害の問題についても，右半球機能との深い関連がしばしば指摘されている．再帰性発話例には歌唱可能な例と，不可能な（あるいは歌唱拒否）例とがある．なかには再帰性発話そのもので歌う症例も，歌い出しは正しい歌詞だが，ほどなく再帰性発話になる例もある——「汽車汽車シッチョシッチョ，チッチョチッチョシッチョチョ……アーシシシ，シシアー，アシシ……チッチョッチョ」と歌った〔波多野（1991）の症例

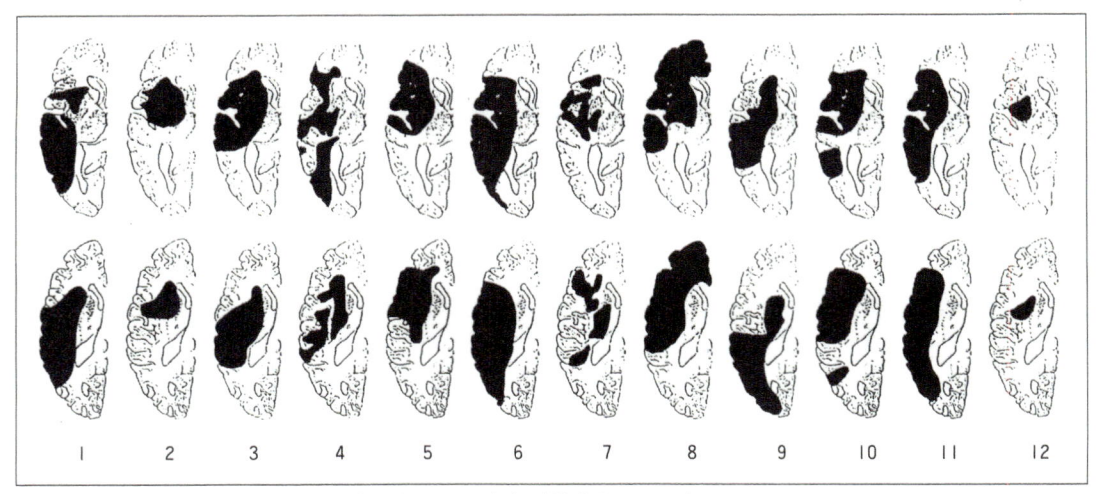

図 2-16　脳梗塞による再帰性発話 12 例の CT 病変（波多野，1991）

13〕．

　【滞続言語について】　滞続言語（stehende Redensart, Schneider, 1927），オルゴール時計症状（Spieluhrsynptom），蓄音機症状（gramophone symptom, Mayer-Gross, 1931, 1954）と呼ばれている常同的発話は，主として Pick 病に観察される．普通は比較的長い文章を，つねに，どんな質問に対しても常同的に発話する現象である．しかし短いものであれば，現象だけで区別することは時に困難である．たとえば，Schneider（1927）の滞続言語例は，"Du bist verrückt"（お前は狂っとる）という常同的発話であり，この程度の短さであれば失語の再帰性発話にもありうる．両症状間の連続的な移行が示唆される．

② 反響言語（echolalia）

　【概念と頻度】　反響言語とは，相手の質問（または話しかけ）に対して，それに適切に答えることなく，質問と同じ言葉を鸚鵡返しに発話する言語現象であり，Romberg（1857）によって記載された．患者は意図的に復唱するわけではない．

　筆者らの 116 例の脳梗塞性失語のデータによると，反響言語は 26 例あった．22％である．ただし完全型の反響言語はなく，すべて減弱型であった．

　【減弱型・完全型・部分型】　反響言語にはいくつかの亜型が区別されている．

　相手の発話をそっくりそのまま反復するのを完全型反響言語（complete echolalia）という（例：検者［ご住所はどちらですか？］→患者「ご住所はどちらですか」）．混合型超皮質性失語に見られる．

　これに対して，より軽度の反響言語ともみなされる亜型に減弱型反響言語（mitigated echolalia, Pick, 1924）がある．これは相手の質問に答える際に，まず質問の一部を鸚鵡返し的に反響して，その後に自己の答えるべきことがらを発話するという現象である（例：［ご住所はどちらですか？］→「ご住所はね……京都です」）．超皮質性感覚失語の発話や，痴呆の初期（背景に超皮質性感覚失語がある）などにしばしば見られる．まったく不自然を感じさせない場合には，よほど注意しないと見逃す．反問性反響言語という別名もある．

　相手の質問全部を反響するのではなく，最後の 1 個（または 2 個）の音韻のみを復唱するものを部分型反響言語（partial echolalia, 波多野ら，1987）という（例：［ご住所はどち

らですか？］→「か」！）．これ以外には無言症に近い状態である．背景には，長い音韻連鎖を発する能力の崩壊があると考えられる．

【即発型・遅延型】　反響言語は相手の話しかけに対して，その直後に鸚鵡返しするのが普通である．これを即発型反響言語（immediate echolalia）というが，場合によっては，相手の話しかけから相当の時間が経過したあとになって鸚鵡返しする形式の遅延型反響言語（delayed echolalia, Kanner, 1972）も存在する．これはとくに小児自閉症などに観察されることが多く，状況によってはそれが反響言語であるのかどうか確認できないことも少なくない．

【反響反復言語】　また反復言語（palilalia）も，かつては反響言語の一亜型（自己の発話に反響する——自己反響言語）とみなされた（後述）．Pick病などにおいては，反響言語と反復言語が融合して反響反復言語（echopalilalia, Roussyら，1931）の形式になることも少なくない（大塚ら，1988）．この場合，患者はまず相手の発話を反響して，しかもそれを何度も反復して発話する（例：［ご住所はどちらですか？］→「どちらですか，どちらですか，どちらですか」）．たいていは意図的な発話がほとんど消失している．

反響言語は原則として流暢性発話で構音障害を欠くが，まれに，構音障害を伴う非流暢性の努力性発話で反響言語を発することがある．努力性反響言語という．さらに反響言語の亜型として反響書字と反響読字がある（後述）．

【反響言語の経過】　反響言語には，経過上の変化が見られることがある．

Alzheimer病などの痴呆性変性疾患において反響言語が発現し進行する場合，初期には減弱型反響言語が現れ，次第に完全型に進展して，さらに部分型に移行し，最終的に無言症（mutism）に陥るという経過が観察されることがある．痴呆における失語としてこれを見れば「超皮質性感覚失語（減弱型）→混合型超皮質性失語（完全型）→全失語（無言症）」という経過にほぼ対応する．部分型が出現するのは，混合型超皮質性失語から全失語に移行する途上で，この時期には，ほかにさまざまな精神神経障害が加重して，純粋な部分型の観察は困難である．「減弱型→完全型→無言症」の進行，つまり部分型が見られない例のほうが多い．

【意図と自動症の戦い】　この経過に対して別の見方をすると，意図的な発話が十分に可能な段階から，これが解体し自動的な発話（反響言語）が出現していく．しばらくは，解体しつつある意図的発話と台頭する自動的発話とが混在する減弱型を示すが（意図と自動症の戦い），前者が完全に失われると完全型反響言語になる．それでもまだほどほどの長さの音韻連鎖を，反響言語として発話する能力が保存されているが，さらに解体が進行すると，この能力が低下し，1個または2個の音韻連鎖しか反響できなくなる．これが部分型であり，次の段階はもはや無言症しかない．

【意味→語彙→音韻の解体】　言語学的にこの経過を見れば，まず意味機能の解体が先行するが，語彙と音韻の機能は保たれている（減弱型）．さらに進行して意味が解体し，語彙が保存されている状態が完全型反響言語である．さらに語彙が解体して音韻が保たれている状態が部分型の反響である．最後に音韻が解体すると無言症に到達する．意味→語彙→音韻の順に解体が進行することが反響言語の経過に見て取れる．

【発達と解体】　一方，小児の言語発達の場合，ほぼ無言語の状態から模倣言語段階へ発達する時に，まず他者の発話の最終部分しか模倣できない段階がある（例：［おはよう］→「ヨウ」）．これは部分型の反響言語に相当する．やがて完全型の模倣が可能となり，さ

らに意図的な言語が混じて減弱型になっていく．そのうえで反響言語という模倣段階を克服し，意図的・知的な言語を獲得する．もちろん重複はあるが，基本的な図式をいえばこういう段階形式になる．この点に関しては，Alzheimer病の言語解体と小児の言語発達は裏返しの関係にある（波多野，1996）．

【単なる復唱ではない】　一方，反響言語とは選択的に保存された復唱であるという考え方がある．確かに皮相な見方をすれば鸚鵡返しは復唱には違いない．しかし「反響言語＝単純復唱説」ではどうしても説明できない現象がいくつか存在する．

第1は，訂正現象（correction phenomenon）である．検者が故意に文法的に誤った文章で話しかけると，患者はその文法的な誤りを訂正して「鸚鵡返し」することがある（例：［お年といくつ？］→「お年はいくつ」）．

第2は，補完現象（completion phenomenon）である（Stengel，1947）．検者が成句・ことわざの類を発話し，故意に途中で中断すると，患者は検者の発話を反響するのではなく，中断したあとの言葉を補完する（例：［犬もあるけば］→「棒に当たる」）．中断した先が予測可能な時には，成句・ことわざの類でなくとも出現することがある（例：［今日はよい］→「天気です」）．中断した先の予測性の高さは，その発話の自動性の高さと相関する．予測性の低い中断の場合は「文完成検査」であり，むしろ文を構成する能力や発話の自発性を見る検査である．超皮質性運動失語や力動失語に欠かせぬ検査である（184頁）．

第3に，この補完現象に類似の現象として（部分的）同時発話（partial syllalia）がある（波多野ら，1987）．これは挨拶言葉や患者の姓名などのような決まりきった言葉を，検者が患者に比較的ゆっくり話しかけたような時，検者の発話の途中から，患者が同じ言葉を同時に発話する現象をいう．たとえば，検者が［おはよう］とゆっくり話しかけた場合，患者は，検者の［よう］の部分とほとんど同時に「ヨウ」と発話する．患者は刺激の発話内容が予測可能な時は，刺激を「復唱」するよりも，むしろその先を先取りするということである．内容的には一種の補完現象であるが，検者と同時の発話である点に注目して別概念とした．

第4は，人称変化現象（personalization, Brown, 1975）である．これは日本語ではわかりにくいが，印欧諸語において，検者の発話を患者が「反響」する際に，人称代名詞などが変化する現象をいう（例："How are you?" → "How am I"）．

以上は，いずれも反響言語を単純に「復唱」とみなしてはならないという考えの根拠である．

【反響言語の背景】　反響言語が出現するのは次の場合が考えられる．

発達学的な反響言語．（1）健常小児の言語発達過程で反響言語が出現する場合．基本的に病的意味はなく，むしろ言語が正常に発達するために不可欠の過程であると考えられる．（2）小児期の種々の病態における言語症状としての反響言語．とくに有名なものは小児自閉症における反響言語の頻発である．

精神病理学的な反響言語．（3）成人のある種の精神病的状態における出現．たとえば古典的な精神病理学において，反響言語は緊張病性の言語症状の中に数えられている．内因性精神病だけではなく，覚醒剤などの薬物中毒でも，あるいは被暗示性の亢進した催眠状態やヒステリーでも出現する．

神経心理学的な反響言語．（4）成人の限局性脳病変の症例における出現．これには失語に合併して（またはその部分症状として）出現する反響言語がある．（5）Alzheimer病な

どのような，脳の非局在的な解体過程の途上に出現する反響言語，頭部外傷の急性期に出現する反響言語などもその中に含まれよう．

【神経基盤】　この（4）と（5）の神経心理学的な反響言語に限っても，その局在を論ずることはいまだに困難である．たとえば，超皮質性失語における減弱型反響言語はまれでないとしても，全失語でもその回復過程で反響言語が観察されることがある（波多野，1991）．復唱路の選択的損傷と解釈される伝導失語にすら，その経過中に反響言語的復唱が観察されたという報告がある（Brown, 1975）．

反響言語の神経的基盤については，前頭葉損傷説（Lecoursら，1983）や側頭葉損傷説（Kleist, 1934）があるが，すでに見たような反響言語の多様な背景を考慮してみれば，その責任病変の局在を一つに絞ることは困難であろう．Kleist（1934）は精神運動性（Psychomotorik）のある階層（Strebung）において固執性（Beharrung）と被影響性（Beeinflussung）という対立傾向を想定し，その調節（Streuerung）の障害として反響症状（被影響性の病的亢進）を理解した．つまり言語の精神運動性の解体における，固執性の障害が反復言語，被影響性の障害が反響言語ということになる．さらに精神運動性障害は前頭葉損傷との関連が示唆される．

【言語領野の孤立】　反響言語の神経基盤に関して単純明快な説明として「言語領野孤立」の仮説がある（Goldstein, 1948, Geschwindら，1968）．Goldstein（1948）は反響言語の成立に了解の障害と意図の障害という2つの契機を想定し，これらのおのおのは，言語領野が頭頂葉と前頭葉から遮断されることにより実現されると理解した．Geschwindら（1968）はさらに徹底して，言語領野だけが保存され，ほかの脳領域がすべて破壊されたという剖見所見を示す反響言語例を報告し，字義どおりの言語領野孤立症例を提示した．この場合言語領野とはBroca・Wernicke領野とこれを結ぶ弓状束を合わせたものであり，いわゆる「復唱路」と呼ばれる構造に相当する（Brown, 1975）．

反響言語は単なる復唱ではない．それゆえに，反響言語を，保存された復唱から説明する仮説は前提から説得性に欠ける（波多野ら，1987）．復唱障害があっても反響言語を発する例がある．また反響言語の発現には対人性や状況性の要素が重要な役割を果たす（相手が医師やSTの時出現しやすい）．さらにこの仮説は反響言語だけの説明に終わり，これを含む多くのほかの反響症状をまったく考慮していない．つまり"ad hoc"（その場限り）な仮説である．

元来この仮説は離断症候群というGeschwind（1965）らの「科学」的思想の帰結として，心的現象を単純な神経的な物質基盤に帰着させて理解できたとする還元主義——神経原理主義ともいえる——に歓迎された．一つの思想が固く信じられてしまうと，見えるものが見えなくなる．科学といえども，政治や宗教と変わらない．しかしようやく最近，その余りの単純さを反省する声が上がっている（Berthier, 1999）．

最大の問題はおそらく，解剖学と生理学と心理学（言語学）の混同である．解剖学的な事実だけで生理学的にも解明されたと思いこむ．生理学的説明の根拠が心理学的な観察だったりする．連合主義の古典論がすでにそうであった．図式を作ったWernicke-Lichtheimや言語領野孤立を唱えたGoldstein（前期）は，あえてその混同をすることにより19世紀的科学思想の一つを完結させた．しかしその後は，詳細な批判と再検討の歴史が積み重なって現在に至っている．単純に一つの学説を信仰する段階はすでに脱却しているはずである．

神経心理学は，解剖学・生理学と心理学とが出会うところに成立する学問である．それゆえに，それらの境界を峻別した上で，関係づけられるものと関係づけられないものとを，その不確実性の程度とあわせて認識すべきである．

【努力性反響言語】　反響言語は，普通は構音障害を欠く流暢性発話で発せられるが，まれに，構音障害を伴う非流暢性発話で，著しい言語努力および発話努力を伴って反響することがある．筆者らはこれまで3例を報告した（波多野ら，1984，Hadanoら，1998）．いずれも超皮質性運動失語に関連する非流暢性失語の病像を呈し，前頭葉内側皮質とその皮質下白質の病変が認められた．反響言語としては減弱型で，検者の話しかけや質問を受けると，苦悶の表情を浮かべつつ非流暢性発話でその一部を反響し，そのあとで自己の答えるべき事柄をやはり苦しそうに努力性発話する．発話運動の実現段階に非流暢性という障害があるにもかかわらず，それを克服するように患者は反響言語する．これは不全麻痺の手に出現する強制把握に類似しているようにも思える．

　反響言語には強迫的な側面がある．このことを努力性反響言語は示している．

【反響言語へのアプローチ】　反響言語の理解には次のようなアプローチがある．多少の重複をいとわずその項目をあげてみる．

　（1）発達学：この裏返しが退行学説（regression theory）である（痴呆における反響言語）．
　（2）失語症状学：超皮質性失語の言語症状として症状論的な意味がある．
　（3）言語学：反響言語は音韻の解体と意味の保存を背景に出現する．
　（4）連合主義：言語領野孤立仮説である（Goldstein, Geschwind）．
　（5）自動言語論：陽性症状として位置づけられる（Jackson）．
　（6）精神運動性解体：被影響症状群の一型と考えられる（Kleist）．
　（7）人間関係論：Gestalt心理学的な「場の理論」が適用できる（Stengel, 38頁）．
　（8）汎反響学説：急性期にはあらゆる反響症状が出現し，経過とともにある一つの反響症状のみに限定される（Pick, 1924）．さまざまな反響言語の背景に，汎反響傾向ともいうべき一般的な機構を想定する．
　（9）強迫的行動：努力性反響言語の亜型が示す．
　（10）精神病理学：被影響性が最も亢進した状態として命令自動（Befehlsautomatie）が知られている．反響言語はその不全型とも考えられる．

　まだあるかもしれないが，反響言語のことを論ずる時には，少なくともこの程度のことは考慮してほしい．

3　反響書字（echographia）

【概念と亜型】　反響書字は反響言語の書字版である．言語的刺激を「鸚鵡返し」的に書字する現象である（Pick, 1900）．

　言語刺激の様態によって2型が区別される．Margulies（1907）は反響的な筆写と書取をそれぞれ超皮質性失読と超皮質性失書（transkorticale Alexie/Agraphie）と呼んだ．Sittig（1928）はそれぞれを視覚性および聴覚性反響書字（optische/akustische Echographie）と名づけた．現在ではこの名称が用いられる（波多野ら，1987）．

　反響書字の研究は多くはない．Pick（1924）は脳梗塞による全失語の剖検例，Pötzlら（1924）はてんかん例，Sittig（1928）は脳出血による運動失語例における反響書字の報告で

ある．成書としては Herrmann&Pötzl(1926)の失書のモノグラフ，大橋(1965)，Leischner (1957, 1969)の専門書に取り上げられている．

またとくに反響書字は小児自閉症にしばしば観察される．外から帰った自閉の児が，外出中に眼にしたさまざまな文字を紙上におびただしく書いて周囲を驚かせることがある．遅延型の視覚性反響書字である．

【4種類の反響言語】　反響言語と反響書字の亜型を対比させてみると，普通に反響言語と呼ばれているものは，2つの入力様態（聴覚・視覚）と2つの出力様態（発話・書字）の間の4種の組合せのうちの，聴覚入力→発話出力の組合せで出現する聴覚性反響言語であることがわかる．そうすると，視覚入力→発話出力の視覚性反響言語も存在しなければならない．これは眼にする文字をすべて音読する行動である．事実，このような病的音読現象はすでに臨床的に注目され，強制読字（Zwangslesen, Scheller, 1969）や強迫的音読現象（田丸ら，1985）などと呼ばれている．

【反響現象】　さらに広く見ていくと，知覚内容をそのまま運動表出する反響現象（echo-phenomenon）には，上記の言語関連症状にとどまらず，相手の行為をそのまま模倣する反響行為（echopraxia），相手の表情変化を即時にまねる反響表情（echomimia），見た物品をそのまま写生する反響描画（echo-drawing, 波多野ら，1989，1991），把握された言葉や考えによって思路が決定される反響思考（Echologie, Kleist, 1934）などがすでに知られている（Berthier, 1999）．これらは，被影響性の極端な亢進として，命じられたとおりに行動するという命令自動（Befehlsautomatie）の系列に属する．命令自動は統合失調症（緊張病）の症状である．

さらにこれらの反響現象そのものも，広く，強迫的行動（波多野ら，1988），あるいは刺激や環境への依存症候群（emvironmental dependency syndrome, Lhermitte, 1986），自由喪失症候群（Freiheitsverlusts-syndrom, Scheller, 1969），距離喪失症状（Distanzlosigkeits-Symptom；主体が客体に対して距離を置くことのできない一連の病的現象——closing-in 現象，追跡把握，強制凝視，道具の強迫的使用など，波多野ら，1992）などの概念への一般化も可能である．神経心理学的にはこれらはいずれも前頭葉損傷と関連があるとされている．

【聴覚性反響書字の例】　図2-17は筆者が経験した顕著な反響書字の例である（波多野ら，1992）．症例MTは60歳の前交通動脈瘤破裂の手術例で，意識障害が遷延し植物状態が数カ月続いてから回復した．CTでは右前頭葉内側面と左前頭葉皮質下に低吸収域病変を認める．左完全麻痺，右上肢に強制把握，追跡把握，抵抗症（Gegenhalten）が認められる．意識は清明だが，作話を伴う健忘症候群，一般的発動性低下，運動維持不能（motor impersistence），左半側無視（前頭葉性無視）を認める．発話には，著しい発話発動性低下，発声障害，反復言語（palilalia）を認める．

発話と異なり書字の発動性は著しく高い．診察室でも検者がちょっと目を離したすきに，机上の鉛筆を手に取って，そのあたりにある物に何か書くことがあった（過剰書字）．患者には家人よりノートが渡されていて，これに自発的におびただしく書く．内容的には「困ったことですね」，「すみませんね」などの独語様の自発書字に混じって，テレビや近くの人の会話から，偶然に聞こえた言葉をそのまま断片的に書きつける．このような文は他人が読んでも支離滅裂であるが，よく知られたコマーシャルなどが書かれていた場合には，聴覚性反響書字だという推測は容易である．たとえばノートのある頁（図2-17）には「ハ

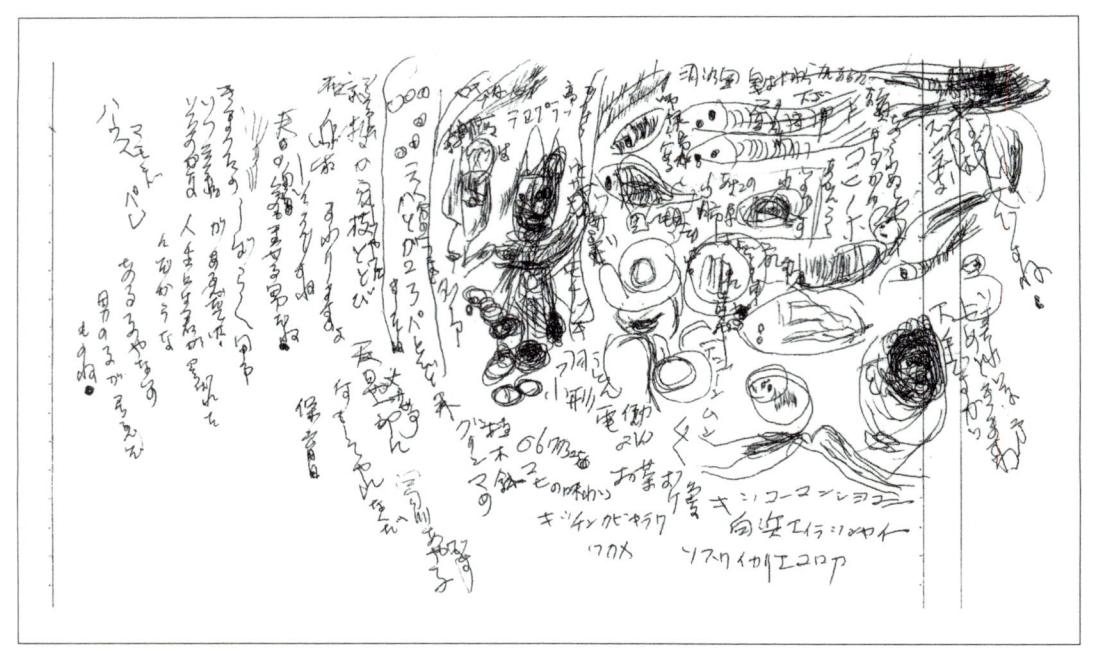

図 2-17　聴覚性反響書字と反響描画（波多野ら，1992）

ウスマモンドパレ」，「コヒの味わい」，「キッコーマンショユー」，「白浜エイラッシヤイ」，「キッチンカビキラワ」，「お茶ずけ色々」などの字句が見えるが，テレビの宣伝文句と思われる．このような書字のほかに，患者はしばしば絵を描く．内容的には，とくに眼の前の人や物の直接の写生が多い．視覚印象が反響的に描画を誘発するという意味で反響描画 (echo-drawing) と呼びうると思われる．図 2-17 の魚の絵についても，患者自身は外の鯉のぼりだと説明した．

この例の反響書字には対人性の要素があまり認められない．この点は反響言語と反響書字の違いの一つのようである．

4　同時発話（syllalia）

【概　念】　同時発話とは，会話の相手とほとんど同時に発話すること．同時に発話するという時間的な一致が重要であり，相手と同じことを発話する場合と，異なることを発話する場合とがある．

"Syllalia" の語は筆者らが考えた．"Syn-"（同時）と "-lalia"（話す）からできた．

相手と異なる内容を同時発話する現象は，失語例にときどき見られる．復唱の検査などで，検者の言うことを最後まで聞いておれず，完全に聞き終わらぬうちに発話する．そこまで聞いたことに近いことを発話する場合もあるが，無関係としか思えないことを発話することもある．一種の抑制欠如が背景にあると思われ，復唱だけではなく，理解や呼称の検査でも同質の現象が出現する．

筆者らの 116 例の脳梗塞性失語のデータでは，確実に同時発話が観察された症例が 14 例（12％）あった．このほかに，同時発話の疑いまたは低頻度の出現例は 12 例あり，これらをあわせると，失語症例にはかなり観察される症状であるといえる．

【部分的同時発話】　相手と同じことの同時発話は，筆者らが報告した（波多野ら，

1987）．普通の対話状況で相手の発話を予測して同時発話することはまず不可能である．しかし成句・ことわざの類の場合（検者：［犬も歩けば<u>棒に当たる</u>］→患者「<u>棒に当たる</u>」，下線部が同時発話）や，質問を何回か繰り返した時には，患者は検者の発話を予測して同時発話する．したがってこの場合はほとんどが「部分的」同時発話（partial syllalia）である．以下はその症例 SF の発話である．

　　会話例：
　　　　［こんにちわ！］「ワ……」．［いかかですか？］「カ……いかがですか……」．［元気してるの？］「ん……」．［今日は何月何<u>日</u>？］「ナン<u>ニチヤ</u>……」．［どうです？］「ん……」．［朝は何時に起きましたか？］「ん……」．［お名前をおっしゃって下さい！］「ん……」．［お<u>なまえ</u>！］「<u>マエ</u>……」．うん，おなまえ！］「<u>マエ</u>……」．［お名前ですよ！］「ん……」．［あなたのお名前！］「ん……」．［言うて下さい！］「ん……」．［たに<u>やま</u>！］「<u>ヤマ</u>……」．［ゆき！］「ゆき……」．［たに<u>やま</u>！］「<u>ヤマ</u>……ゆき……」．

　この症例 SF は，反響言語や補完現象が見られた Alzheimer 型老年痴呆で，反響言語は「減弱型→完全型→部分型→無言症」の経過を示した．この会話例の観察は，部分型反響言語（［こんにちわ！］→「ワ」）を呈する時期で，多少の完全型（［いかかですか？］→「カ……いかがですか」）も混在した．検者の問いかけにはたいてい相槌「ん」が打たれ，反響言語と同時発話をあわせて，外刺激反応性（Fremdanregbarkeit, Kleist）は保たれているが，自発的な発話はなく無言症に近い状態である．

　検者の［今日は何月何日？］，［お名前］，［谷山］という質問や話かけに対して，途中でその先を予測した患者が最後の部分を同時発話した．［今日は何月］の次は常識的に［何日］であろう．［お名前］は最初に聞いた時には出ず，2度目に聞いた時に後半を同時発話した．［谷山ゆき］は自己の姓名である．いずれも最初を聞けば，あとの補完が可能である．同時発話は下線部であるから，下線のない発話は反響言語または補完現象である（［ゆき！］→「ゆき」．［たにやま！］→「ヤマ……ゆき」）．

　この場合の同時発話は反響言語や補完現象ときわめて近い関係にある．おそらく共通の発現機制が介在しているに違いないと思われる．しかし反響言語が復唱の選択的保存だという見解がある限り，復唱とは相容れぬ言語現象として同時発話を考えねばならない．

⑤ 反復言語（palilalia）

【概　念】　反復言語とは，自己の発話を何回か繰り返して発話する言語現象である．De Renzi（1879）の"catafasia"や Brissaud（1899）の自己反響言語（auto-écholalie）の記載が先行する．"Palilalie"の名称を与えたのは Souques（1908）である．

　本邦では「同語反復」と訳されることもあるが，これだと"echopalilalia"（反響反復言語）や"paligraphia"（反復書字）を訳しづらい．

【自験症例】　以下は自験例の反復言語の発話例である（波多野ら，1992）．すでに反響書字と反響描画の例として紹介した症例 MT である．自発話はほとんどないが，質問すると，著しい発声障害を伴いつつ返答し，かならず同じ語句を繰り返す．口部失行の検査で「1回行なえばよい」と何度指示しても，同じ行為を3，4回繰り返す．口部のみの反復行為（palipraxia）である．

　　会話例：

［今日の天気はいいですか？］「よろし，よろし，よろし…よろしいです，よろしい…」．［今の季節は？］「夏，夏…」．［病院で毎日何をしてますか？］「寝てる，寝てる，寝てる，寝てる…」．［夏はどこかへ遊びに行きますか？］「わからない，わからない，わからない…」．［ご実家へ帰りますか？］「帰りたい，帰りたい…」．

【その亜型】　反復言語にもいくつかの亜型が知られている．

Sterling（1924）は真性反復言語（palilalie vraie）として，自発的発話で出現する，反響言語の結果ではない，失語を伴わない，より重篤な精神障害によらない，という4条件をあげ，これを満足しないものを仮性反復言語（palilalie spuria）として区別した．さらにこの真性反復言語には，反復に声量低下や発話加速性を伴うけいれん性・異音性反復言語（palilalie spasmodique resp. hétérolalique）と，反復しても声量や速度に変化がなく，時に無言状態と交替する無力性・同音性反復言語（palilalie atonique resp. homolalique）の2つのタイプが存在することを述べた．Souques（1908）の症例などは前者（異音性）であり，初老期痴呆などに見られるのは後者（同音性）が多い（大塚ら，1988）．

筆者らは，数回の脳血管障害の発作毎に反復言語の性状に変化が見られた症例を報告した．この例は，すでに左前大脳動脈域に梗塞巣があった．このうえに脳血行障害が起こり，左上肢の特異な不随意運動の発現とともに同音性反復言語が現れた．さらに後に仮性球麻痺症状が明確化するとともに異音性反復言語に変化した（波多野ら，1987）．

失語に見られる反復言語は真性反復言語ではない．この点は反響言語と異なるので注意する必要がある．

【背景疾患】　反復言語の背景をなす疾患・病態としては，仮性球麻痺（Brissaud, 1899），Parkinson症候群（Souques, 1908），半球内側面（とくに補助運動野を含む）局在病変（波多野ら，1987），てんかん性言語症状として（Alajouanine, 1956），Pick病などの痴呆性変性疾患〔PEMA症候群（Guiraud, 1936）——Pick病に観察頻度の高い"Palilalia, Echolalia, Mutism, Amimia（失表情）"の頭文字を取った，同様にPES症候群："Palilalia, Echolalia, Stereotypie"（Tissotら，1985）という名称もある〕，統合失調症（緊張病）などが知られている．

反復言語の責任病変は未だ十分に明らかではないが，基底核や補助運動野を含めた前頭葉内側面の重要性が指摘されている（Critchley, 1927）．

【語音の反復】　反復言語は原則として語または句を単位として反復する．しかし部分型反響言語のように，自己の発話の最終シラブルを繰り返し反復発話する場合がある．これも広い意味では反復言語と考えられ，シラブル性反復言語（palilalie syllabique, Foixら, 1926）という概念が提案されたことがある（波多野ら，1989）．またKraepelin（1910）の語間代（Logoklonie）の概念もほぼこれに等しい．ちなみにKraepelinの教科書（第8版）には"Anton, ton, ton, ton"（人名）という発話例があげられている．これらは時に，発話の開始におけるシラブルの繰返しである後天性吃音（Stuttering）と紛らわしい．いずれも脳器質性疾患で観察される．

語唱（Verbigeration）は同じ言葉の繰り返しが頻発する現象として，緊張病症状として記載された（Kahlbaum）．基本的には統合失調症に見られるが，脳損傷例に用いられることもある．とくに言語貧困化を伴う語唱が頭部外傷例で記載されており（Kleist, 1934），筆者らも特異なクレッシェンド現象〔Kretschmer（1956）の前頭葉症状の一つで，話しているう

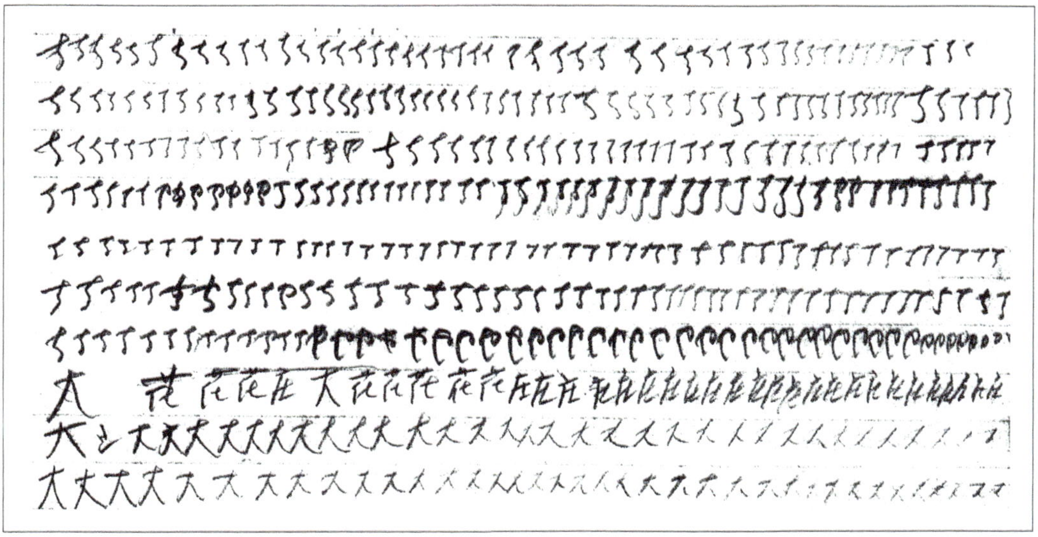

図 2-18　反復書字（波多野ら，1984）

ちに大声になる現象〕を伴った同様の脳外傷例を報告したことがある（波多野ら，1988）．
　筆者らは語音反復としか言いようのない発話を呈した辺縁系痴呆（Klüver-Bucy 症候群と健忘症候群を中心とする）の症例を観察したことがある（波多野ら，1989）．これは無酸素脳症による意識障害から回復した後，一時期には何を話しても「ドドドド……」としか言わない症例で，最終的には語間代に落ち着いた．

【反復書字】　反復書字（paligraphia）は，文字や語の書字の反復である．患者は同じ文字を紙に書き続け，その様子は著しく異様である．背後には書字運動の精神運動性解体現象があり，さらにはこれを監視する知性や人格の統合のレベルに問題がある．したがって痴呆を背景に出現するのが普通である．

　筆者の経験した症例 KM は，頭部外傷による辺縁系痴呆例で，発話は無言症に近いのに大量の書字を行い，書けば反復書字に陥った（図 2-18，波多野ら，1984）．文字の反復も語の反復もあり，時には英単語の反復すら見られた．反響言語は見られなかったが，反復書字と無言症と失表情があり，Pick 病ではないが不全型 PEMA 症候群とみなされた．辺縁系痴呆は，喜怒哀楽の変化はないが，要素的な知性が保存される「痴呆」である（176頁）．この患者は将棋も指せば花札も引き，しばしばほかの入院患者に勝った．

6　空語句（empty phrase）

【概　念】　空語句は，文法を含めて言語学的に誤りはないが，情報内容の伝達としてほとんど無意味な発話をさす．

　アーヘン学派のいう「決まり文句」（Redefloskel）――「長さもさまざま，慣用句としての程度もさまざまな内容空疎な言辞」（Poeck, 1982）――がほぼ空語句に該当する．空語句は，本人の明瞭な意志による発話というよりは，無意識的〜半意識的な発話である．たとえば，呼称検査で，「えーとね……」，「これはですね……」，あるいは「何と言いましたかな……」などとつぶやくような発話をいう．

【半自動的発話】　空語句は健常者の発話にもよく見られる現象である．発話におけるほどほどの冗長性を保つためにも必要な要素である．空語句は学術論文や機械の言語には現

われず，いかにも生きた人間の言葉のあかしのようですらある．したがって，空語句そのものには病的意味はない．しかし非流暢性発話のように，空語句がまったくないか極端に少ないというのも病的であり，ある種の超皮質性感覚失語（語義失語）のように，発話のほとんどが空語句で占拠される流暢性発話（SJ）も異常である．

空語句は，流暢性失語の発話に高頻度で観察され，非流暢性発話にはあまり見られない．筆者らの116例の脳梗塞性失語例では，空語句がまったくなかったのが58例（約50％），空語句が明らかに認められたのが48例（約41％）あった．

容易に理解できるように，空語句は自動言語の範疇に含めるとしても，その自動性の程度はさまざまで，いわば半自動的発話とでもいうべき現象である．

7 情動とコミュニケーション

【情動と主体】 精神は「知情意」の3領域に分けられる．「意」は意志(will)や欲動(desire)などをさし，精神の能動的側面である．「情」は情動(emotion)のことで，体験される感情(affect)を含み，精神の受動的側面である．しかし情動は意欲を通じて表現され，意欲は情動によって喚起されるから，「情」と「意」はひとまとまりとして働くことが多く，実際には「情意」と括ったほうが理解しやすい．精神病理学的にも，うつ病では意欲も低下し，痴呆では情意が鈍麻するように，2つはともに障害される．この情意のあり方が，それぞれの精神の基本を形成している．それが人によって異なる点を強調すれば個性と呼ばれる．この実際には分かち難い情・意をひっくるめて，ここでは広い意味で情動と呼ぶ．

これに対して「知」とは知性・知能のことで，基本的に生存と適応のために必要な道具として機能する．道具は使用する主人がいてこその道具である．この主人は「精神」の持ち主であり「わたし」とも「自我」ともいえるが，ここでは「主体」といおう．

【Piaget-Wallon 論争】 主体というのは実にやっかいな概念で，解剖学も生理学も今のところ問題にできない．これを研究する学問が，本来の意味での心理学なのであるが，心理学の半分は「科学的」という言葉に強烈な劣等感をもっていて，科学様の外観を呈することを金科玉条にしてでき損ないの生理学のような顔をしている．残りの半分の心理学は，力動心理学や臨床心理学と呼ばれ，主体や精神を考察するが，それと脳との関係は考えない．ちなみに本当の精神医学は，精神と脳の出会うところを研究する医学であるという主張がある．この本当の意味の精神医学は，脳しか考えない心理学と，脳を考えない心理学の両方から圧殺されてしまう．これを「精神医学殺し」(psychiatrisid) という (Ey, 1975)．

そういう意味ではむしろ発達心理学が，身体発達に伴う主体の発達と成立をまじめに考えている（浜田，1999）．主体の環境への適応形態としての知性が，いくつかの段階（感覚運動期，前操作期，具体的操作期，形式的操作期）を経て誕生していく発生的認識論を唱える Piaget（1896-1980）と，障害児の観察から「姿勢-情動機能」を通じて生体内調整と外界・社会への適応を実現してゆく情動の根源的な役割を強調した Wallon（1879-1962）の論争は，ともに難解ではあるが実に興味深いものがある．

この主体の中核に介在する情動が，コミュニケーションに枢要な役割を担っている．

【情動とコミュニケーション】 新生児も他者に対して信号を出す．コミュニケーションの始まりは全面的な泣き（global crying）である．人と生まれて最初に行うことは息を吸い込む呼吸であるが，次にこれを吐き出す時にもうコミュニケーション行動をしている．

表2-2 情動とコミュニケーションの発達と辺縁系

レベル	行動	(亜)系	解剖学	機能中心	個体発生	サイン/コミュニケーション	メモ
1	Primary Sign Behavior	Striateal System	Reptile Forebrain (MacLean, 1973)	線条体	新生児	未分化な泣き (Global Crying：不快)	(鳥類, は虫類)
2	Visceral Sign Complex	Appetitive Subsystem	Rhinal System (Pribrumら, 1954)	視床下部 (Prepyriform Cortex, Septum, Diagonal Band)	生後約2週	分化した泣き (空腹,怒り,痛み泣き：不快)	成人の非言語的Limbic Communicationの最低レベル
3(a)	Somatic Sign Schemata	Anteriror Affective Subsystem	Paleol System (Pribrumら, 1954)	扁桃	生後1,2カ月	感情状態を報せる不随意的な口部・顔面運動；Cooing (ククと喜ぶ：快)	ほ乳類の4つのF (Feeding, Fighting, Flighting, Fucking)；Piaget (1952)の感覚運動期
3(b)	Somatovisceral Sign Learning	Posterior Affective Subsystem	Hippocampal-Cingulate System (Pribrumら, 1954)	後部帯回〜海馬 (関連するSchizocortical Regions, 前部側頭皮質)		怒りの声をかけられた小児が泣き, 優しい調子の声でなだめられる	海馬の記憶機能→道具性学習 (Operant 条件付け)
4	Signal Communication	Voltional Subsystem	Anterior Cingulum	前部帯回〜海馬 (Limbic Juxtallocortex and Proisocortexの最高水準)	生後3,4カ月	内的感情を欠く怒りの表出など；喃語発声, プロソディー, 反響言語	意図的・意識的行動の始まり
5	Propositional Communication	Neopallial System	Neocortex	左半球	生後12カ月	言語・シンボル・身振りなどの形成による命題的メッセージ	言語の発達
	Non-Propositional Communication			右半球			

　この段階から成人の言語に至るまでのコミュニケーションの個体発生は，情動と辺縁系の発達に対応している．この展開は爬虫類・鳥類から人間に至るまでの系統発生と反復説の進化論（recapituration theory）に対応する．この対応を全面的に理論化したのが Lamendella (1977) の仮説である．**表2-2** は彼の理論の総括である（波多野, 2001）．この理論化には細部の再検討を要するとか，根拠が薄弱だとか，さまざまな批判はあろうが，現在のわれわれが所有する最も包括的な情動とコミュニケーションの神経心理学であると考える．
　Lamendella は広義のコミュニケーションを5水準の進化と考える．レベル1が爬虫類脳，2から4が古哺乳類脳（＝辺縁系），レベル5が新哺乳類脳（MacLean, 1973）に相当する．
　【5水準の進化】　レベル1は最も原始的で「原始的サイン行動」と呼ばれ，線条体系がその最高次の構成要素である．生存の基本に関連する限られた刺激に対する反射的・常同的反応，つまり，個体発生的には新生児の未分化な泣きに相当し，不快刺激に対する全体的動員として網様体によって作動する．人間の発声に対する線条体の支配レベルが機能するのは不快状況であって，快楽はまだ分化していない．
　レベル2は「内臓サイン複合」のコミュニケーションで，辺縁系・食欲亜系が作動する．内的感覚に関連する動因（飢え，痛み，怒りなど）の基礎をなし，やや複雑な自動的反応パターンの行動を示す．生後2週以後，未分化な泣きから分化した泣き（空腹泣き，怒り

泣き，痛み泣きなど）が発生するが，未だ意図的行動はない．Pribramら（1954）の「嗅脳系」に相当し，機能の中心は視床下部である．

　レベル3は前方系と後方系が区別される．レベル3（a）は「身体サイン図式」の行動であり，前部感情系としてPribramらの古皮質系に該当する．機能の中心は扁桃．この亜系は生後1カ月頃から機能を始め，種の生存を支えるために内的食欲状態と外的環境刺激に対する道具的反応の有効手段を表現する．その代表的機能が哺乳類の「4つのF」（飲食，闘争，逃走，交尾）であるように，その活動は哺乳類の特徴として，哺乳類以下はこのレベルに達していない．この亜系は多くのサイン行動を作りだし，小児の感情状態についての情報を伝達し，大人はそれに合わせた推論が可能である．このレベルの辺縁系活動は，多くの不随意的な口部顔面行動，顔面表情，闘争的発声，原始的な叫声の標準的な組み合わせを支配する．6〜8週間頃の快楽音声の発達に関連している（cooing＝クククと喜ぶ行動など）．またPiaget（1952）の感覚運動期の神経基盤ともみなされる．

　もう一つのレベル3（b）は「身体内臓サイン学習」であり，後部感情系として，具体的にはPribramらの海馬・帯回系に相当する．この亜系は，内的生理学的システムからは中隔（septum）を経由して，外的世界からはおのおのの感覚様態（嗅覚以外）を経由して情報を受け取り，これに海馬の記憶機能が加わり，オペラント条件づけなどの道具的学習の機能が営まれる．この亜系によって，食欲レベルの内臓感覚を越えた内的体験の新しいレベル（感情体験）が開かれる．このレベルの小児は，他者の怒った声によって泣き，優しい声で笑うといった，感情的な分化がより明瞭になる．

　レベル4は辺縁系の最高水準で「サイン・コミュニケーション」，つまり意図的亜系である．辺縁系の中の少なくとも前部帯回と海馬が関連していると推定される．コミュニケーションとしては，辺縁系レベルでも，低級ではあるが，意図的・意識的行動の始まりが設定される．生後3〜4カ月以後の小児は，感情表出パターンの支配が可能になる．つまり実際に怒りの感情がなくても，怒りのサインを示すなど，サインの意図的な使用が徐々に可能になる．喃語の発声も始まり，9カ月から発声の意図的コントロールも始まる．さらに徐々にプロソディを獲得し，1歳前から始まる模倣や反響言語なども，このレベルで営まれるとされる．

　レベル5は「命題的コミュニケーション」で，新皮質系の機能である．生後1年以降，シンボル・身ぶり複合を命題的メッセージとして用いることができるようになり，徐々に言語が発達していく．左半球の言語優位性の確立へと導かれていく課程である．ここから先は道具としての言語，とくに知性言語の領域である．その障害が失語ということになる．

【辺縁系と失語】　レベル4で原始的ではあるが，コミュニケーション手段を道具として使用する段階に到達する．それまでのコミュニケーションは主体のあり方そのものであって，分化しつつある喜怒哀楽が，感情表現としてそのまま表出される．

　われわれの対象である言語にはこのような背景がある．失語の言語症状もこの背景的関連の中で出現する．失語症状と辺縁系との関連としてはいくつかの具体的なテーマを思いつく．

　たとえば，非流暢性発話の発現における辺縁系要素の障害の重要性である．側脳室前角の外側を通過する梁下束は，帯回と補助運動野から尾状核への投射線維を含む．これを離断する病変は，発話の起動と準備に関与する辺縁系からの入力を遮断する（Naeserら，1989，159頁）．これが永続的な非流暢性発話の成立条件の一つという見解がある．

同様に超皮質性運動失語における辺縁系の重要性がある（128頁）．補助運動野を含む前頭葉内側面病変と関連すること，発話の起動や発動性の障害を本質とすること，これらが辺縁系と関係することからこの失語には辺縁系失語の別称すらある．

失語が意図的な知性言語の障害であれば，辺縁系との直接の関連が薄いのは当然であろう．しかし辺縁系の両側性損傷は，非失語性（と思われる）の重篤な言語障害を惹起する．たとえば辺縁系痴呆においては，種々の言語障害が観察される——発話発動性低下，反復書字，反響書字，過剰書字，反響描画などである（波多野ら，1984, 1989）．

失語は相当に重篤な症例でも，対話の相手に視線を合わせ，話しかけに相槌を打ったりうなづいたりして，コミュニケーションへの意欲を示す．この種の意欲（＝情意）は，失語だけでは失われない．この機能は辺縁系が担当していると考えられる．

【反響言語】 反響言語がレベル4に出現するという仮説は，失語における反響言語の出現にある示唆を与える．努力性反響言語では，前頭葉内側面の病変が重要であった．すなわち，少なくとも強迫的性質を有する反響言語の発現にとって，この辺縁系の部位が重要な役割を果たしている可能性がある．

【再帰性発話】 再帰性発話の発現に右半球の果たす役割が示唆されてきた（Poeck, 1982）．しかし最近，松田ら（2001）は非常に興味ある症例報告を行った．75歳の右利き男性が左半球の多発性脳梗塞で，「自分のやつ」という再帰性発話を伴う全失語になった．聴理解と復唱も重篤に障害された．9カ月後に右側頭頭頂葉に再梗塞を起こして，聴理解と復唱は廃絶したが再帰性発話は残った．この例は再帰性発話が右半球起源とは断定できぬことを示唆している．

Poeckらは再帰性発話として発せられる音韻は，示差的特徴を失ってもはや音韻とはいい難い音であるという趣旨を述べている．われわれは無反省に，再帰性発話を音韻として，つまり言語の一部とみなしている．また再帰性発話が回復すると，どうして失構音と失文法を中心とする非流暢性発話になるのか——つまり回復すると障害が出現する（100頁）．どうして発話可能な音韻数が徐々に増えるという形で連続的に回復しないのか．再帰性発話は，通常の発話——その障害によって非流暢性発話になる——と異なるモードに属しているように思われる．

たとえば上記のレベル1においても，単純な常同的運動の遂行は可能である．線条体系までを有するという鳥の発声は基本的に常同的である．再帰性発話が，単純に発声構音器官における常同的運動とみなしうるものであれば，線条体系以下のレベルにその起源がある可能性も考えられぬわけではない．再帰性発話の発現に基底核病変の重要性が強調されているが，これは知性言語消失という陰性症状を惹起するという，再帰性発話出現の条件の一つに過ぎないのかもしれない．再帰性発話という陽性症状を解放する神経構造は，さらに下位のレベルに存在する可能性がある．少なくとも再帰性発話の起源を，右半球を含めて皮質レベルに求める仮説は成立し難いように思われる（100頁）．

第2章 失語の理解

❸ 失語の分類

I 失語分類の基本設計

【Wernicke-Lichtheim の図式】　失語の臨床をしていれば，かならず失語の亜型の話になる．何々失語というタイプの話をせずに臨床をすることは事実上不可能である（波多野，2000）．

失語例はすべてほどほどに類似し，ほどほどに相違する．この相対的なあり方が分類という営為の前提である．あまりにかけ離れた物，たとえば，イボイノシシと室町時代と弦楽四重奏では分類のしようがない．

失語の分類には2つの基準がある．現象と病変である．この双方を満足させる分類が可能であれば理想的である．それがうまくいかない場合は，どちらか一方に重きを置いて分類される．比較的うまくいった例がWernicke-Lichtheim モデルに基づく分類である．

この図式（図2-19）に基づく失語分類は「古典論」的分類と呼ばれ，19世紀的連合主義が最も成功をおさめた仮説とされている．古い原理であるが，現在でも基本的な有効性は高い．どんな症例でも，この分類の物差しに当てはめて，そのどれに該当するか，あるいはどれに近いか，どれとどれの相矛盾する特徴を備えているか，などの議論を通じてその症例の理解を深めることができる．きわめて有力な分類であるが，もちろん完全ではない．

【3つの言語中枢】　図2-19のaとmは聴覚系と（発話）運動系の末梢，AとMは聴覚および運動言語中枢である．実際にはWernicke領野とBroca領野に該当する．Bは概念中枢という架空の存在であるが，一応，言語領野以外のすべての脳領域をさすと考えられている．言語理解はa→A→Bの経路で行われる．自発話はB→M→mの経路か，B→A→M→mの経路で行われる．発話においても聴覚的統制を必要とするからである．復唱はa→A→M→mの経路を通じて行われる（これを復唱路という）．AとMでは言語の音韻レベルの受容・表出の処理が行われ，Bでは概念・意味のレベルでの統合的な処理が行われると解釈される．

【7つの失語型】　Mの損傷により自発話と復唱の障害が起こるが，理解は保存される（1．皮質性運動失語＝Broca失語）．Aの損傷により，言語理解と復唱の障害が起こり，発話は聴覚的統制を失って錯語を混じる（2．皮質性感覚失語＝Wernicke失語）．A→M経路の遮断により理解も自発話も可能であるが，復唱だけが不能となる（3．伝導失語）．この時の発話も聴覚的統制を失って錯語を混じる．B→M経路の遮断により自発話は減少するが復唱は保たれる（4．超皮質性運動失語）．A→B経路の遮断により言語の意味理解が障害されるが，やはり復唱は保存される（6．超皮質性感覚失語）．Mの末梢経路が遮断されると発話と復唱が障害され，内言語障害は起こらない（5．皮質下性運動失語＝純粋

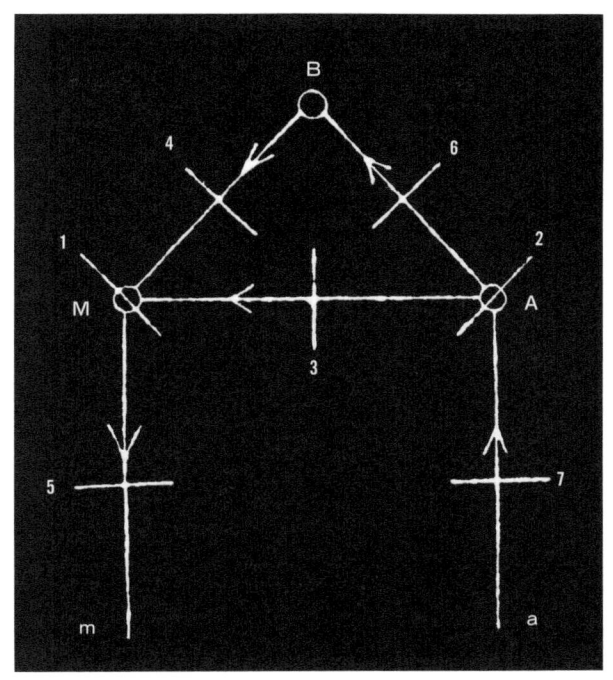

図2-19 Wernicke-Lichtheim の図式と7つの失語型
（Lichtheim, 1885）
A：聴覚言語中枢, M：運動言語中枢,
B：概念中枢
1．皮質性運動失語, 2．皮質性感覚失語,
3．伝導失語, 4．超皮質性運動失語,
5．皮質下性運動失語,
6．超皮質性感覚失語,
7．皮質下性感覚失語

語啞）．Aの末梢が遮断されると言語理解だけが障害され，やはり内言語障害は起こらない（7．皮質下性感覚失語＝純粋語聾）．

【非流暢性 vs 流暢性失語】 現象と病変の双方をにらんだ分類として，発話の（非）流暢性のみに基づく分類がある．この分類の歴史も古く，局在論者の運動 vs 感覚失語も，Jackson の"Class I"vs"Class II"，Marie の「分類」，あるいは表出 vs 受容失語（expressive / receptive a., Weisenburg & McBride, 1935）もほぼこれに相当する．この分類は大まかであるので失語理解の第1段階として意味があり，より細かい分類による失語型に該当しない場合にも有用である．

【病変部位による分類】 失語の分類のために最重要なのは病変部位であるという考えがある．CT などがなかった頃は，神経心理学は症状から病変部位を推定する機能を果たしていた．

たとえば，中心溝あたりを境にして前方・後方失語（anterior / posterior aphasia）というような分類がある．教科書にしばしば登場する用語である．むしろ非流暢性 vs 流暢性失語の2分類が，前方 vs 後方失語に相当する．しかし両者は同義語ではないとも強調される（Albert ら，1981）．

病変部位との対応を特に強調する分類として，シルビウス周囲失語，境界領域失語，皮

3 失語の分類 117

質下失語，非局在性失語の分類がある（Benson, 1979）．これは症候学的な内容としては古典論的分類とさして変わりはない．ちなみに非局在性失語には失名辞失語（anomic a.）と全失語（global a.）が含まれる．

【症候学的な分類】 病変部位の問題を括弧に入れて，失語の現象面のみを取り上げる分類がある．Goldstein（1948）の分類は，失語の本質を内言語障害と想定し，その純粋な表現型を中枢性失語（central aphasia＝伝導失語）とする．これに運動過程または知覚過程の障害が合併したものを皮質性運動失語または皮質性感覚失語と分類した．

Schuell（1964）の分類も，基本的に単純失語（simple a.）を中心にして，これに感覚運動障害や視覚障害を伴うものを区別する方法をとっている．Marie の分類も Wernicke 失語を基本にして，これに失構音を合併するものを Broca 失語と区別する方法であった．

もう一つは，言語学的な見方やモデルを導入した分類である．Head（1926）は，意味失語，統辞失語，名辞失語，語性失語（semantic / syntactic / nominal / verbal a.）の分類を試みた．近年の書字言語障害の領域における認知神経心理学的な分類も病変部位を考慮しないが（149頁），これはまだ失語全体に対する分類には到達していない．

【役に立つ分類】 臨床の現場で役に立つ分類がある．先にあげた Schuell（1964）の分類は言語治療に向けた分類であることが強調されている．また右麻痺を伴う失語と伴わない失語の2分法も有用である（51頁）．また発語失行を伴う失語と伴わない失語というのも，治療の観点からは有用であろう．

あげていけばきりがないが，重症度による分類，病期（亜急性期など）による分類があり，普通には分類と呼ばないが，年齢，性別，利き手，二言語併用などの情報は失語（群）を区分する基準になる．

【分類否定論】 最近，認知神経心理学的立場から，従来の失語分類を否定する見解が表明されている．あらゆる分類にそれなりに問題があることは自明である．学者の論として拝聴はするが，現場では失語型についての分類がないと臨床にならないと思われる．

少なくとも，失語の現れ方には一定のパターンがある．そのパターンまたは型のいくつかをわきまえておくことの重要性は指摘するまでもない．武道，華道，仕舞，あるいは小説の書き方やマヨネーズの作り方にまで「型」というものがあって，それを学ぶことが発展と完成を志向することである．失語学も同じであろう．

【失語の計量分類】 個々の失語（患者）の集合が，全体として失語という統一を形成している．失語の種類は患者の数だけ存在するという「分類」と，失語は一つであるという「分類」は，相反するように見えて，実はともに分類学としてはほとんど無意味である．個々の失語の間の類似性を数量として表現し（Euclid 距離や相関係数など），最も類似度の高い2例を集めて一つの群を作り，次に類似度の高い組合せを群とするという手続きを順々に繰り返して，全症例を一つの群にまとめるという分類法が，多変量解析の中のクラスター分析である．患者の数だけ失語があるという分類から，失語は一つという分類までの，さまざまな分類をすべて相対化する方法である．失語に対してこのような計量的クラスター分析を行った研究としては Kertesz（1979）の研究が有名である．これは分類のための特定の基準がない時に行われるか，あるいは特定の基準に依拠した分類を反省する時に試みられる方法である．

2 非流暢性・流暢性失語の分類

【非流暢性 vs 流暢性】 （非）流暢性発話についてはすでに述べた．この基準のみに基づいて失語を2分する分類が非流暢性 vs 流暢性失語である．Geschwind, Benson, Goodglass らのボストン学派が1960年代後半以降に広めた分類であるが，彼らはこの2分法には中間段階がなく，グラフに描けば「真に2峰性分布」の形になり「2群の間にはわずかな患者しか存在しない」と強調する（Goodglass, 1993）．Benson (1967) もこの2分法に失語患者の「大多数」が分類されたというが，その割合は全体の64％である．つまりあとの36％はこの分類になじまなかった．この数字を大きいと見るか小さいと感じるかは微妙なところである．全体の2/3が当てはまれば立派な法則だというのは，失語学の確からしさの程度がどの程度のものかを物語っている．筆者はこの数字を非常に正直なものだと感じる．このあたりにも，失語学が生理学にも解剖学にも還元できぬ事情があると思う．

【中間群の存在】 筆者らの経験でもこの2分法には無視しえぬ中間群が存在する．Wernicke 失語や Broca 失語のような「皮質性」失語にも発話流暢性を中間と評価せざるをえない例がある．皮質下の基底核などの病変のある失語は，さらに中間群の頻度が高い．

本来，非流暢性という症候群の概念は，構音障害，プロソディ障害，文法障害，発話量低下などが高頻度に合併するという経験的事実に由来する．これらの個別的な症状間に解離をきたした時，非流暢性概念の意味が小さくなる．構音障害を欠く超皮質性運動失語や，反響言語のみ流暢な混合型超皮質性失語の発話は，その一つの例である．とくに自動言語の取り扱いが困難なことがある．最も困惑するのは，再帰性発話を流暢に発話する全失語であり，単純に中間群に入れるのもためらわれる．アーヘン学派は皮肉を込めて，これを流暢性全失語と呼んだ．筆者らも「偽流暢性」というような別個の概念を設けたほうがいいと考える（波多野, 1991, Goodglass, 1993）．

【第1段階の分類】 しかしこの非流暢性 vs 流暢性失語の分類は，失語の診断分類における有効な「第1段階の分類」である．以上の批判的な考察を踏まえたうえで，失語患者の発話を非流暢性か流暢性か，それともこの分類になじまないか，そうであるとすればなぜかを考えてみることが重要である．

病変部位との関係でいえば，非流暢性失語が前方病変，流暢性失語が後方病変に対応していると単純には考えないほうがいい．前方病変で流暢性発話を呈する例は少なくない．おそらく確実なことは，小児失語を別として，中心（後）溝よりも後方の病変のみで非流暢性失語になる例はないということであろう（167頁）．

3 中核的失語群

「中核的」というのは，多くの意味で失語の中核にあるという理由による．臨床症状としては，復唱障害をはじめとして，発話，理解，読字，書字のすべての言語様態に障害が見られる．言語学的には音韻的障害が必発で，これを中心として意味的および統辞的障害が観察される．病変部位については，左シルビウス周囲言語領域に直接的な損傷がある．とくに Goldstein (1948) の「中枢性失語」（＝伝導失語）を中心として，これを包含するすべての失語症候群をさす．「復唱障害を伴う失語」（Albert ら, 1981）や「シルビウス周囲失語症候群」（perisylvian aphasic syndrome, Benson, 1979）の概念にほぼ等しい．

① Broca 失語

【言語症状】 自発話は乏しく，非流暢性で努力性である．いわゆるロレツ（呂律）が回らず（構音障害），助詞が脱落する失文法を呈し，アクセントやイントネーションが単調化する（プロソディ障害）．錯語もしばしば見られ，音韻性錯語も意味性錯語もある．語音の変化には，ある語音が歪む場合と他の語音に置き換わる場合とがある．前者は構音障害，後者は音韻性錯語として，理論的に区別されるが，実際の患者の発話を検討すると，その区別はしばしば困難である．切れ目なく連続して発話できる語の数は，せいぜい 4 語程度（日本語の文節数でいえば 2 文節程度）で，重症の場合はほとんど 1 語の発話にとどまる（一語文）．最重症の場合はほとんど無言に近い．

発話量は少ないが，まれに出現する言葉は的確で情報に富むことが多い．つまり最も重要な語を一つだけポツリと言う．発話の冗長性が低い．努力性発話であり，発話努力も言語努力もともに存在する．これらの発話特徴は非流暢性発話に該当する．

聴覚的理解は，教科書的には，比較的良好とされるが，実際には相当な了解障害を呈する患者もいる．復唱障害も存在する．物品呼称では，失名辞，音韻性および意味性錯語が出現する．空語句や迂言はまったくないか，あっても少ない．

音読と読解も障害される．読解は比較的良好であるが，音読の障害は発話の障害の程度に平行する．これは原則であり，実際にその程度は患者毎に相当に異なる．

書字は，右片麻痺の合併が多いから左手で試みるので，非常に困難なことが多い．発話の障害に平行した症状が出現する．つまり字の形を想起できず（失名辞に相当），音韻性および意味性錯書（それぞれの錯語に相当）が出現する．またとくに，左手書字による鏡像書字の出現も珍しくない．

患者は，原則として，自己の言語障害に対する病識を保持している．

【随伴症状】 神経学的には右片麻痺（右顔面神経麻痺を伴う）の合併が多い．これはその病変部位が左半球の錐体路を損傷しやすいからである．

精神医学的には軽度の抑うつ傾向を示すことがある．右片麻痺という重大な身体障害があることとともに，自己の言語障害を強く意識することが，少なくともその一つの理由である．とくにその病識が過剰な場合には，かなり重症なうつ状態を呈することがある．うつ状態と病識過剰のどちらが一次的なのかは決めがたい．

神経心理学的な随伴症状として重要なのは失行である．口部顔面失行の合併はかなりの高頻度である．観念運動失行もしばしば見られる．右手に麻痺があり，左手に失行が出現する状態を交感性失行（sympathetic apraxia）という．

【病変部位】 左第 3 前頭回（下前頭回）脚部が Broca 領野と呼ばれ，この損傷が Broca 失語を引き起こすというのが，古典論の基本的な主張であった．しかし Broca 領野の皮質のみに限局した病変では，Broca 失語にならないだけではなく，失語にすらならない例もある．そこで「Broca 領野の失語」と Broca 失語は異なるという見解が主張されている．かつて，Broca 領野は言語に対して何の役割も果たしていないという主張の是非をめぐって，Marie-Dejerine 論争が起こったことがある．こうして Broca 領野の役割についての議論は神経心理学の不死鳥（phenix）とさえいわれた．

Broca 失語を引き起こすのは，Broca 領野を含むさらに広範な皮質とその皮質下の病変である．この全体を「拡大 Broca 領野」と称することもある（20 頁）．

【理論と臨床の問題】　P. Marie は「Broca 失語＝Wernicke 失語＋アナルトリー」という等式を立てたが，Wernicke 失語に加わったものは，単に構音障害（アナルトリー）だけではない．アーヘン学派は失文法（＝統辞障害）の存在が必須であり，構音障害はどんな失語型についても option であるという．

もう一つ重要なことは，程度の差はあれ，Broca 失語にはかならず聴覚的理解障害が存在する．Wernicke-Lichtheim 図式を忠実に考えれば，理解障害の存在は説明不能であるが，実際には，軽度ではあってもかならず存在する．

中大脳動脈の上行枝の閉塞による脳梗塞によって発現するのが最も典型的なパターンである．したがって Broca 失語は一つの典型的な脳血管障害の失語症候群とされる．

❷ Wernicke 失語

【言語症状】　自発話は豊富で多弁．しばしば過剰にしゃべる（語漏 logorrhea）．発話はよどみのない流暢性で，構音障害，プロソディ障害，失文法はいずれも認められない．発話努力はないが，場合によっては言語努力が認められることがある．

発話には失名辞（語健忘），音韻性ならびに意味性錯語，語新作，空語句，迂言が混じり，重症になると患者が何を言おうとしているのか，その意図の類推すら不可能になる．このような発話の状態をジャルゴンという．一般に発話量は豊富であるが，その中に含まれる情報量が少ない．

統辞・文法面の障害も確実に存在し，助詞や助動詞の誤用が明瞭に認められる場合もある．この場合は，非流暢性失語で助詞・助動詞の脱落を失文法というのに対して，錯文法ということもあり，あるいは広く失統辞（dysyntaxia）ということもある．ただし日本語の場合，これが文法障害だと明瞭に指摘できないことも多い（47頁）．とくに，実質的な意味を担う内容語（content word；名詞，動詞など）に錯語が頻発すると，錯文法が不明瞭になる．したがって実際の臨床の場における錯文法とは，意味的障害に帰着不能な文意の通じなさ，とでも定義するほかはないだろう．

聴覚的理解障害はかならず存在する．その程度は比較的重度である．理解障害には，音韻把握の障害（語聾）と意味理解の障害（語義聾）の両面が認められるが，重要なのは前者である．語聾の症状を欠く例を Wernicke 失語といってよいかという問題があるが，これは基本的に定義の問題でもある．復唱障害も確実に認められる．

読みについては，音読・読解ともに障害される．音読では音韻性・意味性錯読が出現し，語新作が多く出現する場合には音読もジャルゴンになる．

書字障害も顕著である．発話は流暢で多弁であるが，普通，書字は少量である．多少の書字を試みて放棄したり，書字を拒否する例も多い．まれにわけのわからぬ内容の大量の書字をする例もあり，ジャルゴン失書（jargonagraphia）または書かれたジャルゴン（written jargon）という．

【随伴症状】　神経学的に，運動麻痺はないが，感覚障害を合併することが多い．ただし言語障害のために，存在する感覚障害を明瞭に証明できないことも多い．右同名半盲のような視野障害の合併も多い．

精神医学的には，基本的に多幸的で，場合によっては軽躁状態を呈することがある．とくに重症のジャルゴン失語の場合，患者は語聾のために他者の話の理解ができず，患者の発話も他者が理解できず，さらに患者自身に重症の病識欠如があったりするなどの悪条件

が重なると，自分の思うようにならぬさまざまな不満が重積して，興奮や暴行などの精神病的状態を呈することがある．

神経心理学的随伴症状としては，観念運動失行，観念失行，構成失行などの失行がしばしば認められる．口部顔面失行も，軽いものを含めれば高頻度に見られる．

【病変部位】 Wernicke 失語は，Wernicke 領野の損傷によって起こる．Broca 領野の場合と違って，この見解に大きく反対する意見はないようである．

その Wernicke 領野は，左半球第 1 側頭回（上側頭回）後半部あるいは後 1/3 の部分であるとされる．この 1/2 か 1/3 かという数字にこだわる研究者もいるが，このあたりだという曖昧性を含んでいる領野だと理解しておけばいい．そもそも第 1 側頭回はその後端が不明瞭であることが多い（156 頁）．

Wernicke 領野皮質の限局病変例では，Wernicke 失語を呈しても短期間で消失するという報告がある．やはり一定以上の重篤度の Wernicke 失語を呈するためには，Wernicke 領野を含むより広範な皮質・皮質下の病変が必要であるといえる．

この失語も中大脳動脈下行枝の閉塞による典型的な脳血管障害の失語症候群である．

【理論と臨床の問題】 Wernicke 失語には 2 つの把握の仕方がある．一つは Wernicke 失語を失語の基本または原型として，何でもまずは Wernicke 失語と考えるような方法である．Marie の見解を典型的とするので，その流れを汲むパリ学派の一部は，Wernicke 失語を非常に広範囲にとらえる見解に立つ．超皮質性失語も失書を伴う失読も Wernicke 失語の一型である．伝導失語も「縮小した（reduced）Wernicke 失語」と考える．この場合の Wernicke 失語概念には，失語におけるゴミ箱的（言葉は悪いが）なニュアンスすら感じる．アーヘン学派も超皮質性失語も伝導失語も主要症候群としては認めず，これを Wernicke 失語に含めようとする．彼らの Wernicke 失語には，音韻性錯語を主とする亜型，意味性錯語を主とする亜型，音韻性ジャルゴンを主とする亜型，意味性ジャルゴンを主とする亜型の 4 亜型が区別される．

もう一つは Wernicke 失語を積極的な特徴を有する一亜型と捉える見解である．この場合の Wernicke 失語には語聾症状が必須である．語聾がない例は Wernicke 失語とは呼ばない（Goldstein, 1948）．

③ 伝導失語（conduction aphasia）

【言語症状】 自発話や会話場面での発話は流暢であり，構音障害，プロソディ障害，失文法のいずれも認められない．発話には，音韻の探索や言い間違い（音韻性錯語）がよく見られ，探索や修正を何度も試みて，目標語に接近していく行動特徴がある．これを接近的訂正（conduit d'approche）という．音韻レベルの解体が顕著であるのに対して，意味レベルの障害はほとんど見られない．発話努力はないが，音韻探索という言語努力が存在する．とくに語頭音の探索が長く続くと，吃音または非流暢性発話のように見える．語音の探索と訂正は，呼称などの課題場面のほうがより顕著である．検査場面と自由会話との間で意図的行為と自動的行為の解離が生じているためと思われる．

聴覚的理解障害は軽度であるが確実に存在する．

復唱障害は伝導失語の中核的意味をもつ，というのが教科書的見解である．つまり復唱は障害されていなければならない．とくに，聴覚的理解の障害程度よりもより重篤でなければならない．しかし理解障害と復唱障害という異なる検査の成績比較は容易ではない．

理解はよいが復唱が悪いという印象では漠然としている．したがってSLTAなどの一定の検査を使用し，失語全体の平均と分散を得たうえで，症例の2つのz-値（平均0，分散1に変換した値）を比較する以外に方法がないだろう．復唱が悪いという症状の把握は，厳密には難しいことなのである．

　患者は復唱に際して，音韻性錯語を頻発し，それを自発的に訂正しようとする．この試みを繰り返しているうちに，しばしば復唱すべき文や語を忘れていることに気づく．伝導失語の短期記憶障害は，とくに数唱（順唱）能力（digit span）の低下が顕著であることに表われる．伝導失語患者の中には，2桁の数唱すら完全にはできないという患者が珍しくない．自発話や会話ではかなり良好な表現能力を示す患者が，わずか2桁の数唱でも困難を示すのを見ると，非常に不思議な印象を受ける．

　音読でも音韻性錯読が出現する．意味性錯読はないかまれである．読解（黙読理解）はかなり良好である．書字も口頭発話と並行して，音韻性錯書が出現し，意味性の錯書はないかまれである．

　全体的に見て失語としては軽度である．コミュニケーション能力も高い．患者の訓練意欲も高い．だから特別な治療をしなくても，自然治癒でかなりよくなる．

【随伴症状】　神経学的には，明瞭な右片麻痺はまれで，むしろ右半側の感覚障害が証明されることが多いといわれる．神経心理学的には，口部顔面失行と両側の観念運動失行が見られる．Gerstmann症候群（手指失認，左右障害，失算，失書）や構成失行のような頭頂葉症候群の合併も少なくない．精神医学的にはとくに顕著な問題がないことが多い．

　自己の言語障害に対する病識は明瞭に保持されている．

【病変部位】　伝導失語の病変は左頭頂葉前下部から左側頭葉上後部にかけての領域である．一般の教科書には，とくに左縁上回が重要であると書かれている．これはボストン学派の失語学の中核的主張である．

　もう一つの重要な部位は側頭葉のWernicke領野そのものである．当初のWernicke失語が回復して伝導失語を呈することも多い．Wernicke領野に病変があって，聴覚的理解障害が軽度である（になる）理由として，言語理解の機能を右半球が代償するという仮説が古くからある（Kleist, 1934）．

【再産生型 vs 復唱型】　伝導失語の診断は，2つの言語症状の確認による．復唱障害と音韻性錯語（音韻探索を含む）である．この2つは併存することが多い．どちらが重要かという問題は，伝導失語の本質に関わる大問題である．歴史的にはKleist (1934)の「復唱失語 vs 純粋錯語」（repetition aphasia & pure paraphasia）の区別に由来する．

　Wernicke-Lichtheimの図式を純粋に理論的に考えれば，復唱障害が伝導失語の本質である．そう言わざるをえない．しかし実際には，錯語を伴わずに復唱障害だけを呈する症例はきわめてまれである．そのような事態を考えてみると，まったく普通に理解し発話できる患者が，検者の言った語や文を復唱することだけができないのは，患者の聴覚的な短期記憶（short term memory）に障害があって，その容量が低下し，一度に記憶できる語や文の量が低いからだという考えにたどりつく．実際に，Warrington (1969)は「伝導失語＝短期記憶障害」という説を提唱した．伝導失語は言語の問題というよりは記憶の問題だという．

　これに対して，伝導失語はあくまでも言語学の問題だという主張がある．とくに，言語情報の音韻処理過程の障害が根底にあるという見解である．伝導失語の本質は，自発話，

復唱，音読の区別を越えた，発話における音韻性錯語の出現である．この立場を代表するのは Dubois ら (1964) などの Hécaen 一派である．この立場では，復唱とは入力器官から出力器官への単純な情報伝達ではなく，受け取った聴覚的言語情報の再産生 (reproduction) の処理過程を含む．復唱は，聞いた言葉をもう一度組み立てる過程（＝情報処理）を経て，それを発話することである．伝導失語の本質は，この過程の音韻レベルに起こった障害である．

最近の傾向は，このような伝導失語を再産生型 (reproduction type) といい，短期記憶障害による伝導失語を復唱型 (repetition type) と区別して，2 種類の伝導失語を認める．結局，Kleist (1934) と同じである．いずれにせよ，伝導失語の本性をめぐる議論は失語学の中心的な意味を担う重要な問題である（波多野，1988）．

【運動失語 vs 感覚失語】 Goldstein (1948) の中枢性失語は音韻性錯語を主要症状として，伝導失語に相当する．左シルビウス周囲言語領域は，その損傷によって音韻の障害も意味の障害も生じる．つまりここには音韻表示も意味表示 (phonemic / semantic representation) もある．これに対しこの言語領域の外の損傷は，意味的障害を惹起しても音韻の障害を引き起こさない．つまりこちらには意味表示しかない (169 頁)．こうして伝導失語は音韻的障害が純粋に出現した失語亜型ともいえる．

Hécaen (1972) は伝導失語を，Broca 失語と同様に，発話面の障害を主とする運動失語の一型と考えた．ともに理解障害は軽度である．伝導失語と Broca 失語の発話障害は，発話行為の観念運動失行と肢節運動失行に該当する．伝導失語の音韻性錯語は行為の誤りとしては錯行 (parapraxia)，つまり別の行為への置換に相当する．これに対して Broca 失語の発話障害は，構音障害（＝音韻の歪み）を中心とし，これは行為の誤りとしては，行為の歪みや拙劣化に相当する．伝導失語を運動失語と考えるのは実に卓見であると思う．

伝導失語が「縮小 Wernicke 失語」であるという見解はすでに紹介した (Lecours ら，1979)．それは伝導失語を感覚失語の亜型とみなす考えである．実際に Wernicke 失語から回復して伝導失語になることが多い．古典論では Wernicke 領野と Broca 領野の間が切れるという意味で，運動失語系にも感覚失語系にも属さない．このように伝導失語の解釈は多岐に分かれそれぞれがきわめて興味深い．

❹ 全失語 (total or global aphasia)

【言語症状】 最も重篤な失語であり，あらゆる言語機能のほぼ喪失状態である．

発話は無言 (mutism) に近く，話せたとしても極度に非流暢性で，重篤な構音障害を呈する．失文法やプロソディ障害は，その存在を検知するために最小限必要な発話産生すら見られないこともある．重篤例では無言であるが，まれに一語を発することがあっても，再度その語を言うことができない（偶発的発話）．「馬鹿」や「こら」のような感情的な言語を発することがある．時に，語新作様の理解不能な発話を見ることがある．これは構音障害だけでは説明できず，やはり語新作の存在を認めざるをえない．このような語新作の発話は，Broca 失語との鑑別点の一つになる．

再帰性発話 (recurring utterance) は全失語の一部に見られる印象的な症状である (97 頁)．

完全な無言であっても，全失語の患者は検者の話しかけに視線を合わせ，うなづいたり，相槌を打ち，コミュニケーションに参加しようとしているように見える．これに対し，検

者をまったく無視し，木仏金仏石仏のような無表情や，コミュニケーションを超越するかのような態度は，たいてい失語ではない．意識障害，前頭葉性無動無言症，失外套症候群，緊張病性昏迷など，失語以外の病態を考慮すべきである．言語理解は，聴覚的にも視覚的にも重篤に障害されている．復唱，音読，書字，いずれも不能である．

【随伴症状】　神経学的に右片麻痺は必発である．右麻痺を欠く全失語は急性期のみの一過性である．半盲などの感覚障害も合併するが，言語障害のために検出不能なことが多い．神経心理学的にも左半球症状とされる失行・失認が合併する．構成失行も重篤なことが多く，模写検査ではモデルの上に重ね書きする"Closing-in"現象がよく見られる．

　精神医学的には，急性期には意識障害が残存し，その後も通過症候群としてぼんやりした精神緩慢などの状態が続くことが多い．これは特定の病変部位と関係があるというよりは，病変容積が大きいために，脳に対する全般的影響が大きいことによる．

　患者の病識はさまざまで，自己の言語障害を極度に意識する患者もいれば，まったく意に介さない患者もいる．とくに，再帰性発話を呈する全失語患者では，病識欠如の例が多い．

【病変部位】　Wernicke-Lichtheim モデルでは，全失語は Wernicke 領野と Broca 領野の双方が損傷されたときに生じるとされる．確かに臨床的にも，全失語は左シルビウス周囲言語領野の広範な損傷に対応することが多い．したがって，病因論的には，左中大脳動脈の起始部の閉塞による脳梗塞や大きな脳出血による例が多い．

　皮質下の基底核領域の病変については，Broca 失語と同様に，かならず必要であるという見解がある．とくに，再帰性発話の症例では，Broca 領野と Wernicke 領野の病変に加えて，基底核病変の3つの領域の病変が重要であり，それが一つでも欠けると，再帰性発話が一過性であったりして，典型的な再帰性発話ではなくなることが多い（波多野，1991）．

　一方，Benson(1979)は，全失語を，特定の病変を有さない失語（非局在性失語 nonlocalizing aphasia）の中に含めた．確かに急性期であれば，左半球のどこの部位であっても，全失語が生じる可能性がある．とくに側頭葉に突然に大きな病変が生じた場合に出現する全失語は，右片麻痺を欠く全失語として急性期を過ぎれば流暢性失語に変化する（Albert，1981）．

【理論と臨床の問題】　全失語は臨床的には重症 Broca 失語と区別できない．とくに仏語圏の失語学では，全失語のことを大 Broca 失語（grand aphasie de Broca）と呼ぶ習慣がある．Wernicke-Lichtheim 図式の古典論によれば，重症 Broca 失語と全失語の鑑別点は，理解障害の有無である．しかし実際の臨床例では，理解障害の程度は連続的につながり，どこかに鑑別のための切れ目があるわけではない．

　これに対して，Poeck(1982)などのアーヘン学派は，古典論とは違った意味で全失語と Broca 失語に区別を設ける．現象的には，発話の中に語新作が出現するとか，自動言語が多く，とくに再帰性発話が出現しうるという点をあげ，病変部位についても明らかな違いが存在するとしている．

　聴覚的理解の検査をすると重篤な障害を示すのに，実際の生活場面での理解はかなり良好というような全失語例がある．日常生活の文脈の上に立つ推理能力が保持されていることや，感情的・自動的な振る舞いが生活状況にうまく適合しているように見えることなどもその理由であろう．全失語患者は言語という記号能力を失ってはいるが，それだけのこ

とであって，原則として痴呆ではない．

またボストン学派は，「眼を閉じよ」,「口を開けろ」,「座れ」というような,体軸運動(axial movement)や全身運動（whole body m.）の命令の実行は，粗大な病変や言語障害によっても障害されにくいという．その理由として運動神経系の両側支配あるいは右半球機能によるという仮説が提出されている．しかしアーヘン学派は，臨床例での検証により，体軸・全身運動の保存傾向は認められないと報告している．

4 「超皮質性」失語群

【復唱の保存】 臨床的には，復唱が保存された失語症候群である．健常者は完全な無意味語でも復唱できる．つまり意味の有無に関わらず，語音の把握と操作が可能であれば音韻の模倣（＝復唱）は可能である．超皮質性失語には，言語学的に音韻的能力が保存されているという共通性がある．病変部位については，左半球シルビウス周囲言語領域の外側に病変があるというのが定説であるが，実際にはいくらでも例外があって，この仮説はあまり当てにできない（Berthier, 1999）．

「復唱障害を伴わない失語」(Albertら, 1981)や「境界領域失語症候群」(borderzone aphasic syndrome, Benson, 1979) の概念に等しい．

「超皮質性」というような奇妙な解剖学用語が使われているが，これは歴史的な遺産でもある．解剖学は実在についての学であり，それゆえに敬意を払われている．このような実在しない観念的用語を今もって使用する理由は，きわめて便利であることと，他をもって代えがたいからであろう．それはおそらく，失語の解剖学的理解なるものが，つねにモデルや図式を経由する，解剖学としてはやや間接的なアプローチであることを示している．

① 超皮質性感覚失語（transcortical sensory aphasia, TSA）

【言語症状】 自発話や会話での発話は流暢で，構音障害，失文法(電文体)，プロソディ障害のいずれも欠く．発話努力性は見られない．発話はしばしば大量であるが，内容的には貧困である．語発見障害（失名辞）は顕著である．言い誤りには音韻性錯語がなく，ほとんどが意味性錯語か，なぜ患者がこの語をここで使用したのか解釈不能な無関連語（irrelevant word）である．発話のもう一つの特徴は，情報的価値の欠如した空語句（empty phrase）の頻発であり，発話の冗長性（redundancy）はきわめて高い．重篤になると，発話量の多さに比べて情報量が極端に低い意味性ジャルゴン（semantic jargon）の形になる．

復唱は，音韻，語，文，数などのすべてについて良好である．非単語 nonword（＝非実在語）の復唱も基本的に良好である．検査場面で復唱が保存されているだけではなく，会話場面でも，相手の質問の一部（または全部）を復唱してから，自分の答えるべき事柄を発話する．この行動特徴は減弱型反響言語（102頁）に相当するが，あまり不自然に聞こえないことが多くしばしば見逃される．

物品呼称では，失名辞と意味性錯語の出現が目立つ．音韻性錯語は基本的にない．

聴覚的理解障害でも，音韻理解が保存され，意味理解が障害されている．たとえば，数個の物品を並べて，検者が言った物品（たとえば，時計）を選択させると，患者は「とけい，とけい……とけい」などと，言語刺激を無意識的に復唱しつつ，別の物品を選択してしまうことがある．

音読や書取などすべての読字・書字面に障害が見られる．読み誤りや書き誤りは，口頭言語と同様に，意味面の障害と音韻面の保存の組合せで理解できることが多い．

日本語の場合，仮名と漢字の区別があり，仮名に音韻的負荷が，漢字に意味的負荷が大きいために，この失語型の患者は，一般に漢字操作よりも仮名操作のほうが良好な印象を与えることが多い（89頁）．とくにその漢字の操作では，たとえば［商店街］を「所天界」，［洋服］を「用吹」と書き取り，「木の葉も大方は散果てて」を「このはもタイホーはサンカてて」と音読するなど，音韻的にはほぼ正しいが，意味的には誤りである読み書きの障害が出現する．このような誤りをそれぞれ「類音性錯書」および「類音性錯読」という．この症状が多発する重篤例は「語義失語」と呼ばれる（181頁）．

【随伴症状】 病変の部位により，その局在的神経症状が出現する．

むしろ重要なのは精神症状のほうである．TSA は，Alzheimer 病などの老年痴呆の初期段階で見られることがある．逆に，失語が軽度で言語障害らしくないときには，軽度の痴呆と間違われることがある．発話にも理解にも音韻面の障害がなく，意味的な理解障害や意味の通じぬ発話をする患者は，失語的というよりは痴呆的に見える．語義失語の場合もそれに該当する．

また意味的障害が言語の枠を越えて認知・行為一般の領域に及ぶと，意味痴呆 (semantic dementia) の形を取る．TSA はあくまでも言語症状であるので，語の意味の理解や発話に障害が限定される．患者は，言語を使用しない限り，物品の使用を間違えたり，その非言語的な概念を取り違えて理解したりすることはない．

【病変部位】 教科書的には，左半球の側頭葉または頭頂葉の病変によって出現するとされる．とくにこれは，Wernicke 領野を後上方または後下方から包み込むような部位であり，側頭頭頂後頭領域のさまざまな部位から Wernicke 領野への線維連絡を離断し，Wernicke 領野を孤立させる病変であると説明する．この領域を Benson (1979) は「側頭および頭頂境界領域」と呼んでいる（図 2-11 参照）．いうまでもなく，Wernicke-Lichtheim の図式の概念中枢を言語領野以外のすべての皮質であるとして，「超皮質」という観念に実体を与えようという考えが背景にある．確かに，このような病変部位が TSA の責任病変と考えられる症例は多く存在する．

以上は教科書的な定説であり，もし試験にでた時には，これを答えておけば無難である．しかし，理論と臨床はそう簡単に一致しない．だから臨床家が存在する．

そもそも Wernicke 領野そのものに病変のある TSA 例が存在する (Bertheir, 1999)．左シルビウス周囲言語領域内に病変があって，復唱障害を呈さぬ例が存在するということである．その説明として，右半球が復唱の機能を代行しているという仮説が古くからある．

もう一つ重要な病変は皮質下病変である．とくに，左の視床または基底核の病変によって TSA の病像が出現することが知られている．

【前方病変による TSA】 古典論的な常識家は驚くが，前頭葉の病変による TSA が存在する (Basso, 1985, 濱中ら，1992, Berthier, 1999, 2001)．それも Broca 領野を含む左前頭葉病変によっても TSA が起こることがある．

神経学には，中心溝を境にしてそれより前方（前頭葉）が運動機能を，後方が感覚機能を営むという大原則がある．言語中枢のあり方もこの大原則に従っている．しかしこの前方病変による TSA の存在は，この大原則に冷や水をぶっかける話なのである．

しかしよく見ると神経心理学には，後方病変によるとされる症状が，前頭葉病変のみで

出現する例がいくつかある．有名なのは，前頭葉性無視（frontal lobe neglect）である．左半側空間無視は，普通には右頭頂葉病変によって起こるが，右前頭葉内側面の病変によっても出現する．この場合には左同名半盲を伴わない無視である．そういう意味ではむしろ純粋な半側空間無視である．もう一つは前頭葉病変による Gerstmann 症候群の存在が知られている（三宅ら，1997）．明らかな失語，意識障害，知性障害を伴わずに，手指失認，左右障害，失算，失書の4症状が前頭葉外側面の病変によって出現する．

　このような例外的な事態はその説明が容易ではない．あくまでも神経学の大原則を堅持しようとする立場からは，前頭葉病変が頭頂葉や側頭葉の後方領域の機能を抑制したのだと説明する——皮質下失語の場合にも同様の議論がある．

　これに対立するのは，前頭葉病変が直接に TSA を引き起こすという見解である．たとえば，前頭葉病変が意味的混乱を引き起こし，これが TSA の形をとって失語として出現したという説明である（濱中ら，1992）．少なくとも前頭葉の機能とその障害は一筋縄ではいかない複雑性があり，古来，前頭葉の「謎」，「難問」，「矛盾」などと形容されてきた．

　ただし通常の後方病変による TSA と違って，前頭葉病変による TSA は，発病初期には発話発動性が低下した無言症を呈することがある．だから慎重な人は，前頭葉病変によって TSA に「近い」病像を呈すると表現する．

　【理論と臨床の問題】　TSA の本質は，言語の音韻的能力の保存と意味的能力の障害の組合せである．これは伝導失語の発話——音韻の障害と意味の保存の組合せ——の逆転形である．

　このような言語学的な見方は，そのまま復唱の保存という言語様態の見方につながる．つまり解剖学的な立場から要請された超皮質性失語の概念が言語学的にも保証される．こういうところに超皮質性という古典的概念の頑健（robust）な性質がある．

　TSA の非均質性をめぐって，いくつかの亜型の存在が示唆されている．とくに呼称障害が軽度である TSA 例の存在が指摘されている．このような TSA では，呼称の機能を右半球が担っているという仮説がある（Berthier，1999）．

　TSA は，思考から言語への移行過程における障害を反映することがある．とくにこの面の障害が明瞭に表現された失語型が語義失語である（181頁）．

② 超皮質性運動失語（transcortical motor aphasia, TMA）

　【わかりにくい失語型】　TMA は，失語の中でも最も理解困難な失語型である．教科書の多くは，この失語型について，発話は非流暢性で復唱が良好，という程度のおざなりな記述しかしていない．非流暢性といっても Broca 失語の非流暢性とは異なる．実際に，臨床の場でこの失語型を診断することはなかなか難しい問題を含んでいる．

　【言語症状】　TMA が均質でないことは，最初に分類した Goldstein（1917, 1948）に由来する．彼の第1型は，復唱良好な Broca 失語の軽症型であり，第2型は Luria ら（1968）の力動失語に相当する．いずれにせよ共通する特徴は，発話の「非流暢性」と発話発動性低下，復唱良好，聴覚的・視覚的理解良好，書字障害の存在である．

　最近，超皮質性失語のモノグラフを書いた Berthier（1999）は，TMA を3類型に分けている．古典型，力動失語，非定型である．奇妙なことに，Goldstein の第1型が Berthier の非定型に相当する．「非定型」から話を始めるのはおかしな気がするが，それはこれが普通の失語に最も近いからである．そのくらいこの失語型は奇妙な「失語」である．

【非定型 TMA】 この非定型（atypical pattern）亜型の自発話は，比較的軽度の構音障害，失文法およびプロソディ障害を呈し，これに発話発動性低下や発話開始の努力性を伴い，意味性錯語が混じることも，まれには音韻性錯語が混じることもある．復唱は原則として良好で，質問を受けたときに，減弱型反響言語で応ずることがある．またこの時，努力性発話で反響言語をする例もある（努力性反響言語，105 頁）．病変も Broca 領野を部分的に損傷する例が多いとされる．

この亜型について，われわれは，あくまでも失語の症例であるという印象をもつことができる．というのは，TMA は「失語なき失語」などとも評されるように，一見失語のようには見えないことが多いからである．この亜型は Broca 失語の不全型とも，Broca 失語の復唱が改善したタイプとも考えることができる（Broca 失語で復唱が先に改善される例はしばしば経験する）．実際に Broca 領野の部分的損傷が存在するとされ，Wernicke-Lichtheim 図式の運動言語中枢そのものの部分的な損傷が想定されるのである．しかしこの図式を厳密に解釈する立場から言えば，純粋な TMA は概念中枢と言語運動中枢の「間」が切断されたものであり，皮質言語中枢は保存されていなければならない．Berthier（1999）がこれを「非定型」の TMA に分類したのはそういう意味がある．

【古典型 TMA】 Berthier（1999）は，定型的な TMA を「古典型」（classical pattern）という．理念としては，運動言語中枢の損傷ではなく，あくまでも概念中枢からの結合の離断がもたらす失語である．

発話はまばらで少量であり保続が多い．言語症状としては，構音障害も文法障害もないが，プロソディ障害は多少あってもよい．発話に錯語が混じることがあるが，これは意味性錯語であって，原則として音韻性錯語は見られない．発話運動の開始は努力性であるが，これは構音運動の努力性というよりは，むしろより高次のレベルの努力性である．復唱は，非単語（nonword）のそれを含めてきわめて良好である．

次に述べる力動失語との違いは，発話運動の開始が努力性であるかないか，錯語が多少なりともあるか否かという点である．発話発動性欠如の症状は両者に共通して，言語症状の根底をなすが，古典型では概念中枢からの離断が意味的障害をもたらす（これは TSA と同じである）．このことを認知神経心理学的には，意味システムと発話出力メカニズムを結合する処理経路の切断の結果であると考える（McCarthy ら，1984）．

【力動失語】 Goldstein の第 2 型は，Kleist（1934）の言語発動性欠如にも，Luria の力動失語に該当するとされる．

力動失語（dynamic aphasia）も非常に理解しにくい「失語」である．発話は非流暢性というが，構音障害もプロソディ障害もない．基本的に無言状態．せいぜい一語文で助詞が欠落し，失文法のように見えるが，狭義の統辞障害はない．発話運動の開始に努力性はない．錯語はない．自発話と対照的に復唱はかなり長い文でも可能である．中心症状は発話発動性の欠如であり，失語として言語の道具的側面の障害はない．力動失語は失語の一亜型でもあり，失論理（Alogie, Kleist, 1934）や前頭葉性思考・言語障害（大橋，1966）の一つでもある．思考から言語への過程の障害である．精神症状と言語症状を結びつける特異な存在であるので，思考障害との関連であとで再度取り上げる（184 頁）．理論的には非常に興味深いが，実際にはきわめてまれで，その症例報告も極端に少ない．このような症例を，医療スタッフが言語障害として ST 室に送ってくるかどうか疑問でもある．

【随伴症状】 TMA の随伴症状としては，病変が前頭葉であるので，部位に応じて種々の

前頭葉症候群が見られる．力動失語や古典型の場合に注意すべきことは，失語という印象を与えるよりも，一見，痴呆やうつ病に見えたりする．そういう意味でも，TMAは精神症状との親近性が高い．

　TMAには時に発声障害または失声（aphonia）が随伴する．これは補助運動野または帯状回の病変と関連がある（162頁）．

　【病変部位】　TMAの病変は左半球前頭葉である．その部位は3つある（Berthier, 1999）．

　（1）Broca領野の前方または上方の皮質病変：Broca領野そのものの損傷はないか軽度である．古典型も力動失語もこの病変による例が知られている．非定型は，この部位の病変に加えて，Broca領野内の病変や中心回下部病変，あるいは深部白質病変を有する．Benson（1979）の「前頭境界領域」もこの病変部位に相当する．

　（2）左前頭葉の内側面皮質病変：補助運動野と帯状回を含むことがある．前大脳動脈の流域に相当し，この動脈の梗塞によるTMAが知られている（Rubens, 1975, 1983）．補助運動野と帯状回皮質には密な線維連絡があるとされ，発話と発声に対してこれを監視・支配する役割を担っている．発話発動性欠如や発話運動開始の困難に大きく関与する病変である．この病変部位も古典型と力動失語の両方に関係する．

　（3）左前頭葉の深部白質病変：補助運動野と帯状回からBroca領野への線維連絡を離断する病変部位として，TMAの責任部位とされる．ただしここも古典型と力動失語の両方に関与する．同じ深部病変としては，視床病変や内包後脚病変によるTMA（類似）例も知られている．これらはいずれも補助運動野や帯状回との重要な線維連絡を有しており，その離断がTMAをもたらしたと考察されている．

　古典型と力動失語の2つの亜型は，上記の病変部位のいずれとも関連し，解剖学的には区別できない．

　【理論と臨床の問題】　TMAは，言語学的に厳密な意味での言語障害には該当しないとして，「失語なき失語」（aphasia sine aphasia）と呼ばれたことがある（Von Stockert, 1974）．

　系統発生的に新皮質より古い補助運動野と帯状回が，発話と発声の発動性や運動開始に関与している．つまり発話や言語の辺縁系要素の関与の障害が，TMAの本性をなすと考えられる．そのような意味でこの失語を「辺縁系失語」（limbic aphasia）と呼ぶ研究者もいる（Rubensら，1983）．

　TMAに対しては薬物治療の試みがある．この失語型が前頭葉の辺縁系と関係することから，この部位と深い関連のあるドパミン作動薬bromocriptine（日本の商品名はパーロデル®，Parkinson病の治療薬）を投与することによる症状改善が計画された．その結果は，有効の報告と無効の結論が両方ともにある．言語や認知の障害に対して，その担当神経回路のシナプスにおける神経伝達物質を補充することによる治療の例である．これと同様の発想で，近年，痴呆の記憶障害に対して有効という薬物が発売されているが，有効なのは軽度の段階のみである．

③ 混合型超皮質性失語（mixed transcortical aphasia，MTA）

　【言語症状】　全失語とともに最も重篤な失語亜型であるが，復唱が可能だという点で全失語と区別される．Goldstein（1917）が細かく亜型分類をしているが現在あまり引用され

ない．MTAには軽症例というものは考えにくい．全失語の軽症例と同じで，考えてもあまり意味がないように思う．普通は中重度か重度である．重度の場合は，痴呆を背景として反響言語のみを発話する例であるのが普通である．

理念としてはTSAとTMAの合併である．つまり聴理解障害はあるが語聾はない．発話は著しく「非流暢性」であるが構音障害はない．基本的に無言症に近いが，言語的な外刺激反応性（Kleist）は保たれている．とくに，話しかけられた言葉に反響言語で応答する．刺激語が未完成文でその先が予測可能な時には補完現象が見られる．最重篤でなければ，呼称において意味性錯語の出現を見るが，音韻性錯語はない．読字も書字も無言または無動の状態に一致するか，意味的解体と音韻的保存を反映すると解釈できる現象が出現する．

脳血管障害による混合型の例はまれである．変性痴呆の場合には，無言症と反響言語の組合せを呈する症例がこれに相当するので，かならずしもまれとはいえないが，他の精神症状や認知障害が覆いかぶさって言語症候学的な輪郭が曖昧になることが多い．そうすると言語障害としてはMTAといえないことはないが，そういうことにほとんど意味がないという結果になりやすい．

【随伴症状】 痴呆症状の有無が問題となる．痴呆がある程度以上に重篤であれば，失語の症状はどんなに印象的であっても，痴呆の部分症状になる．これは当然のことなのであるが，失語だけを見ているSTは「痴呆を伴う○○失語」などと言いがちである．これは「全体を伴う部分」ということであり，本末転倒の表現というほかはない．MTAの場合にはとくに重要である．

【病変部位】 脳血管障害による混合型はまれであり，それも多発性病変による例がほとんどである．しかし単一病変例の報告もないわけではない．

MTAの病変部位については，Geschwindら（1968）の一酸化中毒の女性例による「言語領野の孤立」仮説があまりにも有名で，ほとんど鵜呑みにされてきた．言語領野内に病変のある混合型の症例がいくつか報告されているにもかかわらず，そのほうは無視されて今日に至っている．さすがに近年はこれに対する反省が進み，たとえばBerthier（1999）は混合型の病変部位を，「言語領野孤立」パターン，部分的な「孤立」パターン，シルビウス周囲言語領域の損傷に関わるパターンの3つに整理している．妥当な考えである．

5 失名辞失語（anomic aphasia）

【概　念】 失名辞失語の取り扱いは非常に難しい．独立した失語亜型とみなさない見解もある．健忘失語（amnesic aphasia）は同義語である．Wernicke-Lichtheim図式による古典論モデルにはこの失語型はない．運動 vs 感覚失語の区別にもなじまず，言語中枢の損傷からは導き出しにくい．歴史的にはPitres（1898）の記載に遡るという．

失名辞失語の主要症状は失名辞である．この概念を厳密に解釈する立場では，可能な限り純粋な失名辞を考える．つまり失名辞以外の症状があってはならない．聴理解障害はない．発話は失名辞による停止や空隙（anomic gap）のみで，錯語があってはならない．呼称も同様．復唱は完全である．読み書きにも，失名辞に相当する症状を除いては粗大な障害はない．つまり失名辞という語彙的障害のみに限局した純粋症状群と考える．

逆にこの失語型を広義に解釈する学派は，失名辞を主症状としていれば，聴理解障害も錯語も復唱障害も，多少あるのは苦しくない．アーヘン学派は「健忘失語」を4大主要失

語症候群の一つにあげ、これを名辞失語（Head, 1926）や意味失語（Wepman ら，1961）と同義とする（Poeck, 1982）。つまり語彙意味的障害を主とする失語という意味である。彼らのように超皮質性失語を分類カテゴリーにあげない学派は、このように健忘失語を大きくするか、Wernicke 失語の中に含めるかどちらかの立場をとる。

【経過と失名辞失語】　したがって失名辞失語の患者は、コミュニケーション障害としてみれば軽度である。さまざまな失語亜型の患者の多くが、長期にわたる言語療法と自然治癒による回復の結果として、最終的に失名辞失語に到達する。残遺失語（135頁）の多くが事実上、失名辞失語である。

また失名辞は多かれ少なかれ健常高齢者にも見られる。Alzheimer 型痴呆の早初期の言語症状も失名辞である。

【病変部位】　失名辞失語の病変部位として、側頭葉や頭頂葉の一部が重要であるとする教科書が多い。アーヘン学派も、他の失語型に比べてはるかに不確実であるが、病巣は主として中心溝の後方の側頭頭頂葉領域であると述べている。しかし前頭葉の Broca 領野損傷によっても失名辞が発現することがある。純粋失読を起こす左後大脳動脈閉塞の後頭葉病変の場合でも失名辞が併発する。失語を可能な限り局在病変から記述しようとした Benson（1979）でさえ、失名辞失語を局在不能失語とみなさざるをえなかった。

6　皮質下失語 (subcortical aphasia)

ここでいう皮質下失語とは失語の現象類型ではない。とくに、Wernicke-Lichtheim 図式でいう皮質下性運動・感覚失語（＝純粋語啞・純粋語聾）ではない。ここでは皮質下の病変による失語という解剖学的に制約された失語である。

【皮質下構造と言語・認知】　Gall 以来の神経心理学は認知・言語機能の座を大脳皮質に求める強固な伝統があった。「皮質主義」とでもいうべき一つのドグマである。「Marie の方形」という形で皮質下病変を重視した P. Marie ですら、この病変によって発現するのは失語ではなく構音障害であると考えた（19頁）。

言語・認知機能における皮質下構造の重要性を最初に指摘したのはむしろ Jackson であろう。彼の神経系の進化と解体の理論では、階層構造のそれぞれに言語・認知機能が「表示、再表示、再々表示……」されている*。つまり皮質だけの中枢があるのではなく、皮質下のさまざまな段階にそれなりの水準における機能の中枢が存在する。感覚・運動過程の中枢が大脳皮質（中心前・後回）にあるからといって、それだけが唯一の中枢ではない。もともと単細胞生物でも感覚・運動過程を営むし、神経節だけの節足動物でも立派に感覚・運動過程を機能させている。

---

*これは Jackson の特異な表現で、"represent, re-represent, re-re-represent" の訳である。要するに神経系は階層をなしていて、最高次の中枢（＝皮質）に至るまでの各段階においてもそれなりの中枢がある。運動・感覚も言語・認知も〔これらはそれが実現される場所に「置かれ」(present) ている〕、神経系の低次から高次までの各中間段階のそれぞれに応じて、その機能の中枢が「再び置かれ」(re-present)、「再び再び置かれ」ていると考えられる。この "representation" の "re-" には明瞭な意味があるが、ここでは習慣に従ってこの語を「表示」と苦訳した。「言語表示，意味表示，音韻表示」（language / semantic / phonemic representation）というようないい方にはみなそのような意味合いがある。〕

【皮質下失語の概念】　左半球の皮質下に限局した病変によって失語が発現するという意味で，皮質下失語は存在する．これは経験的事実であって疑いえない．

しかし，なぜ失語が起こるかの説明としては，皮質下病変がその上の皮質言語中枢の機能を抑制するからだと考えて，あくまでも皮質の機能障害に帰着させる見解がある．近年の機能的神経画像（SPECT など）の所見としても，皮質下構造の損傷例には皮質機能低下が証明されるという．こういう議論は多い．あくまでも主役は皮質であるという．

しかし，もし皮質下病変が皮質機能を抑制するだけの存在であれば，皮質下失語は皮質性失語と基本的に同じ形式を取るはずであろう．ところが皮質下失語は，皮質病変による失語に比べて非定型例が多い．あるいは，皮質下構造が言語機能にまったく関与していないのであれば，皮質病変による失語例においては，皮質下病変の随伴の有無は失語像に何の影響も与えないはずだろう．ところがそうとはいえない．たとえば，皮質下病変の有無は，全失語における再帰性発話の発現を大きく左右する（100頁）．

一方，皮質下構造の中により低次であっても何らかの「言語表示」の存在を認める理解に立つ場合は，皮質下失語の存在をより積極的に評価する．おそらく実際の多くの例においては，皮質下病変による言語障害と，遠隔効果的な言語皮質の機能低下による言語障害とが組み合わさって，さまざまな非定型的な病像を呈するのであろう．

【皮質下失語の実態】　濱中ら（1985）のデータでは，基底核と視床周辺，および周辺の深部白質にほぼ限局した皮質下失語の頻度は，脳梗塞による失語全体の約 21% であった（130例中 27例）．完全に皮質損傷の見られない症例に限定すれば約 11% であり，いずれにせよ，失語として無視できない群を形成している．

この 27 例は，分類不能 4，残遺失語 6（非流暢 5），健忘失語 7（非流暢 2，超皮質性失語的 5），伝導失語 1（非流暢），Broca 失語 4（軽度 1，重度 2，非定型 1），混合型超皮質性失語 2（比較的軽度），超皮質性運動失語 1，全失語 1，語新作ジャルゴン失語 1 であった．この分類法は大橋（1965）に依拠しているが，括弧内の注釈のように非定型例が多く，「皮質性」の失語に見られるような定型的な失語症候群はあまり観察されない．また軽度の例が多く，復唱良好な例が多い．これらは多くの論者が指摘する皮質下性失語の特徴と一致する．

また左半球皮質下に限局した単一病変を有する例は 6 例あったが，すべて軽微な残遺失語であった．左半球皮質下の 1 個の限局病変を主とするが，それが一部皮質にも及ぶ病変例の 5 例は，前 6 例に比べて，いずれも明確な失語を示した——残りの 16 例は，皮質下の広範な病変，複数の病変，両側病変などの例である．つまり，皮質下に限局した単一の梗塞病変の失語は軽微であるといえる．

【基底核領域病変の失語】　左基底核領域に病変のある失語には，非流暢性失語も流暢性失語も見られるが，むしろ流暢性については中間的な症例が多いように思える．

臨床的に高頻度に経験されるのは左半球の被殻出血（putaminal hemorrhage）による失語である．重症な場合には，意識障害と右片麻痺を伴って発作的に発症し，急性期を過ぎて言語療法の時期になると全失語または重度 Broca 失語としての病像を呈する．その後，経過とともに相対的に復唱が良好になって，何失語なのか判断ができなくなるような例が多い．視床出血による失語に似るという見解もある（Albert ら，1981）．また外科的な血腫除去術が行われた場合には，失語としてはさらに非定型例が多い．おそらくは脳外科手術によって人工的な「病変」がつけ加わるからであろう（手術を人工的病変というと短気な脳

外科医が激怒するから注意せよ).

　基底核領域の個々の神経核，たとえば，線条体（被殻＋尾状核）*だけを取り上げて，その損傷と言語障害との関係を見るというような分析的な見方をすると，軽度の失名辞を引き起こす程度で，粗大な失語症状はほとんど見られないといわれる（Alexanderら，1987）．そこで神経核よりも白質のほうが重要だという見解も出てくる．Naeserら（1989）の非流暢性発話の責任病変も2カ所の白質に当てられた（159頁）．この領域と失語との関係はまだ解明にはほど遠い状態である．

【視床失語】　左視床病変によって言語障害が起こることはほぼ認められている．しかしその言語障害を失語と理解してよいかどうかについては，意見が分かれる．慎重に分析を進めると，失語として理解できる現象（視床失語 thalamic aphasia）と，失語では説明しにくい現象とが重なり合っている（濱中ら，1983）．前者としては，失名辞，意味性錯語，発話量の低下，ジャルゴン（まれ），読み書きの障害などがそれに該当する．とくに復唱が良好で超皮質性失語の病像に類似することが多いという．しかしいずれにせよ，定型的な「皮質性」の失語にはうまく当てはまらない病像が多く，混合失語と診断された報告も多い．

　一方，失語として理解しにくい症状としては，構音障害，声量低下，言語症状の著しい変動性，易疲労性，著しい保続，非失語性呼称錯誤，目標語からかけ離れた語性錯語（無関連語）などが指摘されている．またたとえば，1桁の計算に失敗して3桁では成功するとか，簡単な文の理解よりも複雑な文の理解のほうが成績がよいというような，失語の常識に一致しない現象も見られる．また言語障害を精神症状のレベルの障害が覆うことで，さらにその輪郭が曖昧になる．たとえば，一種の注意障害の存在，意識障害の要素の軽微な残存，これらに伴う健忘症候群，あるいは一種の痴呆（視床痴呆 thalamic dementia）などである．本邦でも視床失語のシンポジウムが行われたことがある（日本失語症学会，1983）．

　視床病変としては，脳梗塞，脳出血，視床腫瘍，視床変性，人工的破壊（視床切截術 thalamotomy），視床電気刺激（実験）がある．視床出血による視床失語の報告例はいくつかあるが，出血性病変は視床をはみ出すことが多く，また血腫が吸収された後には残存病変の存在が不明になることもある——これは出血性病変すべてにあてはまる．視床梗塞は視床出血よりもよりまれであるが，臨床的に失語と言語障害を考えるうえでは重要である．

　いずれにせよ視床失語は，非定型的な失語の形式を取るので，そのような症例に対しては虚心に現象を記述して，安易な失語分類に走らないほうがよい

---

*大脳基底核の構造はやや複雑である．解剖学の教科書には，尾状核，レンズ核，前障，扁桃核の4つの名前が出ている．レンズ核は被殻と淡蒼球（同じ位置にあるが構造が異なる）を含む．が，被殻と尾状核（位置は異なるが構造的に等しい）は一つとして線条体と呼ばれ，これが淡蒼球と対立する．レンズ核は両面凸型のレンズのような形をし，その内側を包むのが内包，外側を包むのが外包である．内包も外包も白質であり，内包はレンズ核と視床の間，外包は前障との間にある．内包は錐体路の通り道であり，このほかにも多くの運動感覚経路が通過する．線条体と淡蒼球は錐体外路系の中枢である．いずれにせよこの領域は運動感覚機能と深く関わっている．

7 いくつかの実用的な問題

【軽微失語・残遺失語】　軽度または軽微な失語については，その軽微な言語症状の特徴をつかまえて何々失語と評価することにさしたる意味はない．そのような失語は軽微失語（minimal aphasia）と一括したほうがよい場合がある．また回復経過によって軽微な失語が残存した場合には残遺失語（residual aphasia）という表現も有用である．

【混合失語】　失語の臨床ではしばしば混合失語（mixed aphasia）という言い方を聞く．考えてみると奇妙な用語で，混合するからには，複数の単位の存在が独立しているという前提があるはずである．しかし，人間が勝手に境界づけをした概念の独立性に問題があるからそういう症例が存在するともいえる．失語はどんな分類体系を作っても，それに当てはまらない例が存在する．そのくらい失語の分類はままならぬものである．こういう症例に出会うと「失語は一つ」という単一失語論に強く共感する．分類不能失語（unclassified aphasia）というような用語が要請されるゆえんである．

第2章 失語の理解

4 特殊な失語

I 小児失語（child aphasia）

【概　念】　発達性言語障害は厳密には失語ではないが，脳損傷による後天性の言語障害は小児失語と呼ばれ，失語概念の中に含まれる（山口，1999）．つまり成人レベルに到達したわけではないが，それなりの水準まで正常に発達した言語の解体とみなされる．これは同じ知能障害でも発達遅滞と痴呆の関係に似ている．しかし，小児の脳と精神は一度損傷受けても，その後も発達を続けるのであろうから，早期に損傷を受けた場合，この区別にどれだけの意味があるのか曖昧なところもある．

【初期等価説】　成人の大脳皮質局在は発達を通じて完成に至る．言語に関する局在機能が成立するのは10歳頃であるといわれている（具体的な数字については諸説ある）．発達初期の脳は言語に関して等価であって，たとえ部分的な損傷を受けて将来に言語領域になるはずの部位が破壊された場合でも，他の部位が言語のために機能を発達させてほとんど言語障害をきたさない．これを初期等価説（initial equipotentiality）という．当然，発達初期であるほど機能的可塑性（代償性）は高い．何らかの脳疾患によってやむをえず左半球全体の除去手術（半球除去術 hemispherctomy）を受けた場合でも，早期であれば健常成人と同じレベルの言語能力を獲得するに至ることがある．つまり，発達を通じて大脳皮質の機能局在が明確になるに比例して，脳はその等価性を失い可塑性が低くなっていく．

小児失語を引き起こす疾患は，脳血管障害，脳炎，脳腫瘍，脳外傷など，小児に起こるすべての脳疾患を含む．小児に好発する血管障害であるモヤモヤ病や動静脈奇形，脳腫瘍の手術後遺症，交通事故などによる言語障害が多い．

【評価の困難さ】　小児失語の評価と診断は，成人と比べてはるかに困難である．どこまでが言語症状でどこからが精神症状かよくわからないことも多い．とくに，詳細な検査をしようとしても，それに応じなかったり，小児に合わせた検査材料の調達が困難なことが少なくない．失語の診断に重要な一般的会話を試みても，まったく相手にされないことがある．患児自身の言語障害に対する内的体験を聞き出すことも非常に難しい．したがって，不確実であることを十分に承知したうえで，暫定的な結論に甘んじるしかないことも少なくない．

【小児失語の特徴】　それでも小児失語には成人の失語とは異なる特徴があると指摘されてきた．

大橋（1965）は成人の場合と比べた小児失語の特徴を4つあげている．

（1）出現がまれで回復が早いこと．小児の言語が発達の途上にあるため，きわめて可塑性に富むためである．

（2）病像が単純であること．小児の言語の未分化性と言語検査が困難なためでもある．筆者の経験でも，小児失語はやや漠然と運動失語系と感覚失語系を区別しうる程度で，たとえば，明確な伝導失語や超皮質性失語の診断はまれである．おそらく言語学的な音韻や意味の機能分化が十分でないこととも関係があろう．

（3）失読，失書，失算などがきわめて容易に出現し，しかも口頭言語のようには容易に回復しがたい傾向がある．読み書き計算が成人のようには自動化されていないためでもある．

（4）感覚失語でも，仮性運動失語様症状を呈することが多い．その理由としてPickの仮説がある．成人の場合，Wernicke領野は言語衝動を抑制しており，その損傷により脱抑制が起こってよく喋べる語漏（logorrhea）状態になる．しかし小児の場合には，Wernicke領野はむしろ促進的な働きをして抑制機構が未発達であるために，その損傷により発話が抑制されて無言状態になる．

【非流暢性失語が多い】　これらの特徴は，最近とくに（4）をめぐって論議の的になっている．従来の見解によると，小児失語は病変部位の場所にあまり関係なく，たとえば右半球損傷でも失語になる――つまり交差性失語である――割合が成人よりもはるかに大きかった．言語症状としては，構音障害，失文法（文の単純化），発話量の減少，発話発動性低下などの非流暢性失語の特徴を呈し，流暢性失語の要素（語漏，錯語，語新作，ジャルゴン，長期にわたる理解障害など）はほとんど見られないとされた．X線CT導入以後，病変部位の診断が容易となり症例の集積が進むにつれて，交差性失語と思われた症例は両側半球損傷例が多いことや，錯語や語新作の出現が以前いわれたほどにはまれではないことが指摘されたりして，小児失語の特異性を強調する議論はむしろ弱くなっている．しかし，小児失語が成人の失語と同じだといえばやはり極論である．ちなみに最も語漏症状の重い失語として有名な語新作ジャルゴン失語は，小児期を含めて若年者には発現しないという見解がある――これを否定する症例報告もある．

【Landau-Kleffner症候群】　これは小児期に発症する後天性言語障害で，てんかん発作波を呈するてんかん失語症候群である（兼本，1996）．正常な言語発達の途上における小児が，3～8歳頃に急性または亜急性に発症する．

主要症状は，脳波異常を伴うてんかん発作，小児失語（とくに語聾や聴覚失認），多動・注意障害である．神経学的異常所見に乏しく，知能も非言語的テストによれば粗大な障害は見られない．

本症候群における言語障害は小児失語一般の病像に近いが，特徴的なのは語聾症状が重篤なことと，重症例では言語の枠を越えた聴覚失認を呈することである．つまり，中枢性の聴覚障害の外観を呈することが多く，そのために聾や自閉症と間違われることがある．末梢の聴覚系に異常はなく，聴性脳幹反応（ABR）は正常である．てんかん発作は夜間睡眠中が多く，脳波異常とともにその予後は良好である．言語障害の予後については良好群と不良群あって一概にはいえない．一般に6歳以降に発病した例の予後は良好ともいわれる．

病因について2説ある．てんかん性異常による言語機能の選択的抑制とする説と一種の限局性脳炎説とである．前者については，てんかん発作と発作波が抑制されても，これに言語障害の回復が並行しないことから，てんかん性異常が言語障害の直接の原因とは考えにくいという見解がある．

2 左利き者の失語

利き手に関する膨大な研究を簡潔にまとめた便利な総説が八田（1996）である．これによると，猫や鼠にも一側の「手」を優先して使用する傾向があり，猿から類人猿になるとさらにはっきりと利き手が存在する．

【左利きの頻度】 利き手には性差や文化差がある．日本人の場合，左利きは 4.8 ％（男 6.2 ％，女 4.2 ％）で，両利きは 5.9 ％（男 6.6 ％，女 5.6 ％）である．したがって非右利きは約 11 ％（男 13 ％，女 10 ％）である（八田，1996）．イタリアでは左利きが 6.4 ％，両利きが 30 ％，右利きが 63.6 ％であり（Salmaso ら，1983），米国では左利き 2.4 ％，両利き 27.6 ％，右利き 70 ％というデータがある（Lansky ら，1988）．利き手の判断基準が異なることや，書字不能者がほとんどおらず，片方の手で箸を使用する習慣のある日本と，諸外国とを単純に比較できないことなどを考慮しても，日本は非右利きが少ないということがいえる．左利きに対する有形無形の圧力が存在するのであろう．

【左利きの失語の特徴】 左利き者の失語にはいくつかの特徴がある．（1）右利き者に比べて失語を発症する割合が高い．（2）重篤な失語は少ない．（3）経過良好で早期回復傾向を示す．（4）失語の発現は，左利き左半球損傷のほうが左利き右半球損傷よりも多い．Hécaen ら（1964）はほぼ 3：2 で，Segalowitz ら（1983）はほぼ 2：1 で左半球損傷が多いという．言語脳は右利きが左だからといって，左利きが右だというわけではない．左利き者の言語脳も，左脳のほうが多い．むしろ，左利きの脳は左右両方に言語機能が分散する傾向があり，それゆえ，どちらの脳損傷によっても失語が起こりうるが，失われた言語の再編成の能力も高いので予後がよい．

症状としては，（5）病変が左右どちらであっても，発話の表出面の障害が多く，受容面の障害が少ない．（6）失語型は古典分類としては非定型例が多いが，Wernicke 失語やジャルゴン失語はまれで，非流暢性失語や健忘失語に相当する病像が多い．（7）左利き左半球損傷による失語は右利き左半球損傷による失語と臨床症状も病変分布も比較的類似するが，左利き右半球損傷の失語は病変が広範であっても理解が良好で発話に障害を示すことが多い（Naeser ら，1986）．これらの傾向は全体として，右利きの交差性失語の特徴に似ているといえる．

以上は大体の傾向を述べたものであり，これらに反する症例報告も少なくない．

3 交差性失語（crossed aphasia）

【概念と発現頻度】 古くは右利き右半球損傷による失語も，左利き左半球損傷による失語も，ともに交差性失語といった．現在では交差性失語の概念は前者のみに限定されている．

右利き右半球損傷による交差性失語の頻度は 0.4 ％〜 2 ％（Albert ら，1981）または 0.4〜3.5 ％であるという（Sweet ら，1984）．この数字は交差性失語の定義を厳密にすればいくらでも小さくなるが，それでも交差性失語が存在することを否定する研究者はいない．本人が厳密に右利きであっても，家族に非右利きがいる場合は除外されることがある．とくに厳しい条件をつけた Joanette ら（1982）によれば，この時点までの交差性失語の報告例は 75 例以上存在するが，診断基準を厳密にすると（失語症状の記載が十分で，二言語使

用者でも文盲でもない，音調言語や表意文字を使用しない）を満足する症例は11例しかないという——つまり日本や中国には交差性失語は一人もいないことになる．このような交差性失語の患者は右利きであるが，本来，異常な右利き（anomalous dextral）と目される（Brownら，1976）．

【交差性失語単一説】　異常な右利き者の右半球に言語中枢が存在するとして，通常の左半球の言語中枢のように運動中枢と感覚中枢が分化していれば，通常の失語と同様に交差性失語にも運動失語と感覚失語の区別が可能であろう．逆に，右半球に存在する言語中枢にこの種の分化が存在しないのであれば，交差性失語は右半球病変の細かな局在に関わることなく，一様の言語障害像を呈するであろう（Bassoら，1985）．こうして交差性失語単一説が提出された．

実際に交差性失語は，失文法，構音障害，プロソディ障害を中心とする非流暢性失語の病像を呈し，聴覚的理解と呼称の障害が軽度なことが多いとされる（Brown，1976）．これは一般的な見解であって，文献例としては交差性のWernicke失語（Sweetら，1984）や伝導失語が報告されており，この問題も一筋縄ではいかない．しかし，この見解は交差性失語の理解のために重要な指針を示している．

【特異な書字障害】　交差性失語で興味がもたれるのは，その書字症状である．口頭言語の中枢が右半球に存在するとしても，右手で書字をしてきた右利き者であれば，書字言語の中枢が左半球に存在するとも考えられる．このような両者の半球解離という事態が症状論の水準においても何らかの現象として出現する可能性はないだろうか．確かに書字障害が相対的に軽微な交差性失語例はときどき報告されているが（Zangwill，1979），一方で，口頭言語障害は軽微であるが，書字は重篤なジャルゴン失書を呈したという症例報告（Pillonら，1979）もある．一般的には正書法の誤りが多く，失文法または失統辞（dyssyntaxia）も認められる——口頭表出におけるほどではないが．書字障害の中では，書取の障害が最も重篤であるともいわれている（Joanette，1989）．

4　右利き右半球損傷における微妙な言語障害

【微妙な言語困難】　異常な右利きではなく，「正常」な右利き右半球損傷による言語障害が知られている．これは比較的抽象度の高い情報処理を必要とする言語課題において出現する（Eisenson，1962）．一般的な会話でも，失語患者に施行されるような通常の言語検査でも，その障害はほとんど検出されない．右半球損傷者の言語能力を詳細に検討してみると，失語性とは断定できないまでも，完全には正常であるともいいがたい，微妙な言語困難，あるいはsubclinicalな言語機能低下が見られるという報告もある．たとえば，文学的な創作能力の低下，語発見の困難，言語的学習の困難，一種の了解障害などがあげられている（Hécaenら，1978）．

右半球損傷時の言語障害を，Critchley（1970）は次の7つにまとめた．（1）構音障害の出現．ただし一過性であることが多い．（2）高水準の能力を必要とする創造的文学的な言語能力の障害．職業作家などに出現する．（3）躊躇や中止という形をとる語発見困難．そのために起こる迂言は，失名辞の失語患者のそれと異なり，根拠なき冗長性（gratuitous redundancy）という特徴があるという．（4）言語記号の視覚認知の遅れ．瞬間露出計の使用によってのみ検出される．（5）新しい言語素材の学習困難．（6）自己の病的障害が話題に

なったときのみ出現する発話の躊躇やあいまいさ（Nathansonら，1952）．これはWeinstein（1952）の非失語性呼称錯誤に似ており，実際に森ら（1982）が右半球皮質下病変による症例を報告している．（7）絵画の究極的な意味を完全に理解することの困難．これはあらゆる種類の脳損傷に起こるが，とくに右半球に関連する傾向がある．絵画は言語とはもちろん異なるが，記号の形成と操作の一つの様態とみなしうる．

その後，右半球損傷患者は空間関係と受身関係の把握が困難であり，これは視空間障害と関連する（Hierら，1980），文構成テストの成績差から，文構造を支える句の役割に対する認知障害（Cavalliら，1981），全般的知的障害，視空間障害，および注意障害による言語障害の増悪を考慮しても，右半球損傷による固有の語彙・意味障害が存在する（Gainottiら，1983），などが論じられてきた（Code，1987）．

【右半球の言語への関与】 以上の指摘から，右半球の言語機能への関与は，（1）音韻面についてはほとんど無関係——音韻処理過程は左半球への側性化が最も進んだ言語機能なのであろう——であること，（2）かなり高次の水準における語彙・意味の側面への関与が確実に存在すること，（3）統辞的側面（やはり相当に高次な）への関与の可能性もあること，（4）狭義の言語の枠を越えた，思考，意識，情動，注意，および他の感覚様態と言語との移行領域に関与しているといえる．

5 博言家失語（polyglot aphasia）

【二言語併用の3つの型】 予想を超える早さで世界が一つになろうとしている．人口の大きな流れによって都市の言語構成が大きく変化している．移民や移住によって成立した国では，公用語と出身国の言語との二言語併用はまったく普通のことである．たとえば米国では毎年約30万人が新たに失語になるが，そのうち4万5千人以上が二言語併用（bilingual）者または博言家（数カ国語を話す人）であるという（Paradis，2001）．

二言語併用には3つの型がある（Weinreich，1953）．等位型（A型）は2カ国語が一つのシステムとして組織化され，複合型（B型）は2つの別のシステムとして組織化されているものをいう．これに対して従属型（C型）は母国語を主として，第2言語がこれに従属する形で組織化されている（Paradis，1977）．日本人の博言家はC型が多い．

【障害と回復の要因】 博言家失語は言語の脳内機構について興味深い情報を提供している（大橋，1979）．

記憶の喪失について100年以上前から2つの法則がある．Ribotの法則（1881）は，古い記憶ほど失われにくく回復しやすい傾向をいう．つまり失語になると母国語が最も早く回復する．Pitreの法則（1895）は，記憶喪失時に強固な連合が成立していた記憶ほど失われにくい傾向をいう．失語の発症時点で最も話す機会のあった言語が最も早く回復する．どちらの法則もそれを支持する症例報告がある．

優先的に回復する言語については，これらの記憶の要因以外に，感情的な要因も知られている．ドイツ語のスイス方言を母語とし標準ドイツ語を学校で習ったMinkowski（1928）の有名な症例は，失語になってから，病前の生活ではほとんど話す機会のなかったフランス語が先に回復した．生活史を調べてみると，青年期にフランス娘と熱烈な恋愛をし2年ほど幸福な生活を送ったことがあることがわかった．これがフランス語回復の理由であるとしか考えられないという．

【言語ごとに異なる失語型】　博言家の失語には，言語の違いによって失語型に違いが生ずることがある．たとえば，Silverbergら（1979）の第1例はスペイン語が非流暢性失語，ヘブル語が流暢性失語を呈した．第2例はロシア語が健忘失語，ヘブル語が全失語であった．当然，どちらの失語にとっても病変は同一なので，言語の脳内の組織化が言語ごとに異なっている可能性が示唆される．

また博言家には交差性失語の頻度が高く，言語の半球優位性が言語ごとに異なっているという指摘もある（Albertら，1978）．博言家における右半球の言語機能が注目される．

【言語混合】　Perecman（1984）は「言語混合」（language mixing）と「自発的翻訳」（spontaneous translation）を対置する．前者は「ある言語の要素が他の言語の文脈の中に用いられるあらゆる場合を記述する」概念であり，言語学的なすべての水準——語彙・意味的混合，統辞的混合，音韻的混合，プロソディ水準の混合など——で出現する．後者は「自己（または他者）の発話をその直後に自発的にもう一つの言語に翻訳して言う」現象である（例，スプーンの使用目的を質問された時の症例HBの答："zum essen, for eating"）．Perecmanは，Brown（1977）の「小生成」（microgenesis）モデルに従って，基本的に前者は言語学的水準で（つまり失語として），後者は前言語学的・概念的水準で生起する現象であると考えた．筆者もジャルゴン失語例で，多くの言語混合現象（発話例：時計の呼称で，「あの，私の，私の猫の，I am ready，あの，he knows already」）と，少数であるが自発的翻訳現象（発話例，「私の……あのI amがね……」）を観察したことがある〔波多野（1991）の症例A〕．とくに言語混合は，音韻レベルで生じた場合にはその結果として未分化ジャルゴンを引き起こすことがある．BrownやPerecmanらの報告した音素性ジャルゴンがそれである（70頁）．

博言家は言語ごとに脳の組織化が異なり，その言語間に介在する「スイッチ機構」の機能不全によって言語混合が起こるという見解がある．この機構の脳内局在については，局在不能（Goldstein, Paradis），可能（Pötzl, Leischner, Stengel），保留（Albert）といった賛否両論がある（Albertら，1978）．その局在論にも2通りあって，Pötzl, Leischnerなどは後方病変説に立つが，彼らの症例はともに選択型回復の例であり，前頭葉病変説のStengelらの症例は混合型回復の症例であったという（Albertら，1978）．

言語学者Jakobson（1964）は事故による約2時間の「失語」体験を語っている．彼は「何の必要もなく……自動的に」自分の話す文章を4～5ヵ国語に翻訳して話していたという．自動的翻訳の例といえる（大橋，1979）．

【回復のパターン】　2つの言語の回復の様相にはいくつかのパターンが知られている．

（1）共同的回復（synergistic recovery）は2つの言語が平行して回復をする経過を示す．これには2つが等しく経過する平行的（parallel）回復と，一方が遅れる異行的（differential）回復がある．（2）拮抗的（antagonistic）回復は，一方が回復して後に他方が回復するにつれて，先に回復した言語が悪化する経過をいう．（3）継時的（successive）回復は1つの言語がほぼ完全に回復してから，もう一つの言語の回復が始まる経過をいう．（4）選択的（selective）回復は一つの言語しか回復しないという経過をさす．（5）混合的（mixed）回復は2言語間に混合が生じる経過をたどるものである．

この中では，（1）の共同的回復の例が多い．常識的には考えにくい回復パターンがあるが，すべて症例の報告がある．博言家の失語の興味深い点である．

6 純粋症候群

　ここでいう純粋症候群は，話す，聞く，読む，書くという言語様態の1つだけが選択的に障害された病態である．いずれも内言語障害はなく，失語ではない．失語ではないが失語を理解するためには欠かすことのできない知見と情報を提供している．

① 純粋語啞（pure anarthria）

　【概　念】　純粋語啞（あるいは純粋失構音）は，非流暢性失語に見られる構音障害が失語を離れて独立に発現した病態である．古典論の失語分類では，皮質下性運動失語として「失語」としての取り扱いを受けてきたが，基本的に内言語障害を欠き，失語の言語学的症状を認めない．したがって，失名辞，錯語，失文法，聴覚的・視覚的理解障害，錯読，錯書などがあってはならない．言語様態としては，純粋に話すことだけの障害であり，聞く，読む，書くの障害は一切ない．

　純粋語啞はまれではあるが，その存在は疑いえない．発語失行の語を使用するグループも，これが純粋に出現することを認めている．Broca失語が回復して構音障害だけが残った時には，比較的この状態に近くなる．しかしそういう時でも書字障害が多少は残存するのが普通であり，失語の要素を否定しきれない．しかしきわめてまれであるが，初発症状が純粋語啞ということがある．全経過を通じて内言語障害の要素がない例である．

　【内言語障害】　ここで内言語（inner speech）障害の概念に触れておく．これを定義することは非常に難しいが，事実上，失語と同義語である．外言語という語もないわけではないがあまり使わない．内言語の障害が失語の本性であるという意味で古くから使用されてきたが，現在では言語学的障害というのに等しいだろう．"Speech"に対する"language"の障害が内言語障害に相当する．Goldstein（1948, p 94）は「内言語とは，われわれが自己の思想などを外的発話に表現しようとする時や，聞いた音を言語として知覚する時に，惹起する過程と経験の全体である．内言語は，一方で非言語的精神過程に，他方で外的道具性（外的発話）に関連する」と定義した．要するに言語を純粋化して，言語以外のもの（知性の要素や構音の要素など）を洗い流していった先にかならず残る，言語の本性というイメージである．Goldsteinにとって，彼の内言語障害が最も純粋に現れたものが中枢性失語（＝伝導失語）であった．ただしLuriaはまた別の意味で用いているので注意すべきである．

　【構音障害のみ】　純粋語啞は非流暢性発話かという問題がある．非流暢性の概念は，非言語学的症状（構音障害など）と言語学的症状（統辞障害など）の組合せである．つまり純粋語啞には言語学的症状がないから，非流暢性発話とはいえない．実際に筆者らの経験した症例は，構音障害と多少のプロソディ障害という発話努力（51頁）を認めるが，句の長さにも文法機能にも問題はなく，言語努力はなかった．ある純粋語啞の中年女性はあきれるほどよく喋り，検者を圧倒した．構音障害だけならばそういうこともある．

　【病変部位】　純粋語啞の症例は脳梗塞病変例が多く，中心回下部の皮質，Broca領野皮質の一部，あるいはこれらの皮質下の限局病変で，いずれも小さい病変であるのが普通である．大きい病変であれば失語を惹起してしまう．右顔面麻痺や口腔顔面失行を随伴することがあるが，右上肢の麻痺はあっても軽微なことが多い．

2 純粋語聾 (pure word deafness)

【概　念】　語音の聴覚的認知のみが，独立に選択的に障害された病態が純粋語聾である．聞くことだけの障害であるので，失語の定義を満たさない．むしろ聴覚失認の一亜型である．ただし Wernicke-Lichtheim 図式では皮質下性感覚「失語」とされた．歴史的な最初の記載は Kussmaul（1877）まで遡ることができるという．

　純粋語聾は失語ではないので，発話に錯語や失名辞などの失語症状が出てはならない．書字言語も読み書きともに完璧でなければならない．もしこれらがあった場合に，それでも純粋語聾であると主張するためには，なぜそのような失語の症状が出現したのかを説明できなければならない．ほとんどの症例は，わずかであっても失語の要素が残っており，純粋語聾に「近い」症例とみなされる．

【純粋語聾の純粋性】　純粋語聾の純粋性は，このような失語（＝内言語障害）に対する純粋性とともに，一般的聴覚障害がないこと（聾に対する純粋性）と，聴覚刺激一般に対する認知障害ではないこと（聴覚失認に対する純粋性）を含め，全部で3つの純粋性を意味するという．つまり純粋語聾はそうあるものではない．

【一側病変と両側病変】　失語ではないので，原則として，Wernicke 領野を大きく侵襲する病変はない．解剖学的には2種類あって，両側の側頭葉病変による例と左一側の側頭葉病変による例がある．一般的な環境音に対する聴覚知覚・認知の保存が純粋語聾の必要条件である．聴覚系は両側半球への投射であるから，両側の Heschl 横回（聴覚野）が同時に損傷されたり，それへの聴覚投射路（聴放線）が同時に遮断されたりすれば，聴覚知覚そのものの障害，つまり皮質聾（cortical deafness）になる．どちらか一つの Heschl 横回に聴覚情報が届けば皮質聾は回避される．これが聾でないことの解剖学的条件の一つである．

【離断仮説】　純粋語聾の成因は，連合仮説によれば Heschl 横回や聴覚連合野から Wernicke 領野への離断であり，無傷の Wernicke 領野の孤立である（Geschwind, 1965）．Wernicke 領野への情報は，左右の Heschl 横回（と聴覚連合野の一部）から入力される．右 Heschl 横回からの入力は脳梁を通過する交連線維を介する．

　この仮説に基づいて聴覚・言語の離断症候群（Geschwind, 1965）としての純粋語聾の成立を考えてみると図2-20のような離断点が想定される．①〜④は左半球病変による離断点，⑤〜⑦は右半球病変による離断点である．④と⑦は聴覚中枢の Heschl 横回（と聴覚連合野の一部を含む）の損傷を意味する．②と⑤は脳梁を通過する交連線維の離断であり，③と⑥は半球内皮質下の聴覚投射路（聴放線）の離断である．この図表のなかで Wernicke 領野に情報が入らずに，どちらか一方の Heschl 横回に（耳からの）情報が入るようにパズルを解けばよい．ただちにわかることは離断点が1個ではどうしても無理だということである．以下，離断点が2個の場合を考える．左一側半球病変の場合はまず②＋①である．これに②＋④も②＋③も Wernicke 領野の孤立が実現する．つまり3通りある．②が必須であることは明瞭である．両側半球病変の場合には，少なくとも②は含まれない．もし⑤の離断が起こるとすると，⑤＋①，⑤＋③，⑤＋④のいずれも条件を満たす．⑥と⑦の場合には左 Heschl 横回が生き残る必要があるので①を組み合わせるしかない．つまり，⑥＋①と⑦＋①である．つまり5通りある．ちなみに皮質聾は厳密には④＋⑦であるが，③＋⑥でも（③＋⑦と④＋⑥も）聾の状態が起こる．これも「皮質」聾に含める．

【離断に離断を重ねる説明】　以上のように，離断症候群学説は謎解きパズルのように面

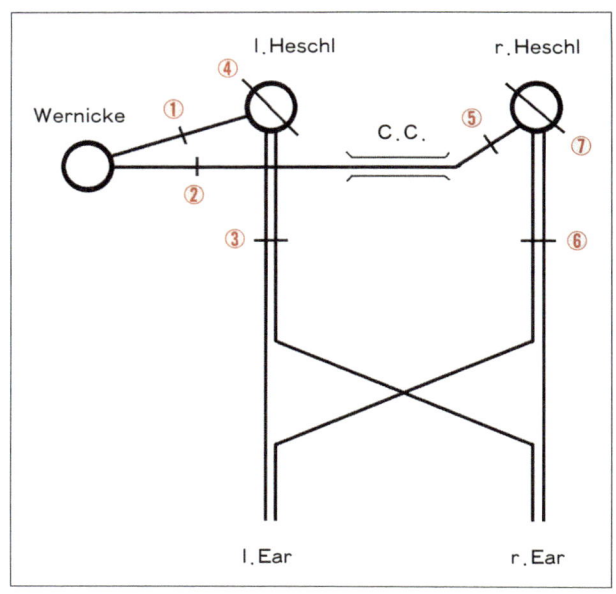

図2-20 純粋語聾の離断仮説
（lとrは左と右，C.C.は脳梁（Corpus callosum）を表す．

白い．実によくわかったようないい気分になる．しかしすぐに大きな落とし穴があることに気づくだろう．この説明は純粋語聾だけではなく，聴覚刺激を言語化（呼称）する障害のすべてに当てはまるということである．たとえば，環境音に対する聴覚失認（または聴覚性失名辞，83頁）にも当てはまる．つまり目隠ししてバイオリンやブザーの音を聞かされた時，音はちゃんと聞こえるが，その音が何か呼称できない．Heschl横回が少なくとも片方は生きているが，この聴覚的情報がWernicke領野に届かないからである．つまりこの仮説だけでは，なぜ純粋語聾になる例と聴覚失認になる例が区別されるのか説明できないのである．

そうするとこの仮説が生き残るためには，また別の仮説を導入しなければならない．たとえば，切れているのは聴覚系だけで，触覚系や視覚系の離断は起こっていないので，触覚性または視覚性の連合機能により，情報は迂回路を介してWernicke領野に到達するから，環境音の認知・呼称のほうは保存される．したがって聴覚失認は起こらない．語音は触覚系・視覚系の連合を引き起こさないためにWernicke領野は孤立したままである（したがって純粋語聾が起こる），という仮説の導入である．なるほどこれで，聴覚失認を伴わない純粋語聾の説明にはなった．そうすると聴覚失認の場合には，純粋語聾を起こす病変部位に加えて，聴覚知覚から触覚性・視覚性の連合を介してWernicke領野に至る情報伝達を不可能にする病変が付加されねばならない．それならば，聴覚失認の場合には，その必要条件としてまず純粋語聾が合併しなければならない．純粋語聾を合併しない（環境音の）聴覚失認は存在しないはずである．しかし実際にはそのような症例報告が複数ある．

以上の例を考えてみると，離断仮説は"ad hoc"（その場限りの）仮説だという悪口は当たっている．

【ゲシュタルト仮説】　この仮説に対抗するのは聴覚的ゲシュタルト障害説である（Pick）．語音は雑音の背景から「図地過程」によって形成された聴覚的ゲシュタルトであ

る．語聾には多くの例で一般的な聴覚障害（中枢性・末梢性）があり，これが聴覚的な情報処理を低下させる（機能変遷［＝知覚の動揺］も含めて）．さらに聴覚的無関心（auditory inattention）も認められる．このような背景も加わってゲシュタルト形成が損なわれて純粋語聾が発現するという説明である．

この説明は現在では離断仮説よりももっと旗色が悪い．聴覚失認との違いも説明できないし，一般的聴覚知覚の障害があるというならば，最初から純粋語聾の概念が成立しないことになる．ちなみに失認にはかならず何らかの意味での一般的な感覚障害が存在する．それゆえに，古典的な厳密な意味での失認は存在しないという見解は，ドイツ語圏神経心理学の一部に根強い伝統として残っている（82頁）．

③ 純粋失読（pure alexia）

【失書を伴わない失読】 純粋失読（alexia without agraphia）はきわめて印象的である．患者は書くことができて読むことができない．だから自分が書いた文字でも，しばらくすると読めない．普通，人は読める文字でも書けないことが多いから，非常に不思議である．

失語がなく失書もない．したがって錯語や聴理解障害もないが，軽度の失名辞が認められることがある．失名辞は脳の病変部位によらぬ症状とされるが，重篤な失名辞の場合には，さすがに純粋失読とはいいにくい．

文字に限定された視覚失認とみなせるので失認性失読（visual-agnostic alexia），病変が後頭葉にあるために後頭葉性失読（occipital alexia）ともいう．

純粋失読については，印象的な臨床症状と明確な病変部位に関して膨大な議論がなされてきた．視覚様態に限定された障害としては神経学的な議論が多く，認知の問題としてはゲシュタルト心理学からの提言があり，その研究史をたどるのも興味深いテーマである．

【文字の輪郭をなぞる】 失書を伴わない失読は，文字の読解と音読の障害は平行して解離しないのが普通である．読めない文字であっても文字の輪郭を指先でなぞれば，その運動覚によって読むことができる．これを運動覚性促通（kinaesthetic facilitation）あるいは「書きながら読み」（schreibendes Lesen）という——だからこの状態に慣れた慢性期の患者の中には，眼球運動による視線の動きを通じて文字を読んでしまう人がいる．ほとんどの症例は右同名半盲を伴う．

【写字障害】 基本的に書字に障害はないが，写字の障害が認められる症例がある．写字障害は，その存在を強調する説と無視する説とがある．純粋失読の離断仮説では，文字の形態認知は基本的に保たれていると考えるので，写字が可能であることを強調する．あるいは，右手と左手で写字障害の程度に差があり，左手の写字はよいが右手は悪いという観察もある．つまり右半球内の情報伝達はよいが，左半球運動野との連合は悪いというのである．この問題は（残存する）視野内の文字の形態情報の処理水準の問題にも関係する．

【色彩失認の合併】 視覚領域の失認としては色彩失認の合併が多い．また重篤な例では視覚物体失認が合併する．これらは病変部位の広がりによる違いであるという考え方と，他の感覚様態への連合の可能性による違いであるという説とがある．つまり，視覚対象はその形態が認知されても，言語領域との連合が重篤に障害されれば，視覚失認（連合型）が生じる．軽度に障害されれば，普通の視覚対象（物品）は触覚性・聴覚性の連合を生じ，その経路から言語領域に情報が伝えられて認知される．バイオリンを見ても，その視覚情

報は直接に言語領野へ到達しないが，バイオリンの音や触感が表象として喚起されて，聴覚・触覚の経路から言語領野へ情報が到達するために認知できる，つまり視覚失認はない．しかし，文字や色は純粋に視覚的な性質が強く，容易に他の感覚領域に連合が生じない．だから失読と色彩失認が起こるというのである．なるほどわかりやすい説ではあるが，しかしこれにも，もちろん反論がある．視覚対象がすべて他の感覚様態に連合するとは限らない．たとえば，雲は音もなければ触感もない．どうして雲の視覚認知ができるのか，という反論である．

【純粋失読の亜型】 失読には，字の読めない字性失読（literal alexia），語の読めない語性失読（verbal alexia），句や文の読めない文の失読（alexie de la phrase）が区別される．これらは純粋失読の程度または重篤度を表すとされるが，何らかの質的な相違を反映する区別のようにも見える．

純粋失読における文字形態の認知は保たれているとされるが，実際に患者を診ていると，文字の形態認知が十全でない症例がある．この障害の問題についても，これを強調する説と無視する説がある．たとえば，「か」や「ぱ」のような空間的に離れた要素からなる文字を呈示すると，患者によっては一つの文字として認知できない．「ぱ」の中の「は」の形を認知しても「丸」を見落としたりする．あるいは「さ」と「ち」のような，類似した形態の文字の区別が不良であったりする．文字認知がこの種の形態の範疇化（categorization）のレベルで障害があれば，これは失認でいえば統覚型失認であり，形態認知の障害に相当する．この場合，写字の障害も出現する．字性失読の中にこのようなレベルの障害がある例がある．

【予感の存在】 読解と音読は基本的には一致するが，読めないはずの語を見て，時に，そのぼんやりとした意味を語る患者がいる．"Goethe"という文字を見て「詩人」，"Kennedy"を見て「かわいそうな奴よ，殺された」と言ったり，"India"を「象」と読んだ例がある．このような読みは，患者が正確な認知には到達していないが，その予感（Ahnung）をもつことを意味している．これは正確なゲシュタルト的把握には到達していないが，その前の前ゲシュタルト（Vorgestalt）の段階にとどまっていると考えられる．

純粋失読における漢字仮名問題もしばしば取り上げられるテーマである．われわれの見解については漢字仮名問題の項（88 頁）に述べた．

【Dejerine の発見と解釈】 失書を伴う失読と失書を伴わない失読を区別して，これらの病態の本性を明らかにしたのは Dejerine の業績である．前者は書字言語の中枢である角回の損傷，後者はそこへ文字の視覚入力情報が届かないために起こる．図 2-21 は Dejerine（1914）の教科書に掲載されている純粋失読の発現を説明する模式図であり，脳梁膨大部を介して連結している後頭葉の視覚連合野から，頭頂葉の角回（Pc），Wernicke 領野のある第 1 側頭回（T_1）および Broca 領野のある第 3 前頭回（F_3）へ至る神経線維が，X の場所で切断される様相を示している．

【純粋失読の離断仮説】 もっと単純に模式図にしたものが図 2-10 である（80 頁）．視覚系は右視野と左視野がそれぞれ左後頭葉と右後頭葉に投射する．そのために視神経は視交差において半交差する．したがって，外側膝状体から視放線を経て後頭葉の視覚野に至る情報は，右視野の文字は左後頭葉へ，左視野の文字は右後頭葉へ入る．左右いずれであっても，文字の視覚情報は左半球の言語領野に到達することによって，文字として解読される．この図では Wernicke 領野を言語領野の代表としてある．

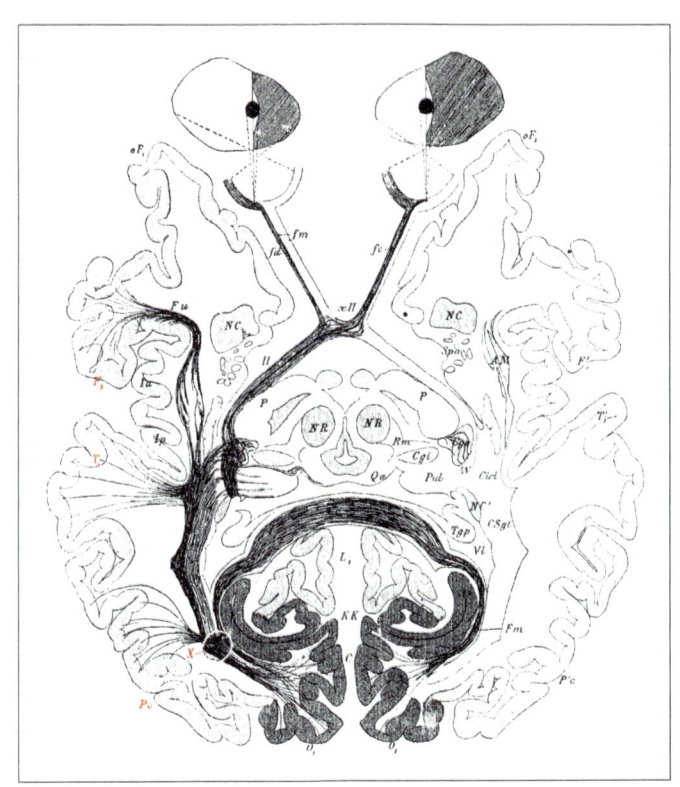

図 2-21　純粋失読（失書を伴わない失読）の発現機序
（Dejerine（1914）より，Xが病変部位）．

　そこで，左後大脳動脈の閉塞による脳梗塞が生じたとする．この時の病変は斜線で示したように，左後頭葉内側面と脳梁膨大部が含まれる．したがって，右同名半盲が生じる．つまり患者は右視野を失い，すべての視覚情報を左視野（および視野の小さな中心部）で見ることになる．文字も左視野で見て，その視覚情報は右後頭葉に到達するが，そこから脳梁膨大部を通過して左半球の言語領野へ到達する経路が遮断される．こうして，左視野の文字は見えているにもかかわらず読むことができない．これは Dejerine を受け継いだボストン学派の説明である．重要なことは，視覚野の少なくとも一部が保たれていること（視覚の感覚障害があってはならない），角回を含めた言語領野が保存されていること（失語も失書もあってはならない），そのうえで，保たれている視覚野から，やはり保たれている言語領野へ，文字の視覚情報が到達しないことである．だから，左大脳動脈閉塞による上記の病変でなくとも，この事態を実現させる病変であれば，純粋失読は発現する．極端には，左後頭葉から言語領野への皮質下白質における離断が起これば，半盲のない純粋失読も起こりうる．そのような症例報告も存在する．

　この仮説は純粋失読がなぜ起こるのかをうまく説明する．全体としてはほぼ正しいといえる．しかし，すでに記したとおり，また純粋語聾の説明でも述べたように，この仮説は，純粋失読，視覚（物体）失認，視覚失語のいずれにも当てはまり，これらを容易に区別することができない（82頁）．それぞれを鑑別的に説明するためには，さらに，聴覚・触覚系との離断や，運動系との離断，辺縁系との離断などを付け加える必要がある．結局，離断に離断を重ねる仮説といえる．

❹ 純粋失書 (pure agraphia)

【Exner の書字中枢】　純粋失書は失書のみが純粋に出現した症例をさす．孤立性失書ともいわれる．構成失書も失行性失書も孤立性失書であるが，純粋失書には含めない．失語がないのは当然の前提である．純粋失書については，古く Exner (1881) が左中前頭回脚部に独立した書字中枢を提案した．この中枢の損傷により純粋失書が起こるはずであったが，その後の研究ではあまり支持されなかった．

　この他に純粋失書をめぐる話題として，Gerstmann 症候群と急性錯乱状態がある．

【Gerstmann 症候群の失書】　身体失認に数えられる Gerstmann 症候群は手指失認，左右障害，失算，失書の 4 症状からなり，典型的な左頭頂葉症状群と位置づけられてきた．この症状が選択された背景には，自己の内空間と外空間とを媒介するのが手指であり，その内外空間の有機的統合の解体——あるいは内外を統合する身体図式 (body schema) の崩壊——の表現が Gerstmann 症候群であるという考えがあった．計算も手指の機能の一つと位置づけられた．したがって，この場合の失書は失語性ではなく，しいていえば純粋失書といわざるをえなかった．

　戦後，Gerstmann 症候群は人口産物あるいは虚構であるとの反論が高まった．この症状の合併率は，この 4 症状のみがとくに高いわけではないことと，4 症状の背景にはかならず失語があるという主張である (Poeck, 1982)．Gerstmann 症候群の擁護派は，この 4 症状に失語，失読，構成失行を加えて「拡大 Gerstmann 症候群」として，この概念の延命をはかったり，あるいはこの症候群には少なくとも左頭頂葉病変を指示するという神経学的な局在的価値があると主張したりした．Gerstmann 症候群を空間統合の崩壊よりも，言語・象徴機能の障害として理解するのであれば，その失書の性質はやはり失語性といわざるをえないであろう (大橋, 1965)．

【急性錯乱状態の失書】　Chedru ら (1972) は，急性錯乱状態 (acute confusional state) における選択的書字障害の例を報告し，従来，純粋失書とされてきた症例の多くが，この病態に該当するのではないかという疑義を呈した．錯乱というのは基本的に思考障害である．彼らが検討した純粋失書の文献例には，脳腫瘍，脳圧亢進，注意障害，極度の急性期などが多かったという．すべての文献例が錯乱に該当するわけではなかろうが，書字は，きわめて多くの要因が介在する複雑で脆弱な過程であり，健常者ですらつねに十分に可能とは限らない．知性，思考，意識，注意などのわずかの障害が書字のみを侵襲して，それが純粋失書の形式で発現しうるという可能性はつねに念頭に置く必要があろう．

【割り切れぬ議論】　多くの研究者が純粋失書例を報告しているが，症例が集積するほど統一性がなくなって，一つの独立した失書型であるという主張から遠くなっていく．理論的には，(肢節) 運動失行でもない，構成失行でもない，視空間障害でもない，失語でもない，要素的神経障害でもない，一般的精神障害でもない．いったい何なのだ．

　純粋失書については，その概念を十分に批判したうえで，その臨床的な有用性を養護する見解がある．たとえば Albert ら (1981) は，その書字障害が，(1) 正常な文字形成，(2) 正常な写字，(3) スペルの誤り，その多くは置換 (substitution)，からなると述べた——この症状論だけではきわめて軽度の失語に伴う失語性失書の疑いが晴れない (と筆者は思う)．さらに文献からは多くの思弁が許されないが，考えられる解剖学的基盤としては，上頭頂領域ではないかという．この領域は，角回の異様態間連合と密接に結びついており，

音素-書記素変換の視覚―運動覚―構成的側面がより多く巻き込まれる，という可能性を述べている．そうすると要するに，失語性失書も失行性失書も構成失書もみな少しづつ関与した失書ということになろう．

純粋失書の議論にはどうにも割り切れないものがある．

7 失読と失書の認知神経心理学的分類

【分類原理の違い】 失読および失書に関するいわゆる古典的分類は，原則的には言語様態（modality）ごとの成績差に基づいて行われる．すなわち読字障害でいえば，読字だけが障害される純粋失読，読字と書字に障害がみられる失読失書（失書を伴う失読），そしてすべての言語様態が障害されたものを失語性失読ということもある．

一方，近年のいわゆる認知神経心理学的分類は，読字・書字障害を別の観点から分類する．すなわち読字・書字の方略（strategy）の違いや障害メカニズムの違いによる分類であり，その評価や分類においては誤反応分析が大きな位置を占める．この分類法では，読字または書字の状態にのみ注目して分類が行われ，他の言語様態や他の認知機能の障害の有無が分類を左右することはない．また古典的分類がどちらかといえば読解の障害に比重を置いているのに対し，認知神経心理学的分類は主に音読の状態によって評価する．

失読・失書の認知神経心理学的分類にもいくつかの種類があるが，ここでは McCarthy and Warrington（1990）の分類を中心に述べる．

【末梢性 vs 中枢性失読】 まず失読は大きく2つに分けられる．

末梢性失読（peripheral dyslexia）は視覚処理過程の障害が想定される読みの障害であり，中枢性失読（central dyslexia）は文字形態が認知されたあとの音や意味を引き出す過程の障害が想定されるものである．なお「読み」や「読字」という語は，音読と読解の2つ意味をもつが，上記のように認知神経心理学的分類は基本的に音読成績に依拠するので，本項でこの語を使う場合は主に音読のことをさす．

【末梢性失読】 末梢性失読のうちの綴り失読（spelling dyslexia）は，より一般的には逐字失読（letter-by-letter dyslexia）と呼ばれる．英語では文字の名前と音が異なる．たとえば"b"の名前は「ビー」でその音は「ブ」であるが，綴り失読では単語をひとまとまりのものとして読めず，文字の名前を逐次的に音読して（すなわち綴りを言って），そこから単語の発音を抽出しようとする．たとえば，"bed"を「ビー…イー…ディー，ベッド」と音読する．綴り失読は純粋失読の一型と考えられているが，分類の視点は読字だけが障害されたか否かではなく，読みの方略にある．日本語の場合は，仮名では文字の名前と音が一致するので，文字の名前を言っているのか文字の音を読んでいるのかの区別は困難だが，逐次的な読みかどうかの評価は可能である．

無視性失読（neglect dyslexia）は，横書きの語の最初（左側）または終わり（右側）の部分を読み誤るもので，半側空間無視の患者でみられる．

注意性失読（attentional dyslexia）は，1つの文字や単語が呈示された場合はそれを読むことが可能だが，同じタイプの刺激が2つ以上同時に視野に呈示されると障害を示すものである．

【中枢性失読】 中枢性失読の研究は主に英語圏で進められてきたが，その分類を考えるうえで重視されているのは，(1)綴りと発音の対応，および(2)意味の有無，である．

（1）については，英語では綴りと発音の対応が規則的な規則語（regular word）とそうでない不規則語（irregular word）とがある．たとえば "hear" や "save" は前者であり，"bear"，"have"，"yacht" は後者である．後者のものを通常の発音で読むとそれぞれ「ビヤ」「ヘイブ」「ヤッチト」となり，これを規則化（regularization）の誤りという．

（2）については，意味のある語は実在語（real word）であり，意味のない語は非実在語すなわち非単語（nonword）である．中枢性失読は，これらの語の読字における成績差および誤り方の特徴によって分類される．

【深層失読】 深層は意味過程，表層は音韻過程をさす．深層失読（deep dyslexia, Marshallら, 1966, 1973）とは，表層に障害があるために，深層の意味過程に依存して文字を読む障害という意味である．この患者は非単語（＝無意味）を読むことができない．実在語の読みは非単語よりは良好であるが，抽象語の成績が具象語より悪く（心像性効果），名詞・形容詞・動詞・文法的機能語の順で読みの成績が悪化する（品詞効果）．動詞は名詞化されて読まれることが多く，文法的機能語は無視されたり，別の無関連な機能語に誤読される．したがって，文脈のあるテキストでも，単語リストと同じように読んでしまう．誤りは，意味的類似性を示す意味性錯読が多く，形の似た語への視覚性錯読も出現する．

非単語が読めないことは，文字と音韻との1対1の対応（書記素-音素変換 grapheme-phoneme conversion）に従った読みの経路（nonlexical phonological route）が不能であることを示す．また一つの語が全体として一つの音韻連鎖と結びついているような語（例：案山子，秋刀魚）も読めない．意味を解さずに（文字の）語彙と（音韻の）語彙を連結する経路（nonsemantic lexical route）も閉ざされている．患者は，意味を介する経路（lexical-semantic route）に強く依存して音読を試みるが，この経路とて遮断されてはいないものの，相当に障害されている．図2-22は，深層失読を説明する認知心理学的モデルであり，破線の丸で囲まれた複数の部位の障害が想定される．

認知神経心理学は，神経基盤との安易な結びつけを拒否するが，深層失読については右半球の症状を示唆する仮説が提出されている．つまり書かれた語から意味情報を抽出する能力（限定されているが）を右半球が担っているというのである．あるいは，左半球には具体語も抽象語も同様にその辞書（lexicon）が存在するが，右半球には具体語の辞書しかない．意味処理は部分的であれば右半球でも行われる．しかし，音韻処理は右半球によって代償されることはない．このことは，深層失読の病態が右半球の言語機能の表現であることを示唆する．この仮説には賛否両論がある．

日本語では，漢字と仮名の読みの成績差を音韻処理ルートと意味処理ルートの障害のされ方の違いに結びつけて理解しようという試みがある（88頁）．

また音読は文字の視覚入力を口頭発話出力へ変換する機能である．言語の聴覚入力を発話に変換する機能が復唱であるから，同じモデルで復唱障害を呈する場合を説明できるはずである．こうして提唱されたのが，特異な復唱障害を呈する深層失語である（79頁）．

【音韻性失読】 深層失読によく似ているが微妙に異なるのが音韻性失読（phonological dyslexia, Beauvoisら, 1979）である．意味性錯読と心像性効果はないが，品詞効果はあり，非単語の読みはきわめて悪い．近年では，深層失読と音韻性失読は連続する現象であり，前者の純粋型が音韻性失読と考えられている．したがって，McCarthyら（1990）の分類では音韻性失読のほうが優先的に取り上げられている．

【表層失読】 深層失読のほぼ逆のパターンが表層失読（surface dyslexia, Marshallら，

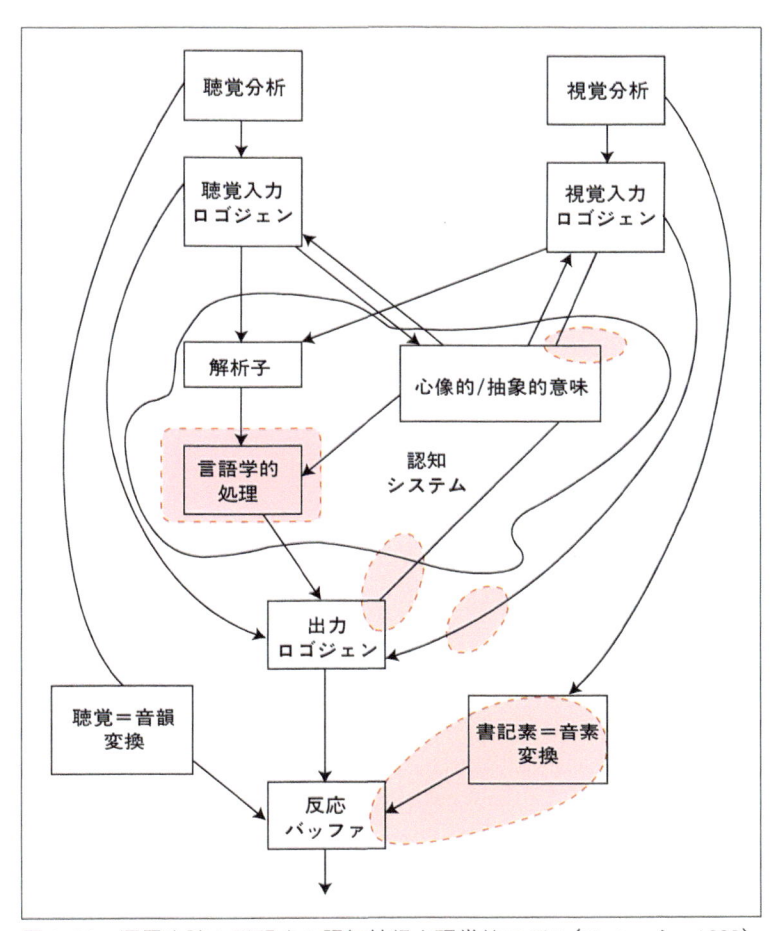

図 2-22　深層失読を説明する認知神経心理学的モデル（Mortonら，1980）

1973）である．つまり，意味を介する読みは壊滅的に障害されていて，文字と音韻の1対1の対応（書記素-音素変換）の経路が保たれている時，この経路に過度に依存して読字が行われることがある．これが表層失読である．有名なのは，"listen"（聞く）という動詞を"lis-ten"と読み，当時有名な「リストン」というボクシング選手の名前と間違えたというケースである．このように表層失読では，綴りと読みが規則的な語は読めるが，不規則語は間違える（英語にはとくに多数ある）．このような語は，最も極端な場合，一つの語が全体として一つの音韻連鎖に対応している（案山子，秋刀魚など）．このような対応は「語全体の音韻」（whole-word phonology）と呼ばれ，書記素－音素変換では音読不能であり，やはり表層失読では錯読に陥りやすい（完全には障害されないという見解もある）．

　日本語では難訓漢字にこのような語が多く，このような語の読みに特異な障害を示す語義失語がこの表層失読と部分的に重なるとされる．また，報告されている表層失読例は均質ではなく，さらに下位分類することも可能である（中村ら，2000）．

【二重回路モデル】　表層失読と深層失読の2種類の失読が存在することは，従来，読みの二重回路モデル（Coltheart, 1985）で説明されてきた．このモデルは，単語を読む時に，視覚（文字）呈示された語から直接単語全体の発音を引き出す語彙経路（語全体の音韻）と，単語をいくつかのsubword component（文字，文字群）に分け，それぞれを音に変換して単語全体の発音を得る非語彙経路（書記素-音素変換）の2種類の経路が並列して存

在・機能しているとする説である．このモデルでは，不規則語を正しく読むためには語彙経路が機能し，非単語を読むためには非語彙経路が機能していることが要件とされる．そして，不規則語が読めず規則化の誤りを示す表層失読は語彙経路の選択的障害の反映であり，非単語が読めない深層失読は非語彙経路の選択的障害の反映だと考えるのである．

　ただし失読患者および健常者を対象にした近年の詳細な読字研究により，規則語／不規則語または単語／非単語の語群の中においても，かならずしもすべての単語で同じような読字成績が示されるわけではないことが明らかになった．一例をあげると，同じ規則語でも"seam"の音読時間は"seat"よりも短く，これは"eam"がつねに「イーム」と読む（発音が一貫する）のに対し，"eat"はつねに「イート」と読むわけではない（例，"great"）ことによるものと考えられる（Glushko, 1979）．したがって近年では，規則語／不規則語，単語／非単語という二分法よりも，それらを含め，より広く単語の属性による成績差の問題として失読（および正常の読字機能）が検討されている．それに合わせて，規則語／不規則語，単語／非単語の成績差に注目して発展してきた古典的二重回路モデルも，修正または廃棄されることになり，二重回路カスケードモデル（Coltheartら，1993）や，語の属性に特化した処理経路を想定しないトライアングルモデル（Seidenbergら，1989）などのモデルが提唱されている．なおその文脈の中では，発音の規則の存在を暗示する「規則語」などの用語よりも，発音の頻度を表わす「一貫性」または「典型性」といった表現が好まれる傾向にある．また「規則化」の誤りの代わりに，"LARC（legitimate alternative reading of components）error"といった用語が用いられることがある．

　【日本語の問題】　日本語における中枢性失読を考えるうえでは，日本語の表記（文字体系）についての理解が必要である．日本語の表記は大きく仮名（ひらがな，カタカナ）と漢字に分かれる．そして仮名では文字と音はほぼ1対1に対応しているので，仮名語は英語の規則語に近いものと考えられる．いっぽう漢字は多くの場合，文字ごとに複数の発音をもち，正しい発音は前後の文字によって決定される．たとえば「神」であれば，「しん」（例，神聖），「じん」（例，神社），「かん」（例，神主），「かみ」（例，神棚）の発音がありうる．したがって，漢字語は原則的に不規則語に近いものと考えられる．そして伝統的には，仮名語の読みが良好で漢字語の読みが不良なものが表層失読であり，その逆（とくに仮名非単語が読めない）ものが深層失読だと考えられてきた．また規則化については，語義失語（井村，1943）の症状の例としてしばしば引用される，「大方」を「たいほー」と読む誤り（音訓の誤り，類音的錯読，音価選択の誤読などと呼ばれている）が，それに相当すると考えられている．井村（1943）の記述はMarshallら（1973）が表層失読を発表する30年も前のことである．

　しかし，仮名語（＝規則語）／漢字語（＝不規則語）の二分法に基づく中枢性失読の理解は，日本でも修正されつつある．漢字では一般的に文字ごとに複数の発音があるが，各発音の頻度には大きな違いがみられることがある．たとえば「神」の字は多くの発音をもっているが，それぞれの発音の頻度は対等ではなく，（とくに熟語の1文字目にきた時は）「しん」と発音されることが圧倒的に多い（Fushimiら，1999）．漢字「区」にいたっては，仮名文字と同じように1種類の発音しかもたない．そして実際に表層失読の患者では，漢字語であっても「洋服」のように一貫する（または典型的な）発音をもっている語は，よく読めることが明らかにされている――「洋」も「服」も熟語の中ではそれぞれ「よう」，「ふく」としか読まない（Pattersonら，1995，中村ら，2000）．また仮名文字であっても，発

音はつねに1つではない．端的な例では，「は」は/ha/と/wa/という2つの発音をもっている．表層失読の患者では，本来「おーへー」と発音すべき仮名語「おうへい」を，そのまま「おうへい」/ouhei/と読む傾向があり，このことも「う」や「へ」の発音の非一貫性のためと解釈することが可能であろう．

　以上のように，患者の読字機能を評価するうえでは，漢字・仮名という区別だけではなく，文字や単語をその属性から捉えることが必要である．文字の属性としては形態の複雑さ，使用頻度，学習年次などを，語の属性としては表記種，出現頻度，表記頻度，親近性，発音の一貫性・典型性，心像性などを考慮する必要がある（209頁，3章1節3項の「掘り下げ検査」参照）．

　ただし研究の場合とやや異なり，臨床を考えるうえでは属性という連続量的概念は扱いにくく，漢字・仮名などのカテゴリカルな概念のほうが便利である．二重回路モデルは臨床的には有用なモデルであり，それぞれの経路を漢字語と仮名語の処理に当てはめて考えることもまた，臨床の場では有用であるとも考えられる（255頁，4章2節1項の「言語情報処理モデルと認知神経心理学的アプローチ」参照）．

【失書の見方と分類】　書字障害については読字障害ほど研究が進んでおらず，分類についても未確定の部分が大きい．その分類は失読と同様に，すべての書字出力様態（紙に書く，綴りを言う，タイプを打つなど）に障害がおよぶ「綴りの障害」（つまり中枢性失書）と，紙に字を書く行為のみが障害される「書字の障害」（末梢性失書）に分けられる．

　「書字の障害」に含まれる空間性失書（spacial agraphia）は，書字に際して空間的誤りを示すもので，紙面の右または左に広いスペースが空いたり，文字の間隔が著しく空いたり，文字がうねったり傾いたりする．

　観念失書または失行性失書は，観念失行・観念運動失行から類推されるような書字障害で，McCarthyら（1990）は，文字や単語の書取は障害されるが同じものの写字が容易だったBaxterら（1986）の例などをあげているが，分類自体が整理されていない（濱中，1999）．

　「綴りの障害」のうちの語彙性失書（lexical agraphia）または表層失書（surface agraphia, Beauvoisら，1981，Hatfieldら，1983）は，表層失読のアナロジーと捉えられる．すなわち不規則語を書く（綴る）ことに障害があり，典型的な錯書は，綴りと発音の一般的な対応に基づき単語を綴ってしまう規則化の誤りである（例：laugh → laf）．

　音韻性失書（phonological agraphia, Shallice, 1981）は，音韻性失読のアナロジーと考えられる．すなわち実在語の書字は良好だが，非単語の書取に障害を示す．

　失読と失書の認知神経心理学的な分類は，さらに細かくわずらわしいほどに数多くの障害のタイプを記載している．理論的には失読だけでも16,000種類以上あると計算した人もいる．この考え方は，失語学におけるボストン学派の神経原理主義的楽観論に対する反動のように出現したが，今度は逆に認知原理主義とでもいうべき些末的思考に陥って，臨床から大きく離れる危険性がある．臨床で最も重要なことはある種の中庸の徳であり，これは生命あるものと関わり，実践の中で到達せられる認識であろう．

第2章 失語の理解

5 失語の解剖学

【シルビウス周囲言語領域】 右利き者の言語機能に重要な役割を演じている領域は，左半球のBroca領野，Wernicke領野（図2-23），縁上回，中心回下部を含むシルビウス周囲言語領域（perisylvian language area）を中心として，これに角回が加えられる．しかし失語と言語障害に関連する領域はこれらに尽きるわけではない．皮質下の基底核と視床，右半球，辺縁系の言語に対する寄与も無視できない．

I 脳の解剖学

【脳解剖の実際】 脳は頭蓋骨に包まれているので，これを取り出すことは大変な手間がかかる．死体の左右の耳と頭頂を結ぶ線で頭皮を切開し，この切り口を前後に引っ張って頭皮を剝ぐ．こうすれば解剖後の縫合時に縫い目が頭髪に隠れて目立たない．露出した頭蓋骨を骨切り用の鋸で水平に一周して切り落とす．ちょうど帽子を脱ぐように頭蓋骨を外してから脳を取り出す．取り出した脳はぐにゃぐにゃでぶよぶよなので，ホルマリンにつけて「固定」する．完全に固定されるまでに何日かかかる．最近は研究の目的によって冷凍固定することも多い．

【見たものしか信じない】 固定された脳からくも膜や血管を完全に取り去ってから，大脳皮質を観察することができる．解剖学のいいところは見たものしか信じないという態度である．失語学では言語領野などと，さもわかったようにいうが，脳をいくら見ても模式図のように「言語領野」と書いてあるわけではないから，どこがどこやらさっぱりわからない．大脳皮質は脳回（転）と脳溝からできている．脳溝の中にも皮質が折り畳まれている．解剖学の教科書には何々溝とたくさん書いてあるが，途中で中断したり折れ曲がったりしている溝が多く，個人差も膨大で，その同定はつねになかなか困難である．ここではできるだけリアルな写真を提示して考えてみる．

【濱口ライオンの脳】 図2-24は，昭和5年11月，東京駅で暴漢に襲われ腹部に銃弾を受けた総理大臣・濱口雄幸の脳である．銃弾は摘出できず，9カ月後に腹部膿瘍などにより死亡した．今ならプライバシーの問題も出てくるが，この脳は傑出人脳として研究され，昭和14年に出版された（長與ら，1939）．傑物の脳であるから，その脳重（1495 g）は平均（成人男性1330 g，女性1240 g）をはるかに越え，演説が見事であったから言語中枢の皮質が立派で大きいというような，200年前の骨相学と同じ議論がなされている．もっとも城山三郎著の評伝小説「男子の本懐」（新潮文庫）によれば，演説は苦手で下手であったというから，この骨相学はあまり当てにならない．長與らの本には濱口雄幸の肖像，履歴，業績，性格（ライオンと呼ばれるほど剛毅だった）が記述され，そのうえで脳の状態が詳細に記

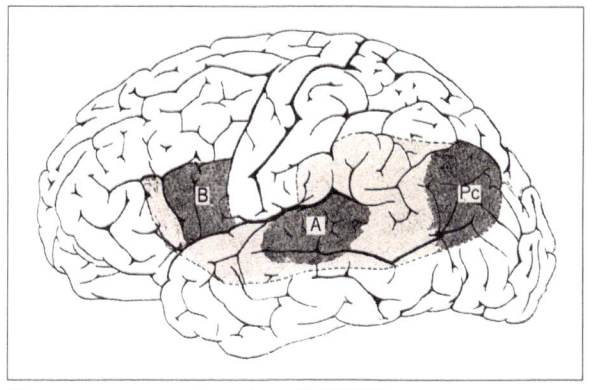

図 2-23　Dejerine (1914) の言語領野
　　　B (Broca 領野), A (Wernicke 領野), Pc (角回)

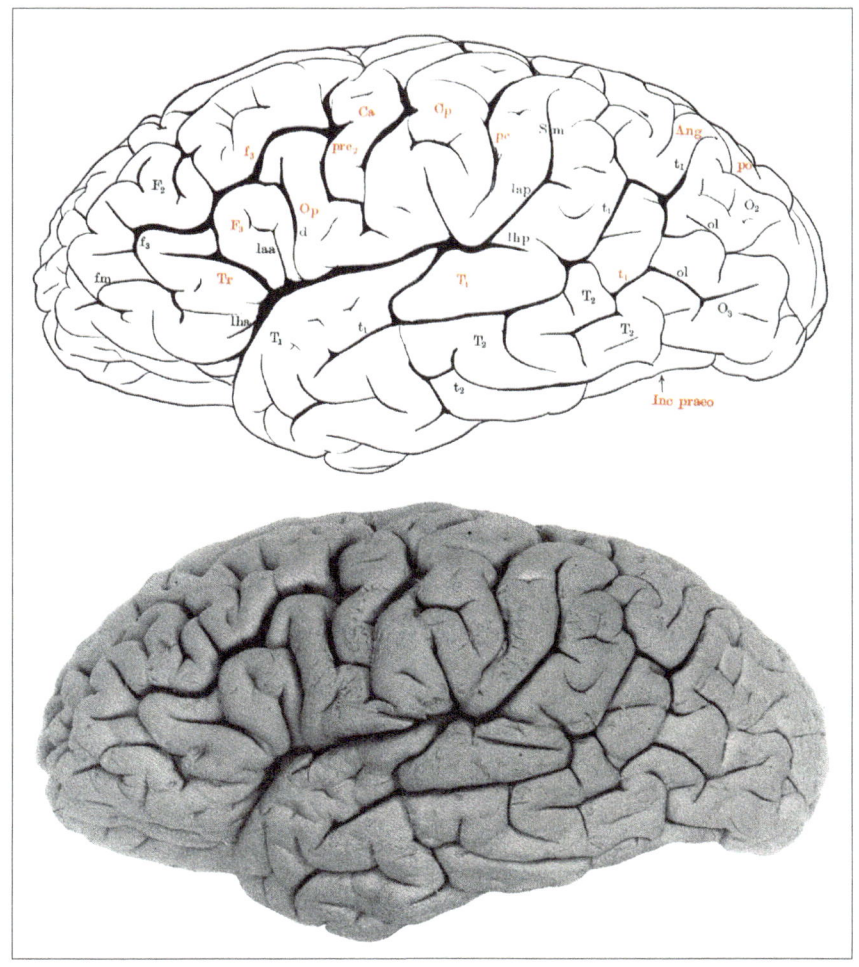

図 2-24　濱口雄幸の左脳外側面：模式図と写真
　　Ang (角回), Ca (中心前回), Cp (中心後回), d (対角溝), F_2 (中前頭回), F_3 (下前頭回), f_3 (下前頭溝), laa (前上行枝), lap (後上行枝), lha (前水平枝), lhp (後水平枝), O_2 (中後頭回), O_3 (下後頭回), ol (側後頭溝), Op (弁蓋部), prc_2 (下中心前溝), pc (中心後溝), Sm (縁上回), T_1 (上側頭回), T_2 (中側頭回), Tr (三角部), t_1 (上側頭溝), t_2 (中側頭溝), po (頭頂後頭溝), Inc praeo (後頭前切痕)

5　失語の解剖学　155

録されている．この濱口脳は一個の人間として，あるいは健常者の脳として，さまざまな意味で非常に興味深いものがある．人は死して名を残すという．この首相はわれわれの勉強のために脳を残した．実に立派な人であった．

【不明瞭な脳溝】 脳そのものの写真（図2-24の下）と脳溝・脳回の同定模式図（上）を並べてみると，その皮質構造がよく理解できる．ここでは左半球外側面のみを示す．われわれの関心領域は，F_3（下前頭回），Op（弁蓋部），Tr（三角部），T_1（上側頭回），Sm（縁上回），Ang（角回），Ca（中心前回），Cp（中心後回），prc_2（下中心前溝），pc（中心後溝），f_3（下前頭溝），t_1（上側頭溝）などである．ちなみにこの図では外側裂（Sylvius裂，T_1の上縁）と中心溝（Roland溝，CaとCpの間）の記号表示はない．大文字は脳回，小文字は脳溝を表す．T_1（Wernicke領野）と中心回下部に，水平で直線的な傷がある（模式図にはない）．これは脳溝ではなく，頭蓋骨を鋸で切った時に，切り過ぎて脳についた傷跡であろう．

いうまでもなく，Roland溝とSylvius裂よりも前（図中では左方が前方）を前頭葉，外側裂より下を側頭葉，中心溝より後を頭頂葉，脳の後端を後頭葉という．側頭葉・頭頂葉・後頭葉の境界は判然としない．大脳内側面には頭頂後頭溝（po）がかなり明瞭に認められ，これが頭頂葉と後頭葉の境界とされる．この溝は外側面ではわずかにかいまみることができる．この頭頂後頭溝の上端（模式図右端のpo）と後頭前切痕（Inc praeoの矢印の点）を結ぶ，凸を前方に向けた弧線が，後頭葉のおおよその境界であるという．この境界はサル脳では月状溝として明瞭な溝であるが，ヒト脳では痕跡的といわれる．この濱口脳でも判然としない．

このように脳の解剖学では，精密に詳細な場所が区別できる場合と，大体の領域をやや漠然とさして満足しなければならない場合とがある．教科書でも論文でも，確実なことは大いばりで書くが，不確実なことは触れないことが多い．このあたりの確実性と不確実性をわきまえるには理論と経験の双方を深めるしかない．

② Broca 領野

【左下前頭回脚部】 Broca領野は「左下前頭回脚部」と書いてある教科書が多い．

Broca領野の位置の記述については数種類ある（波多野，1994）．（1）左下前頭回（第3前頭回）後半部．（2）左下前頭回後1/3部．（3）左下前頭回脚部．（4）左下前頭回弁蓋部のみ（図2-25のB，Nielsen，1962）．（5）左下前頭回弁蓋部および三角部．（6）左半球皮質のBrodmannの44野と45野（図1-6参照）．（7）Dejerine（1914）の「Broca領域，または構音の運動イメージ中枢——左下前頭回後部または脚部，前頭弁蓋，およびこれに隣接する皮質（下前頭回頭部，中前頭回脚部）によって構成され，Roland弁蓋を除き，おそらくは島前部まで拡がる」などである（図2-23参照）．（8）皮質電気刺激実験によって発話障害をきたした領域より推定された前言語野（Penfieldら，1959，図2-28参照），など．

（1）と（2）の表現はBrocaの原著にさかのぼる．（3）の「脚部」（le pied）は「頭部」（le cap）に対立する概念であり，それぞれ弁蓋部と三角部に該当する（Dejerine，1895）．したがって（3）と（4）は同じことである．（6）は44野と45野がそれぞれ（5）の弁蓋部と三角部にほぼ該当するが，Brodmannの神経組織学的特性による皮質領域の分類（顕微鏡を使う）と，脳溝によって定義される脳回の命名法（肉眼による）とが完全に一致するわけで

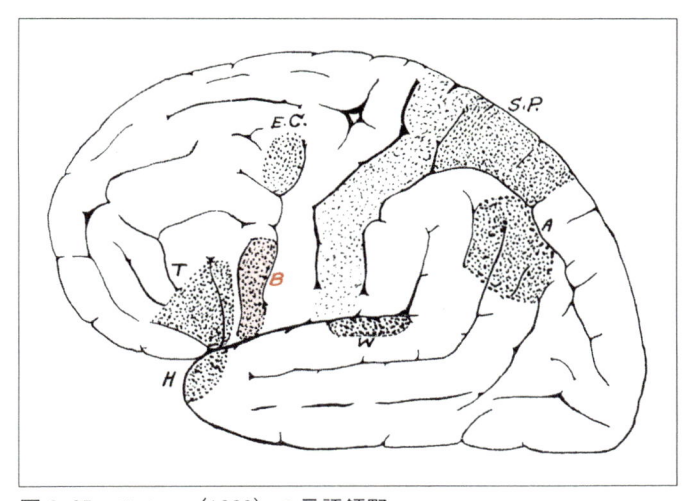

図 2-25 Nielsen（1962）の言語領野
A（角回），B（Broca 領野），EC（Exner の書字中枢），H（Henschen の音楽中枢），SP（触角認知に重要な上頭頂小葉），T（歌唱に重要な三角部），W（Wernicke 領野）

ない．

　下前頭回（F$_3$）は，Sylvius 裂の前枝（図 2-24 の濱口脳では lha［前水平枝］とされる）と上行枝（laa［前上行枝］とされる）によって 3 部に分けられる．後部が弁蓋部（Op），中部が三角部（Tr），前部が眼窩部である．濱口脳では下前頭回弁蓋部と中心前回下部とは区別できず，一つの四角い面を作っている．こういう場合には，下前頭回の後端があいまいだという意味で，（1）〜（5）の Broca 領野の後方の境界も漠然としている．

　（1）〜（6）は細かい違いはあるがほぼ同じ場所をさしているともいえる．しかしこのような Broca 領野皮質の選択的損傷は Broca 失語を引き起こさない．ほとんど失語にすらならない症例もある．このような反論が 100 年前から繰り返されてきた．Broca 失語は Broca 領野を含むより広範な皮質・皮質下の病変によって起こる．そこで（7）は，Broca 領野の失語学的な意義を認めたうえで，その臨床への再適応の試みである．つまり「拡大 Broca 領野」として知られる．

　【Broca 領野の失語】　たとえば（5）の意味での Broca 領野の皮質損傷のみによって失語が生じるのか，そうであるとすればそれはどのような病像の失語なのかという問題は，Marie 以来の神経心理学の大問題である．

　Mohr（1976）によると 4 例の剖検例に共通して，軽度の言語障害と初期のみの無言症（あるいは初期からの構音障害）がみられ，失文法は認められない．つまり Broca 失語としての要件を満たさない．このように Broca 領野損傷の失語の病像として，Hécaen ら（1973）は軽微の失書を伴う軽度の構音障害とプロソディ障害をあげた．Tonkonogy ら（1981）も一過性の語健忘または構音障害をあげた．いずれも失語というには軽微である．

　濱中ら（1984）は脳梗塞性失語 130 例の CT 所見と言語障害の関係を検討した（図 2-26）．左半球の単一皮質病変が中心後溝より前方に限局した例（Pr 群）は 13 例あった．そのうち非流暢性失語は 7 例のみであった（#22，#27〜32）．定型的 Broca 失語は 1 例のみで（#32），非定型 Broca 失語が 2 例（#30，31），超皮質性の運動失語（#22，27）と混合型（#28，29）が 2 例ずつ．あとの 6 例は流暢性失語であった．また Broca 領野を多少とも病変

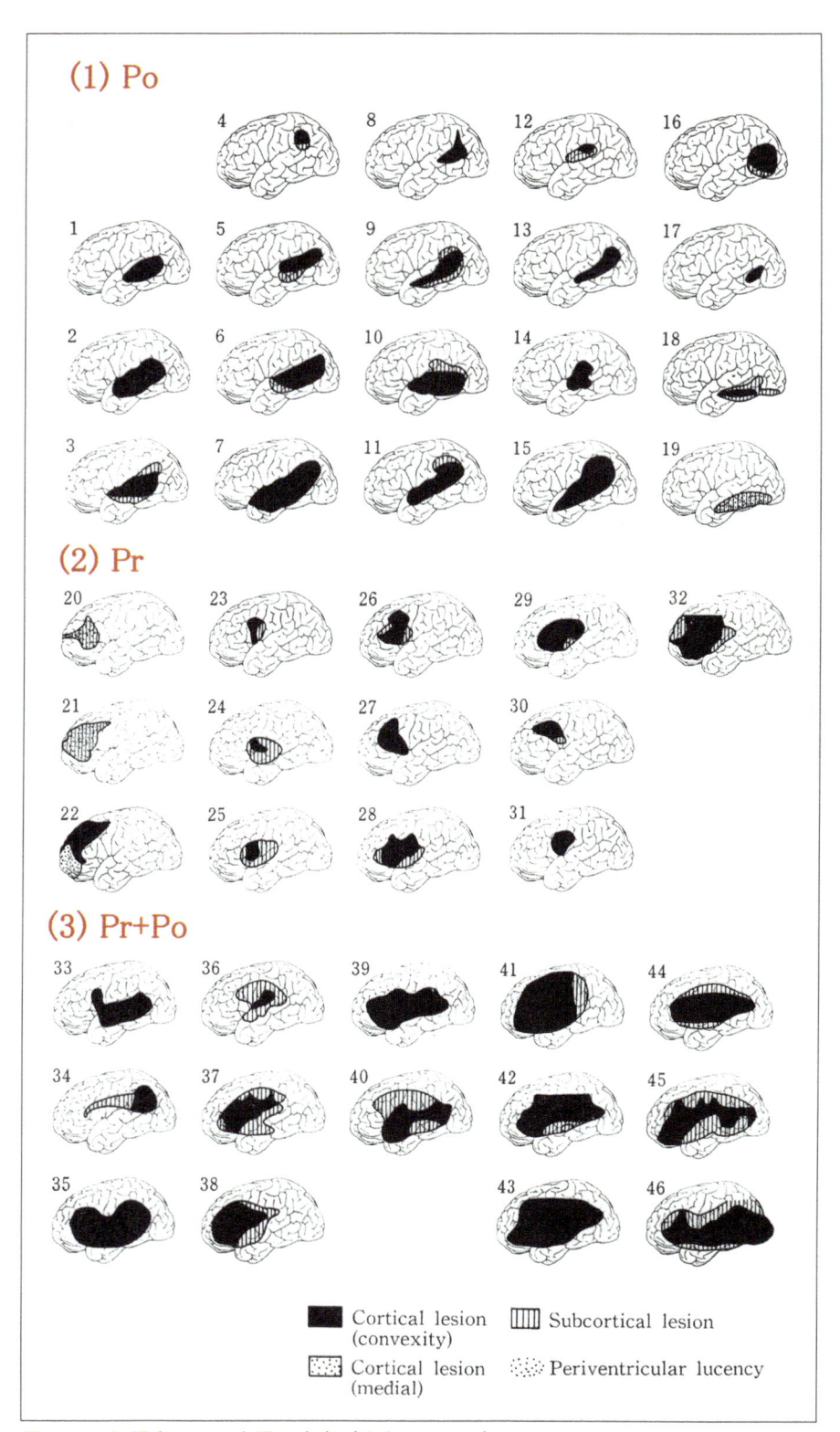

図 2-26 脳梗塞による失語の病変（濱中ら，1984）
Po（中心後溝より後の病変例），Pr（中心後溝より前の病変例），Pr＋Po（中心後溝の前後に渡る病変例）

158 第 2 章 失語の理解

に含む例は9例（#23〜29, 31, 32）あったが，定型的Broca失語は拡大Broca領野に近い広範病変の1例（#32）のみであった．非定型Broca失語の#31は非流暢性が急速に回復した例で，#23〜26は流暢性失語，#27〜29は超皮質性失語であった．Broca領野に最も限局していると目された#27は急速に改善した超皮質性運動失語であった．

また，病変が中心後溝の前後にわたる症例群（Pr＋Po群）は14例あり，そのうちの非流暢性失語10例には定型的Broca失語が3例（#41〜43），全失語が3例（#44〜46），了解障害が最重篤ではない全失語（重度Broca失語ともいえる）が4例（#37〜40）含まれていた．流暢性失語は2例あり，ともにWernicke失語（#33は定型的，#34は非定型的）．あとの2例は流暢性分類について中間群といわざるをえず，#35が混合失語（しいていえば全失語と超皮質性感覚失語の中間型），#36が失構音を伴う伝導失語様で非流暢性伝導失語ともいえる病像を呈した．

その後も濱中（1985）は追加症例を含めて検討し，Broca領野のみの限局病変で定型的なBroca失語が出現する可能性はきわめて乏しく，もしかりにそのようなことがあったとしても例外的事態に属する．また非流暢性失語が出現する可能性すら少なく，かりに出現したとしても急速に回復すると結論した．

最近では「Broca領野の失語」とBroca失語の同一性を強力に主張する見解はほとんどない．

【非流暢性発話の責任病変】　Broca失語の中核をなすのは持続的な非流暢性発話である．その責任病変として，Knopmanら（1983）はRoland皮質領域とその皮質下白質をあげた．中心前回ならびに後回の下部を非流暢性発話の責任病変とする見解はほかにもある（濱中，1985）．Poeck（1982）はBroca領野のさらに背側の前頭葉白質の——多くの場合さらに島へ伸張する——病変を指摘した．

Naeserら（1989）は持続的な非流暢性発話の成立のために必要であるのは，（1）側脳室前角外側の白質（Broca領野の最深部），すなわち梁下束（subcallosal fasciculus）の最内側・吻側部分（帯回と補助運動野から尾状核への投射線維を含む）と，（2）口部に対する運動・感覚皮質の深部に位置する側脳室体部近傍の脳室周囲白質（PVWMの中1/3の部位），の2つであるという見解を述べた．（1）は発話運動の起動・準備と発話の辺縁系要素の間を，（2）は発話の運動遂行と感覚feed backを離断するという説明を仮説として述べた．これらはいずれも皮質下白質の最深部である（図2-27）．非常に興味深い仮説であるが，難点は失文法の説明が不十分なことであろう．

この仮説の上に立ってAlexanderら（1990）は次のように問題を整理した．

（1）左前頭弁蓋（frontal operculum）の機能は言語の起動（initiation）であり，その損傷は一過性の言語出力の低下のみを引き起こす——これが彼らの「Broca領野の失語」である．

（2）左運動皮質下部は発話産生機能を営み，その損傷は構音障害のみに限定している——その典型例が純粋語唖である．

（3）さらに深く皮質下白質と脳室周囲白質に伸張した病変により，構音障害に音素置換や書字障害が加わる．

（4）この3者の結合病変は，努力性起動，音素性錯語，書字障害，観念運動失行を伴うさらに重篤な失語を惹起するが，この失語は持続的でなく，急性期を過ぎると回復する．

（5）これに梁下束の病変が加わることにより，持続性の古典的Broca失語が成立する．

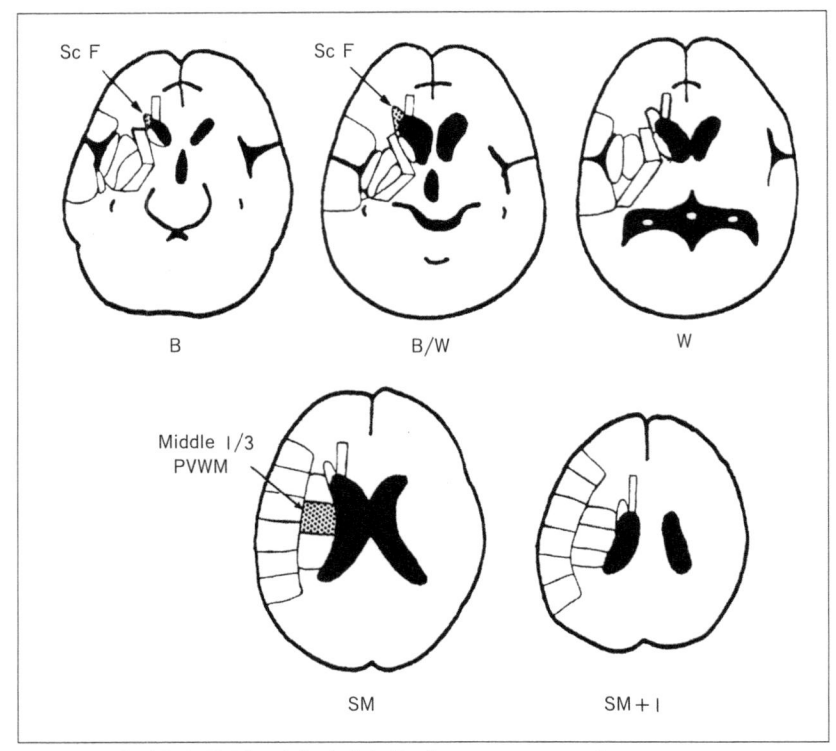

図 2-27　非流暢性発話の責任病変部位（Naeserら，1989）
　　Sc F（梁下束），PVWM（脳室周囲白質），B，B/W などは CT スライスの断面名

【電気的刺激実験】　以上は脳損傷という脱落性病変による脳機能の研究である．失語学の知識の源泉にはもう一つ別に刺激性病変がある．一定部位の人工的電気刺激実験と，てんかん発作焦点に由来する自然の病変である．この人工的な電気刺激実験によって Broca 領野を再定義したのが Penfield である．彼らは脳外科手術中に電気を流して患者の言語の変化を観察した．脳の開頭術といえば現在でも簡単な手術ではない．頭皮を切開し頭蓋骨を切り取り，脳膜の一部も取る．そのうえで患者と話をしながら電気を流して刺激する．これを局所麻酔でする．患者の意識は清明なままである．気の小さい筆者は想像しただけで口がきけなくなる．

　図 2-28 は，開頭術中の刺激実験によって発話停止などをきたした部位から推定した言語皮質を示している（Penfieldら，1959）．この前言語皮質（anterior speech cortex）が Broca 領野に相当する．中心回下部も言語症状をきたしたが，言語皮質からは除いてある．この実験は，言語発話機能の Broca 領野への局在を明瞭に実証するものとみなされてきた．

　最近でも，Lüdersら（1989）は電気刺激によって，側頭葉底面の「下言語野」を新たに記載するとともに，前言語野（Broca 領野）の刺激が特異的な言語障害を惹起し，これが表出性失語の病像に相当することを確認した．この点については Penfield の追認といえる．

　一方，数井ら（1993）は同様の電気刺激を施行したが，Broca 領野の刺激では構音障害（失構音）は出現せず，語想起障害と字性・語性錯語が認められたのみであった．むしろ運動野（中心前回）下部の刺激によって，失構音（と一貫性のない書字障害）が見られた．Broca

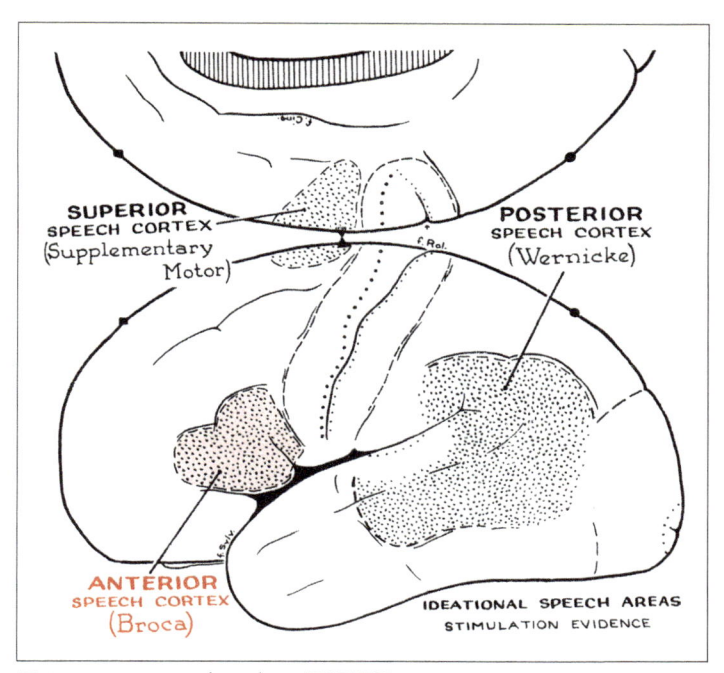

図 2-28 Penfield（1959）の言語領野

領野の刺激が構音障害を惹起しないという実験結果と，脳梗塞などにおける臨床病変対応の結果とに一致があることを強調している．

結局ここでも Broca 領野の言語的役割の有無について，是非両論に分かれている．

3 Wernicke 領野

【上側頭回後半部】 Wernicke 領野は上側頭回（第１側頭回）後半部とされている．Wernicke 領野がどこで何をしているのかについては，Broca 領野ほどの極端な見解の相違はないが，それでも議論が確定しているわけではない．

成書の記述や図示をみると，Wernicke 領野の部位について次のような見解がある．（1）左上側頭回後半部．（2）左上側頭回後 1/3 部．（3）左上側頭回後半部とこれに隣接する中側頭回の一部．たとえば Brodmann 37 野を名称理解の領域に当てた Kleist（1934）の見解などもこれに相当する（図 1-12 参照）．（4）左上側頭回後半部と横回．（5）左上側頭回後部の上部（Nielsen, 1962, 図 2-25 参照）．（6）Brodmann の 22 野（その周辺を含む場合がある）．（7）Penfield ら（1959）の後言語皮質，つまり左上・中側頭回と頭頂葉下部を含む広範な領域（図 2-28）．

（5）が最も狭く，（7）が最も広い．図 2-24 の濱口脳が示すように，側頭葉の終端は漠然としている．Brodmann の細胞構築を見ても 22 野は上側頭溝を越えて中側頭回上部に及んでいる．したがって Wernicke 領野の位置と境界もそう明瞭なわけではない．Broca 失語と Broca 領野をこてんぱんにやっつけた Marie でさえも Wernicke 失語だけは認めた．その病変は「Marie の方形」のＢ線よりも後方という（図 1-11 参照）．

【実際の臨床例では】 濱中ら（1984）の脳梗塞性失語 130 例の検討では（図 2-26 参照），左中心後溝より後方に限局した単一皮質病変を有する例（Po 群）は 19 例あった．全例が

5 失語の解剖学　161

流暢性失語で，流暢性に問題のある例はなかった．このうち 10 例（#1～10）が Wernicke 失語であった（語新作ジャルゴン失語の2例［#3，7］を含む）．非定型的 Wernicke 失語が3例（#16～18），伝導失語4例（#12～15），超皮質性感覚失語1例（#11），健忘失語1例（#19，ただし側頭後頭葉の内側病変）であった．

たとえば（1）の意味での Wernicke 領野を多少なりとも含む病変を有する症例は 14 例あるが（#4を除く#1～15），このうち9例が定型的 Wernicke 失語である（ジャルゴン失語を含めて）．Broca 領野と Broca 失語の場合とは明らかに異なって，Wernicke 領野と Wernicke 失語はかなり深い関連があるといえる．とくに，後方病変のみで非流暢性失語を呈することはない．これは確実なようである．

この調査では外側面への投影図を使用したために，皮質下病変については一部のみの検討に終わっている．Wernicke 領野についても，持続性の Wernicke 失語が成立するためにはある程度の皮質下病変が必要だという見解がある．

4 その他の言語関連領域

【縁上回】 頭頂葉外側面の中心後溝より後方は上下に分かれ，それぞれ上頭頂小葉と下頭頂小葉という．後者は前後に分かれ，それぞれ縁上回（Brodmann の 40 野）と角回（39 野）をなす．縁上回は Sylvius 裂の終端が跳ね上がった後上行枝（lap）によって切れ込まれ，これを取り巻く形をしていることが多い（図 2-24 参照）．

縁上回の病変が失語症状を引き起こすことは確実である．ボストン学派は，縁上回の直下の白質内を弓状束という繊維束が走り，この損傷によって選択的な復唱障害が起こるとした（図 2-11 参照）．この復唱路学説に対する批判はすでに述べたが（84 頁），縁上回およびその周辺の比較的小さな病変によって伝導失語が生じることは経験的に承認できる．それはこの領域の損傷が復唱障害にかかわるからというよりは，むしろ音韻の障害と関係するからであると考えられる（169 頁）．

【角 回】 角回は下頭頂小葉の後部である．しかしその部位の解剖学的な同定は，明瞭な脳溝が見出されないことも多く，しばしば困難である．とくに外側面では，ちょうど球面を斜めに見ることになり，地球の地図が端に行くほど歪むように，模式図でも中心に近い位置を示す場合（図 2-23 参照）とかなり辺縁に偏る場合（図 2-24 参照）とがある．

角回の位置はちょうど側頭・頭頂・後頭葉の接合する領域であり，それぞれの聴覚・体感覚・視覚の連合野がさらに合流して，異種感覚間の連合が行われる場所と考えられている――Geschwind はこのような角回を「連合野の連合野」と呼んだ．このことからも，聴覚的な口頭言語と視覚的な書字言語とを統合する場所が角回であるという議論は非常にわかりやすい．それゆえ，Dejerine 以来，角回は書字言語の中枢（＝視覚言語中枢）とみなされ，その病変によって口頭言語障害のない，失書を伴う失読が起こると考えられてきた．

しかし最近の機能的画像研究では，読みの課題を負荷しても，角回はなかなか活性化されないという報告が多い．「復唱路」の話と同じで，脳も言語も，われわれがわかりやすいようにはできていないようである．

【補助運動野】 前頭葉内側面にあるために，十分に観察するには脳梁を切断する必要がある（図 2-28 参照）．Brodmann の 6 野の一部である．足の運動を担当する中心前回運動領野の直前にあり，下方は帯回に接する．系統発生的には新皮質ではなく，辺縁系などの古

い皮質の系列に属する．その機能は運動行為の遂行企図と発話開始である．

　言語関連領域としては，Penfield の電気刺激により「上言語皮質」として確認された．その後，前大脳動脈の閉塞や前頭葉内側面病変による超皮質性運動失語の発現に中心的役割を演じていると考えられている．また反復言語などの反復性発話を惹起する病変部位でもある．

5　実際の臨床・病変対応

　臨床症状と病変部位の対応は失語学の重大な要素であるので，さまざまな学説をめぐって膨大な量の論文があるのは当然だろう．しかしどんなに偉い学者が書いたものであっても，自分の経験した症例ほどには手応えがない．失語の言語症状と病変部位との間には，どんな関係があるのか，自験例の解析を通じて，失語の臨床における実状に迫ってみたい．

　【対象症例】　X 線 CT が導入されてから 7 年間に，京都の 3 つの診療外来を受診した失語患者のうち，脳梗塞発症で CT 検査と言語検査を受けた右利きの失語例は 130 例あった．この CT 所見から梗塞病変を推定し，これを左半球外側面に投影した皮質病変図はすべて濱中ら（1984）に公表された（図 2-26 参照）．このうち SLTA を受けた時の録音と会話の録音が保存されていた症例は 116 例あった（波多野，2000）．

　この 116 例の脳梗塞性失語例は，筆者らの臨床グループの一致した意見により，次のように分類された．まず大橋（1965）に依拠して，Wernicke 失語（語新作ジャルゴン失語を含む）33 例，Broca 失語 28 例，全失語 6 例，伝導失語 4 例，健忘失語 7 例，軽症残遺失語 9 例，その他（超皮質性失語群を含む）29 例である．

　次に，発話の流暢性に関する経験的な判断に基づく分類として，非流暢性失語 52 例，流暢性失語 39 例，中間的流暢性の失語例 25 例（以下中間群という）である（119 頁）．

　この 116 例は，女性 32 例，男性 84 例である．一般に失語は男性が多い．これは言語の半球優位性に男女差があるからという仮説や，脳血管障害の発症が男性が多いからという説明がある．教育歴は，義務教育水準 56 例，現在の高校卒水準 32 例，大卒水準 15 例，不明 13 例である．

　【病変の数量化】　この 116 例の個々の皮質病変図に［6 行×10 列］の 52 個の正方形からなる基準マトリックス（格子）を重ねる．それぞれの正方形には C 11〜C 65 の番号をつけ（欠番が 3 個ある）これを病変変量の変量名とする（図 2-29）．

　1 個の格子の中に皮質病変が含まれない場合を 0，病変が 1/4 以下含まれる場合を 1，1/4〜2/4 を 2，2/4〜3/4 を 3，3/4 以上を 4，と数量化する．したがって，病変変量 52 個にはそれぞれに 0〜4 の 5 段階が評価されている．順序尺度的表現ではあるが，間隔尺度としての条件もほぼ満たしている．この 52 個の病変変量のうち，0.9 以上の高相関を示す組合わせは，C 32−C 42（$r = 0.9128$），C 62−C 63（0.9093），C 45−C 46（0.9002），C 42−C 32（0.9126）の 4 組である．いずれも 0.92 を越えない．

　図 2-29 は症例 89 の皮質病変と重ねた基準マトリックスを表示している．C 30〜C 39 の中では，C 30〜C 35 が 0，C 36，C 37，C 38，C 39 がそれぞれ 1，3，4，3 と数量化される．かくして 1 例の病変の情報は 52 個の数のベクトルとして表示される．また今回の解析では，皮質下病変，左半球内側面皮質病変，右半球病変はいずれも考慮されない．したがって皮質下病変のみの症例は，病変部位変量はすべて 0 である．

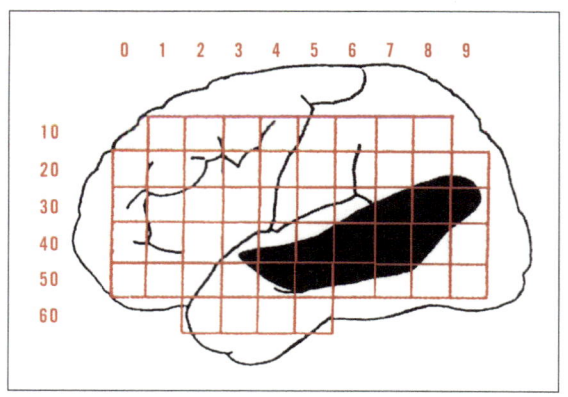

図 2-29 病変変量の定義（波多野，2000）

【言語症状の数量化】 言語症状として取り上げたデータは，SLTA（標準失語症検査，日本失語症学会，1975）の成績，BDAE（ボストン失語症診断検査，Goodglassら，1972，日本語訳，1975，図 2-1 参照）の失語重症度と話し言葉の特徴に関するプロフィル，AAT（アーヘン失語検査，Poeck，1982，日本語訳，1984，**表 2-1 参照**）の自発話の評価，および筆者らが独自に会話の録音から計測した 1 分あたりの発話シラブル数と，努力性発話の評価段階尺度（努力性発話なしを 0，軽微または疑いを 1，確実な存在を 2，重度を 3，と評価した）である．

これらの変量から，聴理解，復唱などの言語機能とその障害を最も合理的に反映する合成変量を作る．この変量の合成には主成分分析を使用した．一般因子（g-factor）としての第 1 主成分が取り出せるという条件をつけて，その第 1 主成分を合成変量とした（ただしコミュニケーション能力の場合を除く）．この合成変量と病変変量の相関係数を求め，その有意性に準じて図示したのが**図 2-30** と**図 2-31** である．

1 の失語重篤度．SLTA の 25 個の下位テスト成績（計算を除く）を主成分分析すると（回転なし），固有値 1 以上の主成分が 3 個抽出される．第 1 主成分は 59.5％の変動を説明し（第 2 と第 3 は 8.6％と 7.0％），25 個すべての変量に高負荷を示す一般因子である（回転すると一般因子はなくなる）．つまりこの第 1 主成分を失語重篤度を表現する合成変量とした．

2 のコミュニケーション能力．BDAE の「失語重症度」も，失語の重篤度の一つの表現であるが，内容を見るとむしろコミュニケーション能力とその障害の程度を表している．ここでは(1)と区別してコミュニケーション能力とする．これだけは合成変量ではない．

4 の非流暢性発話の数量化のために，ここでは Benson（1979）の定義――①発話出力低下，②努力性増大，③構音障害，④句の長さの低下，⑤プロソディ障害の 5 項目――を用いた．①は会話中の発話シラブル数の実測値，②は言語症状としての努力性発話の評価尺度，③は BDAE プロフィル中の構音能力，④は BDAE の句の長さ，⑤は BDAE のメロディの評価得点とし，その第 1 主成分（説明率 76.1％）を非流暢性の合成変量とした．

3 の聴覚的理解は SLTA の下位テスト 1〜3（単語・短文の理解，口頭命令）の第 1 主成分（説明率 73.8％）である．以下同様に（　）内の％は説明率を表す．

5 の復唱は SLTA 下位テスト 6 と 9（単語・文の復唱）の第 1 主成分（82.3％）．6 の復唱は後述．7 の呼称は SLTA 下位テスト 5，7，8，10（呼称，動作説明，漫画説明，

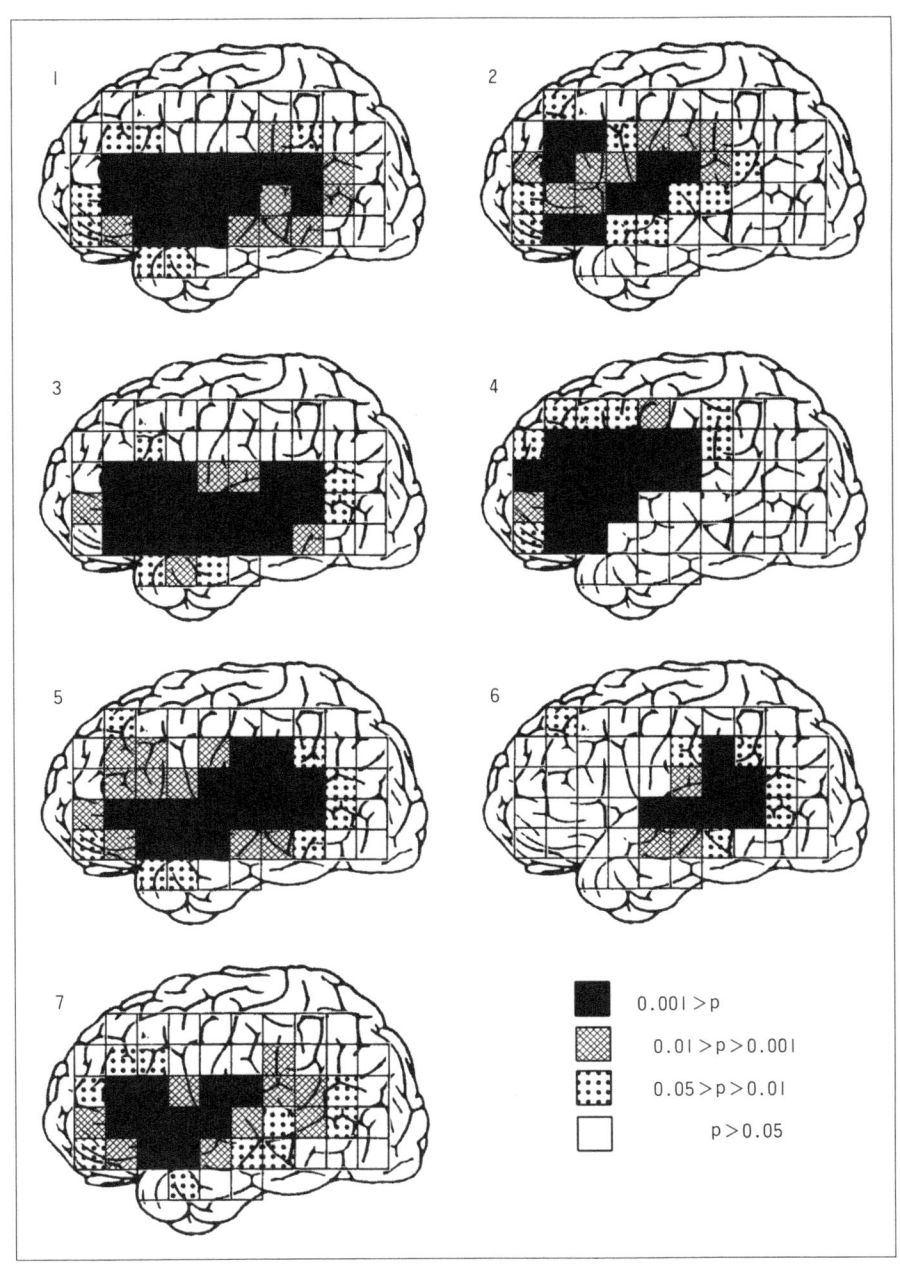

図2-30　言語症状と病変の相関（その1）
1．失語重篤度（SLTA），2．コミュニケーション能力（BDAE），
3．聴覚的理解（SLTA），4．非流暢性，5．復唱（単純相関，SLTA），
6．復唱（偏相関），7．呼称（SLTA）

語列挙）の第1主成分（84.1％）．

　8の音読はSLTA下位テスト11〜14（漢字単語，仮名1文字，仮名単語，短文の音読）の第1主成分（85.8％）．9の読解はSLTA下位テスト15〜18（漢字・仮名単語，短文の理解，書字命令）の第1主成分（72.0％）．10の書取はSLTA下位テスト22〜25（仮名1文字，漢字・仮名単語，文の書取）の第1主成分（78.0％）．11の書字はSLTA下位テスト19〜21（漢字・仮名単語の書字，漫画説明）の第1主成分（80.2％）．

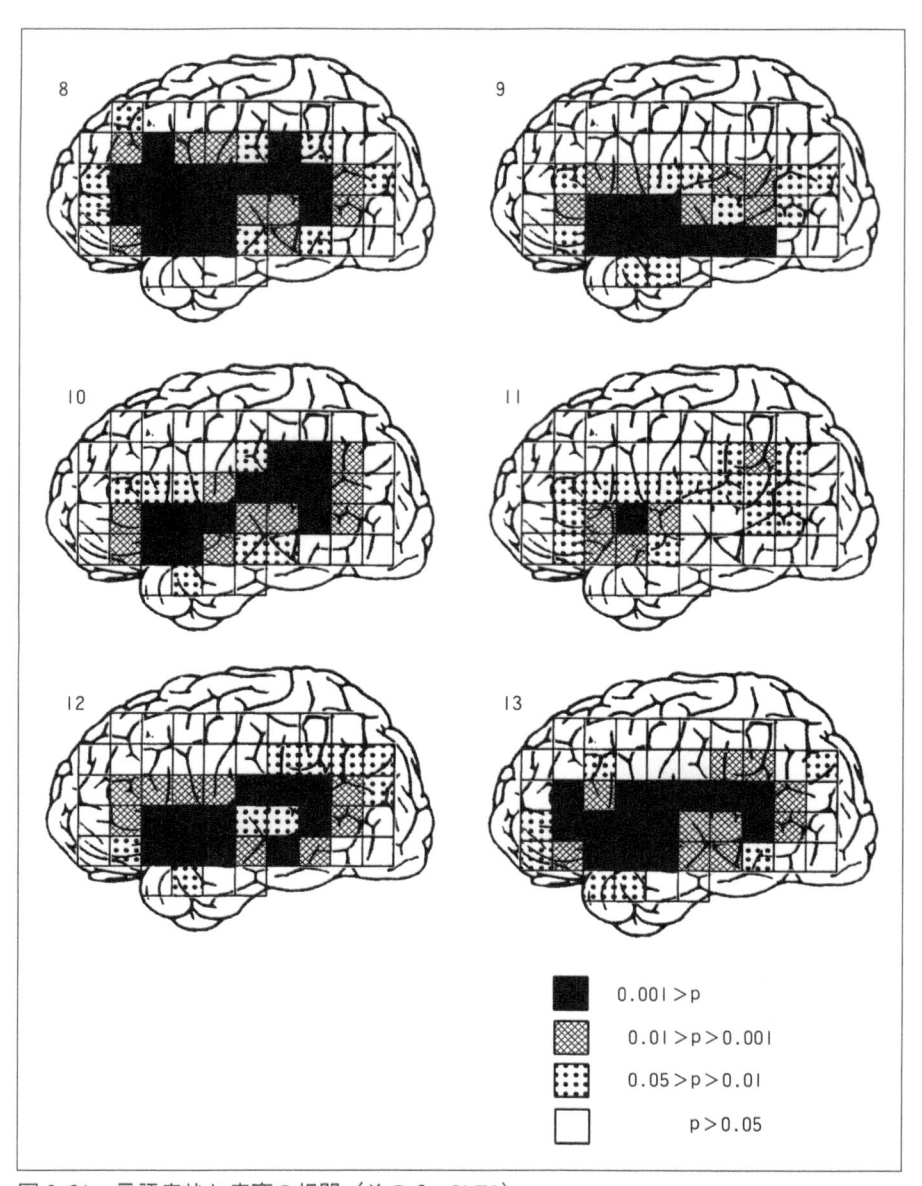

図 2-31 言語症状と病変の相関（その 2, SLTA）
　　8．音読，9．読解，10．書取，11．書字，12．漢字語の処理，13．仮名語の処理

　12 の漢字単語処理は SLTA 下位テスト 11, 15, 19, 23（漢字単語の音読，理解，書字，書取）の第 1 主成分(62.9 %)．13 の仮名単語処理は SLTA 下位テスト 13, 16, 20, 24（仮名単語の音読，理解，書字，書取）の第 1 主成分（66.3 %）である．

【言語症状と病変変量の相関】　言語症状の合成変量と病変変量との Pearson の相関係数（単純相関）を求め，その p 値（両側の有意確率）を 4 段階に区別して（0.001 以下，0.01 以下，0.05 以下，0.05 以上）図示した．これが図 2-30 と図 2-31 である．

　ただし 2 のコミュニケーション能力は合成変量ではなく，段階尺度であるので Kendall's Tau の順位相関を用いた．有意確率の区分は同様である．

　5 の復唱は，復唱の合成変量と病変変量との単純相関である．復唱過程を段階として考

えてみると，①検者の発話を理解する過程，②聴取した音声情報を口頭発話へと変換する過程，③口頭発話を実現する過程，という3段階に分離できる．このうち②が厳密な意味での復唱の過程である．実際に，聴理解障害があれば復唱すべき語句が②の過程に与えられないから，復唱成績が悪化する．発話障害があれば，②の過程で処理された情報が発話という形にならないから，やはり復唱成績が低下する．これらはともに②の本来の復唱過程の障害を反映する成績ではない．

そこで，6の復唱は，①と③の寄与を取り除いて，②の部分と病変変量の相関を検討し，その有意性を表示したものである．具体的には，3の聴覚的理解と4の非流暢性を統制して（partial out），復唱と病変変量との偏相関（partial correlation）係数を求め，その結果もP値の4段階に従って図示した（図2-30の6）．

【図2-30の説明】 左上の1はSLTAの成績を総合した失語重篤度と相関する病変を示している．これはSylvius周囲言語領野の全体とほぼ重なる．言語領域というものが左半球に確実に存在することを示している．

2はBDAEが定義する失語重症度で，たとえば，会話の成立のために聞き手がどのような役割を果たすのかが問題視されるなど，内容的にはコミュニケーション能力の障害程度である．1と比べて側頭葉の重みが小さい．おそらくこの尺度は，非流暢性などの発話面の障害により鋭敏なのであろう．患者のコミュニケーションの自立性という観点からは，発話障害の有無が非常に大きな役割を果たしていることを反映する結果である．

3は聴覚的理解障害に相関する病変である．明らかにSylvius周囲言語領野全体と相関し，Wernicke領野に限定されていない．Broca領野も聴理解障害に寄与している．むしろ1の失語重篤度と大差がない．これを見ると，聴理解障害をWernicke領野のみに限定する古典論の主張は再検討を要する．Broca領野を含む前頭葉病変による聴理解障害の発現——前方病変による超皮質性感覚失語（127頁）——は決して例外的な事態ではない．ただしここでの聴理解障害はSLTAの検査結果に基づくそれである．もし語音と語義の理解障害を分離して検討できたら，また違った結果になったかもしれない．

4は非流暢性の病変である．Sylvius裂を含めその前頭葉側である．濱中ら（1984）の個別的な症例検討でも，後方病変のみによる非流暢性失語の発現はないという結論であった．この病変はBroca領野と中心回下部を含み，ほぼ拡大Broca領野の概念に近い．非流暢性発話の症状がもつ強い局在性が認められる．ただしこの場合には，皮質下への病変の広がりやその意味についての検討はできない．

5は復唱障害の単純相関．細かい点を除けば，1や3の病変の広がりに等しい．

6は，復唱における入力と出力の障害要素（聴理解障害と非流暢性）を統制したうえでの復唱障害と病変の偏相関である．この狭義の復唱に関わるのは，主としてWernicke領野であり，しばしば復唱障害の責任病変とされる縁上回は，この図を見る限り，その一部が関与しているのみである．3と照合すると，確かに縁上回は聴理解にはほとんど関与せず，その一部が復唱に関与しているようにみえる．しかしWernicke領野の復唱（狭義）の過程に対する関与はさらに重要なようにみえる．

7は呼称障害に関連する病変である．やはり全体として1，3，5の病変の広がりに近い．つまりSylvius周囲言語領野は全体として，失語の重篤度，聴理解障害，（広義）復唱障害，呼称障害といった失語の一般因子（g-factor）——失語が重篤であればすべての言語成績が悪く，軽度であればすべてよいことを反映する因子——に関与しており，この点に

ついては Sylvius 周囲言語領野内の細かな局在は大きな意味がないといえる．

　【図 2-31 の説明】　これらはすべて書字言語障害の病変を表す．8 音読，9 読解，10 書取，11 書字である．12 と 13 は，漢字語と仮名語について同じ 4 種類の検査成績から平等に取り出された合成変量と病変との相関図である．

　この 6 図を見渡して，意外なのは，Dejerine 以来「視覚言語中枢」とされてきた角回が，病変として決定的に強固な相関を示さないことである．このことは，健常者に書字言語作業を負荷しても，機能的脳画像（PET，fMRI）上には角回が変化を示さないことが多いという事実と一致する．古典的な角回＝視覚言語中枢説は，少なくとも失語では再検討の余地を残していると思われる．

　また Broca 領野下部の病変が，すべての種類の書字言語障害に強く関与していることも興味深い．Broca 領野の限局病変でしばしば書字障害があげられていることと関連するかもしれない．さらに，その存在を疑われながらも，今なおしばしば言及される Exner の書字中枢（中前頭回脚部，図 2-25 参照）は，書取でも書字でもやはり病変としての相関を示さない．

　8 の音読は発話の要素を含む．そのためか Sylvius 周囲言語領野の全体に相関している．5 の復唱障害や 7 の呼称障害の病変に近く，強い相関を示す部位は 4 の非流暢性の病変ともほぼ一致する．

　9 の読解には発話要素が含まれないので，前方病変は無関係で，後方病変のみと相関するかと思いきや，Broca 領野を含む Sylvius 周囲言語領野全体が関与してると考えられる．まことに Broca 領野は単に否定しただけでは済まされない問題を内蔵しており，「不死鳥」というにふさわしい．

　10 の書取も，書字行為であるにも関わらず，手の運動領域（中心回中部）は関係ない．
　11 の書字は，全体的に病変との相関が弱い．10 と 11 の書取と書字では，C 27 と C 28 あたりの病変がやや高い相関を示している．これは頭頂葉下部の縁上回から角回への移行部であるから，角回＝視覚言語中枢説は，書字の出力障害については軽々と否定しないほうがいいだろう．ただしその相関の強さは，ともに，Broca 領野下部病変の強さには及ばない．

　【漢字仮名問題】　図 2-31 の 12 漢字語と 13 仮名語の処理については，相違点よりは類似点のほうが目立つ（89 頁）．この失語のデータからは，漢字語処理と仮名語処理に脳の特定部位が別々に対応しているという解釈の余地はない．むしろ漢字と仮名の処理障害は，上記の失語の一般因子に関連する Sylvius 周囲言語領域の病変にほぼ一致する．この領域から後頭葉や頭頂葉へ進展している病変部分の意味づけは微妙であるが，少なくとも決定的な結論が可能なほどの高相関はない．結局，書字言語は口頭言語に依存し，それに付随する存在なのであろう．書字は「シンボルのシンボル」であるという言葉を想起する．

　【AAT の自発話の評価】　AAT には，会話や自発話の評価としてユニークな評価尺度 6 個が含まれている（表 2-1 参照）．これらは単一の（合成変量ではない）段階尺度であるので，これと病変変量との Kendall's Tau の順位相関を求め，同様に有意水準 p 値に従って図示した（図 2-32）．1 のコミュニケーション行動は，内容として BDAE の失語重症度とほぼ一致する．したがって図 2-32 の 1 も図 2-30 の 2 と同じである．また図 2-32 の 2 の構音とプロソディも，非流暢性の中核的概念であるので，図 2-30 の 4 に近い．後方病変における相関は負の相関である．注目すべきは 3 以下である．

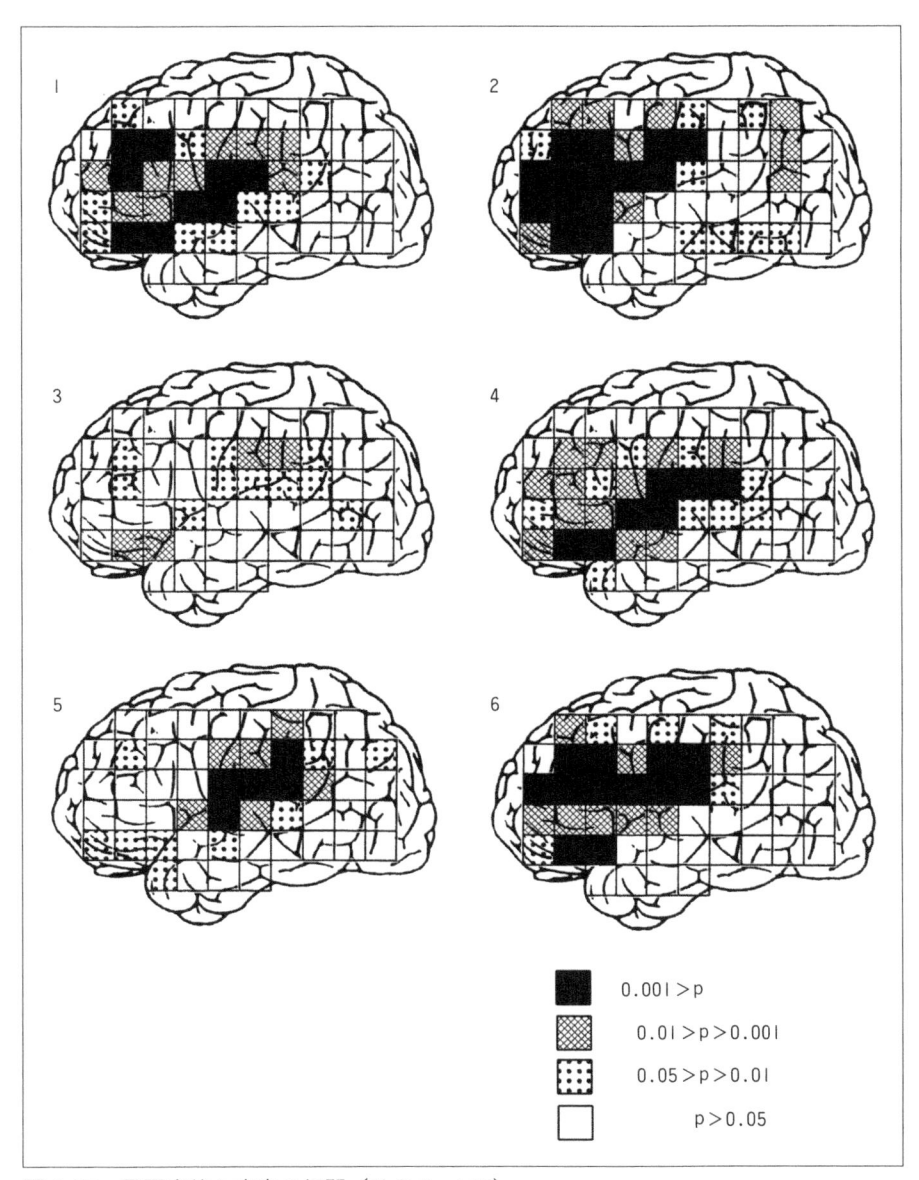

図 2-32 言語症状と病変の相関（その 3，AAT）
1．コミュニケーション行動，2．構音とプロソディ，3．自動言語，
4．意味的構造，5．音韻的構造，6．統辞的構造

　3 は自動言語の病変部位を表す．これまでとまったく異なって，Sylvius 周囲言語領域の概念とも，Wernicke 領野などの個別の言語領野とも異なる．AAT の自動言語の評価に従ったうえでの話であるが，自動言語の出現と言語中枢の皮質病変とを関係づけることは不可能なのではないか．つまり，自動言語は皮質病変からは理解できないように思われる．皮質下構造が重要であるのか，あるいは特定の局在病変との結び付きが弱いのであろう．
　4 は意味的構造，5 は音韻的構造，6 は統辞的構造である．4 の病変が比較的広範に Sylvius 周囲言語領域に分布するのに対して，5 の病変は中心回下部，上側頭回後上部，縁上回のあたりに集中する傾向がある．音韻性錯語が頻発する伝導失語の病変分布を想起させる．また意味的な解体は前頭葉とも強く関連する．前方病変による超皮質性感覚失語の

5　失語の解剖学　169

発現を連想させる．6の統辞的障害の病変は，やはり非流暢性の病変と大きく重なる．

これらの変量は，いくつかの水準の言語学的解体と皮質病変との関連を示す資料として貴重であろう．

【まとめ】　本で読んだ知識ではなくて，われわれの実際の経験から言語症状と病変部位の関連を検討してみた．Sylvius 周囲言語領域の概念は堅固であった．非流暢性は前方病変と深く関連する．しかし他の言語症状，聴理解障害，呼称障害，読字・書字障害はいずれも言語領域内の特定の部位と相関するというよりは，Sylvius 周囲言語領域全体と関係するといわざるをえなかった．興味深いのは復唱障害で，復唱過程を純化して解析すると，限局的な病変と対応したが，それは主として Wernicke 領野であった．漢字と仮名の処理障害が，別個の特異的部位に相関するという証拠は得られなかった．さらに自動言語と皮質病変との関係はよくわからなかった．音韻的解体と意味的解体を示す病変部位は対照的であった．

この結果のいくつかは，多くの教科書に書かれている定説に背馳する．実際に臨床の現場にいると，教科書の定説や学界の権力者の学説に一致しない観察はいくらでも体験する．権威を前に萎縮してはいけない．われわれは勇気をもって自分の眼を信じ，自分の言葉で語るようにしよう．Wernicke（1848-1904）は自分が書きためてきた臨床記録の山をさして「我が図書室」と呼んでいた．

ここで論じている病変と症状と機能の関係は非常に複雑である．Jackson（1835-1911）はつねづね，ある機能の障害を引き起こした病変部位の局在から，その機能の局在を結論することは許されないと言っていたという．この言葉は含蓄に富む．

6　脳動脈領域

【脳動脈の分枝】　失語はあらゆる脳損傷によって起こりうるが，皮質の局在部位と関連するために，脳梗塞による失語を基準に考えるのがわかりやすい．脳出血，脳腫瘍，脳外傷，変性病変などに比べて相対的により明瞭な境界で病変部位が特定できるからである．脳梗塞は脳動脈の閉塞による血流の遮断（または低下）がもたらす神経実質の壊死である．失語の理解のうえで，動脈の走行とその灌流域に関する知識は重要である．

脳の血液は内頸動脈と椎骨動脈から支給される．左右の半球皮質はそれぞれ前・中・後大脳動脈という3本の動脈が灌流する．中大脳動脈と前大脳動脈は内頸動脈に由来する．左右の椎骨動脈は脳幹の前部で合流して1本の脳底動脈を作り，これがさらに2分して左右の後大脳動脈になる．

【中大脳動脈】　半球の外側面はほとんど中大脳動脈が灌流する．したがって，Broca 領野や Wernicke 領野を含む Sylvius 裂周囲言語皮質は中大脳動脈の灌流域に含まれるので，失語に最も関係するのがこの動脈である．中大脳動脈は Sylvius 裂に沿って走行し，皮質へ行く皮質枝と基底核などへ行く中心枝がある．中大脳動脈の皮質枝の分枝は個体的な変異が多く，動脈の命名と同定はしばしば困難であるが，臨床的には図 2-33 のように整理されている（Kase，1988）．まず上行枝と下行枝が分かれる．上行枝は外側眼窩前頭動脈，前 Roland 動脈，Roland 動脈，前頭頂動脈に分かれ，下行枝は側頭極動脈，前・後側頭動脈，角回動脈，後頭頂動脈に分かれる．解剖書によっては上行枝・下行枝の区別もされず，皮質枝として眼窩枝，前頭枝，側頭枝，頭頂枝を区別するのみの記述もある．中大脳動脈

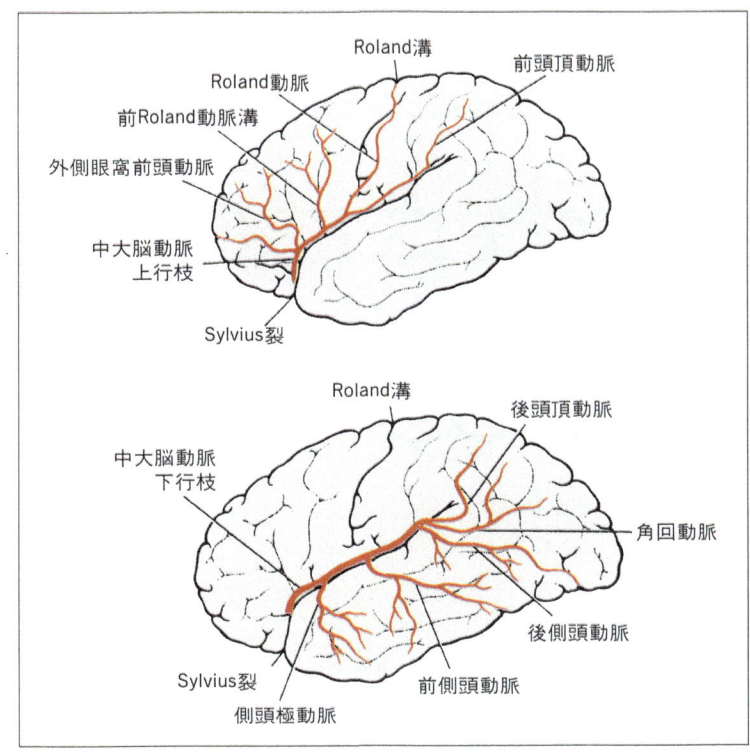

図 2-33 中大脳動脈の血管分枝（Kase, 1988）

の分枝はそれほどに変異が多い．

【分水嶺領域】　前大脳動脈は大脳半球内側面の前半（ほぼ前頭葉）を灌流し，後大脳動脈はその後半を灌流する．前大脳動脈閉塞による脳梗塞では超皮質性運動失語が，後大脳動脈のそれでは純粋失読がそれぞれ発現することがある．

脳梗塞は動脈の閉塞部位に応じてその末梢が虚血性病変になるが，健常の隣接動脈域からの血流があるために，下流域全体が病変になるとは限らない．また動脈流域の境界領域は「分水嶺領域」（watershed region）と呼ばれる．この領域の病変による失語を「境界領域失語」（borderzone aphasia）といい，超皮質性失語の 3 亜型がこれに該当するという見解がある（Benson, 1979）．中大脳動脈の流域を一周する境界領域全部が病変になり，中央の Sylvius 裂言語領野のみが取り残された場合に，反響言語のみを呈する混合型超皮質性失語が起こるという言語領野孤立仮説がその例である（105 頁）．

動脈系の灌流域の分布は以上に述べたとおりであるが，ある動脈が閉塞した時，その末梢流域のすべてが壊死病変になるわけではない．病変の領域を決定するのは，動脈走行の要因と，側副血行が可能か否かの要因がともに関与している．さらには，閉塞までに至らない動脈狭窄があり，その時間的な進行状況（徐々に狭窄が進行するなど）や空間的な分布状態（狭窄や閉塞は動脈硬化の進行に合わせて多発的に起こることもある）により，病変の部位と広がりは複数の要因の複雑な組合せによって決定される．

【病変変量の解析】　せっかく 52 個の病変変量を作ったのであるから，この変量群を整理・分類すればどのようなまとまりになるのかを見てみよう．52 個の病変変量を主成分分析すると，固有値 1 以上の主成分が 11 個抽出された．これを Varimax 法で回転し，11 個の主成分の因子負荷行列を得た．11 個の主成分で全変動の 83.9 ％を説明する．出力の因子

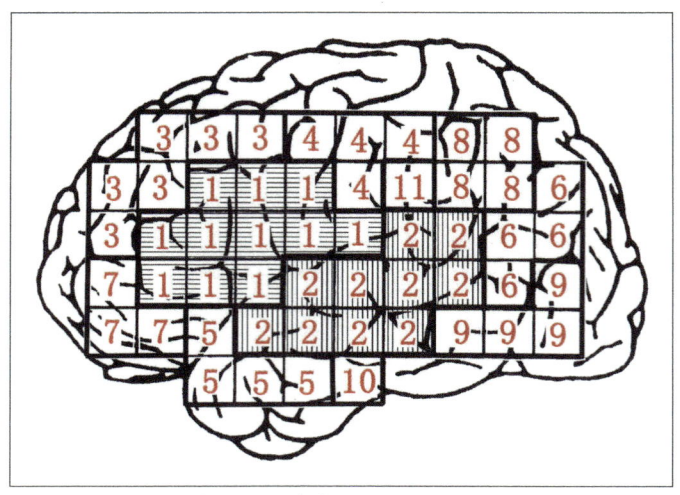

図 2-34　主成分分析による病変群の分類

負荷行列は膨大な数字の行列（52×11）であるので，各病変変量に対して最大の負荷を示す主成分の番号を図 2-34 に図示した．

　第 1 主成分を構成する病変は "1" と表示した 11 個の病変（横線部分）である．これはほぼ下前頭回三角部・弁蓋部および中心回下部を含み，ほぼ拡大 Broca 領野に相当する．第 2 主成分は "2" と表示した 10 個の病変で（縦線部分），上側頭回の後 2/3 と中側頭回の一部を含み，ちょっと広めの Wernicke 領野に該当する．

　以下，第 3 主成分は中前頭回，第 4 は中心回中部，第 5 は側頭葉前部（側頭極），第 6 は上側頭回・後頭葉移行部，第 7 は下前頭回前部，第 8 は頭頂葉下部（角回），第 9 は中側頭回・後頭葉移行部，第 10 は中側頭回中部，第 11 主成分は頭頂葉下部の縁上回である．

　この図と，図 2-33 を照合してみると，各主成分は中大脳動脈の血管支配を反映しているという理解が可能である．Kase（1988）に従って，それらの領域を同定してみると，第 1 主成分の病変は上行肢主脈，第 2 は下行肢主脈，第 3 は前 Roland 動脈，第 4 は Roland 動脈および前頭頂動脈，第 5 は側頭極動脈，第 6 は後側頭動脈，第 7 は眼窩前頭動脈，第 8 と第 11 主成分は後頭頂動脈および角回動脈，第 9 は後側頭動脈，第 10 は前側頭動脈の，それぞれの閉塞と関連していることが見て取れる．

　つまり，脳梗塞とは血管が閉塞する疾患であり，血管単位の病変が形成されるというきわめて基本的な事実が表現されているのである．それは逆に言えば，これらの主成分が数字操作による架空の存在なのではなく，解剖学的な事実に十分に裏づけられているとも考えられる．つまり個々の症例の病変分布は一見不規則であるように見えるが，血管支配領域という一種の規則性が介在している．

　とくに第 1 と第 2 主成分の病変群は，失語を惹起する言語中枢として歴史的に認定されてきた領域であり，これらが失語の言語症状を離れて，病変部位だけの議論でも統計学的に直交（因子分析は直交回転である）し互いに独立であることは，2 大言語中枢学説を支持する結果ともみなしえて興味深い．つまり，Broca 失語や Wernicke 失語という失語の主要症候群には，血管障害を反映する症候群という意味づけが可能である（Poeck, 1982）．そうだとすれば，このような失語の分類や亜型にはやはり何らかの reality があるのであって，単なる人工産物だという断定は一種の極論のように思われる．

第2章 失語の理解

❻ 失語の精神医学

【最もやさしい医学】 失語の臨床をするうえで精神医学の知識はあったほうがいい．失語は脳の器質的損傷によって発現する．だから失語に神経学的背景があるのは当然であるが，脳損傷は同時に精神症状も引き起こす．失語の現状を理解するためには，精神的な状態の把握も必要である．

また言語は確実に多要因性の現象である．音声を実現する構音はほとんど神経的な過程である．発話を意図しその概念や意味の内容を決定する機能はほとんど精神的な過程である．これらに対して，音韻や文法は言語に独自の過程とも考えられる．

精神医学は難しい医学ではない．覚える病気の数が最も少ないのが精神科だといわれている．教授でも研修医でも患者の治癒率はそれほど変わらない．だから精神科には，評判の名医というような医者はいない．

【急性 vs 慢性】 脳に器質性損傷があった場合の精神症状にはきわめて簡潔な原理がある．急性の場合は意識が障害されて，意識障害関連の症状が発現する．慢性の場合は人格が解体し，痴呆または人格解体と呼ばれる状態が生じる(Ey, 1975, 大橋, 1978)．この両者の間の亜急性期に観察される精神症状は通過症候群(Durchgang-syndrom)としてまとめられる．原理はこれだけである．実に簡単である．

I 意識障害と通過症候群

【意識障害】 激しい頭部外傷とか，大きな脳出血とか，急激に脳が損傷を受けたときには昏睡(coma)になる．昏睡は熟睡に似ている．それほど激烈な損傷でない時には，呼びかければ眼を覚ますが，ほっておくとまた眠ってしまう．これを傾眠(somnolence)という．最も軽い意識障害はただぼんやりしているだけの明識困難状態である．このように急性の意識障害，とくに意識の混濁は，健常者の睡眠と覚醒をモデルにして，その程度が評価される．ただし用語としては，昏蒙，嗜眠，昏迷，昏眠など多くの類似の用語があり，それぞれかなり多義的で，教科書によって混濁の程度の順番が逆だったり，意識障害ではない概念だったりして混乱のもとになっている．日本では脳外科医を中心として「3-3-9度分類」(Japan Coma Scale, JCS)という明快な分類があるが，自分の名前や生年月日が言えないというような言語的反応の基準が含まれているために，失語患者の場合には正確な使用ができないという欠点がある．

【軽度の意識混濁】 脳出血の場合など急性の脳損傷により昏睡に陥った場合，経過とともに徐々に意識の混濁が晴れていく．最も軽度の意識混濁である明識困難状態では，ぼんやりして反応が鈍く，周囲の理解が悪く，見当識も失われている．注意が集中せず，この

時の周囲の出来事を記憶していない．言葉にすればこのように表現するしかないのだが，実際に患者を観察した場合には，軽度の意識障害の有無は判断に困ることが多い．このあたりの判定は，最終的には検査者の主観的な印象に依存せざるをえないが，可能な限り，個々の事実を分析的に記述することが必要である．つまり，全体的な反応はこうこう，理解はこれこれ，注意はどんな具合，時間的・空間的な見当識障害はどの程度か，など．

【重度通過症候群】　意識障害がなくなれば，それだけでただちに「正常」に戻るわけではない．一見，意識が清明に見えて，意識障害を脱却したように見えても，やはりどこかぼんやりしている．注意も集中せず，見当識も不十分で，記銘力も悪い．失見当識と記銘力障害をあわせて（これに作話を加えて）健忘症候群というが，基本的に健忘症候群には注意障害があってはならない．だからこの状態は，注意障害と健忘症候群をあわせたような状態である．そして意識障害の要因を相変わらず引き継いでいて，ぼんやりとしている．だいたいこのような状態を重度通過症候群という．意識障害としての明識困難状態から重度通過症候群への移行は連続的な経過であって，明瞭な切れ目はない．この両者は，急性脳損傷による精神症状の経過としては，臨床的にはほぼ同一事態をさしているともいえる．

【中度→軽度通過症候群】　さらに経過すると，注意も見当識も記銘力もかなり回復するが，能動的な思考が十分に発揮できない状態に至る．回復したとはいえ，やはり少しぼんやりし，全体的な病識や判断力が不十分であったり，時には，関係妄想あるいは被害念慮に支配されたりする．この思考障害が前景を占める状態を中度通過症候群という．

　この時期を通過すると，情動面の障害が残存する状態に至る．患者は，見当識も記銘力もほぼ回復し，判断や注意もほどほどには取り戻したにもかかわらず，気分が晴れず憂うつ傾向を示し，意欲も出ず積極性に欠ける．これを軽度通過症候群という．

【通過と症状固定】　以上の状態を経て「正常」に回復する．図式的に示せば，「意識消失→意識混濁→注意障害を伴う健忘症候群（重度通過症候群）→思考障害（中度）→情動障害（軽度）→全快」という順序である．普通この順番が逆になることはない（脳腫瘍のような徐々に脳損傷が重篤になる場合を除く）．また脳損傷の重篤度に応じて，このどの段階でも回復が固定することがある．この固定した状態を「欠陥治癒」という．欠陥（defect）とは——患者には気の毒な用語である——精神機能の一部が失われた状態で治癒したという含意である．この経過は亜急性の回復であり，数週間から数カ月，長ければ1年以上続くこともある．

　通過症候群はある一つの状態像をさすというよりは，回復とともに変化していく経過をさすと考えるべきである．ただし「通過」というように，あとから継時的変化を省みていえるのであって，現在観察している状態が通過症候群であるのかどうかは，厳密には不明というところがある．だから症例報告に書く時などには「重度通過症候群に相当する状態」などと表現する必要がある．

　通過症候群は，ドイツの精神病理学者 Wieck（1967）のユニークな学説であるので，英語圏の精神医学の本にはほとんど取り上げられない．われわれが患者の状態像の把握のために，この概念をよく使用するのは，急性脳損傷後の経過における，精神症状の全体像を総合的に表現する用語がほかにないからである．またこの通過症候群の知識があれば，全経過のなかに現状態を位置づけることが可能であり，予後の判断にも役立つと思われるからである．また言語治療の観点からも，注意も学習能力も不十分な重度通過症候群の時期には，強力な言語治療というよりは，軽く治療の雰囲気に慣れる程度のほうがよいだろう

と判断できる．

2 痴呆と人格解体

【痴呆の概念】 痴呆とは「知情意」の全面的な解体をいう．これに対して知性障害が目立たずに，「情意」障害のみが前景を占める場合を人格解体という．

「痴呆」という用語には 2 つの使用法がある．疾患としての痴呆と症状としての痴呆である．そうすると「痴呆なき痴呆」（dementia sine dementia, 濱中, 1988）といった概念も成立する．これは近年注目を集めている「全般的痴呆を伴わぬ緩徐進行性失語」（Mesulam, 1982）などをさす．つまり痴呆（症状）を認めない痴呆（疾患）という意味である．用語のうえでは超皮質性運動失語を「失語なき失語」（aphasia sine aphasia）と呼んだ Von Stockert（1974）の先例がある．

疾患としての痴呆には，Alzheimer 痴呆，Pick 病，血管性痴呆などが含まれる．

症状としての痴呆の概念には，種々の定義が試みられてきた（ICD-10, Camdex など）．徹底的に操作主義的な立場に立つ米国精神医学会（1987）の「診断と統計のための手引改訂第 3 版」（DSM-III-R）の「痴呆」の診断基準は，近年最も多く引用されている――（A）短期間および長期間の記憶障害（記銘力障害などをさす），（B）①抽象的思考の障害，②判断の障害，③高次皮質機能の障害（失語，失行，失認），④性格の変化のうちの一つ，（C）職業活動，日常生活，対人関係の重篤な困難，（D）せん妄（delirium）がない，（E）器質性要因の証明（または推定），という 5 項目で定義されている．ちなみに DSM-IV（第 4 版，1994）では，Alzheimer 痴呆や血管性痴呆などの疾患としての痴呆を規定して，症状としての痴呆の定義は行っていない．

興味深いことに，痴呆の定義にはほとんどつねに社会的側面の規定がある．「職業活動，日常生活，対人関係」などは，場合によっては「重篤な困難」になりようのない人がいるように思われる．こういう症状・病態の定義はかなり特異である．

【神経心理学における痴呆】 神経心理学が痴呆をその研究対象に含めるようになったのは，そう古い話ではない．かつて Liepmann（1928）は「失語や失行を痴呆という未分化な粘汁から分離する必要がある」と述べた．当時，ちょっとおかしな行動を見れば，何でも痴呆といっていた．痴呆という混沌から，少しでも輪郭を明瞭にしうる病的現象を抽出することが，初期の神経心理学の努力であった．現象として，言語・行為・認知といった心理学的な意味で「限局」した障害を取り出し，これに病理学的な意味で「限局」した皮質病変が対応することが期待された．この時の痴呆とは，除外され否定されるべき対象といった含意があった．失語・失行・失認（症候群）の確立は，痴呆に否定的な役割を付与することによって可能であったといえよう．

事情は今でも変わらない．患者の症状を見て，簡単に痴呆といって済ましていたのでは神経心理学は始まらない――しかしそういう医者はまだ多い．

【痴呆の非均質性】 痴呆の理解は，かつては「段階モデル」に立っていた．つまり痴呆症状は全体的かつ順序的に進行する認知機能の均質な衰退パターンの表現であって，痴呆患者はこの段階の違いで区別されるだけであった．近年の神経心理学的な症状分析の発展と形態的・機能的神経画像の技術的な発展によって，痴呆における認知機能の衰退は決して均質ではなく，症状の異なる組合せによって患者グループの区別が可能であるという

「グループモデル」の提唱が可能となった（Poeck, 1991）．こうして神経心理学は痴呆そのものを研究対象とするに至ったともいえる（波多野ら，1992）．

【痴呆の類型】　痴呆の類型としては，Gruhle（1932）の「健忘型・構造型・統覚型痴呆」の大分類以後，Boor（1951）の「知性型・記憶型・統覚型・情動型・道具型・構造型」痴呆の分類，あるいは Scheller（1963）の「健忘型痴呆，コルサコフ症候群，価値世界解体症候群，自発性欠如症候群，空間世界解体症候群，失象徴症候群」の区別がある（濱中，1986）．

神経心理学が意識的に痴呆を取り扱うようになってからは，たとえば Joynt ら（1979）の「局在性痴呆（皮質性，皮質下性，軸性痴呆），全般性痴呆」などが提案されている．皮質性痴呆は Alzheimer 病を代表とする．皮質下性痴呆は Huntington 病，Parkinson 病などをモデルとし，知的側面は相対的に保たれるのが一般的で，現象的には発動性低下，精神的・行動的な緩慢化，注意低下，感情面の障害などを呈し，その中心に記憶・思考・運動面の緩慢化を伴う timing と活性化の障害があるとされる（Albert ら，1974）．軸性痴呆は，Wernicke 脳症などを典型とし，脳の軸性構造（側頭葉内側面，海馬，脳弓，乳頭体，などを含む）が障害され，とくに記憶面の障害が前景を占める．

【辺縁系痴呆】　辺縁系痴呆（limbic dementia）は，辺縁系の広範な破壊が惹起する重篤な行動障害である（Gascon ら，1973）．これは，健忘症候群と Klüver-Bucy 症候群〔連合型視覚失認，口唇傾向，変形過多（hypermetamorphosis），情動行動変化，性行動変化，食餌習慣変化，Klüver, 1958〕の組合せであり，患者の行動は痴呆的であるが，要素的な知性や認知機能がかなり保たれている．Klüver-Bucy 症候群の 6 症状のうちでは情動反応欠如と注意障害（変形過多）が重要視される（ただし異論あり）．本邦でも松下（1985）が「辺縁性痴呆」と呼んで，健忘症候群，Klüver-Bucy 症候群，特異な人格変化，言語障害（滞続言語，反復，語間代など），要素的知能が比較的保たれている，という 5 項目で定義している．われわれにも数例の自検例がある（波多野ら，1984, 1989, 馬淵ら，1999）．

これらの症例は一応「DSM-III-R」などの定義を満たすので，操作主義的には痴呆と判断されるが，（要素的）知能が保たれている痴呆という矛盾を内蔵するために，知性障害と痴呆の関係を反省する契機となる．

【知性とは何か】　普通われわれは，知性と痴呆は「一方を定義すれば，暗黙のうちに他方を定義したことになる」（Jaspers, 1910）という常識的な立場に立っている．しかし，辺縁系痴呆や皮質下性痴呆のように知性障害が目立たない場合でも痴呆と診断する．人格（情意）障害や発動性障害が一定以上に重篤で，知性障害の重篤例と区別の困難な場合には，事実上痴呆と同等に取り扱うからでもある．

Jaspers（1913）は知性の概念を 3 つの要因に分けた．知性の予備条件，精神的資産，本来の（狭義の）知性である．

知性の予備条件とは，本来の（狭義の）知性が働くための条件を整える心的機能をさす．言語，行為・運動，認知・知覚，記憶，精神運動性（発動性・持続性），注意などは，それが障害されると知性の働きが制限されるが，それ自身は知性の本質とは一線を画するものと理解される．予備条件とは，本来の知性の「道具」的な機能であるともいえる．これらの機能障害は，失語，失行，失認，健忘などであり，これら一つ一つは，それだけでは痴呆に該当しない．

もう一つの精神的資産とは知識のことである．知識の多い人は，一見，知性的なように

見える．しかし，歩く百科事典と呼ばれるほど何でも知っているからといって，本当に賢いといえるだろうか．知識の有無は知性の側面の一つであって，知性の本質とは完全には重ならない．実際に驚くほど知識のある学者が，驚くほどの愚行をすることもある．

では知性の中核または本性である本来の（狭義の）知性とは何か．予備条件や知識資産を自由に操って，種々の問題を解決しつつ現実に適応して行く能力．つまり，論理・思考，法則発見の能力をはじめ，高度な象徴の能力や独自な創造の能力，自己を反省する自己意識，高い理想を掲げる倫理や道徳などの高等感情，意志の力，敬虔・崇高・高邁などに結びついたある意味での宗教感情などを考えることができるだろう．そうするとこれはもうすでに普通の意味での知性（知能）を越えている．感情や意志の領域と重なって，人格という概念と区別できない．つまりこれは人格の主体（subject）と言わざるをえない．

【道具障害論】　この主体の側から見ると，個々の予備条件としての心的機能のそれぞれは，主体が操作する「道具」である．ドイツの古典的な神経心理学（大脳病理学）は，失語・失行・失認などを道具障害（Werkzeugstörung）と呼んだ．このような考え方が精神病理学の正統的な思考であるが，操作主義と実証主義の横行する現在，あまり流行しない．しかし，失語と痴呆の臨床の問題などで行き詰まった時に，立ち返るべき原点がここであることは知っておいたほうがいい．

たとえば，責任能力や判断能力についての精神鑑定の問題がある．失語のような道具障害を示す患者と，主体のレベルの障害を示す痴呆患者とでは，民法および刑法上の権利の保護の見地から考えても，その処遇は同一ではない．道具と主体の双方を視野におさめた知性の理解に立たぬ限り，この種の判定が可能であろうとは思われない．

【記号・象徴機能の障害】　痴呆における記号・象徴機能の障害は，痴呆の神経心理学の核心的な問題の一つである．失語・失行・失認はいずれも記号・象徴機能の障害という本質を内包している．しかしこれはあくまでも言語・行為・認知のそれぞれの領域に限定された記号・象徴機能の障害であった．とくに失認では感覚様態特異性が強調される．視覚失認では，触覚的および聴覚的な認知は保存される．

近年，複数の様態にわたる認知障害に関心が集まっている．視覚的にも触覚的にも認知できないといった障害である．これに対するアプローチとして，多様態的な（multi-modal）失認というように，失認概念を拡張して理解する考え方がある．また，エピソード記憶とともに長期記憶系を構成する，意味記憶（semantic memory）の障害であるとみなして，これを記憶論の立場から考察する考え方もある（Warrington, 1975）．さらにもう一つ，ある水準における記号・象徴機能障害の一種であると考え，失象徴（Asymbolie, Finkelnburg）などに連なる系列上に，これを把握しようとする考え方もある．

痴呆における象徴・記号機能障害の問題は，Alzheimer痴呆にしばしば観察される自己鏡像認知障害においても議論される．これはかなり進行した痴呆患者が，鏡に映った自己の鏡像が単なる自己の記号であるに過ぎないという認識をもちえず，鏡像に話かけたり，泥棒が来たとおびえたりする現象である．この現象は，ある領域に限定された記号障害という水準を越えて，そもそも記号・象徴といった人間の営為を可能にする基本的・根底的な知的機能の顕著な障害の表現であると考えられ，したがってこの時，患者はもはやいかなる個別的な領域においても記号・象徴機能を営むことが困難である．このような状態こそ「失記号」（asemia）と呼ぶにふさわしいとみなされている（濱中，1971，1986）．

【痴呆と精神運動性障害】　著しい人格解体を示す痴呆の患者にしばしば反響言語や反復

言語が観察される（109頁）．このような言語の精神運動性解体現象は，緊張病症候群の一つとして精神病理学に登録されていたが，ことがらの性質上，精神医学と神経学の谷間にあってどちらからの接近もやや困難であり，その主たる研究は神経心理学（大脳病理学）に委ねられていた．ここにも痴呆研究に対する神経心理学の不可欠性が示されている．

精神運動性（Psychomotorik）の概念は Wernicke が確立したが，これを大脳病理学として集成したのは Kleist（1934）である．彼は精神運動性に発動性（Antrieb）と持続性（Andauer）の多層的な2系列を区別し，次の水準として前者には起動性（Regung）と後者には励続性（Strebung）を従属させた．起動性の障害には多動性（Hyperkinese）と無動性（Hypokinese）が，励続性の障害として被影響性（Beeinflussbarkeit）と固執性（Beharrlichkeit）が，それぞれ対立的にあげられている．反響症候群と反復・常同症候群は，精神運動性この水準における被影響性と固執性の障害として理解することができる．

被影響性症候群には反響言語をはじめとし，反響行為，反響表情などの反響症候群（命令自動を含む），補完現象，使用行動，道具の強迫的使用などがあげられる．固執性症候群には種々の常同症，保続，反復言語や反復書字などの反復症候群を含む．これらはそのすべてがそうだと断定できるわけではないが，とくに前頭葉機能障害との強い関連が示唆されている．痴呆における前頭葉障害を検討する時，無視しえぬ問題である（濱中，1990）．

③ 失外套症候群

【持続性植物状態】　失外套症候群（apallic syndrome）も無動無言症（akinetic mutism）も，いわゆる持続性植物状態（persistent vegetative state）の一種である．植物状態とは，知覚や運動のような動物的機能が失われて，循環，呼吸，代謝などの植物的機能のみが保たれた状態である．

頭部外傷や一酸化炭素中毒による急性期の昏睡からほとんど回復せずこの状態になった場合は，遷延性昏睡とも呼ばれる．つまり昏睡の一種として意識障害ともみなされる．また Alzheimer 痴呆などのような，著しく緩慢な慢性経過をたどる変性痴呆の最終段階でも失外套症候群になる．痴呆は知性・人格の解体であるから，この状態を知性障害（または人格障害）の極端な形として理解することも可能である．

意識障害と知性障害はまったく異なる範疇に属するが，この異質な2つが本症候群に収束する．その意味で理論的に非常に興味ある症候群である．

【失外套症候群】　脳は大まかに，外套（pallium），脳幹（大脳基底核，間脳，中脳，橋，延髄），小脳と3つに分類されることがある．したがってこの外套は解剖学用語であり，大脳皮質（皮質下白質を含む）をさす．古い用語であるが，今でも解剖学用語集には記載されている．失外套症候群とは，外套（＝大脳皮質）が広範に失われた病理学的な事態に対応する臨床症状のことである（Kretschmer, 1940）．

大脳皮質には，感覚・運動の中枢，言語・行為・認知の中枢，前頭葉・頭頂葉の連合野などが局在しており，ヒトに特有の高次神経機能のほとんどを支配している．したがって，大脳皮質の広範な損傷によって，これらの高次神経機能が全面的に喪失する．つまり，あらゆる感覚領域における全面的な失認（汎失認 panagnosia）と運動領域における全面的な失行（汎失行 panapraxia）の合併した状態になる．患者は一切の認知と行為をなしえない．これが失外套症候群の本性である．

四肢は，生理学的な概念である徐皮質硬直（decorticate rigidity）を示す．典型的には，上肢は屈曲，下肢は伸展の状態で固定し，関節も拘縮してしまう．いわゆる Mann-Wernicke の姿位が四肢の両側に起こった形である．脳幹が営む機能は保存される．睡眠・覚醒の区別，呼吸・循環，消化・代謝などの植物的機能，自動的な眼球運動が保存される．咀嚼や嚥下もかなり末期まで保たれることがある．

実際に患者はベッドの上に横たわり，睡眠したり覚醒したりする．覚醒時には開眼していて，病室に入ってきた人に視線を向け，その人の移動を追視する．対面した人をじっと見つめ，今にも話をしそうに見えるが，いつまでも無動無言のままである．表情変化は，視線の動き以外はない．手に強制把握，口に吸引反射などの原始反射が誘発される．食物を口に入れると，咀嚼して嚥下する．重度であれば，痛覚に対する反応も失われる．

基本的に大脳皮質を広範に損傷する疾患であれば，この状態を呈する．変性痴呆，脳炎や進行麻痺など，薬物などの中毒，広範な脳血管障害，重篤な脳外傷などで見られる．

【無動無言症】　現象的には失外套症候群に非常によく似ているが，病変部位がまったく異なる（Cairns ら，1941）．最初の記載症例は，第3脳室の類上皮嚢腫の少女であった．患者は睡眠していることが多いが，容易に覚醒可能であった．覚醒すると，今にも話し出すように見えながら，実際には完全な無動無言の状態で，失外套症候群によく似ていた．しかしこの嚢腫を穿刺することによって，ただちに発話可能になったという．

無動無言症は脳幹部の損傷によって起こる．したがって，四肢は上肢も下肢も伸展位をとり，徐脳硬直（decerebrate rigidity）を示す．失外套症候群と異なり，一種の意識障害とされる．

実際の臨床では，脳病変のさまざまな分布に応じて，複雑な様相を呈することが多く，典型的な失外套症候群や無動無言症はまれである．臨床例においては，この2つの病態には移行があって，四肢の硬直でも，徐脳硬直と徐皮質硬直の要素が混在することもある．また頭部外傷による昏睡からの回復期には，これらの病態が経時的に見られることがあり，これらを経過の段階と見る考え方もある（Gerstenbrand, 1967）．

4　痴呆における失語

【脳変性疾患と失語】　変性疾患でも，言語関連領域に脳損傷が及べば失語が発現する．Alzheimer 痴呆や Pick 病のような変性疾患は大脳皮質の神経細胞の変性であるから当然であるが，Parkinson 病や筋萎縮性側索硬化症のような脳幹以下の変性疾患であっても，皮質変性を伴う疾患亜型であれば失語が起こりうる．このような変性疾患は，疾患としての輪郭が時に不鮮明であり，他の疾患の中間型もあれば，皮質変性を伴う非定型亜型とみなされる．これらの疾患は，伝統的な臨床診断と病理診断という2種類の診断があり，最近はこれに遺伝子診断が加わり，話が複雑になっている．

痴呆における言語障害の特徴は，（1）論理的な連合性の低下による発話内容の支離滅裂，（2）語彙貯蔵の低下による呼称障害，（3）統辞・文法的な単純化，（4）保続，（5）反響言語，（6）ありえない語句の導入，（7）内容的な逸脱，（8）これらの障害は会話が長くなるほど増加する，といわれている（Albert ら，1981）．

【血管性痴呆の失語】　血管性（多梗塞性）痴呆の場合は，失語の成立の仕方に数種類ある．まず痴呆状態が成立したあとに失語が突発する場合．まず失語が先行してあとから全

般的な知的低下が進行する場合，知的低下を背景にしつつ，左半球に小梗塞が頻発して徐々に失語が成立・進行していく場合である（Albertら，1981）．いずれにせよこれらの場合には，脳梗塞性の失語の知見がだいたいそのまま当てはまる．つまり前方病変により非流暢性失語が，後方病変により流暢性失語が発生する．

【Alzheimer痴呆における失語】　Alzheimer痴呆では全例に失語が見られる．健忘失語が最も多く95％以上，ついで80％以上にWernicke型の流暢性失語が見られるが（Albertら，1981），痴呆の時期，重症度，失語型の定義など，種々さまざまな要因が関与するので，数値の厳密化はあまり意味がない．失語の状態を呈するのは基本的に痴呆の中期に相当する．Alzheimer痴呆は，健忘症候群の出現を初期，巣症状の出現を中期の目安とするのが普通である．また最末期には無動無言の失外套症候群を呈して死亡するので，失語学的には全失語に到達するといえる．

この痴呆における言語障害をその失語型について考えてみると，かなりの早期の時点で失名辞や概念連合の連鎖の障害による会話の中断が明瞭化し，これが徐々に増悪して失名辞失語の状態になる．ついでこれに語義の理解障害が加わって超皮質性感覚失語になり，しばしば反響言語を呈する．次に表出・受容両面に音韻的障害が加重してWernicke失語様になり，さらに発話発動性低下が重篤化して徐々に全失語化するという経過をたどり，末期に到達する（Huff，1991）．この間，保続や反復言語などが合併し，末期にはしばしば語間代を呈し，全例，最終的には無言症に陥る．

これを言語学的に記述すると，まず語彙的障害（語発見障害），ついで意味的障害，統辞論障害と続き，最後に音韻的障害が加重し，最終的に言語そのものが消滅する．

【Pick病における失語】　Alzheimer痴呆の場合と異なって，まず出現するのは性格変化や行動異常であり，かなり進行してから健忘症候群が出現する．Pick病（とくに前頭側頭葉型）においては，失名辞失語や超皮質性感覚失語（語義失語）がかなり早期から見られることがある．このような失語を背景として特徴的な反響言語や反復言語などが観察される．とくに，反復言語(palilalia)，反響言語(echolalia)，無言症(mutism)，失表情(amimia)の4症状の頭文字を取ったPEMA症候群（Guiraud，1936），あるいは反復言語，反響言語，常同症(stereotypie)の3症状のPES症候群（Tissot，1975）がそろった場合にはPick病である可能性が非常に高いといわれている．

5　偽巣性発症性痴呆

【偽巣性発症性痴呆】　Alzheimer痴呆などの変性疾患における脳の変性病変は，多くの場合ほぼ左右対称的であるが，時に，その初期〜中期において，かなりの左右差を認めることがある．このことは画像診断的に，CT・MRIでは皮質萎縮や脳質拡大の左右差として，SPECT・PETでは脳局所の血流・代謝の左右差として，それぞれの「病変」が描出される．これに合わせて臨床的にも，左半球の側頭頭頂領域により重篤な皮質萎縮や代謝低下などの所見が見られる場合には，種々の失語や失行が，また右半球の当該部位の場合には，空間認知・操作の障害や地誌的障害などが出現する．これらの症状は，記憶障害や性格変化などの痴呆の基本的な一般症状を背景に出現し，あくまでも痴呆であり，神経心理学的局在症状の強調された痴呆であるといえる．

このように痴呆の変性過程が初期に左右差を呈するとしても，進行のいずれかの時点で

左右差はほとんど消失し，臨床的にも局在症状は徐々に薄れ，痴呆の一般症状の重篤化とともに，その影に覆われるようになる．このように非対称的で，限局的な変性病変を呈するようにみえる「偽巣性発症」(pseudofocal onset) の Alzheimer 痴呆は，全体の 23% もあるといわれている (Spinnler ら，1988)．

【ジャルゴン失語】　筆者らは変性疾患によるジャルゴン失語の 2 症例を経験したことがある (梶野ら，1999)．痴呆は決して軽度ではなく，すでにある程度進行した症例であったが，脳血管障害の場合と同じ語新作ジャルゴン失語の診断基準を満たした．

とくにこの経験に言及するのは，患者に偶然に接した筆者らが言語障害を発見したのであって，病棟スタッフがこの患者に言語障害があるという認識をもっていなかったからである．つまり痴呆で話が通じないのは当然というような先入観があるのではなかろうか．実際には痴呆を背景とするジャルゴン失語はさらに高頻度である可能性がある．

【原発性進行性失語】　まれではあるが，変性過程が極端に非対称的で，皮質萎縮(MRI)や代謝低下 (SPECT) で表現される変性病変が一側半球の一定領域にほぼ限局した症例が存在する．その病的過程の進行が緩徐であった場合，症候論的には健忘症候群や記憶障害をほとんど伴わず，著しい人格解体を呈することもなく——つまり臨床的に痴呆の診断を免れつつ——，神経心理学的な局在症状だけの状態が緩徐に進行するという臨床像を呈する．

これが左半球に起こった場合が，「全般的痴呆を伴わない緩徐進行性失語」(slowly progressive aphasia without generalized dementia) あるいは「原発性進行性失語」(primary progressive aphasia, Mesulum, 1982, 1987) である．長期に渡って痴呆がないか軽微であるが，最終的には全例が痴呆化するものと想定される．このような失語群は，脳血管障害の場合と異なって，典型的な Broca 失語や Wernicke 失語は稀で，輪郭の不鮮明な健忘失語や超皮質性失語，あるいは非流暢性失語の病像を呈することが多い (吉田ら，1994)．

また同様に右半球に限局した変性病変の場合には，緩徐進行性の右半球症候群を呈する．われわれもこのような右半球症状としての視覚構成障害を呈した痴呆例を経験したことがある (波多野ら，1993)．

このような症例の場合，本当に痴呆に該当しないのかという診断基準の問題がかならずついてまわる．DSM-III-R の痴呆の操作的定義はこのような事態を想定していないので，かならずしも十分に対応できるわけではない．患者の行動や ADL についての情報から，見当識障害や記銘力障害，あるいは人格解体の有無や程度の推定のために論理を積み重ねる必要がある．

6　語義失語

【超皮質性感覚失語】　語義失語は，失語としてみれば超皮質性感覚失語の一型である．言語障害ではあるが，そこにおける一つの知性・思考障害のあり方を，あるいは言語障害と思考障害との移行を示唆する現象として特異な位置を占めている．

井村 (1943) は語義失語を，Kleist (1934) の名辞失語 (Namenaphasie)，Head (1926) の意味失語 (semantic aphasia) に類似しているとした．また Goldstein (1915) の超皮質性感覚失語の一部に当るともいう．

【臨床的特徴】　井村 (1943) の記載によると，語義失語の特徴は，(1) 言語の意味理解の

障害（聴取した語句を反響的・意図的に復唱して理解の補助とするが，文意の支柱となる主要語の理解に失敗して，文全体の意味を解さない），（2）語健忘（語の再認の障害を伴うが，一般に多弁な流暢性発話で，空語句が多い）と語性錯語と一種の「失文法」を呈する，（3）復唱は，意味理解が不十分なまま行われ，反響言語的である，（4）書取と音読に理解を伴わず，特異な形式の「類音的錯書・錯読」を呈する，（5）思考の進展は言語障害と相関して著しく遅く，転導や停頓を示す．

（2）の失文法と（4）の類音性錯書・錯読は非常に印象的である．

【語義失語の失文法】 この失文法は，運動失語の電文体失文法とは異なり，「機能的には，談話の文脈の不統一を示す文表現であり，形態的には未完結な語句の反復濫用を特色とする．意味の統一的な表現に必要な文の完結性が欠けている．羅列される語句の多くは明確に限定された意味に乏しく，かつ語句相互の間の意味上の連関が通らない」．未完結な文の羅列が延々と続くが，助詞などの「文法的部分の誤用はきわめてまれ」で，純形態的な意味での失文法的誤りは見出されないが，「これを意味表現の見地からみれば，文またはその部分が意味に基づいて分節されていないのであって，一つの失文法ということが出来よう」．

ここでいう失文法とは「文の意味部に障害が強い」という意味の「失文法」である．このような形式の失文法は「思考障害に由来する失文法」（gedanklich-bedingter Agrammatismus, Goldstein）とも呼ばれる（大橋，1965）．

井村（1943）の患者（57歳，脳軟化）は，毎日の起居について次のように述べている．「多少その，何というのですかな，普通なんですね，ちょっとこうしたもので，すべての，アイウエオとか，ちょっと十までの何で，本がありますので，それをもってきて，ごくちょっと，一回ずつ，やっております」．ほとんど内容のない空語句の羅列として意味性ジャルゴンに該当する（73頁）．

【類音性錯書・錯読】 「類音性錯書と錯読」は，いずれも音韻処理の保存と意味処理の障害という解離に基づく現象である．漢字の書字・読字は仮名のそれよりも困難であり，このことは漢字と仮名の表意性と表音性により，また患者の語義操作の障害と語音操作の保存とを組み合わせてみれば容易に理解できる．患者は意味を理解することなく書字をする．極端な場合には検者の発する書字命令そのものを仮名で書いてしまう（反響書字，106頁）．仮名書きは基本的に良好であるが，漢字を書かせると，一つ一つの漢字をあたかも仮名であるかのように，つまり一個の表音文字であるかのような書き方をする．たとえば井村（1943）の症例は，「モリノナカニオミヤガアリマス」の片仮名文を平仮名に書き換えさせるとほぼ正しく書けたのに対して，これを漢字混じり文に書き換えさせると「森里の景かに尤京がり」などと書いた．「里」は「モリ」の「リ」であろう．あるいは「イス」を漢字に書き換えさせると「易見」と書く．「漢字をその音に依って意味を無視しつつあたかも表音文字のごとくに用いる」傾向が見て取れる．これが類音性錯書である．

音読も同様に語義を理解することなく音読するために，仮名文字は一応良好であるが，漢字において破綻が見られる．たとえば，井村（1943）の患者は，「木の葉も大方は散果てて……山々のいただきは，はや真白になっている．……いてふの大木が一本高く突立っている」という文章を，「このはもタイホー（大方）わサンカ（散果）てて」……「はやシンパク（真白）になっている……イテフ（いてふ）のオオキ（大木）が……」と読んだ．また「相手」を「ソウシュ」，「大抵」を「オオテイ」と読んだりする．これが類音性錯読で

ある．興味深いことに仮名語にも「類音性」錯読が出現する．「いてふ」（＝銀杏）を文字通り「イテフ」と読んだのである．

【失語の意味型】　Wernicke 失語などの中核的な失語を失語の「音韻型」であるとみなせば，「言葉の意味の側面の破綻」を示す語義失語は失語の「意味型」である．言語が知性・思考の道具であるという古典的な考えの上に立てば，言語の音韻的機能や統辞的機能はより道具的であり，反対に意味的な機能はより非道具的，即ちより知性的である．語義失語の障害の本質を，諏訪（1943）は「知性的な障害でもなく，単なる手段としての言語の障害でもなく，思考言語過程における障害の現れとして理解することが最も妥当である」と考えた．

【症例報告】　井村（1943）は語義失語の定型例を3例あげた．これらはいずれも「脳軟化」例であった．その後の井村（1965）の記述によると，語義失語はしばしば Wernicke 失語からの回復過程に見られるが，最初から語義失語の病像を呈している症例もあり，むしろこのほうが定型例である．このような例は経過的に「語義失語の病像がそのまま悪化し徐々に痴呆に陥」り，中・下側頭回から頭頂葉にかけての進行性・び漫性の病巣が推定されるという．

井村（1943, 1965）の記載後，諏訪（1943, 頭部貫通銃創），藤井ら（1959, 脳炎），大橋（1965, 症例28：脳動脈硬化症），越賀ら（1969, 疾患不明），Sasanuma ら（1975, 頭部外傷），地引ら（1979, Pick 病），岡田ら（1980, 脳梗塞），松原ら（1984, 初老期痴呆），伊藤ら（1990, Pick 病），田辺（1992, 葉性萎縮，ヘルペス脳炎）などの症例報告がある．これらを簡単に展望してみても，普通に1回の脳血管障害の発作によって語義失語が発症するというような経過はむしろまれであることがわかる――岡田ら（1980）の脳梗塞例は，発症時点の特定が困難で，1カ月間激しい精神症状を呈したというかなり特異な脳梗塞であった．語義失語例の病変は，明確に限局的な病巣というよりは，むしろ非限局性・び漫性のニュアンスを帯びている．とくに左側頭葉周辺に強調を有するび漫性の進行性病変に関連していることが多いようである．このことは井村（1965）の見通しのとおりであるが，この点においても語義失語は「音韻型」の中核的な失語と知性・思考障害を主とする痴呆との中間に位置していることに対応している．

【失認の象徴型】　言語障害と知性・思考障害との出会う場所としての語義失語を見出した井村（1943）は，同様に認知障害と知性・思考障害との移行地点に特異な失認の現象を発見した．「視覚性失認の象徴型」である（井村, 1960）．

その症例は，同時失認，相貌失認，動物失認，場所の失認，色彩失認などの一連の視覚失認を呈した例であったが，中核的な視覚失認である物体失認は認められなかった．要素的な知覚障害も認められず，言語性の知能テストを行ってみても成績はよく，痴呆と判定することもできなかった．ある状況を描いた状況画を見せると，描かれている個々の対象については，その一つ一つの認知が可能であったにもかかわらず，全体の状況の何たるかの認知（つまり全体の意味把握）が不可能であった．とくに漫画や風刺・寓意のきいた絵が困難であった．人間の顔については，鼻や目などの個々の部分の認知も顔であるという認知も可能であるが，誰の顔であるのかわからず，動物であることはわかっても，その具体的な種を認知することはできなかった．

患者は視覚の領域内においてのみ，「知覚の示唆的特徴を通じてそこに個別的な意味を汲み取る象徴機能に障害」を示している．ここで「象徴」とは類似性の高い記号を意味する

――象徴を類似性の低い，恣意的な記号（たとえば，言語）と理解する立場もあることに注意．本症例が困難を示したのは類似性の高い象徴としての記号の理解であった．その象徴機能の障害は視覚領域に限定されており，視覚領域のみに限定された知性・思考障害の現れとみなしつつ，井村（1960）はこれを視覚性失認の「象徴型」と呼んだのであった．

失語の「意味型」としての語義失語と失認の「象徴型」としての同時失認とに，ある特定の様態（modality）における知性・思考障害の現れという共通性が介在する．知性や思考は超様態的に機能すると考えるのが普通であるが，このような神経心理学的現象は，知覚から認知・言語を経て知性・思考の領域に至るまでのいわゆる「認知過程」が相互に入り組んだ連続的な過程であることを示唆している．

【失語周辺の言語障害群】 思考という概念はきわめて多義的で，これを規定することは容易ではないが，いずれにせよ，思考とその障害は言語を中心とする行動の中に表現される．他者の意識内容を直接にのぞき込むことができない以上，われわれは他者の思考（とその障害）を彼の行動，それもとくに言語行動を通じて理解せざるをえない．言語の障害の中には，言語そのものの障害（＝失語）ではないが，その周辺機能（思考，知性，精神運動性，意識など）の解体が言語面に反映したと理解するか，あるいはこの両者の移行領域の障害として位置づけるのが妥当な症状群がいくつか存在する．このような一群の症状群を，濱中（1969）は「失語周辺の言語障害群」（peri-aphasic language disorders）として記載した（図2-35）．言語症状と精神症状との関連を考察する時に便利な図式である．

7 力動失語（dynamic aphasia）

【超皮質性運動失語】 力動失語はLuriaが記載した失語類型の一つであり，失語としてみれば超皮質性運動失語の一亜型であり（128頁），思考障害としてみれば，前頭葉性言語・思考障害（大橋，1966）の概念と重なる．つまり思考障害と言語障害の移行を示す現象として，語義失語とは別の意味で重要な言語症候群である．

【臨床症状】 Luriaら（1968）の記述によると，その臨床像は次の通りである．力動失語はかつての古典的な「発話の失力動」（Adynamie der Sprache）に類似する．患者の感覚および運動言語は保たれていて，物品の呼称も語や文の復唱も可能である．しかし「命題化」（propositionize）が不可能で，実際の発話は重篤に障害されている．脳損傷が重篤であると一つの句ですら発話できない．損傷がより軽度であっても，物語や状況を語る時や会話の時には著しい困難が出現する．基本的な発話も理解も保たれているが，その能力を自由会話のために使用することができず，事実上，無言語（speechless）の状態である．ある絵を説明させた時の患者の発話は，「……はい……それで……どう言うか……あー，えっ……本当にわからん……」というものであった．

ある左前頭葉後下部の銃創患者は，「北」について述べる課題において，10分間の沈黙の後にただ「北に熊がいる」と言えただけであった．別の患者は「北」について何も言えず，代わりに「北は……」というM. Lermontovの有名な詩の一節を再生した．このような十分に確立された既製発話や常同的な発話に逃避する言語反応もよく見られる．

左前頭葉後部脳出血の患者は，検者の質問にはほとんど答えられなかったが，検者が答の最初の部分を発話すると，文を完結させて答えることができた．その発話例，［あなたは何歳ですか？］「あー……」［わたしは……］「わたしは28歳です」．［あなたが住んでいる

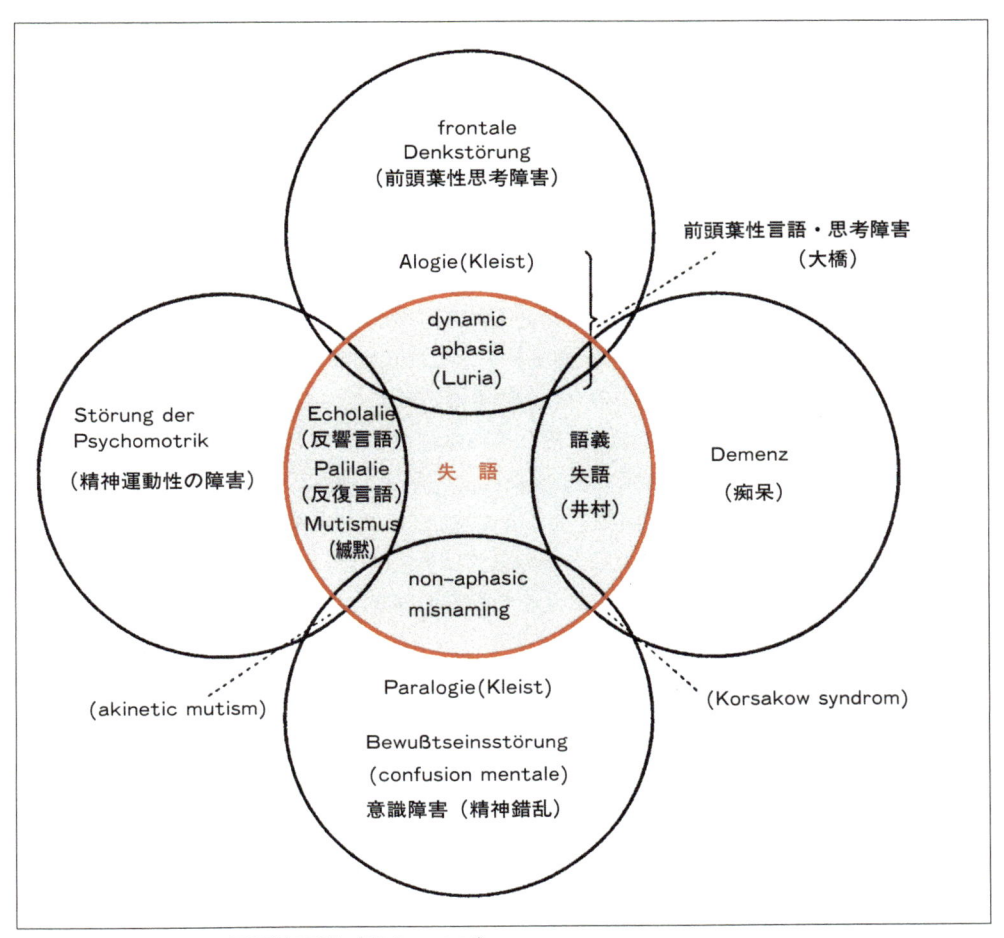

図 2-35 失語周辺の言語障害群（濱中，1969）

のはどこですか？」「住んでる……住んでる……」「わたしが住んでいるのは……」「わたしが住んでいるのは村の中です」．患者は文を自発的に構成できないが，検者が話し始めた文を容易に復唱し，その先を続ける形で完成することができる（反響言語・補完現象）．一般的な活動性の低下はない．

【叙述機能の障害】　力動失語の基本的な障害を発話の「叙述機能（predicative function）の障害」とLuriaは考える．『思考から始まり連続する語句に終わる過程は，一つの移行環（transitional link）として「内言語」（inner speech）を有している．これはその形式において短縮的であり，その構造において叙述的である．この内言語は最初の観念から連続的な命題言語への移行のために主体が用いるメカニズムであると考えられる．この叙述機能を有する内言語は文の構造または図式の形成に関与し』，ここに力動失語における基本的な障害があると考えられる．ただしここでいう「内言語」とはあくまでLuria独自の意味である（142頁）．

力動失語の患者に1分間にできるだけ沢山の物品と行為の名前を呼称させる実験をしてみると，物品名に比べて行為名の呼称数はきわめて少ない．このことは，発話における叙述機能の障害の存在を示すものであるとされる．

【句の線型図式】　内言語とは最初の思考から最終の命題言語へ至る移行環である．力動失語の患者には，最初の思考にも最終の表出言語にも障害はない．基本的に内言語の叙述

6　失語の精神医学　185

機能の障害があり，結果として「句の線形図式」（linear scheme of the phrase）の障害が起こる．必要な文全体の「図式」を得ることができず，言語のつながり全体の中から，ばらばらの語だけを発見しようとする．これは一種の「主観的な失文法」である．この仮説の検証のため Luria は 2 つの実験をする．患者に一つの文を作るための語を 2～3 個与え，文を構成させる．「家」と「めんどり」の 2 語を与えられたある患者は，長時間の努力の後で「家……あ―……家……できない……そしてめんどり……家……あ―，あら……それは家……そしてだめ……」と答えた．

次の実験では「句の線形図式」が与えられる．馬が馬車を引いている絵を示されても，「あ―……はい……あ―，あれ……馬……」としか説明できない患者の前に，「馬が馬車を引く」という 3 つの句に相当する 3 枚の小さな白紙が並べられる．患者は，それぞれの白紙を順番に一つずつ指さしながら，それぞれに相当する一つの句を言うように命じられると，第 1 の紙をさして「馬が」，第 2 をさして「車を」，第 3 の紙をさして「引く」と言うことができ，結局この課題に成功することができた．この非特異的な手がかりによって「句の線形図式」が与えられる．力動失語の患者は多かれ少なかれ，この種の助けの補償的な役割を利用することができた．つまりこの障害の根底には「句の線形図式」の消失による「叙述機能の障害」という「内言語」の障害が存在していると Luria は考える．

【その後の批判】　その後，De Lacy Costello ら（1989）は Luria ら（1968）の記載を詳細に再検討し，力動失語に該当する自験例 ROH（左前頭葉悪性腫瘍手術例）を報告しつつ，力動失語の概念に大きな疑義を呈するに至った．第 1 に，患者 ROH の発話は言葉のヒントよりも絵のヒントによってはるかに容易に促進される．第 2 に，文の線形図式が引き出される内言語の段階の障害からは，文構造の誤り，とくに語順の誤りの出現が予想されるが，そのようなことはない．第 3 に，与えられた（複数の）絵を意味が通るように連続的に並び変える能力が保たれているのに対して，与えられた個々の語から文を形成することの重篤な障害は際だって対照的である．初期の思考と最終の言語表出の間に介在する内言語に障害の本質があるという Luria の仮説よりは，初期の思考そのもの，あるいはその言語的 planning に障害の本質がある，という考えの方がより説得的である．この障害の領域はあくまでも言語であって，行為の planning は素材（言語）特異的な性質を有している．第 4 に，力動失語の責任病変は前頭葉 Broca 領野の前方部とされているが，とくにその下方部が重要である．前頭葉は行為の programming と調節において決定的な役割を担っており，とくに Milner（1982）はその側性化を強調し，左前頭葉は言語表出の組織化により大きく関与していることを強調した．ROH の力動失語はこの仮説によく一致する．

以上より力動失語の本質は，言語の processing の障害というよりは，言語の planning の選択的障害である，との結論を得た．これは Luria の力動失語論の修正として貴重な議論である．

【前頭葉性言語・思考障害】　大橋（1966）は脳腫瘍のため左前頭葉切除を受けた 1 例において「前頭葉性言語・思考障害」を報告した．症状は，自発語の現象，貧困化，画一化であり，知能検査ではいわゆる抽象化が困難であり，とくに語ないし文の構成・結合問題が不良で，それも字から語へ，語から文へと進むに連れてより困難となる．言語の「道具性」の障害を示さず，Goldstein の内言語障害もない．この症例を大橋（1966）は，言語面については Luria の力動失語から，思考面については Kleist（1934）の「失論理」性思考障害（alogische Denkstörung）から，その両面を考察し，その根本にあるものが Jakobson（1955/

64)の言う「結合障害」(combination disorder)であることを示唆しつつ，思考と言語の両面に渡ってそれぞれを分かち難い点を強調して，「前頭葉性言語・思考障害」の概念を提唱した．

【錯論理 vs 失論理】　Kleist（1934）は思考を二分して，受容的および能動的思考に分けた．これは思考の了解面と表現面ともみなしうる．これらの障害をKleistはそれぞれ「錯論理」と「失論理」(Paralogie / Alogie)と呼び，それぞれを頭頂葉と前頭葉の損傷に結び付けた．「錯論理」とは臨床的には概念の錯誤，混同であり，「失論理」とは思考の脱落，貧困化，制限を特徴とする．概念の意味内容の理解の水準における思考障害を「錯論理」，複数の概念を組み合わせ，順序正しく系列化し，構成的思惟を発展させて行く思考の働きの障害が「失論理」ということになる．後述の「非失語性呼称錯誤」は「錯論理」に近く，これに対して力動失語が「失論理」の延長に位置していることは容易に見て取れるであろう．

【前頭葉病変】　超皮質性運動失語の病変部位は基本的に前頭葉であり，中心溝よりも後方の病変だけでこの亜型が発現することはない．超皮質性感覚失語がかならずしも後方病変のみではなく，前頭葉病変でも起こりうるのと対照的である．一般には超皮質性運動失語の病変は，左前頭葉のいわゆるBroca領野（下前頭回脚部）の周辺，とくにその前方で，Broca領野そのものは含まないとされている．力動失語の病変部位も同様である．もう一つの病変部位として，左前頭葉内側面，とくに補助運動野の損傷があげられている（163頁）．この場合も力動失語に類似する臨床像を呈するが，厳密には似て非なるものであるという見解もある（Ardilaら，1984）．

8　非失語性呼称錯誤（non-aphasic misnaming）

【概　念】　非失語性呼称錯誤とはWeinsteinら（1952）によって見出された特異な言語症状である．最初から強調されているように，これは基本的に失語ではない．

彼らは，脳損傷患者30例の呼称検査において特異な呼称の誤りを観察し，それが失語の患者に見られる錯語（paraphasia）とは性質を異にすることを発見した．症例は，脳腫瘍（19例），くも膜下出血（7例），頭部外傷（1例），髄膜脳炎（2例），電撃けいれん療法後（1例）の30例で，このうちの26例に脳波検査が施行され，25例に両側の徐波が検出された．いずれも脳圧亢進，び漫性・両側性脳機能障害のニュアンスがあった．

【呼称錯誤の内容】　呼称錯誤の内容には，対象の機能や構造との関連が濃厚に反映する．たとえば，"radiator"を"stove"，"hypodermic needle"を"cigarette holder"，"pocket flashlight"を"imitation cigar"などと呼称する．とくに病院や病気に関連するものに呼称錯誤が著しく，たとえば"doctor"に対して"white-coller worker"，"one of the presidents"，"bartender"などという例が記載されている．このような呼称錯誤のほかにも，重篤な例では独特な語新作と「曖昧な隠喩的（metaphorical）内容の語句の使用」が注目された．前者は「濃縮化」(condensation)である．ある患者は昔の空軍時代の自分を「bombigator」（bombardier＋navigator）と称した．後者の例として，"doctor"のことを"gathering information up to and including inventory"などと記述した発話例が記載されている．

【失語との違い】　失語における錯語との相違点として，プロソディ障害や保続がない，

誤りに対する病識がない，訂正を試みても成功しない，一般に書字・読字には障害はない，などの特徴をあげる．とくに重症例では，言い誤りの内容に患者の行動が一致する場合がある．たとえば「体温計」を"drinking tube"と呼称した患者が，実際にその体温計をストローのように使用したというような行動である．このような行動障害も普通失語にはみられない．また Weinstein ら（1952）は，Sapir（1934）の言語の象徴機能に「（辞書）内容的」（referential）と「経験（内容）的」（experiential）の 2 側面があるという学説を引用し，失語で失われるのは前者，この呼称錯誤で障害されるのは後者と考えた．

【意識解体の言語的表現】　またこの呼称錯誤は，慢性変性疾患や脱髄疾患では見られず，むしろ急性進行性の病的過程（腫瘍，出血）で出現することも注目されている．この点は，この呼称錯誤症状が痴呆や人格解体などよりは，意識解体の系列により近縁であることを示唆する．濱中ら（1969）は，この呼称錯誤の背後に「構成された意識野」（H. Ey）の最も低い解体段階である「精神錯乱」（confusion mentale）が介在しており，一見意識清明に見えながら，これがある種の心的加重下において言語異常として露呈したと考察し，この背景を含めて「遷延錯乱」（confusion prolongée）状態と呼ばれるべきであると提唱した．

また Chedru ら（1972）は急性錯乱状態（acute confusional state）下における「純粋失書」の現象を報告し，ある種の書字障害が意識解体を背景に出現しうることを考察した．

こうして非失語性呼称錯誤の存在は，現在ほぼ疑いなきものと見なされている（鹿島，1984）．

【失語性 vs 非失語性】　しかし一般に，呼称検査で言い誤りが観察された場合，その呼称障害が失語性か否かを鑑別することは非常に難しい．病変部位に関する情報も，実は厳密な意味では，この鑑別問題を解決しない．理論的には，び慢性脳損傷は失語を引き起こしうるし，右半球損傷でも交差性失語というものがある．

「非失語性」呼称錯誤には「失語性」の要因が関与するという議論（Cummings ら，1980）は，反対に「失語」の現象（例，ジャルゴン）における「非失語性」要因の介入を指摘する議論とともに，容易には解決しえぬ問題として残されている（波多野，1991）．結局，失語とは何かという最終の難問に還元される．

しかし理論的な議論ではなくて，「失語」というさしてまれではない病態において，ある程度以上の頻度で観察される病的言語現象と，きわめてまれにしか出現しないそれを，経験的に指摘することは可能なはずである．このような失語にまれな現象をさして「非失語性」と称するのであれば，そのような言い誤りはすでにいくつか知られている．

【特異な錯語】　第 1 は，無関連語性錯語（irrelevant / extraneous verbal paraphasia）である．失語患者に観察される語性錯語は，目標語との間に意味や形態などのうえで何らかの関連を有することが多く，まったく無関連な語性錯語は頻度のうえで相対的にまれである．したがってこの種の錯語が圧倒的に多い場合には，非失語性の疑いが生じる（東谷ら，1986）．

第 2 は，記号素性錯語（monemic paraphasia）である（77 頁）．意味を有する最小単位である記号素が複数結合して錯語になったものをいい，意味性語新作（Poeck, 1982）や雑種語彙の誤り（Buckingham, 1981）も同義である（波多野，1991）．たとえば「はりぴん」（鋏），「だんつくえ」（こたつ），「やきんなべ」（やかん）といった呼称錯誤がこれに該当する．この錯語はジャルゴン失語の場合などを除き，通常の失語にはあまり高頻度に出現することはないとされ，背景の精神症状と併せて診断的価値を有する．

【診　断】　この病態の診断には，呼称における無関連語性錯語や記号素性錯語の頻発や特異な行動的逸脱を詳細に観察することが重要である．背景には，失見当識，記銘力障害，作話などのKorsakow症候群があり，呼称検査では不真面目，チャランポラン，投げやり，ふざけ症（moria / Witzelsucht），でまかせ応答（Vorbeireden），病態否認（病態無関知）に該当する．その根底に，言語を越える障害としての錯論理や意味記憶障害が介在し，全体としては精神錯乱や通過症候群に相当する（濱中ら，1969）．障害はとくに呼称課題という心理的な加重の下に出現し，Weinsteinら（1952）は病気に関連する物品に対して出現しやすいという対象選択性を強調したが，現在ではそのような症例とそうでない症例の両方が報告され，この種の選択性は診断の絶対的基準にはならないとされている．また両側性の脳波異常の高率な合併も診断の助けとなる．ある転移性脳腫瘍の症例では，呼称錯誤と両側性脳波異常の出現と消失の経過が完全に一致していたという．

【非局在性呼称障害】　したがって，この現象の発現機制と責任病変に関しては，失語で問題となる言語学的水準の障害ではなく，思考障害や情動障害が言語面に表現されたものであるという考えに立ち，脳全体の機能低下という観点から皮質のび漫性病変が，あるいは（遷延性）意識解体との関連から中心部の深部病変が指摘されていて，特殊な局在論を主張する議論はむしろ少ない．しかしたとえば，右半球皮質下病変の症例報告に基き，右下部頭頂葉と辺縁系や言語領野との離断によって生じた作話的反応（Geschwind, 1965）と考え，局在可能とみなす見解もないことはない（森ら，1982）．

参考文献

1) Alajouanine, T., Sabouraud, O. et Ribaucourt, B.：Le jargon des aphasiques. Désintégration anosognosique des valeurs sémantiques du langage. J. Physiol. Norm. Pathol., 45：158-180, 293-329, 1952.
2) Alajouanine, T.：Verbal realization in aphasia. Brain, 79；1-28, 1956.
3) Alajouanine, T., Castaigne, P., Sabouraud, O. et Contamin, F.：Palilalie paroxystique et vocalisations itratives au cours de crises épileptiques par lésion intressant l'aire motrice supplémentaire. Rev. Neurol., 101：685-697, 1959.
4) Alajouanine, T.：Baillarger and Jackson：The principle of Baillarger-Jackson in aphasia. J. Neurol. Neurosurg. Psychiat., 23：191-193, 1960.
5) Alajouanine, T., Lhermitte, F., Ledoux, Renaud, D. et Vignolo, L.：Les composantes phonémiques et sémantiques de la jargonaphasie. Rev. Neurol., 110：5-20, 1964.
6) Albert, M.L.：The "subcortical dementia" of progressive supranuclear palsy. J. Neurol. Neurosurg. Psychiat., 37：121-130, 1974.
7) Albert, M.L. and Obler, L.K.：The bilingual brain. Neuropsychological and neurolinguistic aspects of bilingualism. Academic Press, New York, 1978.
8) Albert, M.L., Goodglass, H., Helm, N. A., Rubens, A.B. and Alexander, M.P.：Clinical aspects of dysphasia. Springer-Verlag, Wien, 1981.
9) Alexander, M.P., Naeser, M.A. and Palumbo, C.L.：Correlations of subcortical CT lesion sites and aphasia profiles. Brain, 110：961-991, 1987.
10) Alexander, M.P., Naeser, M.A. and Palumbo, C.：Broca's area aphasias：Aphasia after lesions including the frontal operculum. Neurology, 40：353-362, 1990.
11) Ardila, A. and Lopez, M.V.：Transcortical motor aphasia：One or two aphasia？Brain Lang., 22：350-353, 1984.
12) 浅野裕，白井宏之，伊藤耕三：模倣言語障害を主徴とした一失語症例．精神神経学雑誌，74：898-906, 1972.
13) Basso, A., Lecours, A.L., Moraschini, S. and Vanier, M.：Anatomoclinical correlations of the aphasias as defined through computerized tomography：Exception. Brain Lang. 26：201-229, 1985.

14) Basso, A., Capitani, E., Laiacona, M., Zanobio, M.E.：Crossed aphasia：One or more syndromes? Cortex, 21：25-45, 1985.
15) Bay, E. und Lauenstein, O.：Zur Problem der optischen Agnosie. Dtsch. Z. Nervenheilk., 158：107, 1948.
16) Beauvois, M.F, and Derouesne, J.：Lexical or orthographic agraphia. Brain 104, 21-49, 1981.
17) Beauvois, M.F. and Derouesne, J.：Phonological alexia：Three dissociations. J. Neurol. Neurosurg. Psychiat., 42, 1115-1124, 1979.
18) Benson, D.F.：Aphasia, alexia, and agraphia. Churchill Livingstone, New York, 1979.
19) Benson, D.F.：Fluency in aphasia：Correlation with radioactive scan localization. Cortex, 3：373-394, 1967.
20) Berthier, M.L.：Transcortical aphasia. Psychology Press, Hove, 1999.（波多野和夫訳：超皮質性失語. 新興医学出版, 東京, 2001）
21) Berthier, M.L.：Unexpected brain-language relationships in aphasia：Evidence from transcortical sensory aphasia associated with frontal lobe lesions. Aphasiology, 15：99-130, 2001.
22) Blumstein, S.：Some phonological implications of aphasic speech. In：Psycholinguistics and aphasia (ed. by Goodglass, H. and Blumstein, S.). John Hopkins, Baltimore, 1973.
23) Brissaud, E.：Leçons sur les maladies nerveuses. Masson, Paris, 1895.
24) Brown, J.W.：Aphasia, apraxia and agnosia. Charles C. Thomas Publisher, Springfield, 1972.
25) Brown, J.W.：The problem of repetition：A study of "conduction" aphasia and the "isolation" syndrome. Cortex, 11：37-52, 1975.
26) Brown, J.W. and Hecaen, H.：Lateralization and language representation. Observations on aphasia in children, left handers and "anomalous" dextrals. Neurology, 26：183-189, 1976.
27) Brown, J.W.：Brain, mind and consciousness. The neuropsychology of cognition. Academic Press, New York, 1977.
28) Brown, J.W. (ed.)：Jargonaphasia. Academic Press, New York, 1981.
29) Brunner, R.J., Kornhuber, H.H., Seemller, E., Suger, G. and Wallesch, C. -W.：Basal ganglia participation in language pathology. Brain Lang., 16：281-299, 1982.
30) Buckingham, H.W. and Kertesz, A.：Neologistic jargon aphasia. Swets and Zeitinger, Amsterdam, 1976.
31) Buckingham, H.W., Whitaker, H. A. and Whitaker, H.：Alliteration and assonance in neologistic jargon aphasia. Cortex, 14：365-380, 1978.
32) Buckingham, H.W.：Where do neologisms come from? In：Jargonaphasia. (ed. by Brown, J.W.). Academic Press, New York, 1981.
33) Cairns, H., Oldfield, R.C., Pennybacker, J.B. and Whittridge, D.：Akinetic mutism with an epidermoid cyst of the third ventricle. Brain, 64：273, 1941.
34) Chédru, F. and Geschwind, N.：Writing disturbances in acute confusional states. Neuropsychologia, 10：343-353, 1972.
35) Code, C.：Neurolinguistic analysis of recurrent utterance in aphasia. Cortex, 18：141-152, 1982.
36) Code, C.：Language, aphasia and the right hemisphere. John Wiley, Chichester, 1987.
37) Coltheart, M.：Cognitive Neuropsychology and the study of reading. In：Posner, M.I., Marin, O.S.M. (Eds). Attention and Performance XI. Lawrence Erlbaum Associates, Hillsdale, 1985, 3-37.
38) Coltheart, M., Curtis, B., Atkins, P. et al：Models of reading aloud：Dual-route and parallel-distributed-processing approaches. Psychol. Rev. 100, 589-608, 1993.
39) Conrad, K.：Strukturanalysen hirnpathologischer Fälle. Zum Problem der Leitungsaphasie. Dtch. Zschr. Nervenheilk., 159：188-228, 1948.
40) Critchley, M.：Aphasiology and other aspects of language. Erward Arnold, London, 1970.
41) Cummings, J., Hebben, N.A., Obler, L. and Leonard. P.：Nonaphasic misnaming and other neurobehavioral features of an unusual toxic encephalopathy：Case study. Cortex, 16：315-323, 1980.
42) Darley, F.L., Aronson, A.E. and Brown, J.R.：Motor speech disorders. W.B. Sauders, Philadelphia, 1975.（柴田貞夫訳：運動性構音障害. 医歯薬出版, 東京, 1982.）

43) De Ajuriaguerra, J. et Hécaen, H.：Le cortex cérébral. Etude neuro-psycho-pathologique. 2 ed. Masson et Cié., Paris, 1964
44) Dejerine, J.：Sémiologie des affections du système nerveux. Masson, Paris, 1914.
45) De Lacy Costello, A. and Warrington, E.K.：Dynamic aphasia：The selective impairment of verbal planning. Cortex, 25：103-114, 1989.
46) Dell, D.S.：A spreading-activation theory of retrieval in semantic production. Psychological Review, 93：283-321, 1986.
47) Dubois, J., Hécaen, H., Angelergues, R. et al.：Étude neurolinguistique de l'aphasie de conduction. Neuropsychologia, 2：9-44, 1964.
48) Ey, H.：Des idées de Jackson á un modèle organo-dynamique en psychiatrie. Edouard Privat, Toulouse, 1975.（大橋博司, 他訳：ジャクソンと精神医学. みすず書房, 東京, 1979.）
49) Freund, C.S.：Optische Aphasie und Seelenblindheit. Arch. Psychiat. Nervenkr., 20：276, 371, 1889.
50) 藤田郁代：統語障害の治療. In：失語症臨床ハンドブック（濱中淑彦監修, 波多野和夫, 藤田郁代編）. 金剛出版, 東京, 599-610, 1999.
51) Fushimi T, Ijuin M, Patterson K et al：Consistency, frequency, and lexicality effects in naming Japanese kanji. J. Exp. Psychol.：HPP 25, 382-407, 1999.
52) Gascon, G. and Gilles, F.：Limbic dementia. J. Neurol. Neurosurg. Psychiat., 36：421-430, 1973.
53) Gelb, A. und Goldstein, K.：Über Farbebnenamnesie. Psychologische Forschungen, 6：127-186, 1925.（波多野和夫, 濱中淑彦訳：色名健忘について――並びに健忘失語一般の本性と, 言語と外界への行動との間の関係についての研究. 精神医学, 23：301-309, 413-420, 517-528, 1981.）
54) Gerstenbrand, F.：Das traumatische apallische Syndrom. Springer-Verlag, Wien, 1967.
55) Gerstmann, J.：Problem of imperception of disease and of impaired body territories with organic lesions. Arch. Neurol. Psychiat., 48：890-913, 1942.
56) Geschwind, N., Quadfasel, F.A. and Segarra, J.M.：Isolation of speech area. Neuropsychologia, 6：327-340, 1968.
57) Geschwind, N.：Disconnexion syndrome in animals and man. Brain, 88：237-294, 585-644, 1965.（河内十郎訳：高次脳機能の基礎. 動物と人間における離断症候群. 新曜社, 東京, 1984.）
58) Gloning, K. und Dressler, W.U.：Paraphasie. Fink, Munchen, 1980.
59) Glushko, R.J.：The organization and activation of orthographic knowledge in reading aloud. J. Exp. Psychol.：HPP 5, 674-691, 1979.
60) Goldstein, K.：Die transkortikalen Aphasien. Ergebnisse Neurologie und Psychiatrie, G. Fischer, Jena, 1915/1917.
61) Goldstein, K.：Der Aufbau des Organismus. Einführung in die Biologie unter besonderer Berücksichtigung der Erfahrungen am kranken Menschen. Martinus Nijhoff, Den Haag, 1934.（村上仁, 黒丸正四郎訳：生体の機能――心理学と生理学の間. みすず書房, 東京, 1983.）
62) Goldstein, K.：Language and language disturbances. Grune & Stratton, New York, 1948.
63) Goodglass, H., Quadfasel, F. and Timberlake, W.：Phrase length and the type and severity of aphasia. Cortex, 1：133-153, 1964.
64) Goodglass, H. and Kaplan, E.：The assessment of aphasia and related disorders. Lea and Febiger, Philadelphia, 1972.（笹沼澄子, 物井寿子訳：失語症の評価. 医学書院, 東京, 1975.）
65) Goodglass, H., Kaplan, E., Weintraub, S. and Ackerman, N.：The "tip-of-the-tongue" phenomenon in aphasia. Cortex, 12：145-153, 1976.
66) Goodglass, H.：Understanding aphasia. Academic Press, San Diego., 1993.（波多野和夫, 藤田郁代訳：失語の理解のために. 創造出版, 東京, 2000）
67) Goodglass, H. and Wingfield, A.：Anomia. Neuroanatomical and cognitive correlates. Academic Press, San Diego, 1997.
68) Green, E.：Phonological and grammatical aspects of jargon in an aphasic patient：a case study. Lang. Speech, 12：103-118, 1969.
69) Guiraud, P.：Analyse du symptome stéréotypie. Encephale, 31-2：229-270, 1936.
70) 波多野和夫, 濱中淑彦：鏡像書字について. 日赤医学, 30：134-143, 1978.

71) 波多野和夫, 濱中淑彦, 大東祥孝：右手書字で出現した鏡像書字について. 脳と神経, 31：1155-1160, 1979.
72) 波多野和夫, 濱中淑彦, 大橋博司：鏡像書字をめぐる神経心理学的諸問題. 神経内科, 10：532-541, 1979.
73) 波多野和夫, 松田保四, 太田幸雄, 松田啓二, 松田良一, 林三郎, 佐藤正保：特異な精神神経症状を呈した頭部外傷後遺症の一例——前頭・側頭葉内側・底面症状に関する諸考察. 精神神経学雑誌, 86：910-927, 1984.
74) 波多野和夫, 林真理子, 滝沢透, 濱中淑彦, 平川顕名：純粋失読に於けるいわゆる「漢字仮名問題」について——特に漢字・仮名の成績比較に於ける不公平さについて. 神経心理学, 1：91-96, 1985.
75) 波多野和夫, 浅野紀美子, 森宗勧, 濱中淑彦, 大橋博司：一部の伝導失語例に見られた「錯文法性錯語」と言うべき言語症状について. 失語症研究, 6：1049-1055, 1986.
76) 波多野和夫, 坂田忠蔵, 田中薫, 浜中淑彦, 戸田圓二郎：反響言語 echolalia について. 精神医学, 29：967-973, 1987.
77) 波多野和夫, 山岸洋, 国立淳子, 濱中淑彦, 戸田圓二郎：「意図と自動症との戦い」(Sittig, 1928). 反響言語のジャクソニズム的側面について. 神経心理学, 3：234-243, 1987.
78) 波多野和夫, 長峯隆, 笠井祥子, 白水重義, 垣田清人, 濱中淑彦, 大橋博司：反復言語 palilalia について. 精神医学, 29：587-595, 1987.
79) 波多野和夫：失語と記憶——失語学における短期記憶障害の概念について. 神経研究の進歩, 32：689-699, 1988.
80) 波多野和夫, 松田芳恵, 岡本興一, 濱中淑彦：特異な言語症状を呈した辺縁系痴呆の一例. 精神医学, 31：1297-1303, 1989.
81) 波多野和夫：重症失語の症状学. ジャルゴンとその周辺. 金芳堂, 京都, 1991.
82) 波多野和夫：いわゆる辺縁系痴呆. 神経心理学, 7：47-53, 1991.
83) 波多野和夫, 濱中淑彦：痴呆と神経心理学. 老年精神医学雑誌, 3：247-252, 1992.
84) 波多野和夫, 森宗勧, 田中薫, 濱中淑彦, 大橋博司：反響書字について. In：幻覚・妄想の臨床 (濱中淑彦, 他編). 241-272 p, 医学書院, 東京, 1992.
85) 波多野和夫, 辻麻子, 濱中淑彦：ジャルゴン失書について——症例報告. 神経心理学, 8：162-168, 1992.
86) 波多野和夫, 堀川義治, 富野順子, 松井明子, 中西雅夫, 濱中淑彦：右半球に低代謝所見を認めた「痴呆なき痴呆」の症例検討. 精神医学, 35：643-648, 1993.
87) 波多野和夫, 濱中淑彦：辺縁系痴呆について——その言語・書字障害を中心に. Dementia, 7：345-350, 1993.
88) 波多野和夫, 富野順子, 猪野正志, 中村光, 濱中淑彦：努力性反響言語について——症例報告. 神経心理学, 10：32-38, 1994.
89) 波多野和夫：Broca 野のはたらき. Brain Medical, 6：39-44, 1994.
90) 波多野和夫：ジャクソン——反響言語の問題をめぐって. In：発達の理論・明日への系譜 (浜田寿美男, 編). 212-228 p, ミネルヴァ書房, 京都, 1996.
91) Hadano, K., Nakamura, H. and Hamanaka, T.：Effortful echolalia. Cortex, 34：67-82, 1998.
92) 波多野和夫：ジャルゴン失語における例外例について. 神経心理学, 15：93-100, 1999.
93) 波多野和夫：失語症のタイプ分類に意味はあるのか. 神経心理学, 16：85-90, 2000.
94) 波多野和夫：情動と辺縁系——その進化論を中心に. 神経心理学, 17：93-98, 2001.
95) 浜田寿美男：私とは何か——ことばと身体の出会い. 講談社, 東京, 1999.
96) 濱中淑彦, 池村義明, 守田嘉男, 大橋博司, 東村輝彦：脳外傷後の遷延錯乱状態における錯語様言語障害について. 頭部外傷後の精神病理学知見補遺. 精神神経学雑誌, 71：1308-1328, 1969.
97) 濱中淑彦, 大橋博司, 大東祥孝, 波多野和夫：CT 所見よりみた失語の類型学. 神経研究の進歩, 28：1020-1031, 1984.
98) 濱中淑彦：錯語の神経＝心理＝言語学序説. 失語症研究, 4：530-536, 1984.
99) 濱中淑彦, 大橋博司, 大東祥孝, 波多野和夫, 森宗勧：失語の CT 所見——皮質下梗塞による失語を中心に. CT 研究, 7：5-16, 1985.
100) 濱中淑彦：Broca 領野の失語学的意味. In：Broca 領野の謎 (大橋博司, 濱中淑彦編). 金剛出版, 東京, 1985.
101) 濱中淑彦：臨床神経精神医学. 意識・知能・記憶の病理. 医学書院, 東京, 1986.
102) 濱中淑彦：痴呆への神経心理学的アプローチ——痴呆の概念と「痴呆」なき「痴呆」をめぐって. 現代医学, 35：477, 1988.
103) 濱中淑彦：痴呆と象徴機能の神経心理学. 神経心理学, 6：241-248, 1990.

104) 濱中淑彦：人格，行動，情動障害．「前頭葉」症状群を中心に．Clin. Neurosci., 8：752-758, 1990.
105) 濱中淑彦，波多野和夫，石黒聖子，他：前頭葉と失語――超皮質性感覚失語像をめぐって．失語症研究, 12：130-144, 1992.
106) 濱中淑彦：書字・読字の障害：失読と失書．In：失語症臨床ハンドブック（濱中淑彦監修，波多野和夫，藤田郁代編）．金剛出版, 477-500, 1999.
107) Hatfield, F.M., Patterson, K.E.：Phonological spelling. Q.J. Exp. Psychol., 35 A：451-468, 1983.
108) 八田武士：左利きの神経心理学．医歯薬出版，東京，1996.
109) Head, H.：Aphasia and kindred disorders of speech. Cambridge University Press, London, 1926.
110) Hécaen, H., Dell, M. B. et Roger, A.：L'aphasie de conduction (Leitungsaphasie). Encephale, 44：170-195, 1955.
111) Hécaen, H.：Introduction à la neuropsychologie. Librairie Larousse, Paris, 1972.
112) Hécaen, H. and Albert, M.：Human neuropsychology. John Wiley, New York, 1978.
113) Herrmann, G. und Pötzl, O.：Über Agraphie und ihre lokaldiagnostischen Beziehungen. Verlag von S. Karger, Berlin, (1926).
114) 東川麻里，飯田達能，波多野和夫：語新作ジャルゴン失語における常同的発話について．失語症研究, 21：242-249, 2001.
115) 東谷則寛，浅野紀美子，滝沢透，加藤典子，濱中淑彦：非失語性呼称障害とその周辺．失語症研究, 6：1043-1048, 1986.
116) 北条敬，渡辺俊三，田崎博一，他：失語症状の病巣部位について――臨床像とCT像との関係（第3報）：錯語と無意味性発話．脳と神経, 37：117-126, 1985.
117) Huff, F.J.：Language in normal aging and age-related neurological diseases. In：Handbook of Neuropsychology (ed. by Nebes, R.D. et al.). Elsevier, Amsterdam, 4：251-264, 1991.
118) 井村恒郎：失語――日本語に於ける特性．精神神経誌, 47：196-218, 1943.
119) 井村恒郎，野上芳美，千秋哲郎，後藤弘：視覚性失認の象徴型．精神医学, 2：797-806, 1960.
120) 井村恒郎，野上芳美，浅川和夫：失語の意味型――語義失語について(1965). In：精神医学研究（井村恒郎著），2：292-303, みすず書房，東京，1967.
121) 井上有史，清野昌一：てんかん発作の神経心理症状――発作後ジャルゴン失語の一例をめぐって．神経心理学, 5：47-55, 1989.
122) Jackson, J.H.：On affections of speech from disease of the brain. Brain, 2：203-222, 1879.
123) Jackson, J.H.：Evolution and dissolution of the nervous system (Croonian Lecture, 1884). In：Selected writings of John Hughlings Jackson (ed. by Taylor, J.). Hodder and Stoughton, London, 1932.（越賀一雄，他訳：神経系の進化と解体．精神医学, 18：993-1005, 1087-1099, 1207-1220, 1976.）
124) Jakobson, R.：General discussion. In：Disorders of language (ed. by De Reuck and O'Conner, M.). Little Brown, Boston, 1964.
125) Jakobson, R.：Two aspects of language and two types of aphasic disturbance. In：Fundamentals of language. (ed. by Jacobson, R. and Halle, M.), Mouton, The Hague, 1956.
126) Jaspers, K.：Die Methoden der Intelligenzprüfung und der Begriff der Demenz. Z. Neurol., ef. Bd. 1：401, 1910.（藤森英之訳：精神病理学研究．みすず書房，東京，1969.）
127) Jaspers, K.：Allgemeine Psychopathologie. Springer, Berlin, 1913.（西丸四方訳：精神病理学原論．みすず書房，東京，1971.）
128) Joanette, Y., Puel, M., Nespoulous, J.-L., Rascol, A. et Lecours, A.R.：Aphasie croisée chez les droitiers. I. Revue de la litterature. Rev. Neurol., 138：575-586, 1982.
129) Joanette, Y.：Aphasia in left-handers and crossed aphasia. Handbook of Neuropsychology, Vol. 2., (ed. by Boller, F. and Grafman, J.), Elsevier Science Publisher, Amsterdam, 1989.
130) 梶野聡，波多野和夫，田中邦明，浜本真：老年期変性痴呆疾患におけるジャルゴン失語．精神保健研究, 12：37-43, 1999.
131) 兼本浩祐：てんかん学ハンドブック．医学書院，東京，1996.
132) Kase, C.S.：Middle cerebral artery syndrome. In：Handbook of clinical neurology, vol. 53, (ed. by Vinken, P.J. et al.), p 353-370, Elsevier, Amsterdam, 1988.
133) 鹿島晴雄：非失語性の錯語様言語障害．失語症研究, 4：36-40, 1984.

134) 数井裕光, 田辺敬貴, 中川賀嗣, 他：大脳皮質機能マッピング法による脳腫瘍患者の神経心理学的検討. 脳と神経, 45：641-648, 1993.
135) Kertesz, A. and Benson, D.F.：Neologistic jargon：a clinico-pathological study. Cortex, 6：362-386, 1970.
136) Kertesz, A.：The Western aphasia battery. Grune and Stratton, New York, 1982.
137) Kertesz, A.：Aphasia and associated disorders：Taxonomy, localization and recovery. Grune & Stratten, New York, 1979.
138) Kertesz, A.：Localisation of lesions in fluent aphasics. In：Neural models of language processes (ed. by Arbib, M.A., Caplan, D. & Marshall, J.C.). Academic Press, New York, 1982.
139) Kinsbourne, M. and Warringtin, E.：Jargon aphasia. Neuropsychol., 1：27-37, 1963.
140) Kleist, K.：Über Leitungsaphasie und grammatische Störungen. Mschr. Psychiat., 40：118-199, 1916.
141) Kleist, K.：Gehirnpathologie. Johann Ambrosius Barth, Leipzig, 1934.
142) Klüver, H. and Bucy, P.C.：Preliminary analysis of functions of the temporal lobes in monkeys. Arch. Neurol. Psychiat., 42；979-1000, 1939.
143) Klüver, H.：The temporal lobe syndrome. In："Temporal lobe epilepsy"(ed. by Baldwin, M., et al.), Charles C Thomas, Springfield, 1958.
144) Knopman, D. S., Selnes, O. A., Niccum, N., Rubens, A. B., Yock, D. and Larson, D.：A longitudinal study of speech fluency in aphasia：CT correlates of recovery and persistent nonfluency. Neurology (Cleveland), 33：1170-1178, 1983.
145) Kraepelin, E.：Psychiatrie. 8.Aufl. Johann Ambrosius Barth, Leipzig, 1910.
146) Kretschmer, E.：Das apallisches Syndrom. Z. Neurol., 169：576, 1940.
147) Kretschmer, E.：Medizinische Psychologie. 11.Aufl. Georg Thieme Verlag, Stuttgart, 1956.
148) 黒丸正四郎, 岡田幸夫, 浅野猶一：伝導失語の臨床的位置について. 中修三教授還暦記念論文集, 286-295, 1960.
149) Kussmaul, A.：Die Störungen der Sprache. Versuch einer Pathologie der Sprache. Verlag von F.C.W. Vogel, Leipzig, 1877.
150) Lamendella, J.T.：The limbic system in human communication. In：Studies in neurolinguistics, Vol. 3. (ed. by Whitaker, H. et al.), Academic Press, New York, 1977.
151) Lebrun, Y.：Aphasia with recurrent utterance：A review. Brit. J. Dis. Comm., 21：3-10, 1986.
152) Lebrun, Y.：Anosognosia in aphasics. Cortex, 23：251-263, 1987.
153) Lecours, A.R. et Lhermitte, F.：L'aphasie. Flammarion, Paris, 1979.
154) Leischner, A.：Die Störungen der Schriftsprache(Agraphie und Alexie). Georg Thieme Verlag, Stuttgart, 1957.
155) Leischner, A.：The agraphia. In：Handbook of Clinical Neurology(ed. by Vinken, P.J. et al.), North Holland Publishing Company, Amsterdam, vol. 4：141-180, 1969.
156) Lezak, M.D.：Neuropsychological assessments. 3rd ed., Oxford University Press, New York, 1995.
157) Lhermitte, F.：Human autonomy and the frontal lobes. Part 2：Patient behavior in complex and social situations：The "Environmental dependency syndrome". Ann. Neurol., 19：335-343, 1986.
158) Lissauer, H.：Ein Fall von Seelenblindheit nebst einem Beitrag zur Theorie derselben. Arch. Psychiat. Nervenkrankh., 21：222-270, 1890.（波多野和夫, 濱中淑彦訳：精神盲の一症例とその理論的考察. 精神医学, 24：93-106, 319-325, 433-444, 1982.）
159) Lüders, H., Lesser, R.P., Dinner, D. et al.：Cortical stimulation and language. 神経心理学, 5：5-11, 1989.
160) Luria, A.R. and Tsvetkova, L. S.：The mechanism of "dynamic aphasia". Foundations of Language, 4：296-307, 1968.
161) Luria, A.R.：Traumatic aphasia. Mouton, The Hague, 1970.
162) 馬淵淑子, 波多野和夫, 奥田聡, 伊東栄一, 雄山博文, 濱中淑彦：脳動脈瘤破裂後遺症としてKlüver-Bucy症候群を呈した1例. 脳と精神の医学, 10：69-77, 1999.
163) Margulies, A.：Studien über Echographie (Pick). Mschr. Psychiat. Neurol., 22：479-490, 1907.
164) Marshall, J.C. and Newcombe, F.：Syntactic and semantic errors in paralexia. Neuropsychologia 4,

169-176, 1966.
165) Marshall, J.C., and Newcombe, F.：Patterns of paralexia：A psycholinguistic approach. J. Psycholinguist. Res., 2：175-199, 1973.
166) Martin, N. and Suffran, E.M.：A computational account of deep dyslexia：Evidence from a single case study. Brain Lang., 43：240-274, 1992.
167) Martinet, A.：Éléments de linguistique générale. Librairie Armand Colin, Paris, 1970.（三宅徳嘉訳：一般言語学要理. 岩波書店, 東京, 1972.）
168) 松下正明：辺縁性痴呆. 臨床精神医学, 14：1203-1210, 1985.
169) Mayer-Gross, W., Slater, E. and Roth, M.：Clinical Psychiatry. Bailliere, Tidall and Cassel, London, 1954.
170) Mayer-Gross, W.：Zur Symptomatologie organischer Hirnschädigungen. 1. Das Spieluhrsymptom. Arch. Psychiat. Nervenkr., 92：433-439, 1931.
171) McCarthy, R.A. and Warrington, E.K.：Cognitive neuropsychology. A clinical introduction. Academic Press, San Diego, 1990.（相馬芳明, 本田仁視訳：認知神経心理学. 医学書院, 東京, 1996.）
172) Mesulum, M.M.：Slowly progressive aphasia without generalized dementia. Ann. Neurol., 11：592-598, 1982.
173) Mesulum, M.M.：Primary progressive aphasia-differentiation from Alzheimer's disease. Ann. Neurol., 22：533-534, 1987.
174) Michel, F. and Andreewsky, A.：Deep dysphasia：an analog of deep dyslexia in the auditory modality. Brain Lang., 18：212-223, 1983.
175) 三宅裕子, 川村純一郎, 波多野和夫：左前頭葉脳腫瘍摘出後に Gerstmann 症候群を呈した1例. 失語症研究, 17：233-240, 1997.
176) Mohr, J. P.：Broca's area and Broca's aphasia. In："Studies in neurolinguistics vol. 1."（ed. by Whitaker, H. and H.A.）. Academic Press, New York, 1976.
177) Monrad-Krohn, G. H.：Dysprosody or altered "melody of language". Brain, 70：405-415, 1947.
178) 森悦郎, 山鳥重：右外側型脳内出血に伴った nonaphasic misnaming の1例. 失語症研究, 2：66-71, 1982.
179) Naeser, M.A., Palumbo, C.L., Helm-Estabrooks, N., et al.：Severe nonfluency in aphasia. Brain, 112：1-38, 1989.
180) 長與又郎, 内村祐之, 西丸四方：傑出人脳の研究第1輯. 岩波書店, 東京, 1939.
181) 中村光, 中西雅夫, 濱中淑彦他：表層失読（surface dyslexia）からみた単語認知. 失語症研究 20, 136-144, 2000.
182) Nielsen, J.M.：Agnosia, apraxia, aphasia. Their value in clinical localization. Hafner, New York, 1962.
183) 日本失語症学会：標準失語症検査手引. 鳳鳴堂, 東京, 1975.
184) 日本失語症学会：シンポジウム「いわゆる構音失行ないし発語失行をどう考えるか」. 失語症研究, 1：85-142, 1981.
185) 日本失語症学会：シンポジウム「視床と失語症」. 失語症研究, 3：1-46, 1983.
186) 岡田幸夫, 下和田英洋：語義失語の1症例. 近大医誌, 5：333-340, 1980.
187) 大橋博司：臨床脳病理学. 医学書院, 東京, 1965.
188) 大橋博司：前頭葉性言語・思考障害の1例. 精神医学, 8：943-947, 1966.
189) 大橋博司：ネオ-ジャクソニズム. 現代精神医学体系, 第1巻Ｂ1ａ 精神医学総論 IIa 1, 149-173, 中山書店, 東京, 1978.
190) 大橋博司：神経心理学の最近の話題から――二言語併用と失語をめぐって. 臨床精神医学, 8：1173-1180, 1979.
191) 大橋博司：失語症. 第6版. 中外医学社, 東京, 1987.
192) 大塚晃, 波多野和夫, 重松一生, 加茂久樹：特異な言語症状の経過を示した老年痴呆の一例――長間隔反復言語（LIP）と反響反復言語について. 失語症研究, 8：299-304, 1988.
193) Paradis, M.：Bilingualism and aphasia. In：Studies in neurolinguistics. Vol. 3.（ed. by Whitaker, H. and H.S.）. Academic Press. New York, 1977.
194) Paradis, M.：Bilingual and polyglot aphasia. Handbook of Neuropsychology, 2 nd. ed., Vol. 3.（ed. by

Berndt, R.S.), Elsevier, Amsterdam, 69-91 p, 2001.

195) Patterson. K., Suzuki, T., Wydell, T. et al：Progressive aphasia and surface alexia in Japanese. Neurocase, 1：155-165, 1995.

196) Penfield, W. and Roberts, L.：Speech and brain-mechanisms. Princeton Univ. Press, Princeton, 1959.

197) Perecman, E. and Brown, J.W.：Phonemic jargon：a case report. In：Brown (1981).

198) Perecman, E.：Spontaneous translation and language mixing in a polyglot aphasia. Brain Lang., 23：43-63, 1984.

199) Pick, A.：Sur l'échographie. Rev Neurol., 8：822-823, 1900.

200) Pick, A.：On the pathology of echographia. Brain, 47：417-429, 1924.

201) Pillon, B., Desi, M. et Lhermitte, F.：Deux cas d'aphasie croisé avec jargonagraphie chez des droitiers. Rev. Neurol., 135：15-30, 1979.

202) Poeck, K. (ed)：Klinische Neuropsychologie. Georg Thieme, Stuttgart, 1982.（濱中淑彦, 波多野和夫訳：臨床神経心理学, 文光堂, 東京, 1984.）

203) Poeck, K.：The contribution of neuropsychology to the study of dementia. Post-congress symposium of 8 th. Asia-Oceania Congress of Neurology. Kyoto, Sept. 7. 1991.

204) Poeck, K., de Bleser, R. and Graf von Keyserlingk, D.：Neurolinguistic status and localization of lesion in aphasic patients with exclusively consonant-vowel recurring utterances. Brain, 107：199-217, 1984.

205) Romberg, M.H.：Lehrbuch der Nervenkrankheiten des Menschen. Erster Band. (3. Aufl.), Verlag von August Hirschwald, Berlin, 1857.

206) Ross, E.D.：The aprosodia. Functional-anatomic organization of the affective components of language in the right hemisphere. Annals of Neurology, 38：561-589, 1981.

207) Rubens, A. B.：Aphasia with infarction in the territory of the anterior cerebral artery. Cortex, 11：239-250, 1975.

208) Rubens, A.B. and Kertesz, A.：The localization of lesions in transcortical aphasias. In：Localization in neuropsychology (ed. by Kertesz, A.), 245-268, Academic Press, 1983.

209) 斉藤正已, 南克昌, 塚本宗之, ら：伝導失語の症例研究. 脳と神経, 27：877-885, 1975.

210) Scheller, H.：Zur Anthropologie der Verhaltensstörungen bei Stirnhirnprozessen (Aspontaneität, Greifen, Sperren, Echosymptome als Freiheits-verlust). Nervenarzt, 40：557-560, 1969.

211) Schneider, C.：Über Picksche Krankheit. Msch Psychiat., 65：230-275, 1927.

212) Schuell, H., Jenkins, J.J. and Jimenez-Pabon, E.：Aphasia in adults. Diagnosis, prognosis and treatment. Hoeber Medical Division, New York, 1964.（笹沼澄子, 永江和久訳：成人の失語症. 医学書院, 東京, 1971.）

213) Seidenberg, M.S., and McClelland, J.L.：A distributed, developmental model of word recognition and naming. Psychol. Rev., 96：523-568, 1989.

214) 扇谷明：情動と側頭葉てんかん. 医学書院, 東京, 1993.

215) Shallice T：Phonological agraphia and the lexical route in writing. Brain, 104：413-429, 1981.

216) Sittig, O.：Über Echographie. Mschr. Psychiat., 68：574-604, 1928.

217) Souques, M.A.：Palilalie. Rev. Neurol., 16：340-342, 1908.

218) Spinnler, H. and Della Sala, S.：The role of clinical neuropsychology in the neurological diagnosis of Alzheimer's disease. J. Neurol., 235：258-271, 1988.

219) Stengel, E.：A clinical and psychological study of echo-reactions. J. Ment. Sci., 93：598-612, 1947.

220) Sterling, W.：Palilalie et le symptome "linguosalivaire" dans le parkinsonisme encéphalitique. Rev. Neurol., 1924(1)：205-220, 1924.

221) 杉下守弘：WAB失語症検査日本語版. 医学書院, 東京, 1986.

222) Sullivan, H.S.：The psychiatric interview. W.W. Norton, NewYork, 1954.（中井久夫他訳：精神医学的面接. みすず書房, 東京, 1986.）

223) Sweet, E.W.S., Panis, W. and Levine, D.N.：Crossed Wernicke aphasia. Neurology(Cleveland), 34：475-479, 1984.

224) 高井ミヤ子, 筒井道子, 波多野和夫：失語症患者の言語治療にチームで取り組んで──看護の担う役割を考

える. 看護学雑誌, 46：774-782, 1982.
225) Tissot, R., Mounin, G. et Lhermitte, F.：L'agrammatisme. Dessart, Brussels, 1973.
226) Tissot, R., Comtantidinis, J. et Richard, J.：La maladie de Pick. Masson, Paris, 1975.
227) Von Stockert, T.R.：Aphasia sine aphasia. Brain Lang., 1：277-282, 1974.
228) Von Weizäcker, V.：Der Gestaltkreis. Theorie der Einheit von Wahrnehmen und Bewegen. Georg Thieme Verlag, Stuttgart, 1940.（木村敏, 濱中淑彦訳：ゲシュタルトクライス. みすず書房, 東京, 1975.）
229) Wallesch, C.-W., Brunner, R.J. und Seemller, E.：Repetitive Phänomene in der Spontansprache von Aphasikern：Perseveration, Stereotypie, Echolalie, Automatismus und recurring utterance. Fortsch. Neurol. Psychiat., 50：427-430, 1982.
230) Warrington, E. and Shallice, T.：The selective impairment of auditory short-term memory. Brain, 92：885-896, 1969.
231) Warrington, E.：Selective impairment of semantic memory. Q.J. Exp. Psychol., 27：635-657, 1975.
232) Weinstein, E.A. and Kahn, R.L,：Non-aphasic misnaming (paraphasia) in organic brain disease. Arch. Neurol. Psychiat., 67：72-79, 1952.
233) Weisenburg, T. and McBride, K.E.：Aphasia：A clinical and psychological study. The Commonwealth Fund, New York, 1935.
234) Wepman, J.M.：Recovery from aphasia. Ronald Press, New York, 1951.
235) Wepman, J.M. and Jones, L.：Dimensions of language performance in aphasia. J. Speech Res., 4：220, 1961.
236) Wernicke, C.：Der aphasische Symptomenkomplex. M. Cohn u. Weigert, Breslau, 1874.
237) Wieck, H.：Lehrbuch der Psychiatrie. Schattauer, Stuttgart, 1967.
238) Zangwill, O.L.：Discussion (139 p). In：Ciba Foundation Symposium "Disorders of Language"（ed. by Reuck, A.V.S. and O'Connor, M.）. J & A Churchill, London, 1964.
239) Zangwill, O.L.：Two cases of crossed aphasia in dextrals. Neuropsychologia, 17：167-172, 1979.
240) 吉田伸一, 濱中淑彦, 中嶋理香, 他：進行性失語と脳梗塞性失語の比較・検討. 神経心理学, 10：68-76, 1994.
241) 山口俊郎：小児失語. In：失語症臨床ハンドブック（濱中淑彦監修, 波多野和夫, 藤田郁代編）, 金剛出版, 東京, 428-436 p, 1999.
242) 山鳥重：神経心理学入門. 医学書院, 東京, 1985.
243) Yamadori, A., Mori, E., Tabuchi, M., Kudo, Y. and Mitani, Y.：Hypergraphia：A right hemisphere syndrome. J. Neurol. Neurosurg. Psychiat., 49：1160-1164, 1986.

第3章

検査・評価

Speech-
Language-
Hearing
Therapist

第3章 検査・評価

1 検査

　本節では，失語患者に行われる主な失語検査および神経心理検査を紹介する．原則的には現在日本で利用可能な検査のみを取り上げた．紙幅の都合で検査の手技や結果の解釈については十分に触れることができないので，それらについて詳しく知りたい場合は，それぞれの検査マニュアルやオリジナル論文，または上里（1993），Lezak（1983, 1995），Spreenら（1998）などの成書を参照いただきたい．

I 検査を行う前に

　患者に検査を施行する前には，あらかじめ以下の点について注意・理解しておく必要がある．

　まず第1に，検査の前にはインフォームドコンセント（説明と同意）が得られなければならない．患者は，医療行為に関して知りたいことを知る権利と治療方法を選択・決定する権利をもつ．どこまでの説明が必要かについては状況にもよるが，初めて言語検査を行う患者であれば，今後の治療計画のために検査が必要であること，そのおおまかな目的と内容，苦痛に感じるようであればいつでも申し出てほしいこと，などは説明し理解を得ておくべきである．その時点で患者本人に説明を理解する能力がないようであれば，家族の同意も得るべきである．

　2つめは，患者が現在認知機能を測定できる状態にあるかどうか，その検査をすることが適切かどうかという判断をする必要がある．そのためにも患者の神経症状や精神症状は，あらかじめ把握・評価しておかなければならない．明らかな意識障害がある患者に検査はできない．また極端に発動性が落ちている患者に対し検査を行っても，それはただ単に意欲の程度を測定しているに過ぎない可能性がある．一方，現実的には何らかの神経症状や精神症状を抱えた患者に対し検査をすることが多く，とくに急性期であれば，認知機能の測定に理想的な状況で検査が施行できることはむしろ稀である．そのような制約のもとで行われた検査では，結果の評価は慎重に行われる必要がある．

　3つめは，それが心理検査だということである．すなわち測定は患者（被検者）の何らかの主体的な反応によってなされるので，正しい測定をするためには，患者がその能力を十分に発揮できるような環境づくりに注意しなければならない．検査は落ち着いた静かな状況下で行われ，検者は検査手技に習熟し，余裕をもって検査を進められるようにしておかなければならない．課題ができない場合，患者は不安になり，十分に能力が発揮できなくなることもある．検査に支障がない範囲で，不安を取り除くような声かけも必要である．

4つめは，検査が患者に与える負担について理解しておくことである．負担は身体的なものだけではない．言語検査や神経心理検査は，その機能に障害をもつ人に対しては大きな心理的負担をかけるものである．したがって，施行する検査は適切な評価をするのに十分なものを含んでいて，なおかつ患者の負担を最小限にする分量である必要がある．検査の際は患者の様子に十分な注意を払い，少しでも異常が認められたら即時に検査を中止しなければならない．あらかじめ立てた予定に拘泥することのないよう気をつけたい．

5つめは，できるだけ家族にも同席してもらうことである．これは言語訓練の場面でも同様であるが，とくに発症初期の患者をもつ家族にとって，検査場面を見ることは患者の障害を総合的に理解する好機である．言語聴覚士は，患者の行動・反応について，その都度または検査のあとから家族に説明し，患者はどのようなことができてどのようなことは不得手なのか理解してもらうよう心がける．また家族が同席していれば，家族から情報を得ることもできる．すなわち，患者は日常生活においてどうであるのか（検査場面と日常生活場面とにおける患者の行動はしばしば解離する），患者の病前の言語習慣（主に読み書き習慣），話し方や声の特徴，聴力などはどうだったのか，尋ねることもできる．

最後に，検査の諸課題をそれ以外の目的，例えば訓練などでそのまま用いてはいけない．これは学習の効果を防ぎ，再検査の時に正確な測定ができるようにするためである．同じ検査を複数回実施する場合では，一般的に最低3カ月の間隔は必要である．

2 スクリーニング

教科書や学校の講義では，例えば失語症とかまたは何々障害とかいうように，障害別にその解説が行われる．しかし実際の臨床場面では，それ以前の段階，すなわち目の前の患者がどの障害をもち，どの障害はないのかの判断をすることが第一の難関である．患者にどの障害が認められそうか，またはどの障害が否定できそうかの大雑把な見当を短時間でつけるのがスクリーニング（screening：ふるいわけ）の目的である．

発症初期にベッドサイドで行うことを想定すれば，スクリーニングは短時間（20分程度）で終わるように考えるべきである．また当然のことながら，患者の全身状態に十分に配慮して行われる必要がある．患者と面接する前には，病棟の医師や看護師からの情報を把握しておくことが必要である（直接話せなくてもカルテを見ることができる）．またベッドサイドでは，面談の開始前に患者の様子を観察し，どのような医学的処置がなされているかを確認する．ベッドを起こす場合は医師の指示を守って行う．スクリーニングの間も患者の様子に絶えず注意していなければならない．顔色・表情や声の大きさ，呼吸の様子などから疲労がみてとれたら，即時に中止することも必要である．返答ができるようであれば，患者自身に疲労度を尋ねることもできる．

スクリーニングの実際の進め方について，どの患者にでも使える画一的なものはないが，失語が疑われる患者に対するスクリーニングでは，以下の要件を満たす必要があろう．

1．失語症かそれ以外の言語障害かの鑑別
2．合併する言語聴覚障害の検出
3．合併する神経心理症状の検出

1と2については，一番問題になるのが失語（Broca失語）と運動障害性構音障害（発語失行は除く）との鑑別である．鑑別の要点は表3-1に示したが，両者は必ずしもどちら

表 3-1　失語症（Broca 失語）と運動障害性構音障害との鑑別

	失語症	運動障害性構音障害
言語理解面		
理解障害	＋	－
言語表出面		
喚語困難	＋	－
統語障害	＋	－
書字障害	＋	－
音の誤り	一貫性がより低い	一貫性がより高い*
	構音の容易な音に誤るとは限らない	構音のより容易な音に誤る*

*主に麻痺性構音障害

か一方だけが現れるのではなく，合併することもあるので注意を要する．表3-1 のポイント以外にも，声や共鳴の異常（嗄声や開鼻声）の有無や摂食嚥下障害の有無なども，判断の際の参考となる．すなわち失語や発語失行，口部顔面失行だけではこれらは生じない．

　3については，限られた時間内ではすべての症状について検索することは不可能なので，スクリーニングの段階では主な障害の有無について見当をつけるくらいでかまわない．スクリーニング検査以前に医師や理学療法士，作業療法士，看護師などの関連職種からの情報を得ておけば，確度はより高まるであろう．家族からの情報も貴重である．

　具体的なスクリーニングの例を以下にあげる．施行の順序にも気を使い，原則的には呼称などの難度の高い言語モダリティから，理解などの比較的やさしい言語モダリティへと進めていく（難しい課題に対する一時的な促通効果を取り除くためである．263 頁「Weiglのデブロッキング法」参照）．スクリーニングの目的として，ある障害・症状を否定することも求められるので，障害を否定するに足る十分に難しい課題を用意しておく必要もある．

1．自由会話：発話特性の分析，聴覚的理解力の推定
2．呼称：高頻度語〜低頻度語
3．復唱：単語〜最長5・6文節
4．発声発語器官の運動模倣，母音の発声，オーラルディアドコキネシス（以上は，構音障害が疑われる場合）
5．聴覚的理解：呼称で用いた絵カード・物品のポインティング，物品の系列操作
6．書字：氏名，住所．容易にできるようであれば単語や文も（文の書字も容易であれば失語はほぼ否定できる）
7．図形の模写

　スクリーニングの段階では障害を完全に特定できなくてもかまわない．短い時間では不明の点があれば，それは以後の定式的検査で改めて検索すればよいのである．

　スクリーニングは，患者と言語聴覚士が初めて会うまたはそれに近い時期に行われるものであるから，患者とのラポート（rapport：良好な関係）の確立にも注意が払われなければならない．

③ 失語検査

失語検査の目的は以下の3点である（Goodglass and Kaplan, 1972）．①失語の有無とタイプの診断，②言語機能のレベルを広範囲にわたって測定し，初期のレベルを決定するとともに経時的変化を把握すること，③言語訓練の手がかりを得ること．

本項の前半部分では，上記の3目的のすべてを満たす総合的失語検査を紹介し，後半部分ではそれ以外の掘り下げ検査（deep test）を紹介する．

① 自由会話

厳密にいえば自由会話は検査ではないが，もっている情報量の多さは下記の失語検査に劣らない．また，言語訓練の目的は課題の遂行力の向上ではなくコミュニケーション能力の向上にあるので（236頁，「言語訓練の目的」参照），その意味でも自由会話の状態を定期的に記録に残し（録音し），経時的変化を評価できるようにしておくとよい．

検査的な意味で行う自由会話では，質問の内容はある程度定式化しておくと，経時的変化をみるうえでも患者間の比較をするうえでも便利である．後述の標準失語症検査（SLTA）では，初回面接時質問として以下の項目があげられている．①氏名，②年齢，③生年月日，④住所，⑤主訴（困っていること），⑥発症時の状況，⑦ことばの状態，⑧職業歴，⑨教育歴，⑩家族構成，⑪趣味．初回に限らず，必要に応じこれらの項目を取捨選択し，または質問を追加して会話を行うとよい．

自由会話では，発話に関するほとんどすべての症状の把握と，聴覚的理解力の推定が可能である．

② 総合的失語検査

現在日本で使用可能な3つの検査を紹介する．

（1）標準失語症検査（SLTA）

標準失語症検査（SLTA：Standard Language Test of Aphasia；日本失語症学会, 1975, 1997）は，日本失語症学会によって作成されたわが国で最も広く用いられている総合的失語検査である（失語症全国実態調査委員会, 1998）．検査は言語モダリティ別に大きく「聴く」「話す」「読む」「書く」のパートおよび「計算」のパートに分かれ，それぞれが複数の下位検査をもっている．

SLTAの下位検査の多くでは，患者の反応は6段階に評定され，正答（段階6と5）か誤答（段階4以下）かだけの評定だけでは得られない，より細かい評価が可能となっている．段階4以下の評定も情報として重要である．岩田ら（1990）は患者のSLTA成績を縦断的に検討した結果，段階4と3の得点がその後の検査成績の改善をある程度予測したと述べている．さらに段階4・3のレベルであっても，コミュニケーションという面からいえば有用であることを示唆していて，これらは臨床的印象と一致する．

SLTAでは不正答が一定数を超えて連続した場合，下位検査内の残りの項目または下位検査全体の中止基準が設定されているので，これを適用すれば患者の負担を軽減することが可能である．ただし患者の能力を詳細に評価したい場合には，中止基準は採用しなくてもかまわない．

SLTAのマニュアルには失語患者200名と非失語症者150名（健常者50，脳損傷非失語

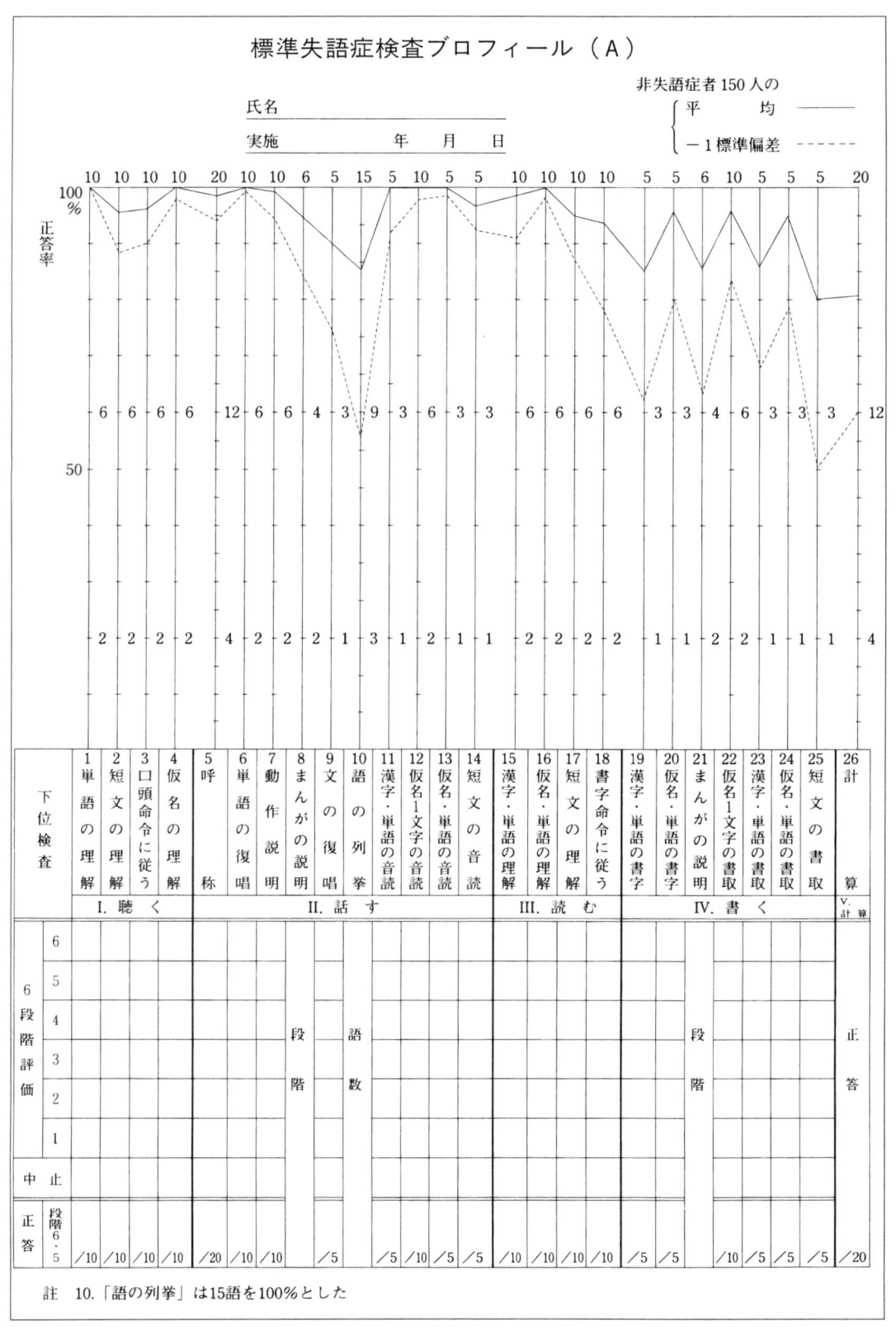

図 3-1　標準失語症検査（SLTA）：成績集計用紙（プロフィールA）（日本失語症学会，1997）

症者100）の成績も示されているので，失語・非失語の鑑別や失語の重症度の評価をする時に利用することができる．

検査成績は，「標準失語症検査プロフィール（A）〜（C）」の3種の図によって表すことが可能である．

「標準失語症検査プロフィール（A）」（図3-1）は最も広く用いられているもので，各下位検査の評定値を集計し，正答率を折れ線グラフとして表すようになっている．図中には非失語症者150名の平均点と標準偏差が記されているので，失語・非失語の判定時にとくに参考になる．すなわち，平均マイナス1標準偏差といえば，非失語症者の中で下から15.9％くらい，平均マイナス2標準偏差といえば同じく2.3％くらいと見当をつけることができる（詳しくは統計の教科書を参照いただきたい）．心理測定の領域では，基本的には平均値±2標準偏差を外れたデータを異常値として処理するので，それ以下の成績であれば異常である可能性が高い．ただし逆は真ではなく，平均マイナス2標準偏差以内の成績だからといって失語でないとはいえないので注意する必要がある．

「標準失語症検査プロフィール（B）」では，SLTA成績とは別に臨床家によって評定された軽度・中度・重度失語のそれぞれの下位検査の平均正答率が示されているので，とくに重症度評価に有用である．

「標準失語症検査プロフィール（C）」は，失語患者200名の各下位検査正答率をZ得点（平均＝0，標準偏差＝1として標準化された値）に変換することができる図なので，難易度の違う各下位検査の正答率を比較する場合に便利である．すなわち，Z得点が同等である下位検査同士では，その言語課題の障害の程度はほぼ同等と考えることができる．プロフィール（C）は，SLTAを知らないような，例えば外国の臨床家・研究者などに患者の障害パターンを紹介するうえでも便利である（使用例としてHadano et al, 1998など）．

プロフィール図ではなく一次元的な数値で成績を表す方法としては，全正答数を加算する方法（河内ら，1985；吉畑ら，2000など）や，各項目につき80％以上正答のときを通過とした場合の通過項目数を基本とする方法（長谷川ら，1984）がある．

（2）WAB失語症検査日本語版

WAB失語症検査日本語版（The Western Aphasia Battery Japanese Version；以下WAB）とは，Kerteszによって開発された英語の原版を，WAB失語症検査（日本語版）作製委員会（1986）が翻訳・標準化した検査である．

検査は「Ⅰ．自発話」「Ⅱ．話し言葉の理解」「Ⅲ．復唱」「Ⅳ．呼称」「Ⅴ．読み」「Ⅵ．書字」「Ⅶ．行為」「Ⅷ．構成」の各パート*からなっており，それぞれが複数の下位検査をもっている．パートⅠ〜Ⅵまでが言語課題，ⅦとⅧが非言語課題である（図3-2）．WABは8カ国語での翻訳版が作られている国際的な検査であり（杉下，1999），日本人患者について外国で報告する時や失語患者の症状を国際的に比較する時に便利である．

SLTAと比較したWABの特徴は，以下の4点にまとめられる．

1点めは，言語性検査の構成である．自発話について，SLTAでは一通りの質問項目が決められてはいるものの，検査成績という面からいえば参考資料的扱いであるのに対し，WABでは質問項目は特定され，「情報の内容」「流暢性」の下位検査として得点化される．

---

*WABのマニュアルではそれぞれを「下位検査」と表現しているが，本書では他の検査と統一して，これらを「パート」とし，その中に含まれるそれぞれの課題の種類を「下位検査」と表わした．

WAB下位検査プロフィール（その1）

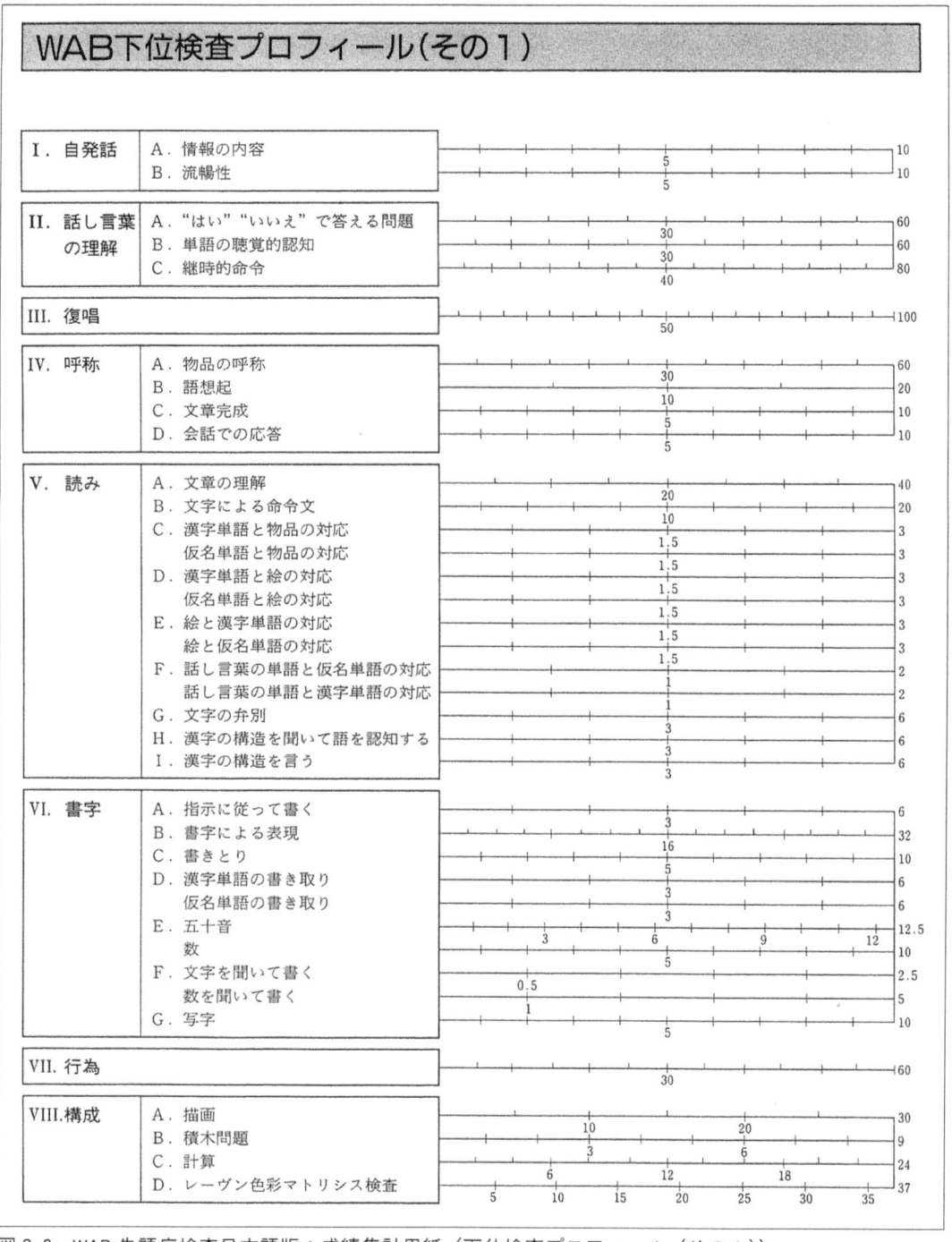

I. 自発話	A. 情報の内容	5	10
	B. 流暢性	5	10
II. 話し言葉の理解	A. "はい""いいえ"で答える問題	30	60
	B. 単語の聴覚的認知	30	60
	C. 継時的命令	40	80
III. 復唱		50	100
IV. 呼称	A. 物品の呼称	30	60
	B. 語想起	10	20
	C. 文章完成	5	10
	D. 会話での応答	5	10
V. 読み	A. 文章の理解	20	40
	B. 文字による命令文	10	20
	C. 漢字単語と物品の対応	1.5	3
	仮名単語と物品の対応	1.5	3
	D. 漢字単語と絵の対応	1.5	3
	仮名単語と絵の対応	1.5	3
	E. 絵と漢字単語の対応	1.5	3
	絵と仮名単語の対応	1.5	3
	F. 話し言葉の単語と仮名単語の対応	1	2
	話し言葉の単語と漢字単語の対応	1	2
	G. 文字の弁別	3	6
	H. 漢字の構造を聞いて語を認知する	3	6
	I. 漢字の構造を言う	3	6
VI. 書字	A. 指示に従って書く	3	6
	B. 書字による表現	16	32
	C. 書きとり	5	10
	D. 漢字単語の書き取り	3	6
	仮名単語の書き取り	3	6
	E. 五十音		12.5
	数	5	10
	F. 文字を聞いて書く	0.5	2.5
	数を聞いて書く	1	5
	G. 写字	5	10
VII. 行為		30	60
VIII. 構成	A. 描画	20	30
	B. 積木問題	6	9
	C. 計算	12	24
	D. レーヴン色彩マトリシス検査	18	37

図 3-2　WAB 失語症検査日本語版：成績集計用紙（下位検査プロフィール（その1））
（WAB 失語症検査（日本語版）作成委員会，1986）

さらに WAB では，SLTA にはない以下の下位検査がある．「"はい""いいえ"で答える問題」「文章完成」「会話での応答（言語的叙述に対し単語を喚語する）」「文章の理解（問題文を適切に構成する語句を選択する）」「話し言葉の単語と文字単語の対応」「漢字の構造を聞いて語を認知する」「漢字の構造を言う」「指示に従って書く（名前・住所の書字）」「書

字による表現」「五十音と数（50音系列・数系列の書字）」「写字」．一方，WABでは音読の下位検査はない．

　2点めは，得点化の方法である．SLTAでは基本的に正答だけが得点化されるのに対し，WABの一部の下位検査では，誤答であってもその程度に応じて部分得点が与えられる．例えば「物品呼称」では，正答が3点，字性錯語が2点，ヒント後正答が1点となる．またWABの言語課題の各パートの難度はほぼ同等になるように設定されているので，各パートの成績を直接比較することができる．

　3点めは，WABでは「自発話」「話し言葉の理解」「復唱」「呼称」のパートにおける各失語型の得点パターン（分類基準）が示されており，これに基づいて失語型を分類することができる．分類基準が示されている失語型は，全失語，Broca失語，Wernicke失語，健忘失語，および超皮質性感覚失語と伝導失語（小俣ら，1988）である．また，これらの4パートの合計得点からは失語指数（AQ）が算出される．AQは0〜100（全問正答）で表される数値で，重症度の目安となる．WABのAQとSLTAの音声言語下位検査の正答率との相関はr＝0.96（牧下ら，1987）と高い．

　4点めは，WABには非言語性の下位検査も含まれていることである．「行為」のパートは，社会習慣的動作（例：げんこつを作ってください）や客体使用のパントマイム動作（例：くしでとかす真似をしてください）などのいわゆる観念運動失行の検査課題から構成される．「構成」のパートは，描画，計算，WAIS-Rと同様の積木問題，レーヴン色彩マトリシス検査からなっている．これらを含めた全検査の得点からは，大脳皮質指数（CQ）が算出され，認知機能の概要を示すものとなっている（杉下ら，1987）．

　WABでは，一部の主要な下位検査だけを選んで施行する短縮版が考案されている．短縮版は12の下位検査からなり，20〜30分で施行でき，主な失語型の85％以上を分類できるという（小俣ら，1989）．短縮版の有効な利用法として，スクリーニング検査として使用したあとで，精査が必要ならば続けて残りの下位検査を行い，WAB全体を実施するという方法も提案されている．

（3）失語症鑑別診断検査

　失語症鑑別診断検査（老研版）とは，Schuellによって開発されたMinnesota失語症鑑別診断検査（MTDDA）を基に，日本語の特徴を考慮した課題を加え，鑑別上または治療上の手がかりを得るうえでの改訂を重ね作成された検査である（笹沼ら，1978）．さらに最近，検査の部分的改訂と新たな230名の失語患者サンプルによる標準化が完了し（笹沼，1999），失語症鑑別診断検査／老研版D.D. 2000（笹沼ら，2000）として公表された．

　検査は「聞く過程」「読む過程」「話す過程」「書く過程」「数と計算」の5つのパートから成り立っており，それぞれが複数の下位検査をもっている．

　課題の構成はSLTAと類似しているが，SLTAに加えて「物語の理解（聴覚的理解および読解）」「聴覚的把持」「系列語（発話および書字）」「（語頭音による）語列挙」「短文の自発書字」および「数詞，簡単な計算（暗算）」の課題が加わっている．SLTAとは異なり，音読の下位検査は「読む過程」に含まれる．さらに，得点化はされない参考課題（オーラルディアドコキネシス，1・2モーラ語の復唱，遅延条件での写字）も含まれているので，その全施行時間は3時間前後（笹沼，1999）とSLTAよりも長い．

　得点化の方法は，一部の下位検査を除き，各項目ごとに正答1点，誤答0点を与えるものである．

失語症鑑別診断検査結果（Ⅰ）

		発症年月日					
		施行年月日 経過月数					
聞く過程	聴覚的理解	単語の聴認知（高頻度語）	/10				
		〃　　　　（低頻度語）	/10				
		短文の理解	/10				
		指示に従う	/10				
		物語の理解	/ 5				
	聴覚的把持	単語の把持	/10				
		数詞（順）の把持	/10				
		数詞（逆）〃	/10				
読む過程	読解	仮名文字の聴認知	/10				
		単語の視認知（漢字）	/10				
		〃　　　　（仮名）	/10				
		単語の聴認知（漢字）	/10				
		〃　　　　（仮名）	/10				
		短文の理解	/10				
		指示に従う	/10				
		物語の理解	/ 5				
	音読	仮名文字の音読	/10				
		単語（漢字）〃	/10				
		単語（仮名）〃	/10				
		短文の音読	/ 5				
話す過程	復唱	単語・文	/10				
	口頭表出	系列語	/ 2				
		呼称（高頻度語）	/10				
		呼称（低頻度語）	/10				
		語列挙：音	/15				
		〃　　：意味	/20				
		動作絵の叙述	/10				
		情景画の叙述	/ 5				
書く過程		系列語	/ 2				
		仮名文字の書取	/10				
		単語（漢字）の自発書字	/10				
		〃　（仮名）〃	/10				
		単語（漢字）の書取	/10				
		〃　（仮名）〃	/10				
		短文の自発書字	/ 5				
		〃　書取	/ 5				
		情景画の叙述	/ 5				
数と計算		数詞（聴刺激）と碁石の組合せ	/10				
		数詞（視刺激）と碁石の組合せ	/10				
		数詞（視刺激）の聴認知	/10				
		簡単な計算	/12				
		筆算	/ 8				

☐：重症度尺度項目合計　/100
重症度

重症度…0～9：最重度，10～39：重度，40～69：中等度，70～100：軽度

図3-3　失語症鑑別診断検査／老研版 D.D.2000：成績集計用紙（結果（Ⅰ））
（笹沼ら，2000）

表 3-2 トークンテスト（七沢老人リハビリテーション病院訳・改訂版）の構成

Part	問題文	例 文
A	色	青（はどれですか）
B	色＋形	青い丸
C	大きさ＋色＋形	大きな黒い四角
D	（色＋形）×2	赤い丸と黒い四角
E	（大きさ＋色＋形）×2	大きな白い丸と小さな黒い四角
F	トークンの操作	赤い四角で青い丸に触って下さい

　検査結果の集計のためには3つの図が用意されている．

　「失語症鑑別診断検査結果（1）」（図3-3）では，それぞれの下位検査の得点を記し，因子分析における寄与率，平均得点，実用コミュニケーション能力検査との相関，モダリティ，症状の変化に対する感度などの観点（笹沼，1999）から選ばれた9つの下位検査の合計得点から重症度尺度項目得点（100点満点）が算出され，患者の重症度を最重度，重度，中等度，軽度のいずれかに分類することができる．「失語症鑑別診断検査結果（2）」では，各パート別に得点を集計するようになっており，健常者の平均得点と標準偏差も示されているので，失語・非失語の鑑別に有用である．「失語症鑑別診断検査結果（3）スコアプロフィル」では，各下位検査の得点をZ得点に変換できるので，難易度を考慮した各下位検査間の成績の比較が可能になる．

3　掘り下げ検査

　掘り下げ検査は，総合的失語検査では十分に得られなかった患者の言語機能やコミュニケーション機能についての情報を，さらに詳細に収集する目的で行われる．また総合的失語検査の結果が臨床的印象と大きく異なった場合，患者の能力を確認する意味で行われることもある．

（1）トークンテスト

　トークンテスト（Token Test）は，イタリアのDe Renziら（1962）によって開発されたものである．本検査はその後各国語に翻訳され，またいくつかの短縮版も発表されたが，日本ではSpellacyら（1969）が考案した39項目からなる短縮版を翻訳した七沢老人リハビリテーション病院訳・改訂版（綿森，1984）が最も広く用いられている．

　検査は特別な道具を用いないで済むよう工夫され，用意するものは2種類の形（丸，四角）と2種類の大きさ（小，大），5種類の色（黄，赤，青，黒，白）を組み合わせた20枚の札（トークン）だけである．病前の知識が影響を与えないように簡単な語彙で問題文は作られているが，問題文の一部がわからないだけでも正答はできないように情報の冗長性を極端に排除することによって，難度の高い文も用意されている．七沢版では検査はpart Aからpart Fに分かれる．問題文は検者から聴覚的に与えられ，part Aからpart Eまでは，被検者は問題文に該当する1つもしくは2つのトークンをポインティングするよう求められる．最後のpart Fでは，より複雑な文法的要素が問題文に加わり，その文の指示に基づきトークンを操作することが要求される（表3-2）．

　採点は，各項目ごとに正答1点，誤答0点を与えるオリジナル版で採用された項目得点，または各項目の指示内容の部分ごとに正誤を判定し得点を与えるユニット得点（Spellacy

表3-3 失語症構文検査（試案ⅡA）：理解パートの課題文の例
（藤田, 1989aより）

レベル	理解ストラテジー	可逆性	補文	文節数	例　文
1	意味ストラテジー	(−)	(−)	2, 3	子供が眠っている 子供がドアを押している
2	語順ストラテジー	(+)	(−)	3, 4	子供が母を押している 子供が母にりんごをあげている
3	助詞ストラテジー	(+)	(−)	3, 4	母を子供が押している 母が子供にりんごをもらっている
4	助詞ストラテジー	(+)	(+)	4	子供が母に帽子をとられている 母に子供が帽子をとられている

et al, 1969）の2種類があるが，いずれも軽微な聴覚的理解障害の検出という点では大きな違いはないと考えられている（Spellacy et al, 1969）．

検査の妥当性について，Spellacyら（1969）は項目得点32で脳損傷者の中から失語群の79％，非失語群の86％が分離でき，ユニット得点156（満点163）で失語群の89％，非失語群の72％が分離できたとしている．またドイツでは，総合的失語検査であるAachen失語テスト（AAT）の検査バッテリーの中に取り入れられているが，そこでの失語・非失語の判別率は約90％だという（Poeck, 1982）．

また，オリジナルの検査では問題文は口頭で与えるが，文字で問題文を呈示し（すなわち読解の課題），入力経路による成績差を比較することも可能である．

トークンテストは，軽微な理解障害を検出し失語と非失語を分類するうえで，その臨床的有用性が広く支持されている．国際的な検査なので，検査結果の国際比較も比較的容易である．ただしAATでは，トークンテストは言語理解の検査ではなく，失語・非失語の鑑別と失語の重篤度の指標を得るための検査として位置づけられており（Poeck, 1982），トークンテストが測定している能力が何であるかについては，いまだ未知の部分も多い．

（2）失語症構文検査

失語症構文検査は，失語患者の構文能力を評価するために藤田らによって開発された検査であり，現在はその改訂版である試案ⅡA（藤田ら，1984）が用いられている．検査の理論的背景には，失語患者の構文の理解力と産生力は，構文処理の方式やそれに関わる要因によって一定の階層をなしているとの藤田らの一連の研究がある．

検査は理解（聴覚的理解，読解）と産生の下位検査から構成されている．

理解の下位検査では，失語患者の構文理解力は低次のレベルから順に「意味ストラテジー」「語順ストラテジー」「助詞ストラテジー」の階層をなしているとの見解から，検査項目が構成されている（**表3-3**）．検査は，検者が口頭で与える（または文字呈示する）問題文に対応する状況画を被検者がポインティングする形式で行われる．

レベル1は「意味ストラテジー」を用いれば文理解が可能な段階で，文中の名詞間に意味的可逆性のない非可逆文が問題文として与えられる．被検者は文中の内容語がもつ語彙的意味を理解すれば正答することが可能である．レベル2は「語順ストラテジー」の課題で，問題文は文中の名詞を入れ換えても意味が成立する文（可逆文）であるが，文頭の名詞句に動作主を当てはめる通常の語順で理解できるレベルである．それに対しレベル3と4は「助詞ストラテジー」の段階で，問題文に文頭の名詞句が動作主でない可逆文が与え

表 3-4　実用コミュニケーション能力検査の検査項目
　　　（綿森ら，1987 を一部改変）

カテゴリー	項目の例
型にはまった表現	適切なあいさつをする
Yes-No 反応	はい・いいえをはっきり示す
命令に応じ行動を起こす	指示を理解する
情報検索	電話番号を調べる
依頼・要求	出前の注文
質問	人に道を尋ねる
書く	受診申込記入
数量の操作	薬を指定量だけ飲む
時間	時刻を告げる
ラジオ・テレビの視聴	ラジオの天気予報を聞く
新聞・雑誌を読む	新聞を読む（記事の内容理解）

られ，正答するためには助詞の解読が必要となる．レベル3では問題文に補文のない文が，レベル4では間接受動文などのような助動詞が要求する補文を含む文が呈示される．なお検査には，さらに関係節文のレベルが付与されており，「女の子が猫を抱いているおとうさんを押している」というような文の理解が調べられる．

　産生の課題も同様に，失語患者では名詞間の意味的可逆性，意味格の数，文頭の名詞句の意味格，補文の有無，助詞の種類，によって産生力に階層があるとの見解から検査は構成されている．被検者は呈示された状況画を見て，その状況を文で口頭表出するよう求められる．正答が得られない場合は，その文に必要な名詞，動詞および格助詞が書かれた文字チップが用意され（助詞については不要なものも含まれている），そのチップを並び換えることによって文を作ったり，文字チップを見ながら発話することが求められる．

　失語症構文検査を用い藤田らは，Broca 失語，Wernicke 失語，健忘失語，全失語の失語群で，いずれも上記の理解・産生の階層がみられたことを確認している．また伝導失語でも同様の構文理解の階層が認められており（中嶋ら，1992），このような階層はほぼすべての失語型に共通することが明らかにされている（以上，藤田，1989a，1989b など参照）．

（3）実用コミュニケーション能力検査

　実用コミュニケーション能力検査（CADL： Communicative Abilities in Daily Living； 綿森ら，1990）は，失語患者の総合的なコミュニケーション能力を評価するための，日本で初めての標準化された検査である．従来の失語検査が患者のいわゆる言語学的な能力を測定することを目的とし，人が日常のコミュニケーションで用いている，場面・状況・相手などの文脈情報や非言語的手段については，そのような要素を排除して検査することに主眼をおいているのに対し，CADL は非言語的な手段をも含めた総合的なコミュニケーション機能の評価に重点をおくものである．換言すれば，従来の失語検査が失語患者の機能障害（impairment）レベルの測定法であるのに対し，CADL は活動制限（activity limitation； 以前の能力障害 ＝ disability に相当）レベルの測定法といえる．

　CADL の検査内容は，Holland が考案したものを方法論的に踏襲しながら，日本人が日常生活を営むうえで一般的な 34 種類のコミュニケーション行動から構成され（**表3-4**），被検者は検者を相手にして実物や模型を使用したロールプレイを行う．

　採点では，正確な言語反応のみが評価された従来の失語検査と異なり，多少の誤りや非

言語反応によって内容を伝えた場合（代償反応：身振り，表情，指さし，描画など）にも一定の得点が与えられる．そしてその総得点から，5段階で「コミュニケーション・レベル」が評定される．また検査の際に被検者が用いた，聞き返し，代償反応，自己修正，回避などの行動も記録され，「コミュニケーション・ストラテジー」（被検者自らがコミュニケーション上の困難さを補い，それを改善させるために行う工夫）として評価される．

さらに CADL には，短時間で施行でき携行困難な道具を必要としない短縮版も用意されており，在宅リハビリテーションの要請にも応えることができる．短縮版は11項目からなり，オリジナル版とほぼ一致した評価が期待できるという

CADL は，家族による患者のコミュニケーション能力の評価（添付の家族質問紙）と $r=0.73$ という高い相関を示し，その妥当性が確認されている．また SLTA や失語症鑑別診断検査との間にも $r=0.88$ という高い相関をもつ．

しかし綿森ら（1987）は，失語検査の得点が同じであっても CADL の得点は20％も異なる場合があり，この場合 CADL 高得点例では代償反応をより多く用いていたことを報告している．また吉畑ら（2000）は，失語患者32名の SLTA と CADL の成績の経時的変化を検討し，全体として両者はほぼ同等に改善していくものの，CADL は改善したが SLTA の改善はそれに見合わなかった例も報告している．また，CADL でコミュニケーション・レベルが自立もしくは実用レベルと評価された患者であっても，その多くが失語症構文検査の理解レベルは「語順ストラテジー」に留まり必ずしも高くないとする調査（中嶋ら，1997）も存在し，CADL によって，失語患者に関する既存の失語検査とは異なった情報を得ることが可能であることを示している（以上，綿森ら，1987，1990 など参照）．

（4）標準失語症検査補助テスト

標準失語症検査補助テスト（Supplementary Tests for Standard Language Test of Aphasia：SLTA-ST）は，SLTA の下位検査だけではカバーできない軽度の失語の症状把握や，SLTA の掘り下げ検査としての目的で開発された（日本失語症学会，1999）．

検査は，「発声発語器官および構音の検査」「はい-いいえ応答」「金額の計算および時間」「まんがの説明」「長文の理解」「呼称」の6つの下位検査からなっている．検査の使用方法としては，これらのすべての下位検査をセットで施行するというよりも，患者の症状に応じて一部のもののみを施行するという形式が想定される．これらの下位検査は，以前から現場で用いられていた課題の標準化という性質をもち，臨床上有用性の高いものばかりである．

「はい-いいえ応答」は，「大根は果物ですか？」などの質問に対し Yes/No 反応を求めるものである．聴覚的理解の検査は通常，言語（聴覚）刺激に対応する絵や物品をポインティングまたは操作するという形式で行われるので，反応には視覚機能の保存が要件になる．これに対し本下位検査は，言語刺激-言語反応の課題なので，視覚障害（半側空間無視を含む）の患者にも施行できる利点がある（WAB にも同様の下位検査がある）．

「まんがの説明」（図3-4）と「長文の理解」は，発話や聴覚的理解の言語モダリティにおける高難度課題という性質だけでなく，より日常的な課題であり，狭義の言語機能以外の能力も要求される課題であるといえよう．検査マニュアルに記載されている「症例2．右半球損傷非失語例」や「症例6．超皮質性運動失語例」が，SLTA-ST の他の課題や SLTA では成績良好なのに，「まんがの説明」ではその主題がうまく説明できず，「長文の理解」中のニュース文の理解でも顕著な成績低下を示していることは興味深い．

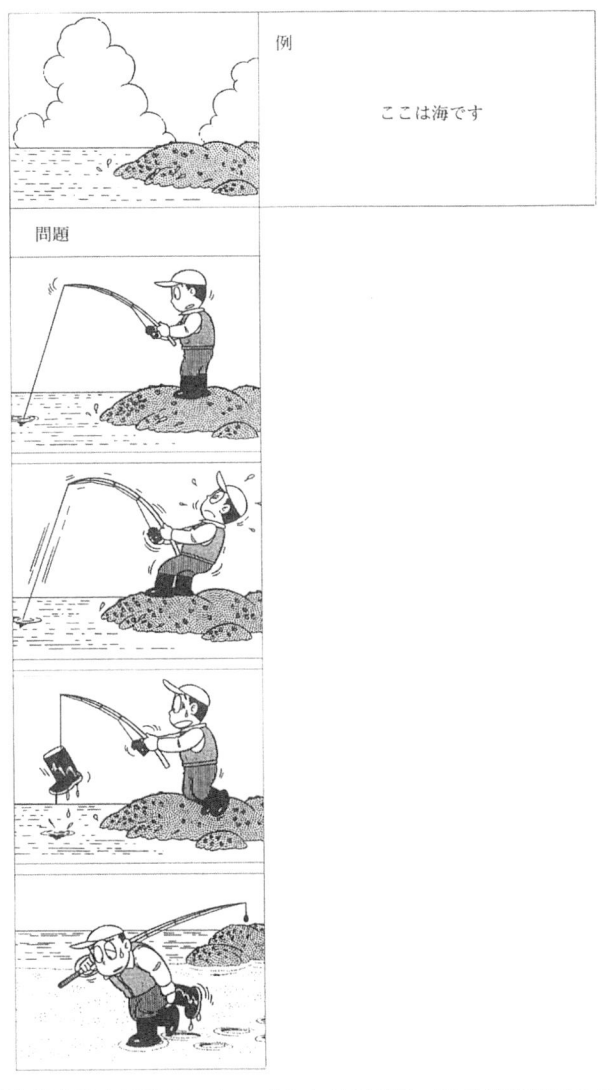

図 3-4　標準失語症検査補助テスト：「まんがの説明」下位検査項目の例
　　　（日本失語症学会，1999）

　日常生活に近い課題としては，「金額の計算および時間」も同様で，これらは患者の社会適応上の問題などを検討するときに有用な検査だと思われる．
　「呼称」では 80 の項目が用意され，SLTA の 20 と合わせ，計 100 語となるように構成されている．80 語は語の親密度によって高頻度語と低頻度語に分けられている．

(5) その他の検査
①音声・音韻面の検査
［構音検査］
　発語失行を含めた構音障害が合併していれば，患者が誤りやすい音の種類や，誤るときの状況（前後の音など）について評価しておくとよい．日本語の単音をさまざまな文脈的状況において一通り発話させるには，構音検査（日本聴能言語士協会・日本音声言語医学会，1994）を用いると便利である．

［単音の復唱検査］

構音機能を測定する簡便な方法としては，日本語の全101音の復唱課題がある（滝沢ら，1991など）．また，これによって語音認知の能力も推測可能である．ただし復唱はさまざまな要因によって障害されうるので，あくまで簡易検査としての位置づけになる．

［語音弁別検査］

患者の語音認知力を比較的純粋に測定するためには，語音の異同弁別検査が適当である．本検査では2つの単音が経時的に呈示され，被検者はその2音が同じ音か否かを答えるよう求められる．例えば刺激が「あ－あ」だったら「同じ」，「あ－い」だったら「違う」と答えれば正答である．反応様式は口頭に限らず，例えば「○・×」を書いた紙をポインティングしてもらってもよいので，発話の制限が強い患者にも適用できる．刺激リストとしては綿森（1984）のものが公表されている．

［モーラ分解・抽出検査］

言語表出面の障害，とくに仮名書字障害の背景として，語をモーラに分節化することやモーラを操作することの障害が想定される場合がある（日本語の場合はおおむね，1モーラ＝仮名1文字である）．このような場合，モーラ分解・抽出の検査が行われる．

綿森（1984）のモーラ分解検査では，聴覚的に単語が与えられ，患者にはそのモーラ数を碁石を並べて示すことが要求される．同じく綿森のモーラ抽出検査では，聴覚的に与えられた単語の中に「か」の音があるか否かを尋ねる課題と，「か」が語中のどの位置（何モーラめ）にあるかを尋ねる課題がある．

同様の課題は，仮名書字障害に対する訓練としても行われる．

②語彙面の検査

［失語症語彙検査］

失語症語彙検査は，日本音声言語医学会の言語委員会失語症小委員会で作成された新しい検査である（藤田ら，2000a，2000b）．本検査では，本書の後段（255頁，「言語情報処理モデルと認知神経心理学的アプローチ」参照）で示すような単語の言語情報処理モデルが仮定される．そしてそれぞれのモジュール（心理的処理単位．図4-5の箱で表される部分）の機能を反映・測定するような課題が設定され，その成績のパターンから患者の障害構造を特定して有効な治療計画の作成に寄与することが試みられる．その点において，イギリスのPALPA（Psycholinguistic Assessment of Language Processing in Aphasia）などと共通の背景に立つ検査である．

現在のところ失語症語彙検査では，大きく4つの下位検査が用意されている．PALPA同様，これらの下位検査は必ずしもすべて施行されなければならないものではなく，臨床において必要だと思われる部分だけが選択されればよい．

「1．語彙判断検査」は，聴覚的または視覚的（漢字または平仮名）に呈示された単語の語彙判断（実在語か否かの判断）を求める課題である．主に言語情報処理モデル上の「音韻入力辞書」「文字入力辞書」の機能を検索するものだと考えられる．

「2．名詞・動詞検査」は，名詞語および動詞語に対応する線画を見ての呼称と書称の課題，および絵カードの1/4選択によるそれらの語の聴覚的理解と読解の課題からなる．理解課題では「音韻入力辞書」「文字入力辞書」から「意味システム」へのアクセスと意味システムの活性化を，表出課題ではその逆の経路が評価できる（藤田ら，2000a）．名詞と動詞の処理が脳内で異なっていることはほぼ間違いないが，本下位検査は動詞語の詳細な検

として，また名詞語と動詞語の検査成績を直接比較できる検査として，本邦で初めてのものである．

「3．類義語判断検査」では，単語の対（例：芝居−演劇）が聴覚的または視覚的（漢字）に呈示され，意味的近似性の判断が求められる．検索しているのは「音韻入力辞書」「文字入力辞書」から「意味システム」へのアクセスと意味システムの活性化と考えられる．

「4．意味カテゴリー別名詞検査」は，名詞語に対応する線画の呼称課題，および絵カードの1/10選択による聴覚的理解の課題から構成されている．本下位検査が対応している言語処理モデル上のモジュールは上記と共通するが，本課題ではとくに，意味システムは意味カテゴリー別に組織化され構成されているとの仮説に基づき，目標語は10カテゴリー（屋内部位，建造物，乗り物，道具，加工食品，野菜・果物，植物，動物，身体部位，色）に分かれていて，それぞれのカテゴリー別成績を検討できるようになっている．

また，失語症語彙検査の1〜3の下位検査では，刺激語の語頻度（frequency）と心像性（imageability：イメージのしやすさ）が統制されており，それぞれの影響を検索することができる．また4の下位検査では，単語の親密度（familiarity：馴染みの度合い．親近性や熟知度とも訳される）が各意味カテゴリーごとに等しくなるように統制されている．

本検査を使ってすでに，下位検査間の成績差に基づき障害モジュールを特定したり（小野ら，1996），名詞良好例と動詞良好例の違いを明らかにする（小野ら，1997）ことが試みられている．

ただし近年では，各モジュールは完全に独立したものではなく，言語情報処理においてそれぞれは相互作用をもち並列分散的に処理は進むものと考えられているので，下位検査の結果の解釈には注意を要する（255頁「言語情報処理モデルと認知神経心理学的アプローチ」参照）．また意味カテゴリーの問題についても，検査成績に影響を与えうる要因には語の親密度以外にも様々なものが知られている．例えば対象項目側の要因として，語の頻度（話し言葉として，または書き言葉として），獲得年齢，具象性や心像性（厳密には両者は別の概念：Pavio et al, 1968），音節数，対象物の親密度，使用する絵の複雑さなどが（Lambon Ralph et al, 1998），被検者側の要因として，性，年齢，教育年数，生活歴などが考えられる．

本検査によってこの分野の検査の方法や数値面の標準化がなされたので，これを用いてどのように患者の治療に貢献していくかが今後の課題であろう．

[呼称検査]

総合的失語検査の項目数だけでは十分な情報が得られない場合，追加の呼称検査を行うことがある．

本邦では，「100語呼称検査」として綿森（1984）のリストが広く用いられてきた．最近ではSLTA補助テストと失語症語彙検査に，それぞれ80語，200語からなるリストが用意されている．

呼称成績に影響を与えうる要因は前項に記した通りである．語頻度や親密度については，最近大規模なデータベース（天野ら，1999）が公表されたので参照することができる（詳しくは217頁「文字言語の検査」参照）．

[復唱検査]

標準化された検査はとくにない．単語レベルの復唱では，呼称と同様の単語属性が成績に影響を与えうると考えられる．非実在語を材料とした課題から得られる情報もあり，非

表3-5 重度失語症検査（竹内ら,1997）の構成

Part	下位検査
導入部	あいさつ
	名前
	年齢
	住所
Part I 非言語基礎課題	やりとり
	指さし
	マッチング
	身体動作
Part II 非言語記号課題	物品使用
	記号の理解
	ジェスチャー表出
	描画
	意味関連の理解
Part III 言語課題	聴覚的理解
	読みの理解
	音読
	系列語・母音
	発語
	復唱
	書字
	数・時計の理解

実在語の復唱がとくに強く損なわれる障害（deep dysphasia など）もある．文の復唱課題では，文の長さ（音節数，文節数）や統語的複雑さなどが成績に関与する．

③語用面の検査

［重度失語症検査］

　本検査の対象は，従来の失語検査ではほとんど正反応が得られないような重度の失語患者である．本検査の主な目的は，患者の障害されている部分を調べることではなく，言語機能に限定されない患者の残存コミュニケーション能力を検索し，治療的アプローチの手がかりを得ることにある（竹内ら，1997）．

　検査は，あいさつ・名前・年齢・住所の表出を求める導入部と，Part I ～IIIの計4部から構成されている（**表3-5**）．Part I と Part II は，それぞれ「非言語基礎課題」「非言語記号課題」であり，非言語的なコミュニケーション能力についての課題である．Part IIIの「言語課題」においては，通常の失語検査にあるような言語理解，発話，書字などの課題だけでなく，数詞の認知，お金の認知，時計の理解（時刻の理解と時計の針の操作）といった，従来の失語検査にはないが日常生活上は重要な課題も含まれている．

　さらに，「重度失語症者の行動観察表」「家族への質問紙」「コミュニケーション障害者に対する情報」の記入用紙フォーマットも添付されているので，前2者は患者やその家族についての理解をより深めるために，後者は患者の臨床像をまとめるのに便利である．

　本検査では，機能の厳密な測定よりも治療の糸口を探ることに重点がおかれているので，施行にあたっては，各設問の基本的な教示は用意されているが，患者が理解できるように教示を変えることも許されている．反応の制限時間も設定されていない．不正答が連続した場合の特定の中止基準もなく，臨床家の判断に委ねられている．またいくつかの検査課

題では，正反応を導くためのヒントが用意されており，訓練を計画するうえでの情報を得ることができる．

結果は記録用紙に記入され，それぞれのパートごとに正答と不完全反応の数が成績表にまとめられる．検査マニュアルには，重度失語患者群におけるそれぞれの課題の正答数をパーセンタイル得点として示せるグラフが用意されているので，各課題の相対的な達成度を知ることができる．しかし開発者自身が述べているように，得点がどの程度であれば訓練に導入するべきか（実用性が得られるようになるのか）というデータはなく，このような集計表はあくまで参考値であって，一番重要なのは個々の課題に対するそれぞれの反応であるといえる．

④文字言語の検査

総合的失語検査における音読や書字の検査項目数は，例えばSLTAでは各5語と，明らかに少ない．読字（音読，読解）や書字（書称，書取）についても，目的に応じて追加の検査を行う必要がある．

検査の際に統制すべき単語の属性としては，呼称のところ（214頁「失語症語彙検査」参照）であげたもの以外に，とくに日本語の文字言語では漢字・平仮名・片仮名という3種の表記が併用されているので，刺激語の表記の親密度または妥当性（通常どの表記で書かれるか），漢字の学習年次や画数を含めた形態的な複雑さの要因にも留意しなければならない．

語頻度，親密度，表記妥当性については，天野ら（1999）のデータベースを利用できる．ただし，この語頻度は書き言葉の，それも新聞記事から得られたものなので，個々の語については一般的な印象とかなり相違する場合もある．また親密度や表記妥当性については，18～29歳の若年者を対象にした調査であるので，世代による違いを考慮しなければいけないこともあるだろう．

4 神経心理検査

1 失認検査

視覚失認の検査バッテリーとしては，日本失語症学会（1997）の「標準高次視知覚検査」（VPTA：Visual Perception Test for Agnosia）がある．

この検査は，より基本的な視覚機能を測定する「視知覚の基本機能」のパートに続き，「物体・画像認知」「相貌認知」「色彩認知」「シンボル認知」「視空間の認知と操作」「地誌的見当識」のパートから構成されている．前3者は基本的にはそれぞれの視覚失認に対応しており，「シンボル認知」は純粋失読に，「視空間の認知と操作」は半側空間無視に，「地誌的見当識」はいわゆる地誌的失見当や地誌的記憶障害にほぼ対応した検査である．

検査の各項目は多くの場合，素早い正反応が0点，遅延した正反応または軽度の誤反応が1点，誤反応が2点と点数化される．その成績は最終的に図3-5のものにまとめられる．

ただし言語検査でも他の神経心理検査でも同様であるが，視覚失認の評価のためには検査得点プロフィールをみるだけでは不十分で，個々の課題に対する反応の分析が重要である．また視覚失認と診断するためには，視力検査，視野検査，色覚検査（FurnsworthのパネルD-15検査，Farnsworth-Munsell 100 Hue Testなど）を行い，要素的視覚障害を否

標準高次視知覚検査：成績集計用紙（日本失語症学会，1997）

成績のプロフィール

1. 視知覚の基本機能
#1)	視覚体験の変化	0
2)	線分の長さの弁別	0 1 2 3 4 5 6 7 8 9 10
3)	数の目測	0 1 2 3 4 5 6
4)	形の弁別	0 2 4 6 8 10 12
5)	線分の傾き	0 1 2 3 4 5 6
6)	錯綜図	0 1 2 3 4 5 6
7)	図形の模写	0 1 2 3 4 5 6

2. 物体・画像認知
8)	絵の呼称	0 2 4 6 8 10 12 14 16
#9)	絵の分類	0 1 2 3 4 5 6 7 8 9 10
10)	物品の呼称	0 2 4 6 8 10 12 14 16
#11)	使用法の説明	0 2 4 6 8 10 12 14 16
#12)	物品の写生	0 1 2 3 4 5 6
#13)	使用法による指示	0 2 4 6 8 10 12 14 16
#14)	触覚による呼称	0 2 4 6 8 10 12 14 16
#15)	聴覚呼称	0 1 2 3 4 5 6
16)	状況図	0 2 4 6 8

3. 相貌認知
熟知相貌
17)	有名人の命名	0 2 4 6 8 10 12 14 16
#18)	有名人の指示	0 2 4 6 8 10 12 14 16
19)	家族の顔	0 1 2 3 4 5 6
未知相貌
20)	異同弁別	0 2 4 6 8
21)	同時照合	0 1 2 3 4 5 6
22)	表情の叙述	0 1 2 3 4 5 6
#23)	性別の判断	0 2 4 6 8
#24)	老若の判断	0 2 4 6 8

4. 色彩認知
25)	色名呼称	0 2 4 6 8 10 12 14 16
26)	色相の照合	0 2 4 6 8 10 12 14 16
#27)	色相の分類	0 2 4 6 8 10 12
28)	色名による指示	0 2 4 6 8 10 12 14 16
29)	言語-視覚課題	0 1 2 3 4 5 6
#30)	言語-言語課題	0 1 2 3 4 5 6
31)	色鉛筆の選択	0 1 2 3 4 5 6

5. シンボル認知
#32)	記号の認知	0 2 4 6 8
33)	文字の認知（音読）	
イ)	片仮名	0 1 2 3 4 5 6
#ロ)	平仮名	0 2 4 6 8 10 12
#ハ)	漢字	0 2 4 6 8 10 12
#ニ)	数字	0 2 4 6 8 10 12
ホ)	単語・漢字	0 2 4 6 8 10 12
	単語・仮名	0 2 4 6 8 10 12
#34)	模写	0 5 10 15 20
#35)	なぞり読み	0 2 4 6 8
#36)	文字の照合	

コメント

6. 視空間の認知と操作
37)	線分の2等分	
	左へのずれ	0 1 2 3 4 5 6
	右へのずれ	0 1 2 3 4 5 6
38)	線分の抹消	
	左上	0 5 10 15 20
	左下	0 5 10 15 20
	右上	0 5 10 15 20
	右下	0 5 10 15 20
39)	模写	
	花 左	0 2 4 6 8 10 12 14
	右	0 2 4 6 8 10 12 14
40)	数字の音読	
	右読み 左	0 4 8 12 16 20 24
	右	0 4 8 12 16 20 24
	左読み 左	0 4 8 12 16 20 24
	右	0 4 8 12 16 20 24
41)	自発画 左	0 1 2 3 4 5 6
	右	0 1 2 3 4 5 6

7. 地誌的見当識
#42)	日常生活	0 1 2 3 4 5 6
#43)	個人的な地誌的記憶	0 1 2 3 4
#44)	白地図	0 2 4 6 8 10 12 14 16

図 3-5　標準高次視知覚検査：成績集計用紙（日本失語症学会，1997）

定することが必要である．

また半側空間無視の検査としては，BIT行動性無視検査日本版（Behavioural Inattention Test）が翻訳・標準化されている（BIT日本版作製委員会，1999）．本検査は，古典的な半側空間無視検査である抹消課題，模写・描画課題，線分二等分課題からなる「通常検査」と，日常生活場面を模した「行動検査」の2つのパートからなる．症状の国際比較や日常生活における行動の予測を行ううえで便利である．

聴覚失認の検査では，標準化されたものは存在しない．語聾の検査については198頁「失語検査」の項を参照いただきたい．環境音失認に関しては，有意味環境音（道具・乗り物の音，動物の鳴き声など）の同定課題を行う．感覚性失音楽については，これをメロディの認知障害と考えれば，メロディに対応する曲名を同定する課題などで検査を行うが，音楽の病前能力には個人差が大きいので評価には注意を要する．

要素的な聴覚障害を除外するためには，聴力検査が必要となる．オージオメータによる純音聴力検査が一般的だが，これが施行不能な場合や皮質聾が疑われる場合には，電気生理学的な方法，とくにABR（聴性脳幹反応）によって，下位聴覚路までの聴覚器官が機能していることを確認する必要がある．

触覚失認については，障害自体をどう考えるのかが難しくその検査も難しいが，遠藤ら（1988，1992）は，物品の同定（呼称や身振りによる表出）ができないが，物体の素材や形態が弁別可能で（要素的感覚障害の否定），さらにカテゴリー分類ができないものを触覚失認とし，触覚失語と区別している．

主要な失認症については，患者は日常生活において特徴的な行動・反応の異常を呈することが多いので，それによって存在に気づかれることが多い．例えば半側空間無視であれば，日常の摂食・着衣・移動または言語検査・訓練の場面において，外空間の一部を無視したような行動がみられる．また物体・画像失認であれば，スクリーニングや総合的失語検査における呼称課題で，失語とは質的に違う誤反応を示す．したがって一般的には，失語症臨床における失認の検査は，それまでの患者の行動によって失認が疑われる場合にのみ行われるものと考えられる．

② 失行検査

失行の検査バッテリーとしては，日本失語症学会（1985，1999）の「標準高次動作性検査」（SPTA：Standard Praxis Test for Apraxia）がある．

本検査の検査課題は，何々失行という症状群名を一旦離れ，以下のような基準で分類されている．①行為を行う身体部位の別（顔面，上肢など），②行為の意味性の有無，③物品使用の有無（物品使用がある場合は，さらに単一物品か複数物品か），④行為の方向（自己に向かうか外空間に向かうか），⑤行為が単一的か系列的か，⑥その他．それらにより検査は13のパート（図3-6の大項目）に分かれる．

各項目における反応は，「誤り得点」「反応分類」「失語症と麻痺の影響」の観点から評価される．「誤り得点」は，正反応が0点，課題が完了できなかった場合が2点とされ，課題が完了したがその過程で異常があった場合に1点が与えられる．「反応分類」は，正反応，錯行為，無定型反応，保続，無反応，拙劣，修正行為，開始の遅延，その他，に分類し評価される．とくに錯行為は失行の中核的症状とされるので重要である．「失語症と麻痺の影響」については，被検者の反応に対して麻痺などの低次の運動障害や失語の関与が明らか

である場合にチェックを入れる．

　検査成績はプロフィルⅠ（図3-6）とプロフィルⅡにまとめられる．プロフィルⅠでは，失語や麻痺によるものと判断されるエラーであっても誤反応とされる．そして誤反応項目の数と誤り得点から誤反応得点が算出され，誤反応率の折れ線グラフが作成される．一方プロフィルⅡの集計では，失語や麻痺によると思われるエラーは誤反応率から除外され，さらに誤反応率は誤り得点が1であっても2であっても等しく扱われる．

　ただし失行の判定をプロフィル図のみによって行うことはできず，失行症では得点よりもむしろ，反応分類を含む実際の行為内容の分析がより大事である．例えば，保続や開始の遅延によって誤反応率が高くても，それは失行ではないかもしれないし，逆に頻度は少なくても錯行為があれば失行の可能性が高い．

　高次動作性検査の下位検査あたりの項目数は必ずしも多くないので，判定が難しい場合には，項目を追加して検査を行う必要がある．また，意図的行為と自動的行為の解離が特徴とされる観念運動失行と口部顔面失行では，検査場面のみならず日常生活場面の観察（または家族からの情報収集）も大事である．

　最後に失語症臨床における失行検査の必要性を考えてみたい．まず構成失行については，その有無と重症度が他の神経心理検査成績に大きな影響を与えるので，筆者は少なくとも図形模写の課題（立方体透視図を使用）はすべての患者に行い，その評価を行っている．観念運動失行の検査は，拡大・代替コミュニケーションとしてジェスチャーが使えそうかどうかを推定するためにも有用である．口部顔面失行については，発語失行と何らかの関係があると推測され（濱中，1999），また重度の発語失行の患者に対しては運動面からのアプローチが有効である（271頁「発声発語器官の運動訓練」参照）ことからも，とくに非流暢性失語患者では調べておいた方がよいと考えられる．発声発語器官の運動については，スクリーニング検査の段階でいくつかの課題を行うであろうから，それに舌打ちや口笛などの動作を追加して行い評価するとよい．

③ 記憶検査

　記憶の概念は近年大きく広がりを見せ，用いられる用語も複雑になっている．記憶はひとつではなく，主に情報が保持される時間の長さによって，感覚記憶(sensory memory：約1秒以内)，短期記憶（short-term memory：約15秒以内），長期記憶（long-term memory）に分けられる．さらに短期記憶の概念は，近年では作動記憶(working memory)の概念に置き換えられつつある．また長期記憶も，その情報内容によってさらに下位分類される．Squire（1994）は，これを大きく宣言的記憶（declarative memory：言語化可能な記憶）と非宣言的記憶（nondeclarative memory：言語化できない記憶）に分け，さらに前者を，出来事の記憶としてのエピソード記憶（episodic memory）と事実・知識の記憶としての意味記憶（semantic memory）に分け，後者を手続き記憶（procedural memory），プライミング(priming)，単純な古典的条件づけ，非連合学習に分類している（図3-7）．

　本項では，言語処理に大きく関係する短期記憶と，一般的ないわゆる記憶に相当するエピソード記憶について，その機能を測定する検査を紹介する．

　記憶機能については，言語・認知・行為などに比べ能力の個人差が大きいと考えられる．したがって検査結果を評価する際には，まず被検者の病前の能力を推定する必要がある．

標準高次動作性検査プロフィル（I）

大項目	指示様式	誤反応項目数 2点	1点	全項目数	誤反応得点	誤反応率 0%						100%
1. 顔面動作	口頭命令			3	/6	0	1	2	3	4	5	6
	模倣			3	/6	0	1	2	3	4	5	6
2. 物品を使う顔面動作	物品→口頭命令			1	/2	0		1				2
	物品→模倣			1	/2	0		1				2
	物品＋口頭命令			1	/2	0		1				2
	物品＋模倣			1	/2	0		1				2
3. 上肢（片手）慣習的動作	右手，模倣			3	/6	0	1	2	3	4	5	6
	左手，模倣			3	/6	0	1	2	3	4	5	6
	左→右，移送			3	/6	0	1	2	3	4	5	6
	右→左，移送			3	/6	0	1	2	3	4	5	6
4. 手指構成 上肢（片手）	右手，模倣			2	/4	0	1	2	3	4		
	左手，模倣			2	/4	0	1	2	3	4		
	左→右，移送			1	/2	0		1				2
	右→左，移送			1	/2	0		1				2
5. 上肢（両手）客体のない動作	模倣			3	/6	0	1	2	3	4	5	6
6. 上肢（片手）連続的動作	右手，模倣			1	/2	0		1				2
	左手，模倣			1	/2	0		1				2
7. 上肢・着衣	口頭命令			1	/2	0		1				2
	模倣			1	/2	0		1				2
8. 上肢・物品を使う動作	動作命令，右			4	/8	0	1	2	3	4	5	6 7 8
(1) 物品なし	動作命令，左			4	/8	0	1	2	3	4	5	6 7 8
	模倣，右			4	/8	0	1	2	3	4	5	6 7 8
	模倣，左			4	/8	0	1	2	3	4	5	6 7 8

大項目	指示様式	誤反応項目数 2点	1点	全項目数	誤反応得点	誤反応率 0%						100%
(2) 物品あり	使用命令，右			4	/8	0 1 2 3 4 5 6 7 8
	使用命令，左			4	/8	0 1 2 3 4 5 6 7 8
	動作命令，右			4	/8	0 1 2 3 4 5 6 7 8
	動作命令，左			4	/8	0 1 2 3 4 5 6 7 8
	模倣，右			4	/8	0 1 2 3 4 5 6 7 8
	模倣，左			4	/8	0 1 2 3 4 5 6 7 8
9. 上肢・系列	口頭命令			2	/4	0 1 2 3 4
10. 下肢の物品なし，右	物品なし，右			1	/2	0 1 2
を使う動作	物品なし，左			1	/2	0 1 2
	物品あり，右			1	/2	0 1 2
	物品あり，左			1	/2	0 1 2
11. 上肢・描画（自発）	右手			2	/4	0 1 2 3 4
	左手			2	/4	0 1 2 3 4
12. 上肢・描画（模倣）	右手			2	/4	0 1 2 3 4
	左手			2	/4	0 1 2 3 4
13. 積木テスト	右手			1	/2	0 1 2
	左手			1	/2	0 1 2

麻痺による検査上の問題 _____
失語による検査上の問題 _____

誤反応の質的分類（錯行為・保続・拙劣など）に関するコメント _____

まとめ _____

図 3-6 標準高次動作性検査：成績集計用紙（プロフィルⅠ）（日本失語症学会，1999）

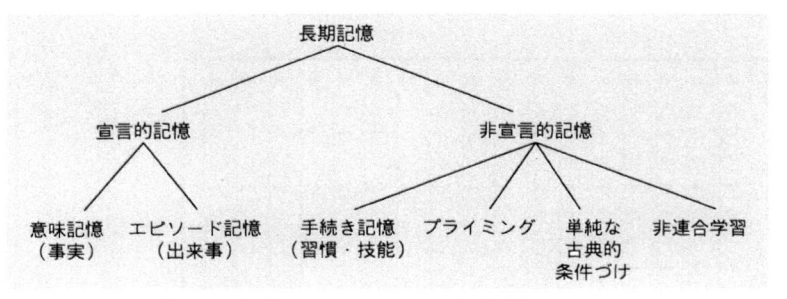

図 3-7　長期記憶の分類（Squire, 1994 を一部改変）

また検査成績に与える神経症状，精神症状，神経心理症状の影響も少なくない．とくに言語的材料を用いる検査では，失語の影響が避けがたい．

以下には，記憶検査バッテリー，短期記憶検査，エピソード記憶検査の順で検査法について解説する．

(1) 記憶検査バッテリー

① 日本版ウエクスラー記憶検査

日本版ウエクスラー記憶検査（WMS-R）は，記憶の幅広い側面を測定する検査バッテリーとして最も一般的に用いられている Wechsler Memory Scale-Revised の日本版として，杉下ら（2001）によって翻訳・標準化されたものである．

日本版 WMS-R には 13 の下位検査があり，その得点から「言語性記憶」「視覚性記憶」「一般的記憶」「注意／集中力」「遅延再生」の 5 つの指標（index）が得られる（図 3-8）．

「言語性記憶」に関する下位検査は，物語を読み聞かせ，直後に内容の再生を求める「論理的記憶 I」と，単語を 2 つずつ対にして読み聞かせ，そのあとで一方の語だけを与えて対になる語の再生を求める「言語性対連合 I」である．「視覚性記憶」に関する下位検査は 3 つある．それぞれ，無意味な図形を 1 つまたは 3 つ呈示し，それを隠した直後に 3 つまたは 9 つの図形の中から先ほどの図形の選択（再認）を求める「図形の記憶」，無意味図形と色の対を呈示し，そのあとで無意味図形だけを与えて対になる色の選択を求める「視覚性対連合 I」，無意味図形を 10 秒間呈示し，それを隠した直後に図形の再生（描画）を求める「視覚性再生 I」である．

それぞれの下位検査の粗点は重みづけされたあとで加算され（合成得点），その数値から「言語性記憶」と「視覚性記憶」の各指標が得られる．また「一般的記憶」の指標は，2 つの合成得点を加算した数値から得られる．合成得点から指標への換算は年代別に行われ，下は 16 歳から上は 74 歳までの被検者における換算表が用意されている．

また「図形の記憶」を除いたこれらの下位検査課題は，30 分以上の間隔をおいて，もう一度再生・再認するよう求められる．それぞれ「論理的記憶 II」「視覚性対連合 II」「言語性対連合 II」「視覚性再生 II」の下位検査で，これらの検査の得点は「遅延再生」の指標に変換される．

さらに，数字を 20 から 1 まで逆順で言う課題，50 音を「あ」から「ほ」まで言う課題，1 に 3 ずつ加算（暗算）していく課題からなる「精神統制」，および「数唱」「視覚性記憶範囲」（「短期記憶検査」の項参照）の下位検査からは，「注意／集中力」の指標が得られる．

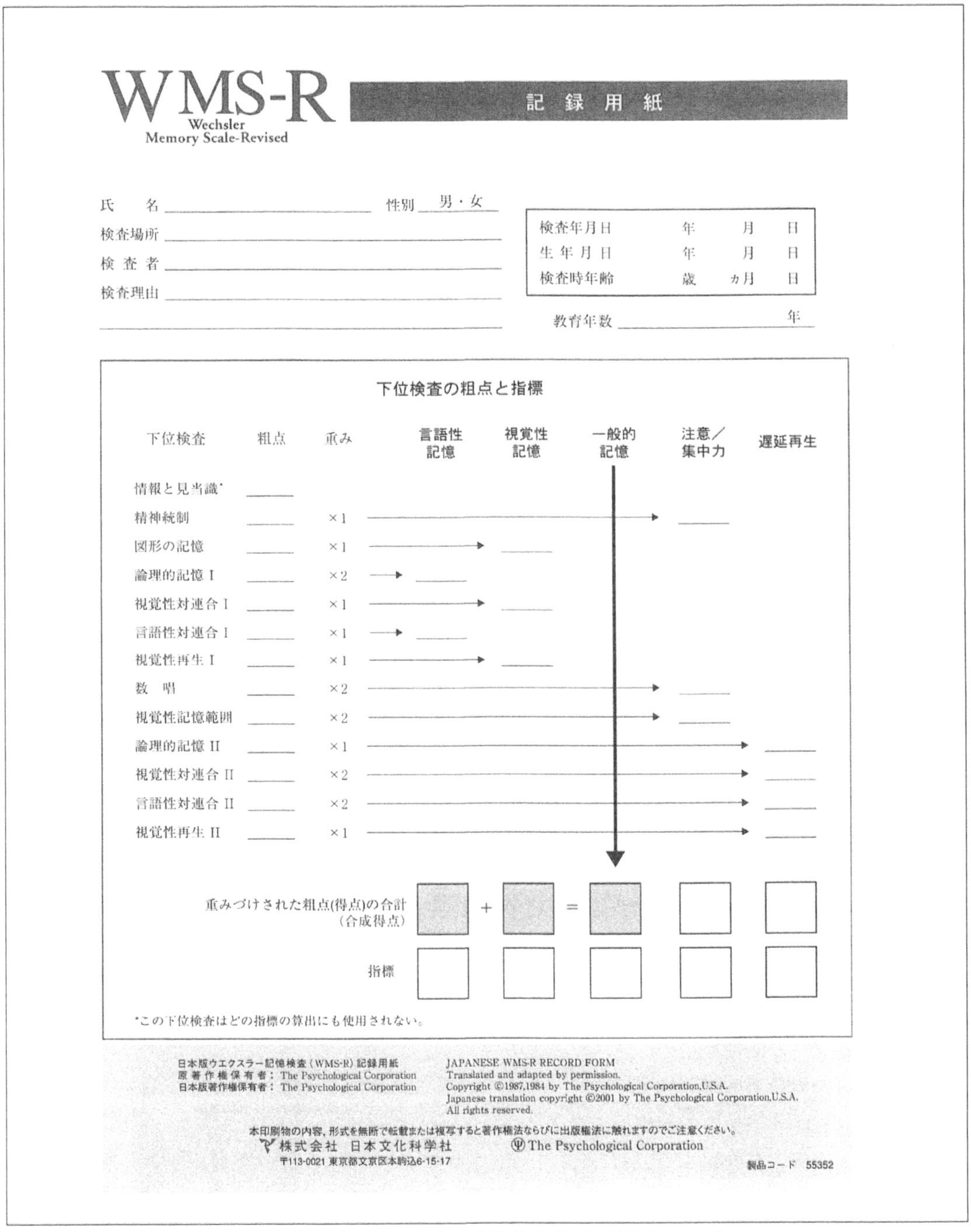
WMS-R
Wechsler
Memory Scale-Revised

記録用紙

氏　名 ＿＿＿＿　性別 男・女
検査場所 ＿＿＿＿
検 査 者 ＿＿＿＿
検査理由 ＿＿＿＿

検査年月日　年　月　日
生 年 月 日　年　月　日
検査時年齢　歳　ヵ月　日

教育年数 ＿＿＿＿ 年

下位検査の粗点と指標

下位検査	粗点	重み	言語性記憶	視覚性記憶	一般的記憶	注意／集中力	遅延再生
情報と見当識*	＿＿						
精神統制	＿＿	×1				＿＿	
図形の記憶	＿＿	×1		＿＿			
論理的記憶 I	＿＿	×2	＿＿				
視覚性対連合 I	＿＿	×1		＿＿			
言語性対連合 I	＿＿	×1	＿＿				
視覚性再生 I	＿＿	×1		＿＿			
数唱	＿＿	×2				＿＿	
視覚性記憶範囲	＿＿	×2				＿＿	
論理的記憶 II	＿＿	×1					＿＿
視覚性対連合 II	＿＿	×2					＿＿
言語性対連合 II	＿＿	×2					＿＿
視覚性再生 II	＿＿	×1					＿＿
重みづけされた粗点(得点)の合計（合成得点）			□ +	□ =	□	□	□
指標			□	□	□	□	□

*この下位検査はどの指標の算出にも使用されない。

日本版ウエクスラー記憶検査（WMS-R）記録用紙
原著作権保有者：The Psychological Corporation
日本版著作権保有者：The Psychological Corporation

JAPANESE WMS-R RECORD FORM
Translated and adapted by permission.
Copyright ©1987,1984 by The Psychological Corporation,U.S.A.
Japanese translation copyright ©2001 by The Psychological Corporation,U.S.A.
All rights reserved.

本印刷物の内容，形式を無断で転載または複写すると著作権法ならびに出版権法に触れますのでご注意ください。
株式会社　日本文化科学社
〒113-0021 東京都文京区本駒込6-15-17
The Psychological Corporation
製品コード　55352

図 3-8　日本版ウエクスラー記憶検査（WMS-R）：成績集計用紙（杉下，2001）

これらの指標は平均が100，標準偏差が15になるように標準化されている．これは後述のウエクスラー成人知能検査・改訂版（WAIS-R）の知能指数（IQ）と同じなので，知能と記憶の検査成績の直接的な比較が可能になる．WAIS-RのIQ（とくにFIQ）からWMS-Rの指標得点（とくに一般的記憶の指標得点）を減算した値を，記憶機能そのものの障害の程度として用いる場合もある．

記憶障害患者では，上記の指標のうち「注意／集中力」を除く4つのすべてに低下がみ

られることが多いが，時に指標得点間に顕著な成績差がみられることもある．日本版WMS-Rのマニュアルには，一般的記憶と注意／集中力，言語性記憶と視覚性記憶，一般的記憶と遅延再生，の各指標得点間で，どのくらいの違いがあれば統計学的に有意であるかのデータも呈示されており，重要である．例えば，一般的記憶の指標が低くても注意／集中力とに差がなければそれは記憶障害でないかもしれないし，また言語性記憶と視覚性記憶に差があれば，どちらか保たれている記憶機能を利用してのリハビリテーション的介入が可能であるかもしれない（記憶の訓練法については他の成書，たとえば，Wilsonら，1997；鹿島ら，1999など参照のこと）．

②リバーミード行動記憶検査

リバーミード行動記憶検査（Rivermead Behavioral Memory Test）はイギリスのWilsonらによって開発された検査である．最近日本でも，綿森ら（2002）によって翻訳・標準化がなされた．

従来の記憶検査に比べ，より日常生活に即した記憶課題から構成されているのが特徴で，展望記憶（prospective memory：覚えたことを未来の時点で想起する記憶）の課題も含まれている．

(2) 短期記憶検査

短期記憶の検査としては，WMS-RやWAIS-Rにも採用されている数唱（順唱）の課題が一般的である．検者は1秒間に1つの速度で数字を読み上げ，被検者は直後にそれを再生（復唱）するよう求められる．

正しく復唱しうる最大の桁数をdigit spanと呼び，これが7±2（いわゆる魔法の数字）以内であれば正常範囲とされる．ただし数字に混乱が起きやすい失語患者では，digit spanの低下があった場合でもその解釈が困難である．

数唱の課題は入出力モダリティを変えて施行することもできる．例えば，刺激の数字を視覚的に呈示したり，反応形式を数字のポインティングにして行うなどである．

非言語的な短期記憶検査としては，WMS-Rの「視覚性記憶範囲（同順序）」がある．検査では8つのドットが印刷されたカードを呈示し，そのドットを特定の順序で1秒に1個の速度で検者が触り，直後に被検者に同じ順序で触ることを求める．この課題の原型はCorsiによるブロックタッピングテストである．

(3) エピソード記憶検査

① Rey 聴覚言語性学習検査

本検査は言語性の学習検査である．

検査には，名詞語15語からなるリスト2種類（リストA, B）を使用する．検者はリストAの単語を1秒間に1語の割合で順次読み上げ，直後に被検者に再生を求める．この試行を5回繰り返したあと（第1～第5試行），リストBの15語を干渉のリストとして読み上げ，同じく再生を求める．このあと再びリストAの単語の再生を求め（第6試行），20～30分の間隔をおいてリストAの遅延再生を行う．遅延再生のあとでは，リストAの再認課題（多くの単語が書かれた紙を示し，そのうちリストAに含まれていた単語に印をつけてもらう）もしばしば行われる．

評価すべき側面としては，第1試行から第5試行のそれぞれについての正再生数の数やその上昇の度合い（学習効果の有無），さらに5回目の正再生数から6回目のそれを引いた値（健常者ではあまり大きくない．Lezak, 1995によれば1.5程度）などをみる．それ以

外にも，誤再生数の数やその種類(他のリストからの迷入があるかどうか)，遅延再生や再認課題における成績も情報を提供してくれる．

得点の解釈について，現状では標準的な日本語版がないので，外国での調査結果を援用することになる．Reyのオリジナル版の標準的な得点はLezak（1983）により示されている．英語版での得点はSpreenら(1998)，Mitrushinaら(1999)が参考になる．なおSpreenら（1998）によれば，彼らのデータとLezak（1983）のデータとは，異なる検査手続きのもとで得られたものだというので注意を要する．すなわち，ReyやLezakのものは再生の際に正誤のフィードバックをしており，Spreenらのものではそれをしていないのだという．

同様の課題を絵で行う方法や（Pictorial Verbal Learning Test），文字呈示された単語で行う方法もある．リストの語が意味カテゴリー別に構成されたCalifornia Verbal Learning Testもある．

②三宅式記銘力検査

WMS-Rにも採用されている対語連合学習検査は，日本では三宅式記銘力検査（三宅ら，1923）として知られている．

三宅式記銘力検査では，有関係対語と無関係対語はそれぞれ10組ずつ用意され，別々に検査が行われる（WMS-Rでは有関係対語と無関係対語は混在されている）．目的や施設（対象患者）の特色に応じて，刺激語対の数を減らすことも考えられる．

③Reyの複雑図形

ReyまたはRey-Osterriethの複雑図形とは，図3-9のものである．

検査はまず，この無意味図形を呈示して，被検者にその模写を求める．模写終了と同時に見本の図形を取り除き，30秒後または3分後にその図形を再生（思い出して描画）してもらうのである．さらに，数10分の間隔(30分程度)をおいて再び再生を求める遅延再生の課題もしばしば行われる．なお模写段階では，再生について予告はしない．

一般的な得点化は，図形を18のユニットに分け，それぞれを0～2点の合計36点満点で採点する方法である．筆者の知る限り日本人における標準的な得点分布は公表されていないが，外国におけるものではLezak（1983, 1995），Spreenら（1998）などが参考になる．

本検査は比較的短時間で施行できるので，臨床的には便利な検査である．ただし模写段階でも著明な困難がある患者では，記憶機能の測定法とはならないので注意を要する．

同様の無意味複雑図形としてTaylorの図形などもあるので（Spreen et al, 1998），短期間に同種の課題を繰り返したい場合に利用できる．

④ベントン視覚記銘検査

Bentonによって開発された検査で，日本では高橋（1966, 1995）によって翻訳されている．

検査材料は，全体として無意味な図形の図版3セット（形式Ⅰ～Ⅲ），各10枚からなる．検査の施行法としてA～Dの4種類が設定されているが，記憶検査としてもっとも広く用いられているのは施行法Aである．施行法Aでは，形式Ⅰ～Ⅲのいずれかの図版が1枚ずつ呈示される．図版は10秒呈示されたあとで取り除かれ，被検者は直後にそれを再生（描画）するよう要求される．この試行が図版10枚について順次行われる．ちなみに，施行法Bは図版を5秒呈示して直後に再生を求める課題，施行法Cは図版の模写を求める課題，施行法Dは図版を10秒呈示し，それが取り去られてから15秒後に再生の開始を求める課

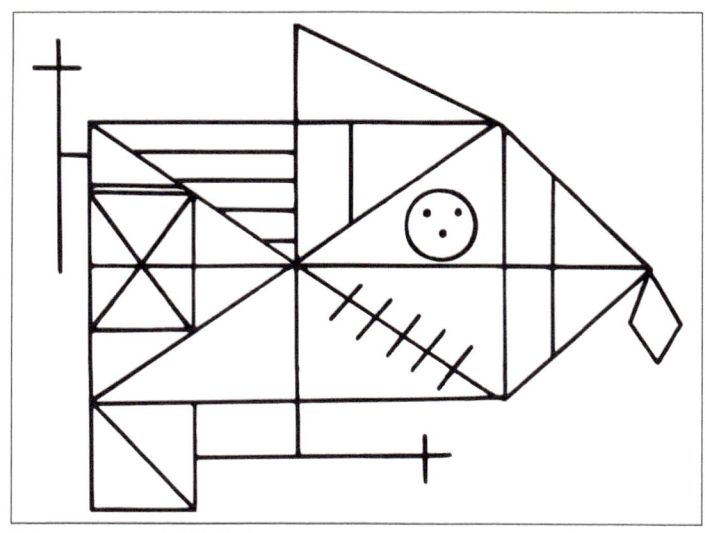

図 3-9 Rey の複雑図形（Rey, 1964 ; Lezak, 1995 より）

題である．

　得点はそれぞれの図版ごとに，「正確数」と「誤謬数」として点数化される．正確数とは，正しく再生できた図版の数である．誤謬数は各図版内での誤りの数である．1つの図版で複数の誤謬が生じることもあるので，正確数と誤謬数の合計は必ずしも10にならない．誤謬は質的に分類されて集計され，誤謬の種類からも情報が得られる．例えば，図版の左右どちらかに誤謬が偏るようであれば半側空間無視が疑われるなどである．

　日本版増補2版（高橋，1995）の使用手引・記録用紙には，日本人のさまざまな集団における検査成績が示されているので，得点を解釈するうえで参考になる．

4 実行機能検査

　鹿島ら（1999）によれば，実行機能（または遂行機能：executive function）の障害は，行動の開始困難や自発性の減退，認知あるいは行動の転換の障害（保続，固着），行動の維持困難や行為の中断，活動の中止困難，衝撃性や脱抑制，誤りの修正障害などによって引き起こされる．

　これらの障害は失語患者でもしばしば見られるため，実行機能を定式的な検査で評価したいとの要求は失語症臨床においても稀ではない．しかし実行機能とは，言語・記憶・知覚・運動などのより要素的な認知機能を統合・制御する機能と考えられ（鹿島ら，1999），その測定のおいては，一般的にはこれらの機能の保持を前提とする（鹿島ら，1993）．つまり，要素的な認知機能に障害があれば，たとえ実行機能に障害があっても実行機能検査の成績は認知障害によって覆い隠される（Lezak，1997）．したがって失語症の臨床において実行機能検査が有意義なのは，患者に明らかな実行機能の問題がみられ，かつ失語の程度が比較的軽い場合ということになろう．

　実行機能の検査として鹿島ら（1999）は，**表3-6**のものをあげている．それぞれの検査の内容については，鹿島ら（1999），Lezak（1995），Spreenら（1998）を参照いただきたい．

表 3-6　実行機能の検査
（鹿島ら, 1999 を一部改変）

ウィスコンシンカード分類検査
Halstead のカテゴリーテスト
修正版ストループテスト
流暢性の検査
迷路検査
Trail Making Test
Cognitive Estimation
ハノイの塔課題
その他

5　知能検査

　知能とは何か，についての研究者間での一致した見解はおそらくない．ひとつの有力な見解として，言語・知覚・記憶などのより要素的な機能を統合して環境（社会）に適応していく能力を知能とする立場があるが，そうであれば知能というのは多面的なものであり，かつ机上の検査で測定するのは非常に難しいことになる．「知能」と「知能検査成績」を同一視せず，両者の関係については多少の距離があるものとして理解しておいた方がよいのかもしれない．

　記憶と同様，いわゆる知能には個人差が大きいので，検査結果の評価の際には注意を要する．また神経症状，精神症状，失語を含めた神経心理症状などは，検査に様々な影響を与えうる．

　以下には主な知能検査 3 つを紹介する．

（1）日本版 WAIS-R 成人知能検査

　ウエクスラー成人知能検査（Wechsler Adult Intelligence Scale）は世界中で用いられている最も標準的な知能検査で，日本では現在，品川ら（1990）によって翻訳・標準化された日本版 WAIS-R 成人知能検査（以下 WAIS-R）が用いられている．

　WAIS-R は 11 の下位検査からなっている（図 3-10）．すなわち，言語性検査としての「知識」「数唱」「単語」「算数」「理解」「類似」の下位検査，動作性検査としての「絵画完成」「絵画配列」「積木問題」「組合せ」「符号」の下位検査である．

　各下位検査の得点は年代別に評価点に換算され，評価点の合計から最終的に，言語性知能指数（VIQ），動作性知能指数（PIQ），全知能指数（FIQ または TIQ）が算出される．IQ は平均が 100，標準偏差が 15 で表現される．

　WAIS-R の利点としては，複数の下位検査によって知能を多面的に測定できることである．下位検査の得点が評価点（年代別に平均 10，標準偏差 3）に換算されたあとでは，下位検査間の得点の直接的な比較が可能になる．それぞれの下位検査課題がどのような能力を要求しているかについて考察し，下位検査の得点パターンを検討することによって，臨床的に有意義な情報が得られることも多い．

　WAIS-R の臨床上の欠点としては，項目数が多いので，施行に時間がかかり被検者への負荷が高いということがあげられる．また言語性の検査では，失語の影響が不可避である．動作性の検査でも，失語の影響がまったくないとは言いがたいし，半側空間無視や構成失

WAIS-R

記録用紙

JAPANESE WECHSLER ADULT INTELLIGENCE SCALE-REVISED

検査者

氏　名				住　所	
年　齢	歳	性　別	男・女		
職　業				最終学歴	
検査年月日	年　月　日			検査場所	
生年月日	年　月　日			検査依頼者	
年　齢	年　月　日			所要時間	時間　分

言語性検査

	粗　点	評価点(SS)		プロフィール図 1 2 3 4 5 6 7 8 9 10 11 12 13 14 15 16 17 18 19
1 知　識			(　)	
3 数　唱			(　)	
5 単　語			(　)	
7 算　数			(　)	
9 理　解			(　)	
11 類　似			(　)	

言語性評価点合計 VSS

動作性検査

	粗　点	評価点(SS)		1 2 3 4 5 6 7 8 9 10 11 12 13 14 15 16 17 18 19
2 絵画完成			(　)	
4 絵画配列			(　)	
6 積木模様			(　)	
8 組合せ			(　)	
10 符　号			(　)	

動作性評価点合計 PSS

言語性評価点合計 VSS (　)	VIQ		観　察
動作性評価点合計 PSS (　)	PIQ		
全検査評価点合計 (　)	I Q		

JAPANESE WAIS-R RECORD FORM

日本文化科学社 〒113-0021 東京都文京区本駒込 6-15-17 Tel 03-3946-3131　Fax 03-3946-3567

製品コード 55292　0500 OK

図 3-10　日本版 WAIS-R 成人知能検査：成績集計用紙（品川ら，1990）

行などの神経心理症状は成績に大きな影響を与える．動作性の下位検査では，課題遂行の所要時間に応じて得点が与えられることが多いので，神経症状（上肢の運動麻痺など）や精神症状（発動性低下など）の影響も避けられない．

なお，項目数が多いという WAIS-R の欠点を補うものとして，一部の下位検査だけを選んで施行する WAIS-R 短縮版も考案されている．日本で適用できる短縮版は 5 種類ある（Nakamura et al, 2000）．三澤ら（1993）は，2 ～ 4 の下位検査のみを施行して FIQ の推定値を得る短縮版 3 種類を発表しており，それぞれで選択される下位検査は，①知識・絵

画完成，②知識・数唱・絵画完成，③知識・類似・絵画完成・符号である．これらの評価点の合計からIQを換算する方法は，三澤ら（1993）のマニュアルを参照されたい．また，7つの下位検査を施行して，FIQのみならずVIQとPIQの推定値を得る方法もある．Ward（1990）のものは知識・数唱・算数・類似・絵画完成・積木問題・符号を施行し，Warringtonら（1986）のものは数唱・単語・算数・類似・絵画完成・絵画配列・積木問題を施行する．評価点をIQに換算する計算式は，それぞれのオリジナル論文を参照いただきたい．ただし当然のことながら，このような方法では下位検査間の成績比較といった臨床上有益な情報が低減する．そのためWAIS-R短縮版を使用しても，必要があれば続けて残りの下位検査を施行し，正規のWAIS-Rとして実施することが考えられる．

（2）コース立方体組み合せテスト

Kohsによって開発され，日本では大脇（1959，1996）によって標準化された非言語性の知能検査である．

検査では，彩色された立方体の積木を見本と同じ模様になるようにできるだけ早く組み合わせることが求められ，その正誤および正答に至るまでの時間に応じて得点が与えられる．積木の組み合わせという課題は，その後WAIS（WAIS-R）にも採用されたものである．

その合計得点はIQ（WAISのIQと区別する意味で一般的にはKohs IQと呼ばれる）に換算される．ただしKohs IQには年齢の要素が考慮されていないので，高齢者のKohs IQを解釈する際には注意を要する．

本検査は比較的短時間（約30分以内）で施行でき，刺激・反応ともに言語を用いない検査なので，失語患者を対象にするうえでは便利である．しかし反面，単一の課題からIQを算出するので，知能の多面的な側面は評価できない．また単一の課題だけに，課題の遂行に影響を与えるような神経症状，精神症状，神経心理症状があれば，その影響はストレートに検査成績に反映されてしまう．とくに構成失行に対しては，その検査法になっている（221頁「失行検査」の標準高次動作性検査を参照）ことからも明らかなように，鋭敏である．

（3）レーヴン色彩マトリックス検査

Ravenによって開発された非言語性知能検査である．彼は3つの知能検査を発表しているが，そのうち脳損傷者や高齢者などの比較的低いIQが予想される被検者に行われるものが色彩マトリックス検査である．ちなみに他の2つは，Advanced Progressive Matrices（高IQ用），Standard Progressive Matrices（通常用）である．レーヴン色彩マトリックス検査は，日本では杉下と山崎（1993）によって標準化がなされている．

検査は被検者に演繹的な推論を求めるものである．被検者に図版を呈示し，用紙の上部に示された模様・図形のパターンから類推して，その空欄に入る最も適切な模様・図形を下部の6つの選択肢の中から選んで答えてもらう．このような項目が36項目あり，正答に対して各1点の得点が与えられる．

本検査の失語症臨床上の長所としては，短時間（約15分以内）で施行でき，刺激・反応ともに言語を用いないことがあげられる．一方，コース立方体組み合わせテストと同様，知能の多面的な側面を捉えることができない欠点がある．神経症状，精神症状，神経心理症状の影響を受けるのも当然であるが，反応は選択肢のポインティングによってなされ，時間制限もないので，その影響はコース立方体検査よりは少ないと考えられる．

(4) その他

改訂長谷川式簡易知能評価スケール（HDS-R：加藤ら,1991），Mini-Mental State Examination（MMSE：Folstein et al, 1975）も知能検査として扱われることもある．しかしこれらは，見当識，記憶，言語，視空間機能などの認知機能のスクリーニング検査であり，WAISなどの知能検査成績との相関は高いかもしれないが，本来の意味では知能検査とはいえない．また言語を用いて行う課題がほとんどなので，失語患者に行う場合は結果の解釈に注意する必要がある．

第3章 検査・評価

2 評価

I 評価にあたって

1 評価上の注意

　検査を終えたら，それまでに言語聴覚士が得た情報を総合的に勘案し，評価を行うことになる．検査が適切になされた上で，評価にあたっては以下の点に気をつける必要がある．
　1．幅広く情報を収集すること．
　2．複数の検査結果を組み合わせて複合的に評価すること．
　3．誤り方も分析・評価すること．
　4．検査結果と評価内容を患者本人と家族に伝えること．
　1に関しては，評価においては医師，看護師，理学療法士，作業療法士などのスタッフ，または家族から，幅広く情報を収集する必要がある．
　医療スタッフからは，主に医学的側面についての情報を収集する．原因疾患が何であり，いつどのように発症したのか，既往歴についてはどうなのか，それらに対して現在どのような治療がなされているのか，などは最も基本的な情報である．また神経症状，精神症状，言語以外の神経心理症状についての情報や，日常生活動作（ADL）や心理面についての情報も得られれば，より詳細な評価が可能となる．また患者は，治療者や状況に応じて異なる行動をとることがある．患者が言語室外でどのような言語的・非言語的行動をとっているのか，スタッフから情報収集することも有意義である．
　家族からは，主に社会的側面についての情報を収集する．すなわち，患者の職業・職場環境や家族の経済的基盤，家族状況（主介護者，同居者，家族内の関係）などの情報である．また，患者の言語面（とくに文字の読み書き）やその他の知的側面の病前能力について推測するため，教育歴や読字・書字習慣などについても尋ねておくとよい．ただしこれらは患者や家族のプライバシーに深く関わる内容なので，話しを聞くうえでは十分な注意を要する．また，患者が治療場面とは違った側面を日常生活場面でみせることは珍しくないので，言語機能・コミュニケーション機能についても，ふだんの様子はどうなのか（言語室内で示すものと同じなのか）家族に確認しておく必要がある．ただし家族は専門家ではないので，その報告内容について言語聴覚士はよく吟味して受け入れるべきである．
　2に関しては，例えば右半側空間無視を合併する失語患者に行ったSLTA成績を評価することを想定してみる．SLTAの聴覚的理解の課題は絵や物品の選択・操作という形式で行われるので，患者が聴覚的理解の下位検査で多くの誤りを示した場合でも，それが失語によるものなのか半側空間無視によるものなのかは，SLTAの結果だけではわからない．

それを明らかにするには，半側空間無視の検査も行って，すべての検査結果を説明できるような可能性を考える必要がある．このように評価においては，複数の検査結果を組み合わせ，患者の認知機能をパズルを解くようにして明らかにしていかなければならない．

時に複数の検査結果が矛盾するように思えることがある．その時はそれが合理的に説明できる要因を考察し，場合によっては再度検査を行う必要がある．

3に関しては，評価においては検査の得点（正答率）だけを分析することなく，患者が示した誤反応の中味についても，十分に検討する必要がある．例えば上記の例において，患者の誤り反応が主に物品の操作にあれば，その誤りは半側空間無視によるものとは考えにくい．逆に物品の選択に誤りがあれば，それは半側空間無視によるものかもしれない．ところが左視野の物品を誤った場合は，それは失語のためである可能性が高い．これは非常に単純な例だが，患者が示す誤反応には貴重な情報が含まれているので，それにも十分に注意を向けることが必要である（255頁「言語情報処理モデルと認知神経心理学的アプローチ」を参照されたい）．また，誤反応時の患者自身の内省も重要な情報源である．課題ができない時の「頭の中の様子」を表現してもらうことによって，患者の反応を見ていただけでは気づかない有益な情報が得られることもある．

4に関しては，評価が終わったら，どのような成績だったのか，どのような障害が明らかになり場合によってはいまだ不明であるのか，そして障害に対して今後どのようにアプローチしていくつもりなのか，またどのような機能は保たれているのかの説明を患者と家族にする必要がある．評価内容を患者側に伝えることは，臨床家にとっての義務であるとともに，治療効果を高めるうえでも重要である（240頁「心理面の支持と家族指導」参照）．

❷ 評価のポイント

198頁で述べた失語検査の目的に従い，神経心理検査の結果も合わせ，評価は以下のポイントを押さえて行われる必要がある．
1．症状の把握，言語機能のレベルの把握．
2．臨床像の把握（失語の有無，失語型，重症度など）．
3．合併する神経心理症状の把握．
4．訓練の手がかりの把握．

1については，どのような症状がみられどのような症状がみられないのかを十分に把握する必要がある．患者の言語機能のレベルについては，通常は言語モダリティ別——聴覚的理解（聴く），読解（読む），発話（話す），書字（書く）——に評価を行う．

2については，症状の組み合わせから患者の障害像を把握する．障害像を把握する上でもっとも一般的な類型化は，失語型すなわちBroca失語，Wernicke失語などの区分である．これらの区分は言語聴覚士にとって，患者の臨床像をいったん整理する上で役にたつ．また，例えばBroca失語といえば共通の臨床像が思い浮かぶので，患者について他の言語聴覚士または医療スタッフとコミュニケーションをとるときに有効である．ただし残念ながら，現在の失語型分類は，治療方針の選定においては直接の役にたたない．言語訓練法の選択においては，このような伝統的失語型をさらに下位分類したり（例えばBroca失語の中でもどのようなタイプか），または失語型分類とは異なる視点から検討することが必要である．

表 3-7　失語症重症度評定尺度（Goodglass and Kaplan, 1972：笹沼と物井訳, 1975）

0．実用的な話しことばも、理解できることばもない。
1．すべてのコミュニケーションは、断片的な発語によって行なわれ、聞き手が推断したり、たずねたり、憶測したりする必要がある。交換できる情報には限りがあり、コミュニケーションは、聞き手側が責任を受けもつことによって成立する。
2．身近なことがらに関しては、聞き手が援助すれば会話が成り立つ。患者は意思を伝えることにはしばしば失敗するが、コミュニケーションには聞き手と責任を分ちあう。
3．患者は、日常的な問題の大部分についてほとんど、または全く援助なしに話すことができる。しかし、話しことばと理解のどちらか一方、または両方に制限があり、ある種のことがらについての会話には、困難が伴うか、または不能である。
4．話しことばのなめらかさ、または理解力に多少の障害が明らかにあるが、表出された考えや表現のしかたには著しい制限はない。
5．ごく軽微な発話の障害がある。患者は、主観的には、困難を感じているが、聞き手には、はっきりした障害は感じられない。

　患者の重症度についても評価を行う．重症度判定の基準は必ずしも明確ではない．言語検査の成績で判定する場合もあるし，言語的コミュニケーション能力の障害の程度を重症度とする場合もある．前者の基準については，すでに個々の検査の項で述べた．後者の代表的な基準として，Boston 失語症診断テスト（BDAE：Goodglass and Kaplan, 1972）における失語症重症度評定尺度を表3-7に示した．両者に著しい解離がみられる場合──自由会話場面での理解や表出は比較的保たれているが言語検査の成績は低い，またはその逆──もあるので注意して評価する．

　3については，言語機能の正確な評価のためにも必要であることはすでに述べた．合併する神経心理症状に対しては，言語聴覚士が治療にあたるのか，それとも他の医療スタッフから働きかけるのかについて，チーム内で明確にする必要もある．

　4については，訓練の適応はあるのか，あるとしたら概ねどの程度の回復が目標となるのか，訓練は個人訓練か集団訓練か，訓練の質（訓練技法）と量（回数，時間）はどうするのか，などを考慮することになる．詳細は第4章に譲る．

　評価は1回だけ行われるものではない．訓練の進展にあわせて，また患者の症状の変化にあわせて，適宜再評価を行う必要がある．一般的には再評価は，患者の症状の変化が著しい急性期・亜急性期には1〜3ヵ月，慢性期では6ヵ月程度の間隔をおいて行う．

第4章 治療とリハビリテーション

Speech-
Language-
Hearing
Therapist

第4章 治療とリハビリテーション

1 治療法総論

　失語症に対する言語聴覚士の介入は，大きく分けて以下の3つの側面に対して行われる．①言語機能の回復，②代償的コミュニケーション手段の確立，③患者や家族が抱える心理社会的問題を解決するための援助．これらはそれぞれ，WHOによる国際障害分類（WHO発行・WHO国際障害分類日本協力センター訳，2000）における機能障害（impairment），活動制限（activity limitation），参加制約（participation restriction）（旧分類の，機能障害＝impairment，能力障害＝disability，社会的不利＝handicapに相当）の3側面に対する働きかけともいえる．言語訓練の最終的な目的は，これらを通じて患者のQOL（生活の質：quality of life）を高めることだといえよう．

　臨床は最終的には「患者の役に立つことであれば何でもよい」世界である．そのため，ややもすると経験や直感に頼りがちになる．しかし例えば，壊れた電気製品をむやみやたらにいじったり叩いたりしてそれが直ることがあっても，それが故障のメカニズムの解明や修理法の確立に資することはない（Ferguson, 1999）．また時には，とんでもない悪影響を与えることも考えられる．言語訓練は，障害や治療の仮説を立て，その仮説を検証する形で進めていくことが望ましい（251頁「訓練計画立案の原則」参照）．

　ただし，訓練は患者と臨床家との対人的交流によって行われるものであるから，理論の上では正しいが心のこもらない訓練よりも，臨床家の誠実さにあふれた訓練の方が効果が大きいということももちろんあるだろう．技術と心で，サイエンスとアートで患者と接したいものである．

I 言語訓練の目的と目標

1 言語訓練の目的

　言語訓練の目的は，原則的にはコミュニケーションの改善にある．
　初学者が陥りやすい過ちとして，例えば復唱が不良であれば復唱の，音読が不良であれば音読の訓練を行うというように，失語検査において成績が低かった言語課題をそのまま訓練対象にしてしまうことがある．しかし復唱や音読はそれ自体ではコミュニケーション上の機能をもたないので，復唱や音読をコミュニケーション機能向上の手段として訓練することはあっても（これはしばしば行われる），これ自体を訓練の目的とすることは原則的にはない（251頁「訓練計画立案の原則」参照）．
　また，言語訓練の本質的な目的は，日常生活場面で十分な言語機能を発揮できるようにすることにある．それを実現するために言語聴覚士は訓練室内で課題を行なうが，これら

の課題の達成が最終的な目的ではないので，その日常生活への般化について常に意識しておく必要がある．日常生活で役に立つかどうかという観点から課題は選定され，患者への働きかけが行われる必要がある．同様の理由から，訓練室内における自由会話も重視される．

また，言語的思考が思考のすべてではないが，言語には思考の道具としての機能もある．言語による論理的な思考が困難になった患者はしばしば混乱し，不安になり，また刹那的・短絡的になりがちである．言語訓練はこの改善をも目的とする．

② 言語訓練の目標

言語訓練を行う際には，患者の言語症状，合併症，生活の状況，本人や家族の要望などを勘案し，言語聴覚士は訓練の目標を設定する必要がある．訓練目標は，半年以上または年単位で到達すべき最終目標（ゴール）としての長期目標と，その長期目標を達成するまでのステップとして1〜3カ月単位で到達すべき目標である短期目標とに分けられる．例えば，前者は職場復帰や自立した家庭生活への復帰であり，後者は（その通過点として）それぞれの時期で必要な言語機能やコミュニケーション機能の獲得（回復）であったり，場合によっては心理面の安定や臨床家との信頼関係の確立であったりもする．

しかし失語症の臨床では，短期的な目標は設定できても，多くの場合明確なゴールは設定し難い．それは主に，失語という障害（または失語をもった患者）が極めて複雑なものであり，その回復に関するわれわれの知識があまりにも乏しいことによる．漫然といつまでも言語訓練を続けていくことは患者のためにならないが，拙速にゴールと決めつけることなく，先のわからない道を，患者の少し先を見ながらともに歩いていくという心構えも大事であろう．

2 言語訓練の禁忌と適応

① 言語訓練の禁忌

患者の全身状態が安定していない時は訓練を行ってはならない．とくに急性期の患者では，医師や看護師と連絡を密にし，訓練前には病棟のカルテにも目を通し，全身状態を把握しておく必要がある．またいわゆる禁忌とは異なるが，臨床家自身の健康状態にも注意を払い，自身が感染源になる危険性を減らす努力が必要である．やむを得ない場合では訓練を中止することもある．

② 言語訓練の適応

言語訓練の適応について，適応がない患者とはどのような患者かという観点から考えてみたい．

まず，訓練を拒否する患者には訓練は行えない．治療方針の決定権は患者自身にあり，患者は治療を受けない権利をも有しているのであるから，患者の意思は絶対である．ただし患者の自己決定に際しては，正確な情報が与えられていることと，正しい判断のできる状態にあることが，前提として必要である．訓練を拒否する患者ではそれらに問題があることが多いので，臨床家は自己決定の過程に対しても支援・介入を行う必要があると考える．

次に，重度の失語患者では，言語訓練が行われても言語機能が実用レベル（言語的コミ

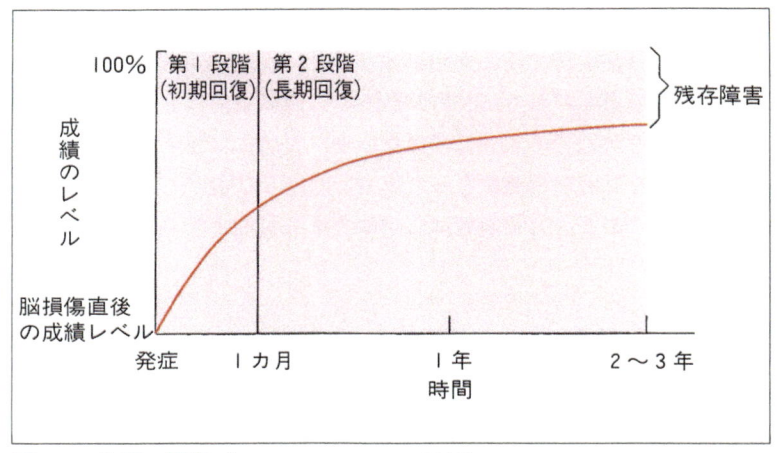

図4-1　失語の回復（Benson and Ardila, 1996）

ュニケーションが成立するレベル）にまで回復する可能性は低いので，訓練の対象にはならないとの考え方もある．しかし例えばNicholasら（1993）は，発症後1ヵ月経過した時点で全失語と診断されながらその後に目覚しい回復をみせた複数の患者を報告しており，重度の患者でも少なくとも試験的訓練を試みる価値があることを裏付ける．また，たとえ言語機能の回復がなくても，代償的コミュニケーション手段の確立や心理社会的問題への支持という面からいえば，言語聴覚士が介入すべき余地が残されていることが多い（273頁「実用コミュニケーションの訓練」および282頁「最重度の失語」参照）．

　また，これ以上機能回復が望めない状態をプラトー（plateau：高原）というが，安易にプラトーと判断され，訓練対象外とされる患者もいる．しかしプラトーというものがあるとしても，それがいつ頃訪れるかについては不明の点が多い．発症から相当の期間を経過しても，なお言語機能の改善を示す患者は少なくない．例えば大野（2000）の38歳の患者では，発症6年後でも言語機能の改善がみられ，とくに呼称検査正答率の向上は，発症5年後から6年後にかけての1年間が過去のどの時期よりも大きかった（この時期に正答率が40％から70％に向上した）．このような若い患者でなくても，滝沢（2000）は発症後16年経過した71歳の患者にマッピングセラピーを含む文の訓練を行い，言語の理解と表出に著明な改善が認められたと報告している（280頁「文の訓練」参照）．すなわち，典型的な患者群は例えば発症後1〜2年で一応の安定状態に達するとしても（**図4-1**参照），そうでない患者群もいて，目の前の患者がプラトーに達したと確定することは非常に困難（不可能？）である．またプラトーだとして訓練を終了した患者の，訓練をしないことによる機能低下も考えられる．佐野（1999）によれば，書字や計算では訓練中止による機能低下が起きやすいという．このような患者では維持的訓練が必要になるであろう．維持的訓練を行う場合には，集団訓練という形式が適している（249頁「集団訓練」参照）．

　このように考えてみると，訓練適応がないという判断は非常に慎重になされるべきで，言語聴覚士としては患者を幅広く言語訓練の対象として考えるべきであろう．

　ただし言語聴覚士がもっている時間は限られているので，優先順位をつけて訓練を行うことは現実的には必要である．また2000年4月からは介護保険が施行され，機能向上の見込みが相対的に低い患者は，今後は医療保険の枠組みではなく介護保険の枠組みで処遇されるべきであるのかもしれない．

3 患者と家族の心理

1 障害の受容

　失語は予期せぬ時に突然襲ってくるものである．その時の患者の混乱，悲嘆，絶望感，無力感，不安，怒り，うらみ，後悔などは，それを言葉で十分に表現できないだけにさらに深刻である．また筆者自身にも経験があるが，家族も同じような混乱にさらされる．

　このような患者や家族にどのように接したらいいのか，臨床家としては切実な問題である．マニュアルのようなものは存在しえないだろうが，患者や家族の一般的な心理状態を知識として知っておくことは重要である．

　患者が自らの障害を受け入れていくプロセスは，障害受容（acceptance of disability）の過程として知られている．このような障害受容の段階を知り，目の前の患者がどの時期にいるのかを考えることにより，臨床家はある程度先を予測することができて，患者とともに混乱することなく冷静な対処をすることが可能になるだろう．

　上田（1980）は諸家の立場も踏まえ，患者が障害を受容するまでにはほぼ共通して以下のような段階を経ると述べている．

　　第1段階：ショック期
　　第2段階：否認期
　　第3段階：混乱期
　　第4段階：解決への努力期
　　第5段階：受容期

　ショック期は，障害の発生の直後で，集中的な医療とケアを受けている段階である．肉体的にはともかく，心理的には感情が鈍磨した無関心な状態で苦痛はない．

　そのあとにくる否認期の段階では，身体的状態の安定とともに心理的防衛として障害を否認するようになる．この段階ではリハビリテーションを拒否する場合もあるが，無理に現実を直視させることは禁物で，必要な訓練を少しずつ導入するとよいとされる．

　混乱期は，障害を否定できなくなり心理的には最も混乱する段階で，その混乱は家族や治療者に対する攻撃の形で現れたり，悲嘆・抑うつなどの内向的・自罰的な形で現れることもある．この時期の患者は，リハビリテーションに対して拒否的になったり，逆に過度の期待を抱き過剰に熱心になったりすることがある．いずれにせよ破局にいたりやすいので注意を要する．

　混乱期を越えたあとの解決への努力期は，前向きの建設的な努力が主となる時期である．ただし，依然周囲による十分な支持が必要な時期である．心理的に不安定な時期では，それとなく訓練課題の難度を下げ正答の機会を増やすなどの方法もある．

　最後の受容期に至り，患者は今までの価値観とは違う価値観を再構築し，障害をもった自分に対する価値を見出し，障害を自らの個性のひとつとして受け入れ受容する．

　また時に指摘されるように，このような障害受容の過程は，家族にもほぼそのまま当てはまると考えられる．家族も初期にはただ戸惑いの中にいる．その後，病状が落ちついて障害が明らかになってくると，リハビリテーションへの過度の期待や奇跡の待望などがみられ，患者にリハビリテーションを強要したり，過度の叱咤や激励をしたり，それが余ってリハビリテーションに熱心でない（とみえる）患者を責めたりすることがある．また逆

に，目に見える効果がないと極端なリハビリテーション不信に陥ることもある．適切な支持によってこの時期を乗り越えれば，障害をもちながら患者とともに生活することに現実的な努力ができるようになってくる．障害に対する患者と家族の心理は相互に影響しあっており，両者の生活満足度はほぼ並行しているとの報告（Parr, 1994）もあるので，家族の支持も大事である．

ただし，このような障害受容の「段階理論」には批判もある．主な点は，①実証的な検討を経ていないこと（事実として証明されていないこと），②価値の変換にあまりにも大きな比重が置かれていること，③社会の側の問題が軽視されていること（②③より，患者自身に過大な負担が負わされがちなこと），④それぞれの障害固有の要素がなく画一的であること，⑤適応（adjustment）や対処行動（coping）など障害受容とは本来別次元の問題が混在していること，などである（太田と南雲, 1998；本田, 1992；南雲, 1994）．今後は失語患者特有の問題が実証的に検討される必要があろう．

❷ 心理面の支持と家族指導

患者の心理面の問題に対しては，一般的には以下のことが重要だと考えられる．

1. 受容的・共感的に接する．臨床家は自身の価値観を押しつけてはならない．
2. スタッフ間の連絡を密にし，問題を共有する．患者や家族が相談しやすいような環境を用意する．
3. 一般的に機能障害や能力障害（活動制限）の改善なくして障害の受容は困難である（上田, 1980；佐野, 2000）．困難であっても何らかの機能回復の手段を講じ，症状の変化は適切に患者にフィードバックする．
4. 障害について家族にも理解してもらう．

4の家族指導においては，以下の点について説明する必要がある．①失語症とはどういう障害か．②合併症があればそれについて．③患者とコミュニケーションをとるために有効な方法．④訓練が開始されれば，その意図，目的，目標，訓練効果を上げるために家族に望むこと．⑤予後．

①については，説明しなければいけないことは患者の症状によっても違うが，失語が器質的な障害であること（話したくないから話さないとか，ストレスによって話せなくなったのではないこと），単に発話の障害だけではないこと（理解の障害も伴うこと），いわゆる知能の障害（痴呆）ではないこと（思考・判断や感情などは原則的に保たれていること），などは必ず説明する必要がある．③については，表4-1に示したような一般的な技法や，その患者に固有の方法について説明する．熱心さ余って家族が犯しやすい指導上の誤り，例えば50音表の斉読をしたり，患者の誤りをいちいち訂正したり，過度に発話を強要したりなどは，患者を苦しめるばかりで意味がないことを説明しておくのも大事である（例えば筆者は，毎回の食事の際に必ず食品名を言わせていたという家庭を知っている．楽しいはずの食事の時間が，患者と家族にとっては辛い時間であったことだろう）．家族指導においては，啓発用の冊子やビデオを見てもらうことも有効である．比較的入手しやすいものを本項の末尾に記した．

予後についての説明はかなり難しい．家族から聞かれてしばしば言語聴覚士が答えに窮するのが，「よくなりますか？」「治りますか？」「復職できますか？」などの質問である．この場合「よくなるか？」と聞かれても，字義通り「今よりよくなるか」と解釈すること

表4-1 患者とのコミュニケーション（会話）に有効な一般的技法

静かな環境下で会話をする．
平易な単語・文で話す．
ゆっくりはっきりと話す．
表情やジェスチャーを豊かにして話す．
文字（特に漢字）や絵を同時に呈示する．
答えやすい形式の質問にする（Yes/Noや多肢選択の質問に）．
患者が話題の予測をしやすいようにする（例：状況に合った話題にする，話題に関連する絵や物品を示す，話題を急に変えない）．
重要な内容については患者が正しく理解しているか確認をする．
患者は言い間違えることがあるので（特に数字），必要に応じ確認をする．
患者が意図する発話内容を推測して言い，確認を求める．

274頁「拡大・代替コミュニケーション（AAC）」も参照されたい．

は危険で，家族は「完治しますか？」という意味で言っていることも多いので注意を要する．臨床家の対応としては，後ですぐ破綻するような気休めや嘘は厳禁であるし，かといっていくら真実であっても「失語は治りません」などと言い放つようでは臨床家失格である．筆者は基本的には，急性期の患者――予後の予測が特に難しくしかも患者や家族の生活状況や性格を把握し切れていない――に対しては，「どこまでよくなるかはわかりませんが，訓練をすれば今よりはよくなるので，しばらく一緒に頑張ってみましょう」というように答えることが多い．この際も，「よくなるかわからない」の方を強調するのか，それとも「今よりよくなる」の方を強調するのかで相手の受け止め方は全然違ってくるので，注意を要する．また相手の性格や心理状態によっては，こちらは中立に言ったつもりでも受け止め方が異なる場合もあるので，このような話をするときは，相手を見ながら細心の注意を払うようにしている．

> **事例**
>
> **試行錯誤を経て効果的な訓練法を提供できたことにより，患者・家族ともに心理的に安定した事例**
>
> 森と中村ら（2000）の男性患者は56歳の大学卒の銀行員で，いわゆる猛烈サラリーマンの典型のような人だった．その人がヘルペス脳炎にかかり，一命はとりとめたものの，発症5ヵ月を経過しても中等度の失語が残存した．中でも強い喚語困難が残り，このころの患者は訓練には取り組むが，「どうしてダメなんだろう」「全然できない」と心理的に落ち込みがちで，またしばしばイライラして妻や臨床家にあたっていた．自宅で妻の発話を手本にしながら発話する宿題を設定したが，「お前のやり方が悪いからうまくいかない」と機嫌が悪くなることが多かったという．そのような夫との生活に対し，妻もまた抑うつ的であった．失語症について何度説明しても，妻は夫が知的に低下したのではないかと疑い，そのような妻の雰囲気がまた夫婦関係を悪化させているのではないかと推測された．
> 　言語聴覚士は一般的に用いられるような刺激・促通法によって喚語の改善を試みたが，なかなか成果はあがらず，上記のような状況は2ヵ月ほど続いた．そのような時に患者自身が，50音表を利用した呼称の方法（267頁「50音表・50音系列を用いた呼称・音読・書字訓練」参照）を自ら考え出した．患者の様子を観察すると，その方法に有効性があるようで，また理論的にも十分に納得のいくものだったので，訓練ではこの方法を強化する指

I　治療法総論

> 導を行った．その結果，発症1年後には失語は軽度のものとなり，それから間もなく，配置転換を伴うものであったが患者は復職を果した．
> 　呼称の改善がみられ始めたころから，患者は徐々に心理的に安定し，訓練中に嘆いたりすることがなくなった．同じころ妻も，患者が家で一所懸命努力している姿に本当に頭が下がると，自分の夫に対する尊敬の気持ちを述べている．前後して患者は失語症友の会にも参加され，その後はリーダーの一人として会の運営に尽力された．患者自身が「仕事人間だった以前よりもいまの方が幸せだ」と言った言葉は印象的であった．
> 　この事例は臨床家にとって次のような教訓を与えてくれる．①有効な訓練法を模索し続けること，②機能回復と心理的安定（障害の受容）とは密接な関係をもつこと，③患者の心理状態と家族の心理状態とは相互作用をもつこと．

　患者や家族の心理状態を知るうえでは，患者や家族が書いた手記を読むことをお勧めする．現在でも比較的入手しやすいものを本項の末尾に記した．障害をもつ患者と向き合うということは，最終的には臨床家自身の人間理解や人生観，人間性が試されているということであろうから，それに耐えられるように精進して日々を送りたいものである．

　最後に，横張(1997)が紹介している失語患者のご家族が作られた短歌を紹介したい．重度の失語患者（全失語）である夫に向ける妻の暖かい愛情と深い哀しみが伝わってきて，何度読んでも胸が一杯になる．

　　「物言えず　眠る夫よ汝が夢の　中にてせめて我と話せよ」（林夫人・作）

①家族啓発用の資料
＜冊子等＞
杉下守弘，紺野加奈江：失語症の理解のために．全国失語症友の会連合会．
全国失語症友の会連合会：失語症と麻痺性構音障害の理解のために－介護者のためのガイドブック．
全国失語症友の会連合会：家庭でできる言語訓練その2－失語症者へ贈るメッセージ．
全国失語症友の会連合会ホームページ：http：//www2u.biglobe.ne.jp/~japc/
＜書籍＞
波多野和夫（編著）：失語症のホームケア．医歯薬出版，1999．
小山充道（編著）：失語症・回復への声．学苑社，1995．
佐野洋子，加藤正弘：脳が言葉を取り戻すとき－失語症のカルテから．日本放送出版協会（NHKブックス），1998．
　※以上は主に失語症について書かれたもの．脳卒中に関する書籍も障害全般について理解していただくうえで有用である．
＜VTR＞
全国失語症友の会連合会：乗り越えよう失語症(上巻)－失語症を理解する，（下巻）－コミュニケーションバリヤフリーを目指して．エスコアール．
全国失語症友の会連合会：失語症がある人への理解とケア(第1巻)－家族としての関わり方を考える．エスコアール．
全国失語症友の会連合会：家庭でできる言語訓練－コミュニケーションを深め広げよう．エスコアール．

②患者や家族の手記

全国失語症友の会連合会：言葉の海（季刊）．

日本脳卒中協会：脳卒中体験記「脳卒中後の私の人生」．

藤子不二雄Ⓐ：妻たおれ夫オロオロ日記．中央公論新社（中公文庫），2000．

長谷川幸子，長谷川幹：リハビリ医の妻が脳卒中になった時－発症から復職まで．日本医事新報社，1999．

牧太郎：新聞記者で死にたい－障害は「個性」だ．中央公論新社（中公新書），1998．

Parr S, Byng S, Gilpin S et al（遠藤尚志訳）：失語症をもって生きる－イギリス脳卒中体験者50人の証言．筒井書房，1998．

笹沼澄子，物井寿子，福迫陽子（編）：失語症の記録－奪われた言葉・取り戻した言葉．大修館書店，1985．

横田整三：脳卒中リハビリ日記．朝日新聞社（朝日選書），1985．

山崎京子，三輪順康（編）：障害と共に生きる－失われた言葉を取り戻して．やどかり出版，1994．

4 失語の経過と予後

1 失語の経過

　一般的には言語機能回復は発症初期のしばらくの間が最も著しく，次第にその改善の度合いを小さくしていく．BensonとArdila（1996）は失語の回復について，図4-1（238頁）の模式図を示している．

　初期回復は，脳血管障害などの発症直後に起こる浮腫やそれによる周辺組織の圧迫，または一時的な代謝活動の低下による脳の機能不全が改善することによる言語機能の回復であり，数週間またはそれ以上続くとされる．初期回復は相対的に大きなものである（例えばPedersen et al, 1995）．

　長期回復の期間や大きさについても，研究者間の一致した見解はないといえよう．期間については，1年程度，2～3年，数年またはそれ以上などの見解がある．一部の例では（234頁「言語訓練の適応」参照），非常に長期に渡る回復を示すこともある．当然のことながら，長期回復には臨床家の介入の要素が深く関わってくると考えられる（244頁「訓練効果の諸側面」も参照されたい）．

2 失語の予後

　失語の予後に影響を与えうる要因としては，**表4-2**（Murray et al, 2001より作成）のものが知られている．

　しかし表中の表現からも明らかなように，これらの要因のほとんどすべてについて，その効果は確実なものとして受け入れられているわけではない．また，これらは患者集団の全体的な傾向を示しているのであって，それが個々の患者の予後に当てはまるか否かは別問題であることを認識しておく必要がある．すなわち，95％の確率で予後が悪いとされても，目の前の患者がこの95％に入るのか残りの5％に入るのかを知る方法はない．

　なお，言語モダリティ別の回復は一様ではないことも知られている．一般的には理解面は

表4-2 予後に関連する要因（Murray et al, 2001を参考に作成）

要因	予後についての要点
基礎的因子	
年齢	低年齢ほど予後がよいとする報告あり．差がないとする報告もあり．
性	男性で予後がよいとする報告と女性でよいとする報告あり．差がないとする報告もあり．
病前の知的能力・教育	教育が高いほど予後がよいとする報告あり．病前の知的能力が重要とする報告もあり．
医学的因子	
病因	外傷は脳血管障害より予後がよいとする報告あり．脳出血は脳梗塞よりよいとする報告あり．
発症からの経過時間	経過期間が短いときに大きな改善を示すが，長期にわたる改善を示すものもあり．早期に訓練を開始した方が予後がよいとする報告とそれを否定する報告あり．
病巣の部位と広がり	一般的により大きな優位半球の病変，多発性の病変で予後が悪い．中大脳動脈領域や側頭基底領域の病変で予後が悪いとする報告あるが，そうでない症例報告もあり．
神経学的・精神医学的問題	運動性構音障害などの神経学的問題，抑うつ・不安などの精神・心理学的問題があると予後は悪いとする報告あり．
薬物	抗うつ薬・抗痙攣薬などが言語活動に影響を与えることあり．
神経心理学的・失語学的因子	
神経心理学的合併症	神経心理学的合併症があると予後が悪いとする報告あり．
失語の重症度	重度の失語では予後が悪いとする報告あり．聴覚的理解障害が重度だと予後が悪いとする報告もあり．
失語のタイプ	全失語で予後が悪いとする報告，健忘失語でよいとする報告あり．
自己修正の有無	自身の発話の誤りに気づく患者で発話の回復がよいとする報告あり．
キューの有効性	キューの有効性が高い患者で発話の回復がよいとする報告あり．
性格的・社会的因子	
患者側	言語回復への意欲や決意の高い患者で予後がよいとする報告あり．本人の性格や行動，周囲の社会的支持が予後に影響するとの報告あり．
家族側	患者に対する家族の関心や言語回復への希望が予後に影響するだろう．
言語訓練の因子※	一般的に訓練量が多いほどよい．適切な言語訓練であるほどよい．訓練開始時期については上記参照．

※筆者が加筆

表出面に比べ早期に回復する．表出面でもとくに発語失行，仮名書字障害などは残存しやすく，訓練なしでの回復はあまり期待できないとされる（竹内ら，1995；佐野，1999など）．

5 言語訓練の効果

1 訓練効果の諸側面

失語患者に対し何らかのリハビリテーション的介入を行い，時間とともに症状が改善しても，そのすべてが介入に対する直接的反応（これを特異的訓練効果という）であるとはいえない．それ以外にも，回復には以下の要素が関与すると考えられるので，訓練効果を検討するうえで考慮されなければならない．

 1．自然回復（spontaneous recovery）
 2．専門家の治療を受けているということによる心理的効果

3．非特異的訓練効果

1について，自然回復という用語を正確に定義することは実はなかなか困難である．とりあえず言語聴覚士の介入によらないで言語機能が改善する部分を自然回復だとすると，それには少なくとも大きく2つの要素があると考えられている．1つは，243頁（「失語の経過」）に示したような脳の神経生理学的な修復による言語機能の回復であり，もう1つはそれ以外の自然な回復である．

とくに言語療法の領域では，患者は普段から言語的刺激に囲まれて生活しており，患者は医療スタッフや家族・友人と会話をし，ラジオやテレビを視聴することもでき，本や雑誌・新聞をながめることもできるので，このような言語刺激が機能回復を促すであろう．中には，言語機能向上に向けて患者自らが取り組む諸活動も自然回復として考える立場もある．しかし，患者に向けられる言語刺激の質・量や患者自身の自主学習については，言語聴覚士が介入することが可能なので，それも含め単に自然回復として片付けてしまうのは，臨床を考えるうえでは好ましくないのではないかと思われる．

2については，突然の発病で混乱している患者にとっては，「言語の先生」にみてもらって話しを聞いてもらったというだけで言語機能が向上することも，十分にありうることだろう．Hartmanら（1987）は，発症後1カ月の急性期の失語患者60名を無作為に2群に分け，一方には通常の言語訓練を，もう一方には支持的なカウンセリングのみを，それぞれ週2回ずつ行った．カウンセリングは会話を中心としたもので，患者や家族の日常生活における問題点を尋ね，解決のための示唆を与えたり，共感的な態度で励ましたりするものであった．両群ともそれぞれの介入を6カ月間行ったが，介入前後のPICA得点の変化は両群間で差がなかった．

3の非特異的な訓練効果とは，特定の症状に対する特定の訓練技法によらない訓練効果のことである．一般的に言語訓練では，その症状に対し有害と考えられる訓練法もあるが，多くの場合ではどの訓練法であっても，なにも言語刺激を与えられない状態に比べれば何らかの有効性はあると考えられる．したがって臨床家としては，患者に改善があればそれが特異的な訓練効果かどうかを考えることなく満足しがちであるが，患者が着実な改善を示していても，それに安易に満足せず，常により有効な訓練法はないかを考え続けることが必要であろう．

② 訓練効果の測定

失語症の言語訓練の有効性——少なくとも自然回復の分を上回って効果があるのか——に関しては，いまだに議論がないわけではない．言語機能については，その改善が目に見えにくく，さらに前項で示したように特異的訓練効果以外の要因も多く関与するので，言語聴覚士自身も，（誠実な臨床家であれば余計に）自身が行った訓練が本当に患者の役に立っているのか疑問をもつこともあるだろう．しかし，言語訓練の有効性については多くの研究成果が蓄積されつつある．本項では以下に，言語訓練の効果を測定した研究の概要を示したい．

これらの研究のデザインは，群研究（group study）と単一事例研究（single-case study）に大別される．

群研究は，文字通り多数の患者を使って訓練効果が検討されるものである．治療・介入研究におけるもっとも確かなエビデンス（証拠・根拠）は，無作為化比較試験（randomized

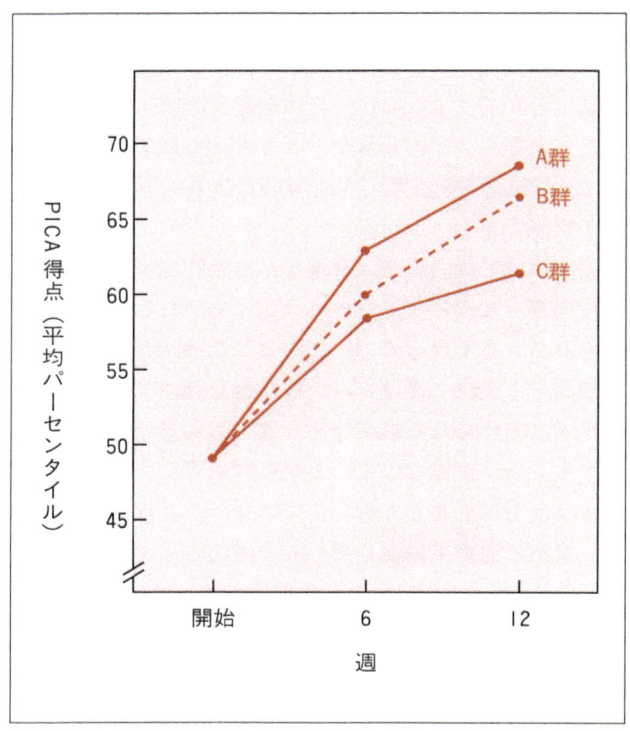

図 4-2 無作為化比較試験による言語訓練効果研究（Wertz et al, 1986），（A群：言語聴覚士による訓練，B群：ボランティアによる訓練，C群：非訓練〈本文参照〉）

controlled trial：RCT）によって得られるとされる．RCTとは，一群の調査対象者を無作為に複数の治療法に割りつけて，その効果を追跡・検討するものである．利点の1つは，調査対象者の集団が十分に大きければ，それぞれの治療法（または非治療）に割り当てられた各群は，研究者が意識している要因だけでなく意識していない要因も含めて均質になることである．

RCTの手法を用いて言語訓練の有効性を検討した代表的な研究としては，Wertzら（1986）のものがある．彼らは，発症2週～24週（平均7週程度）経過した75歳以下（平均59歳程度）の失語患者121名を無作為に3群（便宜的にA群，B群，C群とする）に分けた．A群では言語聴覚士が12週の訓練を行ったあと12週の非訓練期間が，B群ではボランティアによる12週の訓練のあと12週の非訓練期間が設定され，C群では12週の非訓練期間のあと12週の言語聴覚士による訓練が行われた．とくにC群では，13週目からは訓練を受けられるようして，非訓練の集団を作ることによるモラル面の問題を一応クリアしている．訓練前後の言語機能はPICA（Porch Index of Communicative Ability）で測定された．言語聴覚士による言語訓練は，刺激・促通法を中心に患者の特性にあった方法で行われ，量は週に8～10時間（Wertz et al, 2001）である．ボランティアは事前に失語の症状や訓練法についての講習を受け，訓練期間中は週に1回，言語聴覚士と訓練法などについて相談することができた．その最初の12週の結果は，図4-2の通りであった．3群ともPICAの成績は向上したが，その程度はA群，B群，C群の順に大きかった．検定でもA群とC群の12週後の成績には有意差が認められ，言語聴覚士による訓練は少なくとも自

然回復より大きいことが示された．

　大規模な集団を対象にした研究では，Bassoら（1979）の報告も知られている．そこでは，週に3回以上（1回45分〜50分），6カ月以上の訓練を受けた患者群（162名）は，病院までの交通や家族の事情により訓練を受けられなかった患者群（119名）よりも，言語理解・発話・書字のすべての言語モダリティにおいて，改善のみられる割合が有意に高かった．この研究は，非訓練群が無作為的に設定されていないので，それゆえの何らかのバイアスが結果に影響を与えていた可能性もあるが（例えば，通院ができない高齢で虚弱な患者が非訓練群に多く含まれていたのかもしれない），その他の点では質の高い研究とされる（Benson and Ardila, 1996）．

　しかし，訓練効果を否定したRCTもある．Lincolnら（1984）は，333名の失語患者を治療群と非治療群に無作為に割り付け，そのうち24週間にわたり評価を継続しえた治療群104名と非治療群87名の間で，PICAなどの検査成績に有意な差が認められなかったと報告している．

　Lincolnら（1984）の研究は有名である．しかし彼らの研究は，彼らの言語訓練が無効であったことを示すかもしれないが，言語訓練全般が無効であることを証明したとはいえないだろう．もし訓練法が不適切であったのなら，効果がないのは当然である．訓練効果研究では，どのような患者にどのような訓練を行ったかという形式で，問題が検討されなければならないと考えられる．しかしその場合問題となるのは，失語患者はそれぞれ背景（年齢，教育など）や症状・重症度が多彩で，その中で均質な集団を用意するのが極めて困難なことである．それを克服するのが単一事例における訓練効果の検討である．

　単一事例による訓練効果の証明は，①訓練効果の証明を意図したわけではないが，その経過が訓練の有効性を示している場合と，②実験的に訓練効果の証明を試みた場合，の2種類に大別される．

　①では，例えば発症後数年を経過して安定状態に達したと思われる患者に，今までとは違う訓練法を導入して症状に変化がみられた場合，それは当該の訓練法による効果と考えるのがもっとも普通であろう．本書で紹介している中では，柏木ら（1978）（267頁「50音表・50音系列を用いた呼称・音読・書字訓練」参照），滝沢（2000）（280頁「文の訓練」参照）の例などはそれに該当する．またWatamoriら（1978）は，日本語と英語のバイリンガル（日系2世）の患者2名に対して，本人の希望により初期には英語での言語訓練のみを行ったところ，言語機能の向上は日本語よりも英語で著しかったことを報告している．2名とも，妻は日本人で日本国内で訓練を受けた（つまり言語環境は日本語中心）にもかかわらずこの結果だったのだから，それは言語訓練の特異的効果と解釈することがもっとも妥当であろう．

　②の実験的研究は，治療効果における単一事例研究法といわれる．そこでは，1人の患者内で治療に関わる独立変数（具体的には訓練の技法や量）を操作し，そのときの従属変数（検査成績）の変化によって治療効果を測定しようとする．

　単一事例研究法における実験デザインにはさまざまのものが考案されている．主なものは以下の通りである．

　　1．ABA法
　　2．多層ベースライン法
　　3．クロスオーバー法

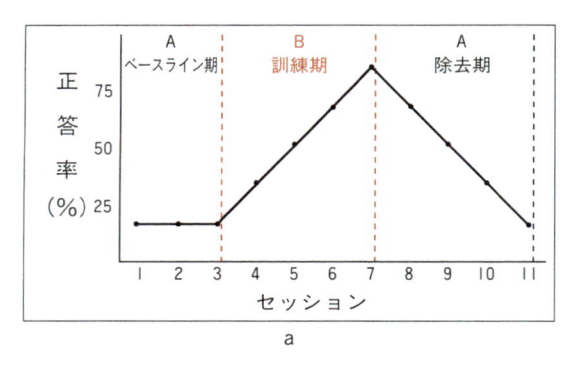

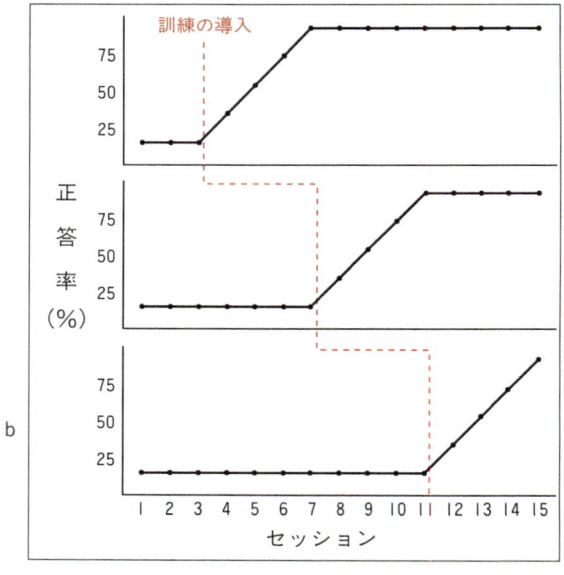

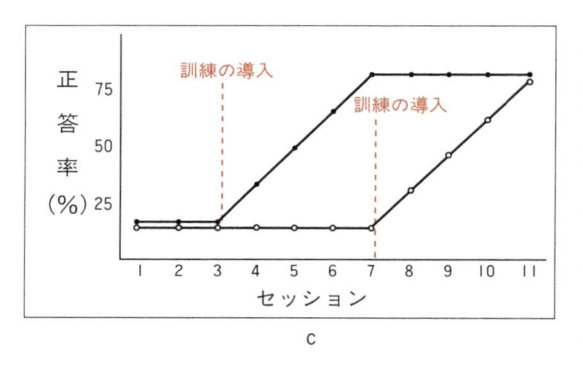

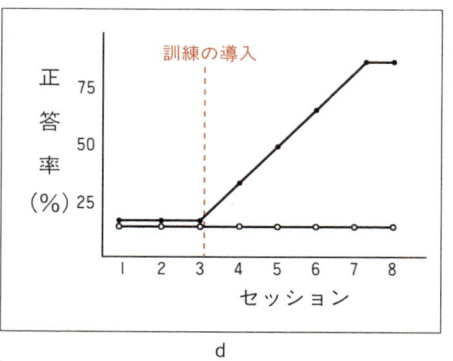

図 4-3　単一事例研究法の各実験デザインにおける仮想データ
（a：ABA 法　b：多層ベースライン法　c：クロスオーバー法　d：同時治療法）

4．同時治療法

1では，時間軸に沿ってA（ベースライン），B（訓練），A（訓練除去）の期間を設ける．そして図4-3 aのような結果のグラフが得られたら，Bの訓練法の有効性が示される．訓練除去の期間を設けるのは，単なる時間経過による改善を否定するためである．最後のA以降に再びBを行ったり，別の訓練法Cを導入してBとCの有効性を比較するなどの応用が可能である．しかし訓練を止めたあとでも成績が低下しないような訓練法の場合は，このデザインは使えない（効果が持続した方が訓練法として望ましいのはいうまでもない）．

2は，訓練効果が持続する場合でも適用できる．多くの場合では訓練対象項目（文字，単語，文）を複数の群に分け，時期をずらして各群を次々に訓練していく．その結果図4-3 bのように，訓練を行った群のみに著明な成績向上がみられたら，それは当該の訓練法による特異的な効果と考えることができる．

3も同様の方法であるが，次の訓練が導入された後では前の訓練は行われない．そして図4-3 cのような結果のグラフが得られれば，訓練導入に伴う成績の向上と，先の訓練群に対する訓練効果の維持が示される．さらにクロスオーバー法は，複数の訓練法の有効性

を比較する場合に有用である（265頁「機能再編成法」参照）．B・C 2つの訓練法の有効性を比較する場合には，その施行順が結果に影響を与える可能性もあるので，逆の施行順（C・B）での効果測定も行うとよいとされる．

4では，2種類の訓練法が並行して施行され，どちらの訓練法が有効なのか直接比較される（図4-3 d）．両方の訓練法を並存させて問題がない場合では，有効なデザインである．

単一事例研究法を用いた訓練効果測定については，次節「治療法各論」（255頁）において随時紹介する．実験デザインのバリエーションや失語患者に行われた研究の詳細についてさらに知りたい場合は——とくに「般化」を意識した効果測定についてはここでは解説する余地がないので——，以下の文献が参考になる（Howard et al, 1987；McReynolds and Kearns, 1989；Rosenbek et al, 1989；宇野，1999；Robey et al, 1999）．

単一事例実験は研究目的だけに用いられるものではなく，日常の臨床で訓練計画に迷いがあるときなどに，同様のデザインを組んで訓練法を決定することができる（267頁「50音表・50音系列を用いた呼称・音読・書字訓練」参照）．目の前の患者に対する治療法を選択する上では，単一事例実験はRCTよりも有効であり，厳密なそれは1事例RCTとも呼ばれる（古川，2000）．

単一事例研究法の欠点としては，その結果を一般化することが難しいことである．つまり「その患者だけが特別だったのではないか」との疑問が常につきまとう．また訓練効果の研究では，訓練効果の上がった場合だけが学会等に報告される「出版バイアス」の問題があるが，単一事例研究は施行が比較的容易なだけにその影響を受けやすいので，研究報告を利用する際には注意を要する．

6 集団訓練

言語訓練の手段としては，言語聴覚士と患者が1対1で相対する個人訓練だけでなく，集団訓練という選択肢もある．集団訓練は個人訓練の付属物として位置づけられがちであるが，個人訓練にはない効果を期待できる独立した有効な訓練法である．

集団訓練の目的は，以下のようにまとめられる（田上ら，1985；Marshall, 1999；Kearn et al, 2001）．

1．言語機能（機能障害レベル）の改善または維持
2．コミュニケーション能力（活動制限レベル）の改善
3．心理面の改善
4．社会的適応の改善
5．家族の支持

1の目的に対しては，基本的には個人訓練が第一選択肢になるであろうが，言語聴覚士の限られた時間の中で，患者により多くの訓練機会を提供するためには集団訓練は有効である．また，プラトーと考えられる患者の維持的訓練としては，とくに有力な選択肢である．個人訓練が長期に渡ると，どうしても同じような訓練の繰り返しになって，患者も臨床家も行き詰まりを感じがちであるが，集団訓練では参加者が多いので，訓練に変化がついてそのようなマンネリ感を避けることができる．

2については，通常の個人訓練の状況——患者と言語聴覚士が1対1で向き合う状況

表 4-3 集団訓練でよく用いられる課題

課　題	機能訓練的要素
構音訓練（発声発語器官の運動訓練含む），書字（写字）	強
かるた，文字カードでの神経衰弱，しりとり，語列挙	↑
特定の話題（例：時事問題，思い出）についてのスピーチ・会話	↕
川柳作り，寸劇（シナリオの音読）	↓
双六，トランプ	
歌，絵画（描画）	弱

——は，コミュニケーション場面としては特異であり，訓練室内での改善が日常生活場面に反映（般化）されないという問題がしばしば指摘される．集団訓練のようなより日常に近い場面設定は，これを補うものであると考えられる．

3と4について，患者は同じ障害をもつ他人と接することにより，自身を客観的にみつめ，困難が自分にだけ起きたのではないと実感することができる．そして，失語によって一時は断ち切られたかに思えた社会参加への意識，コミュニティに属していて人とつながっているという安心感や責任感が，本人の心理社会的側面に好影響を与えることが期待できる．障害をもちながら上手に対処している他の患者の姿をみて，障害への具体的な対処法を学んだり，「あの人ができるのだから」と勇気づけられることもある．

5については，ほとんどの家族にとって失語患者と接することは初めての経験である．他の患者と家族を見ることによって，患者への接し方を学んだり，自分たちの将来像の推測に役立ったりする．また，他の家族との様々な情報交換が可能になる．家族同士のやり取りから得られる情報は，臨床家から伝えられる情報とは異質で，その点からも貴重である．他の家族から，「何年か頑張れば（私たちのように）きっとよくなりますよ」と言われれば，もちろんそれを100％信じるわけではないだろうが，患者や家族が大きな励みを得ることもある．

グループの組み方については決まりきったものはない．1人の言語聴覚士で担当するとすれば，グループの人数は最低2人からせいぜい10人が限度であり，5～6人くらいが理想であろうか．グループの均質性については，機能障害へのアプローチが中心の場合は，症状や重症度が比較的均質でないと運営が難しい．それ以外の目的が強い場合では，均質性にはそれほどこだわる必要はないと考えられる．家族も訓練に参加してもらうことによって，障害に対する家族の理解が促進されるばかりでなく，患者に対する家族の接し方を直に見ることによって，言語聴覚士の側にも新たな発見があることがある．また患者の課題の遂行を，家族にサポートしてもらうことも可能である．

訓練の具体的内容について特に推奨されるものがあるわけではないが，一般的には1回の訓練は，挨拶→自己紹介・近況報告→課題→挨拶という流れで行われる．課題としては，言語課題としての意味あいが強いものからそうでないものまで，対象集団や目的に応じてさまざまに工夫される．主なものは**表 4-3**に示したが，他の書籍（全国失語症友の会連合会，1992；鈴木ら，1994；Marshall，1999）も参考にしていただきたい．

集団訓練の効果についてWertzら（1981）は，発症4週以上経過した67名の患者を無作為に個人訓練と集団訓練に割り当て，その言語機能の改善を測定したが，個人訓練にはやや劣るものの集団訓練も有効であった（発症26週を超えても成績の向上がみられた）と報告している．Elmanら（1999）は，保険でカバーされる個人訓練が終了した発症6カ月

以上(平均4年程度)の24名の患者を無作為に2群に分け,一方の群ではコミュニケーションに関する集団訓練を週5時間4ヵ月間行い,別の群では最初の4ヵ月はそれを行わなかった.その結果,訓練群では非訓練群に比べ,WABのAQとCADLの得点が有意に,PICA短縮版の得点が有意に近いレベルで上回ったと報告している.

7 訓練計画

1 訓練計画立案の原則

　検査とその評価に基づき,言語訓練計画を立案し,訓練の質(方法)と量を決定する.ただし訓練は,必ずしも全部の検査が終了してから行われるものではない.検査と訓練の一部は並行して行われ,訓練を通じて新たな検査・再評価の必要性が浮き彫りになることも少なくない.ある程度の評価ができたら,なるべく早く訓練的課題を導入したほうが,「検査漬け」に対する患者の不安をやわらげることができる.一度立てた訓練計画は固定されるものではなく,患者の変化に応じ,再評価と訓練計画の修正が柔軟に行われるべきである.

　本章の冒頭でも述べたように,言語検査において成績が不良であった言語課題をそのまま単純に訓練課題にするようなアプローチは適切ではない.その理由としては2つある.

　1つはすでに述べたように,一部の言語モダリティは言語訓練の手段となっても目的とはならないからである.復唱や音読はコミュニケーション上の機能をほとんどもたないので,多くの場合言語訓練の目的にはならない.

　2つめは,言語課題はそれぞれに独立したものではなく相互に有機的な関連をもっているので,それぞれの言語課題に個別にアプローチするのではなく,不良な言語課題に共通の障害基盤を見出し,それに働きかけるようにすべきである.そうでなければ言語訓練は非常に効率が悪いものとなるだろう.例えば聴覚的理解と復唱と書取のみに著明な成績低下があれば,語聾という共通の障害があることが想定され,訓練は語聾へのアプローチという形で計画される(聴覚的理解,復唱,書取に個別に働きかけるわけではない).より複雑な障害についても,このような発想で訓練を考えることが望ましい.障害メカニズムの仮説設定に役立つ言語情報処理モデルについては後述する(255頁「言語情報処理モデルと認知神経心理学的アプローチ」参照).

　質の面では,言語訓練の流れは発症からの経過に基づき,原則的に以下のように組み立てられる.

　　1.簡単な単語(高頻度語,高心像語)から難しい単語(低頻度語,低心像語)へ.
　　2.単語から文へ,次にテキスト(長文)へ.
　　3.言語機能全般への働きかけから特定の言語モダリティへの働きかけへ(障害の中核だと思われる部分,とくに強く障害されている部分,患者や家族が回復を望む部分へ).
　　4.機能障害への働きかけから活動制限への働きかけへ(並行されることも多い).

　発症後の初期の段階では,訓練のスムースな導入を心掛け,患者は身体的にも心理的にも安定していないので,負荷をかけ過ぎないよう十分注意する必要がある.症状も安定しておらず一般的には障害像が不明確なので,多くの言語モダリティに働きかけるような訓

I 治療法総論　251

練を心掛ける．症状の変化が激しい場合も多いので，訓練課題を通じて再評価を行う場合もある．

　やがて身体的，心理的および言語症状的にも安定してきた段階が，より集中的な言語訓練の段階である．訓練の目標はより明確に定められ，患者の障害像や障害メカニズムの仮説をたてて，それに基づいた訓練を行うように心掛けるべきである．ただし患者にとってはたった1回の治療機会であるので，仮説の構築は十分に慎重に，既存の臨床・研究データを踏まえた謙虚な姿勢で臨むべきで，極端な仮説やそれに基づく一方的な訓練を行って，取り返しのつかない不利益を患者に与えることのないようにしなければならない．試験的な訓練法を導入するとしても（新しいことを試みなければ臨床は進歩しないのも事実なので），それと並行して一般的な訓練を続けることによって，保険をかけることが必要である．

　量の問題については，言語訓練もある種の学習である以上，十分な量の訓練が必要である．現在の状況では，外来患者に対しては週1～2回40分程度の訓練ということが多いと思われる．しかしそれだけが言語訓練だとすれば，明らかに量的に不足である．また比較的訓練機会の多い入院患者であっても，入院中は言語刺激が少ない状態にあることが多いので，やはり学習の量の確保が重要になる．訓練量不足を補うための自習課題の設定については，次項に記した．

　最後になったが，医療においてどのような治療を選択するかの決定権は患者にあるので，訓練計画立案においては患者や家族の希望も十分に考慮し，計画は患者側に説明されて同意を得られなければならない．

② 自習課題

　訓練量の確保の面から，患者に対しては自習課題（宿題）を設定することが必要になる．
　宿題としてはまず，プリント類を渡すということがあげられる．読解，書字，計算などの課題は宿題として設定しやすい．また比較的軽度の患者では，日記や手紙を書いたり，新聞記事やテレビ番組を要約するなどの日課を設定してもよい．新聞の場合，記事では難度が高すぎる時には，見出しや各種コラム（料理欄，囲碁・将棋欄，4コマまんが，番組欄など）を利用して，その要約や音読，語句の意味調べ，写字，切り抜きなどの課題を行ってもよい．テレビ番組はVTRに録画すると，繰り返し見て学習することが可能になる．これらの日課は，社会に目を向ける機会としても有効である．

　患者にノートを渡し，宿題となる課題をそこに記す方法もある．ノートの利点は，言語訓練の足跡が整理されて残り，患者・家族・言語聴覚士のいずれにとっても貴重な資料になることである（患者にとっては日記のようなものともいえる）．プリント類もノートに貼るようにしておけば，失われることがない．

　自習が容易な文字言語に比べ，音声言語面の宿題設定はやや困難であるが，家族に協力してもらうことによってそれが可能となる．言語聴覚士は宿題の進め方について患者と家族によく説明し，家庭では見本となる音声刺激を家族が呈示して課題を行う．何らかの理由で家族の協力が得られなかったり，患者がひとりで自分のペースで練習することを希望する場合には，言語聴覚士が音声をテープレコーダーに録音し，それを患者が再生して練習するという方法がある．

　テープレコーダーでは目標の項目にすぐに到達できないという欠点があるが，ランゲー

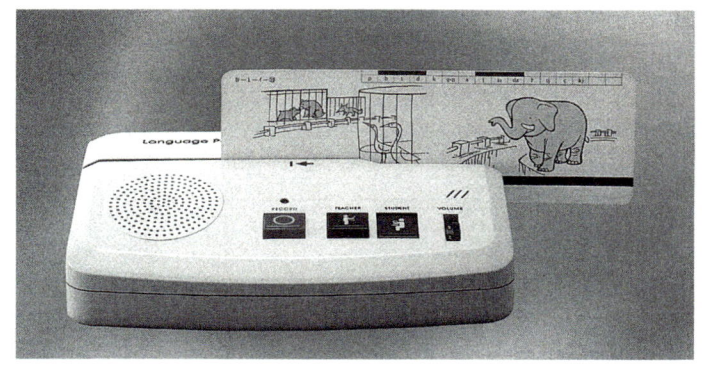

図4-4 ランゲージパル（写真提供：シーメンスヒヤリングインスツルメンツ株式会社）

ジパル（シーメンスヒヤリングインスツルメンツ㈱）やトーキングカードプレーヤー（ソニー㈱）といった機器を用いると，それは解消される．図4-4にはランゲージパルを示した．磁器テープを貼りつけたカードのテープ部分を機械に通すと，スピーカーから音声が再生される．磁気テープの音声は消去し，別の音声を録音することも可能である．患者自身の発話も容易に録音・再生できるので，自身の発話の確認にも役立つ．

また近年では，パソコンを用いた訓練材料も開発されつつある．高齢者にとってパソコンは馴染みが少ないが，逆に目新しさも手伝って，また自分のペースで学習できるという気軽さもあって，興味をもつ患者は少なくないようである．さらに，インターネットを利用して訓練材料を配信するという試み（渡辺ら，2000；高木ら，2001）もなされており，今後の発展に期待がもたれる．

自習に役立つ機材については本項の末尾に示した．

3 教材

訓練を実施する上では教材（訓練材料）が必要である．市販の絵カードなどの主なものについては，本項の末尾に掲げた．

これ以外にも，小中学校の教科書，童話・昔話・落語などの本，図鑑，写真集，漫画の本，雑誌，新聞など様々のものが教材となりうるので，患者の興味ある分野で適切なレベルのものを選択して提供するとよい．筆者の経験では，図鑑などは患者にとって新たな知識の吸収にもなるので，喜んで取り組んでくれることが多いようである．新聞の使用については前項に記した．書字や計算では，児童向けのドリル類がそのまま利用できる．また近年では外国人向けの日本語教育用教材も充実されてきたので，訓練に利用してもよい．これらには音声テープが併売されていることも多い．

(1) 自習用機材

ランゲージパル．シーメンスヒヤリングインスツルメンツ．

トーキングカードプレーヤー．ソニー．

加藤正弘（監），小嶋知幸，佐野洋子：失語症言語訓練教材シリーズ・失語症言語訓練キット．新興医学出版社．

日本語訓練用ソフトウエア言葉の散歩．日立マイクロソフトウエアシステムズ．

米本恭三（監）：花鼓II．アニモ．

（2）教材となる絵カード類

＜絵カード＞

コミュニケーション障害臨床研究グループ：言語訓練用絵カード（連絡先：http://homepage2.nifty.com/cmd1/osirase.html）．

絵カード2001（全4巻）．エスコアール．

絵カード2001シリーズ・絵カード111．エスコアール．

加藤正弘（監），小嶋知幸，佐野洋子：失語症言語訓練教材シリーズ・ボイスカード．新興医学出版社

笹沼澄子，伊藤元信，綿森淑子，他：失語症の言語治療（付属・治療絵カード）．医学書院．

＜ドリル教材＞

加藤正弘（監），小嶋知幸，佐野洋子：失語症言語訓練教材シリーズ・ドリル集．新興医学出版社．

草野嘉直（編著），相澤悟，児山律子：失語症の言語療法・ドリル集（1部，2部）．エスコアール．

小倉美智子，奥平奈保子，金井日奈子：失語症会話ノート活用ドリル．エスコアール．

竹内愛子（編著）：失語症訓練のためのドリル集（9巻）．協同医書出版社．

＜その他＞

横浜コミュニケーション障害研究会ホームページ：http://www001.upp.so-net.ne.jp/comcom

第4章 治療とリハビリテーション

2 治療法各論

　本節では言語訓練の手法について解説する．「②刺激・促通法」（260頁）から「⑥新しい訓練法」（278頁）には，具体的な訓練の技法を記した．「①基礎知識」に記したことは，個別の訓練技法として扱われることもあるが，むしろどの訓練法を適用するうえでも理解しておかなければならない基本的な事柄だと考えられるので，別枠で扱った．

　より良い言語訓練を行うためには，多くの訓練技法を習得し言語訓練のバリエーションを増やしておくとともに，その訓練法を必要な患者に正しく処方することが大事である．一般的には，発症からの期間が比較的短く，言語機能全般に障害がみられる段階では主に刺激・促通法が用いられ，それ以外の訓練法は，その後さらに期間が経過して，ある程度症状が安定して障害の特性が明確化してきた段階，そして言語聴覚士の側でも患者の問題を特定化できた段階において，患者の特性に応じて使い分けられるものと考えてよいであろう．しかし，どの訓練法をどのような患者に施行すればよいかという問題は，臨床的には非常に重要なテーマでありながら，それほど明らかにされているわけではない．本書では一部私見を交えながら，この点についてのガイドラインを示したつもりであるが，それを鵜呑みにすることなく批判的に吟味していただければ幸いである．

　また治療効果研究では，治療の有効性が立証・示唆された場合に限って学会等で発表される傾向があり，これを「出版バイアス」という．すなわち，有効例の報告の背後には，それに反する多くの例が存在するかもしれないので，その訓練法を自分の患者に用いる場合には注意を要する．

　「⑦特殊なケースへの対応」（282頁）では，臨床において対応に迷うことが多いケースにおける基本的対応を記した．

I 基礎知識

① 言語情報処理モデルと認知神経心理学的アプローチ

（1）言語情報処理モデルとは

　近年の情報処理理論・技術の進展を背景に，人の言語機能を一種の情報処理過程とみなし，その処理モデルを構築して失語症の評価や治療に役立てようとする動きが盛んである．このような方法論は認知神経心理学的アプローチともいわれる．

　多くのモデルでは，言語情報処理を比較的独立した複数の処理単位（モジュール）とその間の結びつき（情報の流れ）によって表現する．ある意味ではWernick-Lichtheimの図式（117頁「失語分類の基本設計」参照）をさらに詳細にしたものと考えることもできる

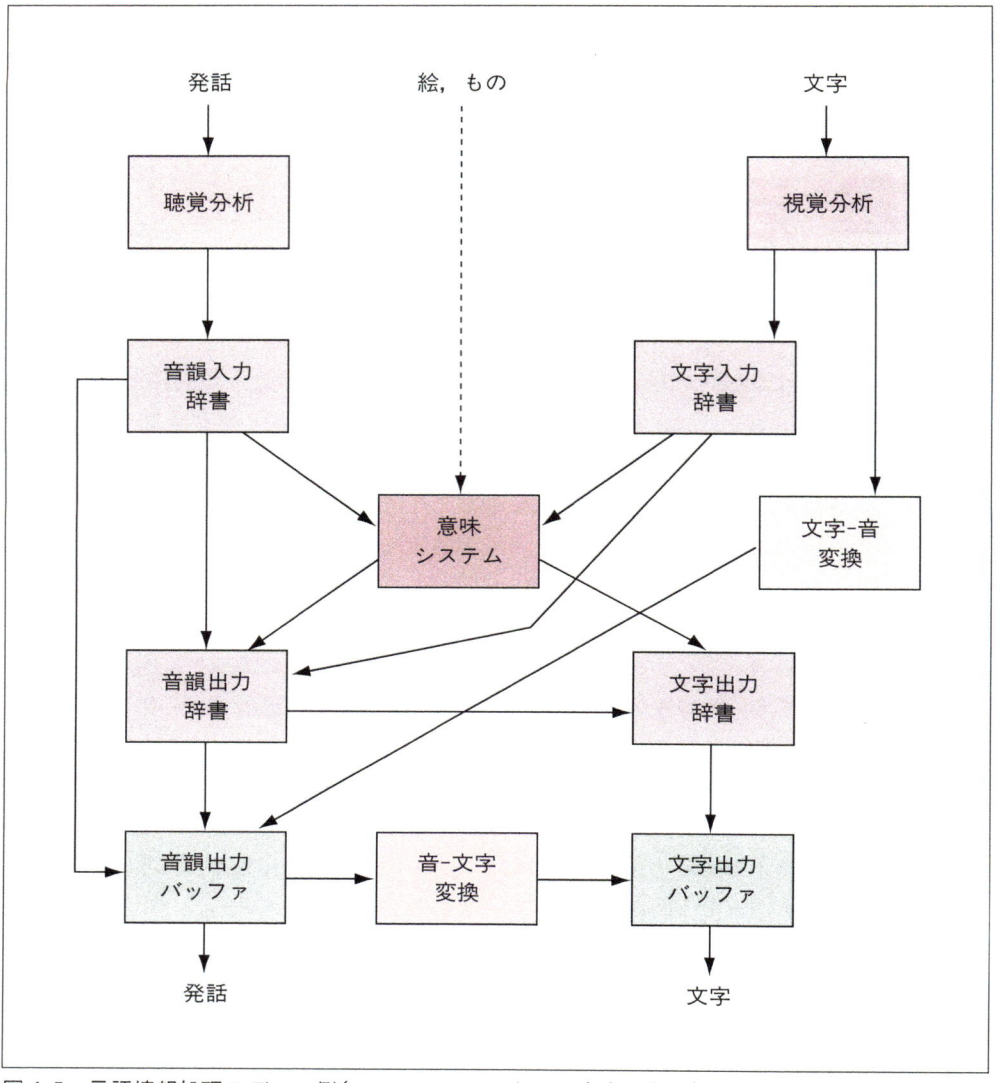

図 4-5　言語情報処理モデルの例(Kay et al, 1992 などを参考に作成)

が，各モジュールと解剖学的な部位との対応は考慮されない．

　上記のような言語処理モデルは，細部においていくらかの違いがあるものの，その基本的な構成は類似している．諸家（Kay et al, 1992；Howard and Hatfield, 1987；Ellis and Young；1988, 1996；加藤ら, 2000）のモデルを，失語症臨床に役立つであろうという観点から集約したモデルを図 4-5 に示した．ただしこのようなモデルは単語の処理モデルであり，統語的要素が重要な位置を占める文のモデルではない．文の処理モデルも提案されているが（Mitchum et al, 2001 など参照），ここでは触れない．

　なお現在の認知心理学では，人の情報処理は上の図からイメージされるような直列的・逐次的なもの（1 つの処理が終わってから次の処理に進む）ではなく，より並列分散的に処理がなされるもの（機能単位間で同時並行的・双方向的に処理が進む）と考えられている．しかしそのことを頭においたうえで，このようなモデルは臨床的には非常に有用なものである．

言語処理モデルを失語症臨床において活用する上では，①モデルの概要を理解することと，②それを臨床に応用する基本的方法論を理解すること，が必要である．①に関してはさらに，各モジュールが表わしている内容と言語モダリティ（言語課題）ごとの処理の流れを理解しておかなければならない．

　以下には，図4-5に基づいてその概略を述べる．詳細について立ち入る余裕はないので，①については上記の書籍を，②については加藤ら（2000）を参照いただきたい．

［モジュールが表わしている内容］
1．分析：聴覚または視覚（文字）呈示された単語の同定を行う．
2．辞書：単語の形が表象されており，それを認識し次の過程に供給する．入出力経路別のものが仮定されている．
3．意味システム：意味が表象されている．意味システムは単一であるという説と，複数のシステム（例えば言語性意味システムと非言語性意味システム）に分かれるという説がある．
4．音－文字変換，文字－音変換：分節化された音と文字（群）との対応規則に基づき，両者の変換が行われる．
5．出力バッファ：音素列または文字列が生成され，発話・書字表出までの一時的な保存がなされる．

［言語モダリティ別の処理経路］
1．聴覚的理解：聴覚分析→音韻入力辞書→意味システム
2．読解：①視覚分析→文字入力辞書→意味システム
　　　　　　（漢字語や仮名表記頻度の高い仮名語で用いられる）
　　　　②視覚分析→文字-音変換→音韻出力バッファ（→内的発話で意味システムに）
　　　　　　（仮名語で用いられる）
3．呼称：（対象の視覚的認識を経て→）意味システム→音韻出力辞書→音韻出力バッファ
4．復唱：①聴覚分析→音韻入力辞書→意味システム→音韻出力辞書→音韻出力バッファ
　　　　　　（意味理解を伴う復唱）
　　　　②聴覚分析→音韻入力辞書→音韻出力辞書→音韻出力バッファ
　　　　　　（意味理解を伴わない復唱）
　　　　③聴覚分析→音韻出力バッファ
　　　　　　（意味理解を伴わない復唱）
5．音読：①視覚分析→文字入力辞書→意味システム→音韻出力辞書→音韻出力バッファ
　　　　　　（漢字語や仮名表記頻度の高い仮名語で用いられる）
　　　　②視覚分析→文字-音変換→音韻出力バッファ
　　　　　　（仮名語で用いられる）
　　　　③視覚分析→文字入力辞書→音韻出力辞書→音韻出力バッファ
　　　　　　（①と並列して機能しているという説がある）

6．書称：①（対象の視覚的認識を経て→）意味システム→文字出力辞書→文字出力バッファ
（漢字語で用いられる．仮名表記頻度の高い仮名語でも用いられる？）
②（対象の視覚的認識を経て→）意味システム→音韻出力辞書→音韻出力バッファ→音-文字変換→文字出力バッファ
（仮名語で用いられる）
③（対象の視覚的認識を経て→）意味システム→音韻出力辞書→文字出力辞書→文字出力バッファ

7．書取：音声から書字までの複数の経路が考えられる（上記の組み合わせ）．

（2）言語訓練における言語情報処理モデルの利用

言語情報処理モデルを利用した失語症の訓練計画は，以下の手順で検討される．

ステップ1：モデル上の障害部位の特定．
ステップ2：障害された部位への対処法の検討．

ステップ1については，主に①言語モダリティ別の成績差，②誤り反応，の2種類の情報を分析することによって行われる．①については，良好な言語モダリティがあればそれはその処理経路のすべてがほぼ保たれているということになるし，逆に不良な言語モダリティがあればその言語課題に要する経路のどこかに損傷があると考えられる．このようにして言語モダリティ別の成績を組み合わせて，パズルを解くようにモデル上の障害部位を特定していくのである．②については，それを補完するものである．例えば発話の過程であれば，語性錯語や迂言，狭義の喚語困難（無反応）は音韻出力辞書近傍の障害の反映と考えられる．すなわち，意味システムと音韻出力辞書とのリンク，または音韻出力辞書そのものの障害である（意味システムの障害という考え方もある．逆に失語では意味システムそのものは障害されないという考えもある．この問題は意味システムをどのように捉えるかにもよるので，ここでは議論を避け，後者の立場に従い説明する）．一方，字性錯語は音韻出力バッファ付近の障害によるものだと考えられる．なお，発語失行は音韻出力バッファより下位のレベルの障害だと考えられる．

この2つの情報から，障害された部位を特定していく．例えば，山鳥(1985)は伝導失語の言語症状について，まとめると次のように述べている．聴覚的理解は良好．復唱障害は著明でとくに字性錯語が顕著．呼称も字性錯語が多いが，語性錯語は少ない．文字言語に関しては，読解は良好．仮名語の音読では，逐字的に読む傾向を示しながらも最終的には成功するが，漢字語では呼称と同じ障害を示す．書字障害は一般的に漢字語で良好だが，仮名語は字性錯書が多く不良．この記述を言語処理モデルに当てはめてみると，言語モダリティ別成績差からいっても，誤り反応の傾向からいっても，音韻出力バッファの損傷ということになる．多くの失語患者では，損傷された部位は1ヵ所にとどまらず複合的な損傷をもっていると考えられるが，その場合でも部位ごとの障害のされ方にはかなりの違いがあることが多いので，それを特定することが大切である．

ステップ2については，障害された部位が特定できたら，どのようにその部位に働きかけて修復を図るか，または当該の部位を迂回しながら同様の言語処理を行うような方策がとれるか，を検討する．両者の選択について宇野(1992)は，部位の損傷が軽度の場合は直接その経路に働きかけるような訓練を，比較的重度の場合は迂回経路を考えるべきであることを示唆している．

迂回経路については「機能再編成法」（265頁）に訓練の具体例を示したので，参考にしていただきたい．もちろんそこで示した方法ばかりでなく，新しい方法も考えられる．

　修復的なアプローチについては，障害部位を活性化させるような言語モダリティを的確に選択して，訓練を行うことが必要である．例えば呼称における誤りのほとんどが無反応で，意味システムから音韻表出辞書へのアクセスに主障害があると思われる患者に仮名語の音読課題を施行しても，呼称課題に対してはまったく促進効果がみられないことがあるが，むしろ漢字語の音読課題の方が適切だと考えられる．一方，伝導失語のような音韻出力バッファの選択的障害に対して仮名書字課題が推奨（加藤ら，2000）されることがあるが，仮名書字過程にこの部位が関与することに加え，音声とは違い「すぐに消えない」材料が，この部位の改善を促すのに適当なのであろうと推測される．

　最後に，言語情報処理モデルとそれに基づく訓練とは相互作用をもっていることを指摘しておく．これらのモデルは完成されたものではなく，モデルの妥当性は今後ともさらに検討されなければならない．その際，モデルに基づいて計画された訓練が効を奏せば，それはモデルの妥当性を裏付けることになる．逆に予想と違う訓練効果が得られれば，そのことを通じてモデルは修正され，より洗練されていくのである．

❷ 学習理論とプログラム学習法

　言語訓練はある種の学習の場なので，人の学習の仕組みについて知ることは言語聴覚士にとって重要である．

　心理学の領域で学習理論といえば，狭義には「条件づけ」とほぼ同義である．条件づけは古典的条件づけとオペラント条件づけに大別される．前者は有名なPavlovによる犬の唾液条件づけ実験のように，無条件刺激から誘発される無条件反応を利用して（この場合，肉片呈示に対する唾液流出），条件刺激（ベルの音）と反応との連合を学習するものである．これに対しオペラント条件づけとは，生体の自発的な反応があって成立する学習をいう．代表的実験としてSkinnerのものが知られている．この実験では鳥かごの中に空腹のハトを入れ，ハトがレバーを押すと餌が出てくる仕組みを用意しておく．ハトは鳥かごの中を動き回り，初めは偶然にレバーを押して餌にありつくが，そのうちレバー押しと餌の関係を学習し，レバー押しの回数が増えていく．すなわち，特定の刺激セットに対する反応（レバー押し）を強化子（いわゆる報酬，この場合は餌）によって導いていくのである．学習理論の諸法則に従って人間の行動を変容させる試みを行動療法という．

　行動療法的手法による言語訓練はプログラム学習法（programmed instruction）と称されることもある．しかしこれは個別の訓練技法というよりも，むしろ言語訓練の一般原則のひとつと考えられる．Holland（1967）は，行動療法的言語訓練における重要な要素として以下の4点をあげている．

1. 強化：望ましい行動を強化する．患者の言語行動に敏感に注意を向けて，強化はすばやく適切に行うこと．
2. 複雑な行動への漸次的接近：複雑な言語行動の形成のために，患者が遂行可能なより単純な課題から始め，段階的に複雑な言語行動を形成していく．
3. 分化強化：特定の言語行動においては，刺激弁別の強化を行うことによって訓練場面以外への般化が生じる．
4. 不適切な行動の消去：新しい行動の形成ばかりでなく，不適切な行動の消去にも

関心を向ける．

1については，それぞれの患者にとって有効な強化子を選択する必要がある．何が強化子になるかは個々人によって違いがあるので，臨床家のひとりよがりな選択であってはならない．成人の患者に対しては，うなずきや笑みなどの強化子がもっとも自然で一般的であろう．望ましい反応・変化を家族に対し的確にフィードバックすることも，家族の理解を深め行動変容を促すうえで重要である．

2については，ほとんどの臨床家がプログラム学習法という言葉を知らなくても実行していることだと思われる．すなわち，目標とする言語行動の形成において，それらをいくつかのスモールステップに分解して徐々に目標に接近していく方法の導入である．各スモールステップは，目標とする言語行動に対し適切なものでなければならない．難度が高すぎる場合は正反応はまったく得られず強化は成り立たないので，訓練ステップの修正が必要である．スモールステップを適切に設定できれば，患者は自身の向上を身をもって感じることができるので，訓練意欲が高まるという側面も見逃せない．言語訓練におけるスモールステップの導入は，以後の節における多くの訓練法でも意識されているので参考にしていただきたい．

4について，不適切な行動の消去を促すためには，強化子を随伴させない（無強化）という方法がもっとも一般的にとられる．「罰」として誤反応に対して逐一の指摘や叱責を行っても，正反応への道筋が示されなければ，それは効果がないばかりか有害となる．

しかし最近の心理学の傾向としては，古典的な学習理論に基づいて刺激－反応－強化といった外的な条件だけを操作しても治療効果のうえでは限界があることから，行動療法は認知行動療法に取って代わられつつある．すなわち，対象者（患者）の行動変容を実現させるためには，その人の思考，態度，価値観といった認知的要素が大きく影響することがわかり，それらの要素を操作することによってより大きな治療効果を得ようとする試みが認知行動療法である．認知行動療法の研究では，患者の予期・予測，期待，信念・価値観，対処可能性，自己効力感（ここまでできるという遂行可能感）などが行動の変容に大きな影響を及ぼすことが明らかにされている（坂野，1995）．失語の言語訓練において，訓練の目的や意図を患者に伝え理解してもらい，訓練による行動（成績）の変化・向上を積極的にフィードバックし，患者の諸問題に対する対処法の情報提供を密に行い，時には価値観の転換を促すような働きかけを行うことが大事なのは，この観点からも理解できるであろう．

2　刺激・促通法

① Schuellの刺激法

刺激法（stimulation approach）の原型はWepmanによって作られ，その後Schuellらによってその技法がまとめられた．

Schuell理論の特徴は，失語は言語の喪失ではなく回収（retrieval）の障害であるという立場が，極めて明確かつ強力に主張されているという点にある．したがってその言語訓練は，聴覚・視覚などの入力経路を通じて言語刺激を強力かつ適切に与えることに重点がおかれ，言語聴覚士の役割は，言語体系の獲得過程にある子供たちに言葉を教えるような教

師のそれとは異なることが強調される．

刺激法の6つの原則は以下の通りである（Schuell et al, 1964）．

1. 言語刺激を強力に与える：感覚刺激を与えることが重要で，聴覚刺激または視覚刺激や，どちらか一方では反応が得られない場合には両者の結合刺激を与える．
2. 言語刺激を適切に与える：与える刺激の感覚モダリティ（聴覚，視覚），種類（単語，句，文），速度，語頻度などを適切にコントロールして刺激を与える．
3. 言語刺激を反復して与える：1回の刺激で正反応が得られない場合でも，複数回の刺激によって反応が得られることがある．
4. 刺激に対する反応を引き出す：刺激に対しての反応を得ることによって，与えた刺激が適切であったか判断でき，さらに反応によって患者のフィードバック活動の生起が期待される．
5. 反応は強制しない．
6. 矯正よりも刺激：反応を強制したり，誤反応を矯正したりすることは患者を苦しませるだけである．それよりも適切に刺激することが重要である．

具体的な訓練手法として，呼称の促進を目指した訓練であれば，例えば以下のような流れが考えられる（実際の訓練ではステップ1→5という質的な進行軸と，対象語の増加という量的な進行軸とがある）．これらの訓練の際，患者から正反応が得られなくても過度の強制や矯正はせず，その場合は課題や刺激が適切であったかどうかを再検討する（基本原則の5と6）．

ステップ1：数語から数十語の訓練対象語を選択する．その際，語の難易度（語頻度や心像性，モーラ数など）を考慮する（基本原則の2）．

ステップ2：対象語の絵カードと文字カードを呈示し，言語聴覚士が手本となる聴覚刺激を3回与えたあとに，患者に発話を求める（基本原則1と3）．

ステップ3：正答率の向上に伴い，同様のカードを呈示し，聴覚刺激を1回与えたあとに患者に発話を求める（反復の除去）．

ステップ4：文字カードを取り除き，聴覚刺激を1回与えたあとに患者に発話を求める（結合刺激から聴覚刺激のみに）．

ステップ5：聴覚刺激を与えず，絵カードのみで患者に発話を求める（呼称）．

Schuellの刺激法に対する批判として，HowardとHatfield（1987）は以下の点をあげている．①理論的根拠が不明確で現在の知識では誤りとされる部分もあること，②失語は重症度のみで分類される等質なものだとしたこと，③そのすべてに対し訓練では聴覚刺激のみが重視されること，④訓練効果が十分に証明されていないこと．

しかし，40年も前に提唱された理論や技法が現在でも無誤謬のままであることなどありえない．HowardとHatfield（1987）は，刺激法の最大の貢献は，失語患者ではその見た目より多くの言語機能が残存していることを示したことだと述べている．失語を言語の喪失ではなく回収の障害だと捉えたSchuellの理論やその訓練技法は，今日でも失語の訓練の基本となるものであろう．

表4-4に失語の訓練で用いられる主な課題を示した．これらの課題は刺激法と直接関係するわけではないが，刺激法の原則を意識しながら施行されることが多いものである．他の書籍（笹沼ら，1978；竹内ら，1995；鈴木ら，1999；立石，2001；Duffy，2001）にも多くの訓練課題が紹介されているので参考にしていただきたい．

表 4-4　主な訓練課題

課　題	例
聴覚的理解の訓練	
単語と絵（物品）のマッチング	「りんご」はどれですか？
定義と絵（物品）のマッチング	「赤くて丸い果物」はどれですか？
文の正誤判断	次の文は正しいですか？「りんごは黒い」
文と動作絵のマッチング	「男の子がりんごを食べている」のはどれですか？
口頭命令に従う	「茶碗に消しゴムを入れて」ください
文・テキストを聞かせての内容質問	次の話を聞いて，あとからの質問に答えてください．
読解の訓練（文字は漢字・仮名の一方または両方で与えられる）	
単語と絵（物品）のマッチング	
定義と絵（物品）のマッチング	
単語のカテゴリー分類・仲間外れの選択	仲間外れはどれですか？「りんご，みかん，たまご」
文の正誤判断	
書字命令に従う	
文・テキストを読ませての内容質問	次の話を読んで，あとからの質問に答えてください．
発話の訓練	
復唱（単音，単語，系列語，文）	
音読（1文字，単語，文，テキスト）	
絵（物品）の呼称*	
定義からの呼称	「赤くて丸い果物」と言ったら何ですか．
動作絵の説明（動詞，文）*	
語列挙	「果物」にはどのようなものがありますか．
語連想	「りんご」からどのような言葉を思いつきますか．
同意語（類語），反意語の列挙	「学習」と同じような意味の言葉に何がありますか．
しりとり	
単語の定義	「りんご」（「学習」）とはどのようなもの（こと）ですか
1つまたは複数の単語を与えての口頭作文	「りんご」「顔」の単語を使って文を作ってください
情景画・漫画の説明	
テキストの要約	
特定の話題についてのスピーチ	最近起きた「○○事件」について話してください
書字の訓練	
写字（1文字，単語，氏名・住所等，文）	
書取（1文字，単語，氏名・住所等，文）	
漢字語と仮名語のマッチング	
漢字語の仮名ふり**	
仮名語を漢字に変換**	
絵（物品）の書称	
動作絵の書字説明（動詞，文）	
語列挙	
語連想	
虫くい文の完成	空欄を埋めてください「＿＿＿に行って映画を＿＿＿」
単語の定義	
1つまたは複数の単語を与えての作文	
情景画・漫画の書字説明	
テキストの要約	
特定の話題についての作文	
日記をつける	

*キュー（cue）の問題については264頁参照．
**キューとして，語頭文字を与える，文字数を示すなど．文字の想起ができない場合には，同じ文字で始まる他の単語を言う（例：りんごの「り」はリスの「り」です），字形の一部を与えるなど．

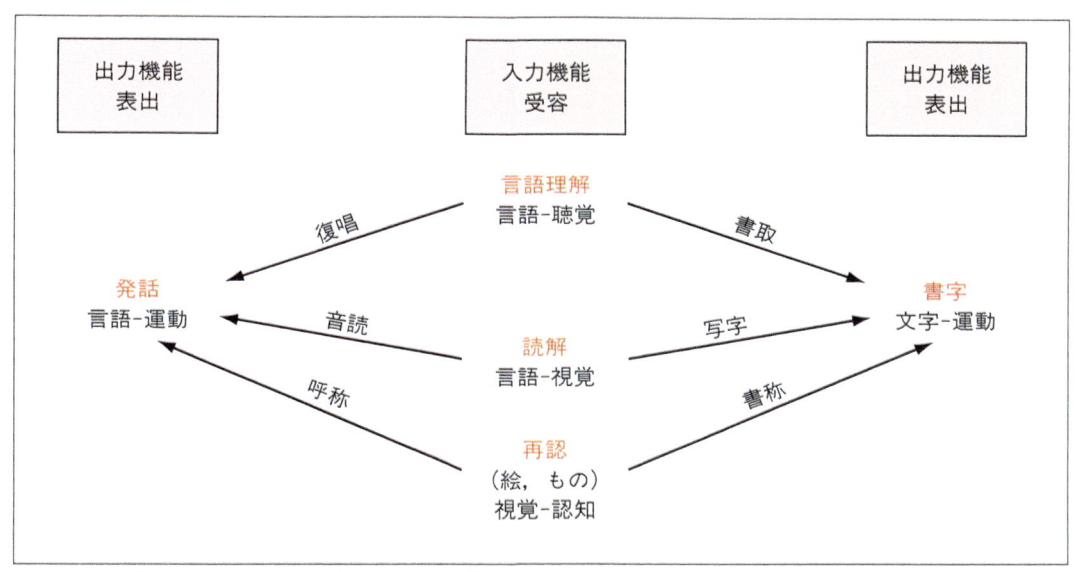

図4-6 デブロッキング法で想定されている言語機能のモデル
(Weigl, 1981)

2 Weigl のデブロッキング法

　デブロッキング法（deblocking）は，Weigl によって提唱された訓練法で，日本では種村（1988，1991，1996）による一連の詳細な検討がある．

　デブロッキング法では，ある言語モダリティ（例えば呼称）で正答が得られない項目（語，文）に対し，その患者にとって保たれた言語モダリティで正反応を得た一定時間内に障害されたモダリティでの課題を行い，その促進を試みる．デブロッキング法の背景理論や訓練手法は，失語を言語の回収の障害と考え適切な言語刺激を重視した Schuell の刺激法と共通する部分が多いが，必ずしも聴覚刺激を重視するものではないこと，結合刺激は用いられないこと，などが主な違いである（Howard and Hatfield, 1987）．

　デブロッキング法の背景理論として，Weigl（1981）は図4-6のような言語機能の構造モデルを仮定している．言語に関わる入力機能としては聴覚的理解，読解，再認（絵や物品の視覚的認知）の3つが，出力機能としては大きく発話と書字があり，これらは比較的独立したシステムである（すなわちモジュール）．そして下位モダリティとして，それぞれ復唱・音読・呼称と，書取・写字・書称があるが，これらは各入力機能と各出力機能間の符号変換過程である．したがって，復唱が良好な場合は聴覚的理解と発話のシステムそのものは保たれていると考えられるし，写字が保たれている場合は読解と書字のシステムは良好だと考えられる．このような患者で音読や読解ができないのは符号変換の障害であるから，その障壁（block）を適切な先行刺激を与えることによって取り除くと考えるのである．Weigl の言語処理モデルは現在のものに比べれば洗練されているといいがたいが，その発想は今でも十分に受け入れられるものである．

　Weigl（1981）がデブロッキング法の原則としてあげているものは，次の6点である．
　　1．患者にとって障害されていない1つまたは複数の経路（言語モダリティ）が見つけられなければならない．
　　2．保たれた言語モダリティにおける反応は，障害されたそれに先立って得られなけ

ればならない．
3．ある言語モダリティが先行刺激として適切か否かは，その機能が完全かどうかではなく，その言語学的な特性による．
4．デブロッキングの効果は複雑で，関連する他の語を促進することもできる．
5．連鎖デブロッキングによって複数の言語モダリティの促進が可能となる．
6．デブロッキングによる促進効果は大きく，その効果は2年以上持続することもある．

　デブロッキング法による訓練を計画する際には，最初に個々の患者において，どの言語モダリティが障害され，どの言語モダリティが比較的保たれているかを検索する（上記の原則1）．デブロッキング法では，保たれた言語モダリティを先行刺激として用い，そこで正反応が得られた一定時間内に障害された言語モダリティでの訓練を行うのであるが（原則2），その場合，1つの良好なモダリティと1つの不良なモダリティを組み合わせる方法（単一デブロッキング）よりも，連鎖デブロッキングといって，いくつかの言語モダリティを組み合わせて順次デブロッキングを行っていく方法が一般的である（原則5）．訓練のターゲットとなる不良な言語モダリティに対して，どのモダリティを先行刺激として組み合わせたらよいのかが考慮されなければならないが（原則3），一般的には入出力モダリティを一致させるように工夫するとよい（種村，1996）．例えば種村（1988，1991）は，呼称の促進を目的とする場合は音読（出力モダリティが共通）による促進効果が高く，書称では読解・音読（入力モダリティが共通）と書取（出力モダリティが共通）が先行刺激として有効であったと報告している．また患者の障害水準（言語情報処理モデルにおける障害部位）を仮定し，それに応じた言語モダリティを選択することも考えられる（種村，1991）．

　以上の要素を考慮したうえで，呼称や書称の促進を狙った連鎖デブロッキング訓練は，例えば以下のような手順で行われる．1つの連鎖デブロッキングの中で対象とする項目数は，数語（文）〜十数語（文）が適当であろう．

　　聴覚的理解（音声単語と絵カードのマッチング）→読解（文字単語と絵カードのマッチング）→復唱→音読→呼称→書称

　一般的に失語患者の発症初期には全般的な言語機能の低下があり，言語の種々の側面に幅広くアプローチすることが必要である．そのような場合，連鎖デブロッキングの技法では自動的に複数の言語モダリティを用いることになるので都合がよい．
　またデブロッキングといえば，言語モダリティ間の相互作用の面だけが強調されがちであるが，Weigl（1981）は上記の原則4のように，先行刺激がそれと関連する他の語の処理を促進する可能性にも言及し，実験データを呈示している．これは認知心理学領域における間接プライミング（中村，1997，1998）の現象とも関係するが，失語症臨床ではキュー（cue：手がかり）の問題として扱われる．
　一般的にキューとしては，目標語（例：りんご）に対する上位概念語（例：果物の一種です），同意語（例：似たものにミカンとかイチゴとかがあります），反意語，語頭音（例：「り」で始まります），語を含む句・文（例：真っ赤な○○○とか，○○○をもいで食べるとか言います）などが考えられる．また動詞では，擬音擬態語や副詞が有効なキューとなる（金子ら，1989）．例えば「跳ぶ」に対して，「（蛙が）ピョンピョン」などを与える．キューの選択については，目標語の一時的な促進効果だけでなく，それを患者自身がどれだ

け自主的に使えるか，つまり自己産生的手がかり（self-generated cue）としての効果があるかどうかも基準となる．一般的に語頭音キューは，一時的な促進効果は高いが self-generated cue とはなりにくいとされる（宇野，1992）．また恐らくは患者の障害メカニズムの違いを反映して，有効なキューの種類にはかなりの個人差がある．例えば Podraza ら（1977）の報告では，同意語キューはむしろ喚語の低下を招いた（おそらく目標語との間で混乱が生じたためであろう）．

3 機能再編成法

　機能再編成（reorganization of function）という用語は，Luria によって用いられたものである．ここでは，健常者では通常使われないような手段・方略を使って，特定の言語作業を達成しようとする試みおよびその訓練法を紹介する．

　ここで紹介する訓練法は，刺激・促通法に属する訓練よりも再学習という側面が強くなる．そのため，このような方法は急性期から慢性期に移行して障害像が明確になり，さらにそれまでの訓練で，（少なくとも言語機能の特定の側面に対しては）有効な改善が得られなかった患者が対象になる．また，新しいストラテジーを習得するのであるから，初期には困難が伴うことが多い．したがって一般的には，意欲の高い患者が訓練の対象となる．

　以下には機能再編成法に属する訓練法を3種類紹介する．

① 漢字キーワード法による仮名文字訓練

　柏木ら（1978），鈴木ら（1990）は，仮名のそれぞれの文字に対して，その音が語頭にくる単語でしかも漢字で表記できる「キーワード」を設定し，それを手がかりとして仮名文字の音韻や字形を想起する（音読や書字を実現させる）訓練法を発表している．

　柏木ら（1978）による訓練では，仮名1文字の書字に関して以下の手順で訓練が行われた．

- ステップ1：キーワードを設定する（例：「か」という字のキーワードとして単語「柿」を設定する）．
- ステップ2：1音を与えて，対応するキーワードの想起を求める（例：「か」の音から単語「柿」の想起を促す）．
- ステップ3：キーワードに対応する漢字の書字を求める（例：漢字「柿」の書字を求める）．
- ステップ4：キーワードの漢字と仮名文字の対応学習（例：「柿」の字を見ながら「か」を書くよう求める）．
- ステップ5：1音を与えて，なるべくキーワードを使わずに仮名文字を書くよう求める（例：「か」の音から「か」を書くよう求める）．

　この訓練によって，発症後4年経過した患者にも明らかな仮名書字の改善が認められた．さらに訓練には単語や文の書字練習も含まれ，改善は仮名1文字にとどまらなかった．

　鈴木ら（1990）の方法では，「柿」の代わりに「蚊」のような漢字1文字語がキーワードとして用いられる．また物井（1976）の方法のように，漢字を使わずに，「か」という音から「カキの"か"」のようにして文字を想起させる方法もあり，仮名書字障害が比較的軽い患者に有効である．図4-7に柏木，鈴木，物井の訓練法の違いを示した．

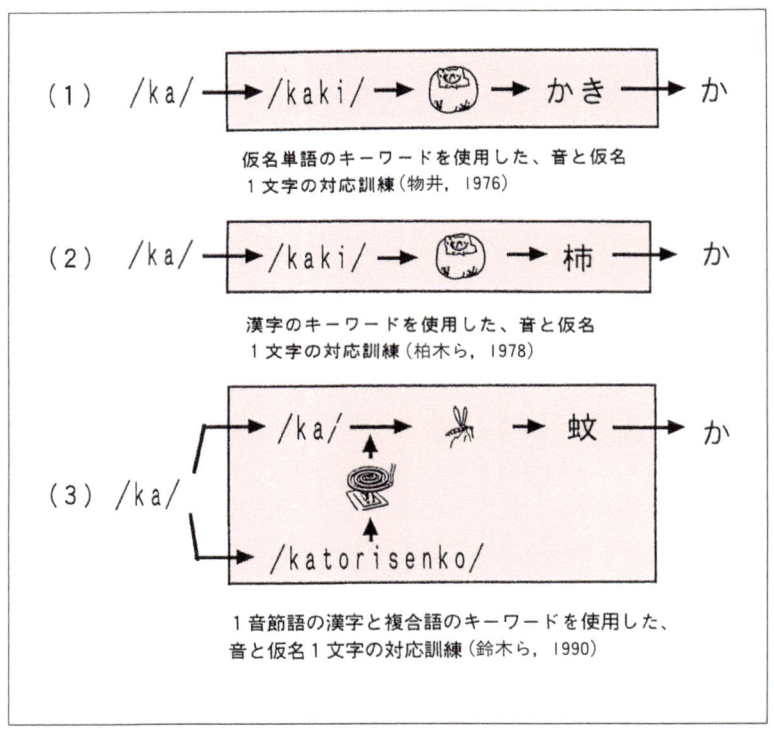

図4-7 3種類の仮名文字訓練（鈴木，1996）

　本訓練法は，本来意味をもたない仮名1文字の処理に対し，意味を経由した迂回路を作ることによってその処理を可能にさせるものと考えられる．本訓練法の有効性については，単一事例研究法に基づく小嶋ら（1991）の報告もある．

　本訓練法では，キーワードの想起の可否が訓練の成否を大きく左右するので，キーワードは言語聴覚士が一方的に与えるのではなく，患者と相談しながら慎重に決定することが肝心である．訓練適応としては，他の言語機能は比較的回復したが仮名文字の処理に強い障害が残存している患者が対象となる．聴覚的理解や呼称，復唱，漢字書字に困難を示す患者では本訓練の施行は難しく（鈴木，1996），また他に優先すべき訓練課題があると思われる．

2　漢字書字による呼称訓練

　宇野ら（1985）は中等度失語の2例に対し，呼称の促進を目的として行った2種類の訓練——目標語の漢字書字の訓練（写字を利用した書称訓練．この場合には音読は禁じた：宇野，私信）と復唱的呼称訓練（刺激・促通法的訓練）——の効果を比較し，前者でより大きな改善効果が得られたことを報告している（図4-8）．また4ヵ月間の経過観察においても，成績の維持率は前者の訓練法でより高かった．

　訓練効果発現のメカニズムとして，患者は目標語を漢字で書きそれを音読することによって，呼称と同じことを実現した（漢字で書く部分は次第に内在化され頭の中で行われるようになった）ものと考えられる．

　漢字音読が良好で，漢字書字も比較的保たれ，呼称障害の原因が音韻想起のレベル（音韻実現ではなく）にある患者では，本訓練法の適応となる可能性があると考えられる．

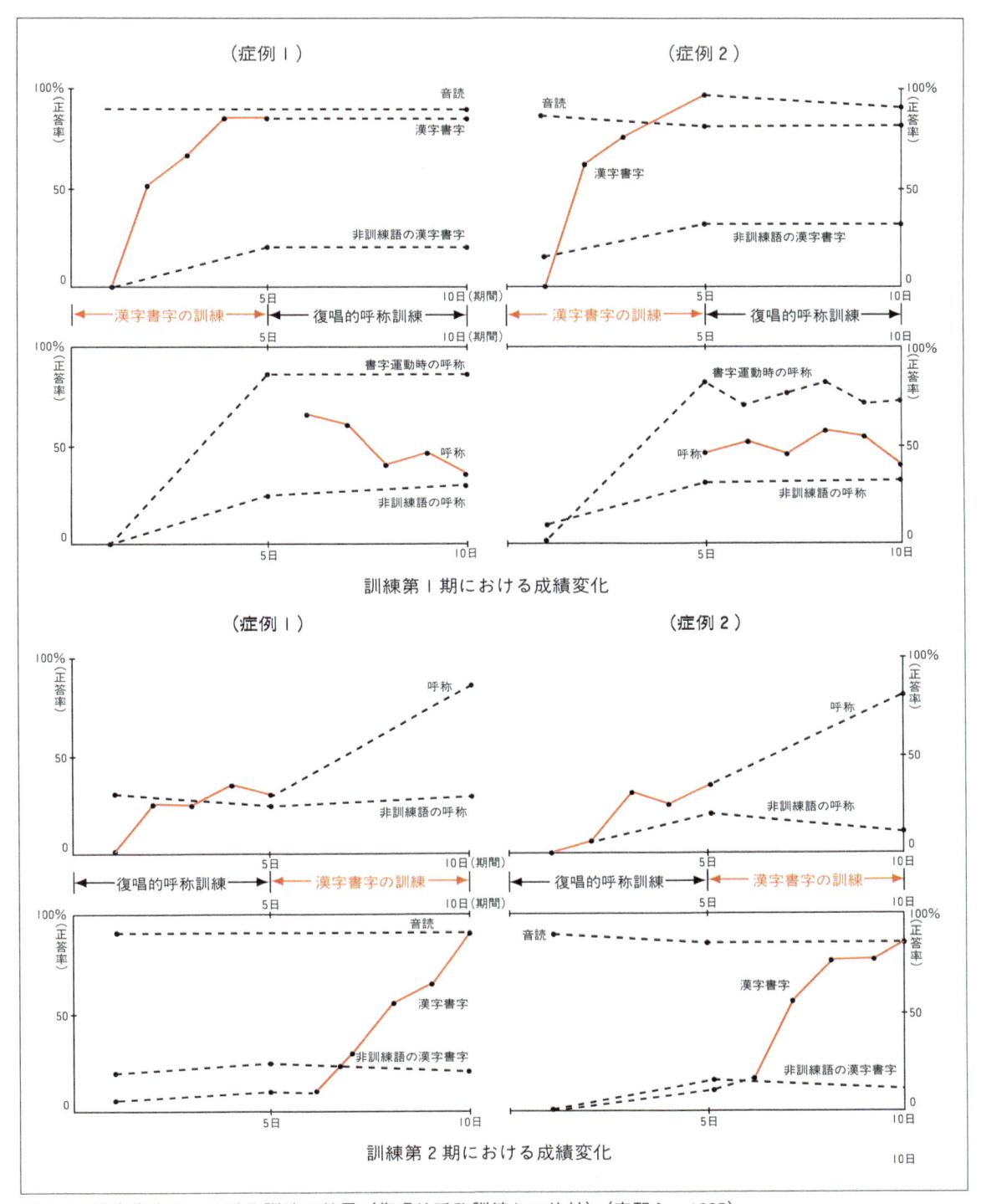

図 4-8 漢字書字による呼称訓練の効果（復唱的呼称訓練との比較）（宇野ら，1985）

❸ 50音表・50音系列を用いた呼称・音読・書字訓練

　　音韻の想起に 50 音表・50 音系列を用いる方法である．訓練効果発現のメカニズムとしては，50 音表を用いることによる目標音の「位置」の情報や，さらに失語患者でも比較的保

2　治療法各論　267

たれる系列語（この場合50音系列）の利用によって，目標音・文字の回収が促進されるものと考えられる．

(1) 呼称訓練

方法の詳細は異なるが，柏木ら（1991），柳ら（1997），森と中村ら（2000）によって発表されている．

森ら（2000）の方法では，呼称障害の強い患者に対し以下の手順で訓練が行われた．

ステップ1：呼称できない単語15語を仮名書きした単語表を作成．
ステップ2：15語すべてについて，単語表の語とそれに対応する絵カードのマッチングを求める．
ステップ3：絵カードを見ながら仮名語を音読するよう求める（呼称的音読）．
ステップ4：50音表を示し，語頭音文字の50音表内における位置を記憶するよう促す．
ステップ5：50音表は呈示したまま単語表を隠し，絵カードをランダムに呈示し呼称を求める．
ステップ6：呼称ができない場合はステップ4に戻り，第2モーラ以降の文字の50音表における位置も記憶するよう指示する．

以上の方法を自習と併用しながら行った結果，訓練前には呼称できなかった15語の呼称正答率は，2回の訓練セッションによって80％以上に達し，さらに数回の訓練によってほぼ100％に至った（図4-9 a）．呼称に際しては50音系列を利用している様子が観察され，例えば「時計」であれば，「あかさた，たちつてと，とけい」と発話し正答に至った．さらに研究の中では，この訓練法は仮名語の音読訓練（刺激・促通法的訓練）よりも効果的であることが示された（図4-9 b）．また訓練語に対する効果は長期に持続するようであった（未発表データ）．ただし非訓練語に対する般化は明らかには認められなかった．

本訓練法の適応基準について，少なくとも患者の空間知覚や記憶に粗大な問題がないことが必要だろうと考えているが，今後さらに検討されなければならない．また柏木ら（1991）や柳ら（1997）の報告は，語頭音キューの有効性が高い患者が対象となっているが，森ら（2000）の患者は，SLTAの呼称課題で誤答した11語のうち語頭音キューで正答が導き出せたものは1語に過ぎなかった．語頭音キューの有効性の有無は必ずしも訓練適応と関係ないようであるが，この点についてもすぐには結論は出しがたい．

(2) 仮名音読訓練

仮名1文字の音読に50音系列を利用するもので，上島ら（1992）が報告している．

彼女らの患者は仮名文字の音読（および読解）が不良であったが，仮名音読時に患者自身が50音表を思い浮かべている様子が観察されたので（例えば「わ」の字を読むときに「後ろの方にあった」と言う），そのストラテジーを強化する訓練が行われた．具体的には，仮名1文字の音読を求め（例：く），それが読めない時には当該の音を含む50音の行を聴覚的に呈示した（例：「かきくけこの中にありますよ」）．患者は50音の行・段から当該の文字を同定し，文字の音を抽出した（例：「あか，かきく，く」）．訓練場面では50音表は呈示しなかったが，患者にはあらかじめ50音表を渡してあり，自習の際にはそれを使って練習していたようである．

以上の方法により，約2カ月半の訓練で仮名1文字の音読成績は30～40％から80％に改善し，その効果は長期的に持続した．文字の呈示から音読までの反応時間は経過につれ

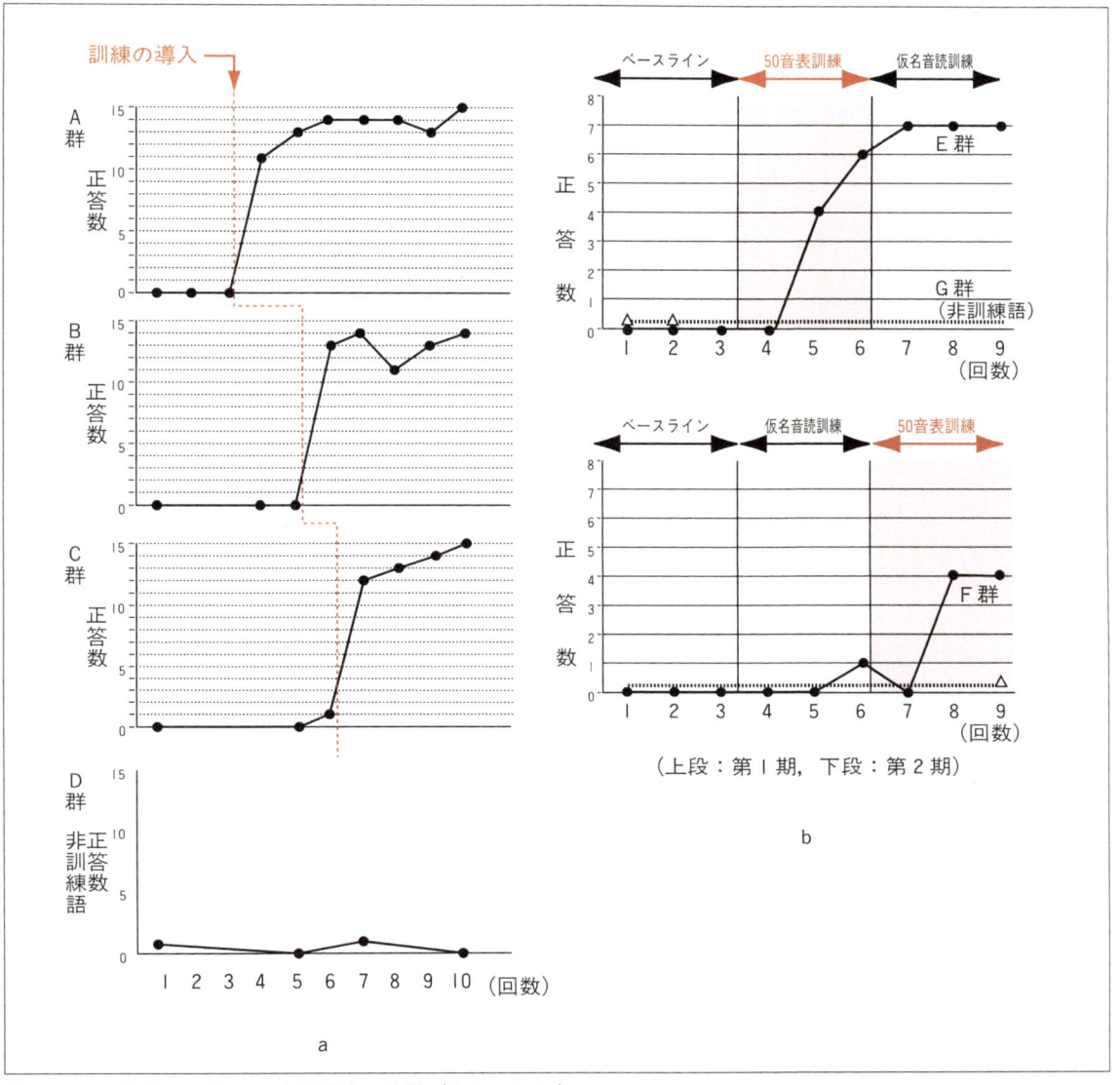

図4-9 50音系列を用いた呼称訓練の効果（森ら，2000）
（a：単独の訓練　b：仮名音読訓練との比較）

て短縮され，音読の改善は単語や文にも及んだ．また森ら（2000）の患者と同様，喚語の際に語頭音を抽出するために50音系列を利用する行動も観察された（例：「ろうそく」なら「らりるれろ，ろうそく」と言う）（以上，若島（上島），私信）．

本訓練法は森ら（2000）のものと同様，患者自らが編み出した方法がその原型となっており，患者の行動に細心の注意を払うべきだとの教訓を臨床家に与えてくれる．

（3）仮名書字訓練

仮名1文字の書字に50音系列を利用するもので，物井（1999）によって報告されている．この訓練は下記の手順で行われた．

ステップ1：50音系列の行ごとの復唱，写字，音読を行う．
ステップ2：1音を与えて，呈示された行の5文字の中から対応する1文字を選択し写字するよう求める．

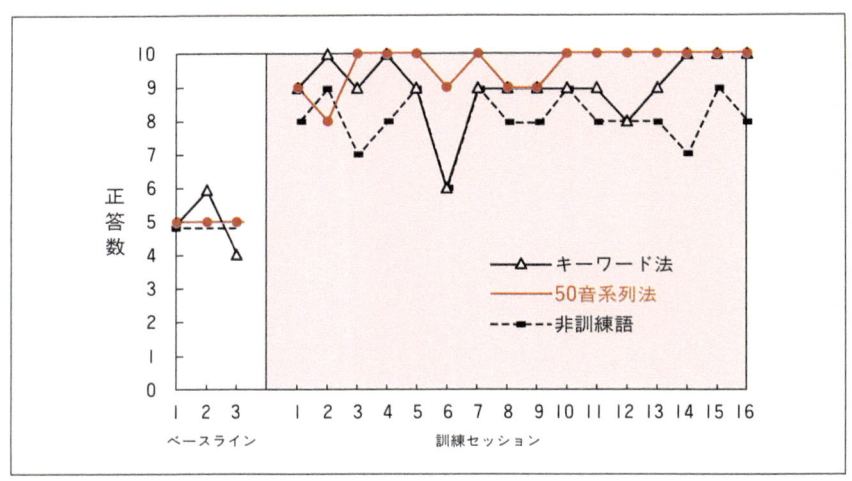

図4-10 50音系列を用いた仮名書字訓練の効果（キーワード法との比較）
（物井，1999）

　ステップ3：1音を与えて，その行を想起して当該の文字を書くよう求める．
　ステップ4：1音を与えて，50音系列を用いずに当該の文字を書くよう求める．
　物井（1999）の患者は，この方法によって漢字キーワード法よりも大きな訓練効果を示した（**図4-10**）．物井（1999）は仮名書字訓練としての50音法とキーワード法の長所・短所について考察し，後者の方がより重度の患者に適応があるだろうが，50音法はキーワードという新しい学習の必要がなく，さらに訓練効果の維持という点で勝っているだろうと述べている．
　またこの報告では，まず患者に2つの訓練法を同時訓練法の形式で施行し，より高い有効性が示された方法が以後の訓練セッションで採用されている．「訓練効果の測定」の項（245頁）で解説した単一事例研究法の臨床的実践例としても興味深い．
　筆者らも，目標文字を含む50音の行の写字によって仮名書字を習得した例を経験している．日本語ワープロを用いた柴田ら（1999）の方法も，同様の原理に基づくものと考えられる．

4　発語失行の訓練

　以下には発語失行の訓練法を紹介する．ただし発語失行は症状として目立ちやすいが，われわれが接する患者の多くは失語症に伴った障害としての発語失行をもつので，とくに急性期では発語失行に対してのみアプローチすることなく，訓練全体のバランスをとることが重要である．
　以下の技法をそれぞれどのような患者に用いるかについてSquareら（2001）は，重度の場合は音節レベルの模倣（本書における「発声発語器官の運動訓練」[271頁]や「構音訓練」[268頁]の前半部）が，より軽度の場合はプロソディの訓練が推奨されるとしている．また症状による差異，すなわち音の歪み・置換が顕著なタイプかプロソディの異常が目立つタイプによる訓練法の選択も当然考えられる．

① 音読課題・復唱課題

　同時音読や音読（杉下ら，1994），復唱的音読や復唱の課題は，発語失行の訓練としても有効である．言語聴覚士は最初は強力に支持を与え，症状の改善につれ支持を減らしていく．例えば最初は単語または文の同時音読から始め，次第に声の大きさを落としたり，一部の文字（例えば語頭文字）のみを読み上げるなどして音読にもっていく．復唱の場合では，最初は速度を遅く口型を強調しながら刺激を呈示し，徐々に自然な状態に移行する方法がある．

② 発声発語器官の運動訓練

　発声発語器官，とくに下顎・口唇・舌などを意図的に操作する練習である．口部顔面失行へのアプローチとも解釈できる．構音を伴うものは便宜上，次項の「構音訓練」に含めた．

　訓練では発声発語器官の粗大な運動，すなわち顎の開閉，頬のふくらませ・へこませ，口唇の突出と引き，提舌，舌の上下左右運動，息を吹く・吸うなどを行う．鏡を見せるなどして，患者自身に運動を確認させるとよい．比較的重度の患者で意図的な運動がほとんどできなかったり，正しい運動が極めて少ない場合には，言語聴覚士が介助を行う——手や舌圧子などで正しい運動に誘導する——ことが必要である．

　急性期には意図的な発声がまったくできない患者もいるが，失語や発語失行だけではそのような状態は永続しない（山鳥，1985）ことを認識し，反射的な発声（咳払い，くしゃみ，笑う，泣くなど）が出たおりに，そのことを患者に指摘し意欲をもたせるとよい（綿森，1984）．

　構音を伴わない発声発語器官の運動訓練だけで，発語失行が（構音訓練と同等に）改善したとの報告（越部ら，1991）もある．

③ 構音訓練

　特定の音の産生に照準をあわせた構音訓練の方法としては，運動性構音障害におけるそれ（廣瀬，白坂ら，2001）が参考となる．ただし発語失行の患者では，そのほとんどが口部顔面失行および失語を伴っている点は考慮が必要となる．

　訓練の流れは以下のようになるが，重症度に応じて開始の段階が異なるので，必ずしもステップ1から始めるものではない．また，ひとつの課題が100％できなくても（発語失行ではそのような状態になることは難しい），ある程度の正答率に到達したら，それで次のステップに進むようにする．

　　ステップ1：母音の産生
　　ステップ2：子音＋母音の産生
　　ステップ3：単語の産生（復唱，音読）
　　ステップ4：文の産生（復唱，音読）
　　ステップ5：自発話

　ステップ1・2では，目標となる音の口型，構音点，構音方法などを説明し，それらを意識させながら単音の産生を求める．患者に説明する際には，言語聴覚士が口型を示したり，口型図や口腔の矢状断面図などを呈示するとより効果的である．舌圧子を用い，触覚・

圧覚を通じて患者に構音点を示すことも行われる．また前項と同様，患者自身に動きを確認してもらうことも大事である．鏡を使うのが一般的であるが，口腔内の運動の視覚的フィードバックのために，ダイナミックパラトグラフィを用いる方法がある．ダイナミックパラトグラフィとは舌と口蓋に電極を装着して，構音時の両者の接触部位を視覚的に確認できる装置で，これにより著明な訓練効果を得たとの複数の報告（紺野ら，1988；越部ら，1991；Howard et al, 1995）がある．

　目標音は一般的には構音が容易な音，すなわち両唇音・鼻音（m, p, b, n），破裂音（t, d, k, g）などから始め，難しい音（摩擦音＝s, z, ʃ, ʒ, 破擦音＝ts, dz, tʃ, dʒ, 弾き音＝ɾ）に移行する．少なくとも一部の発語失行患者において，音の誤り方は完全にランダムとはいえないので（杉下，1994），誤りやすい音があればそれから練習するのもよいであろう．

　ステップ3では，目標音を語頭にもつ音から練習を始め，語尾・語中の場合に広げていく．特定の音を含む単語のリストは，田口（1996）や日本音声言語医学会（1995）などに掲載されているので参考になる．一般の構音訓練ではステップ2と3の間に無意味複数音節の課題を行うが，非語を扱うことは失語患者では難しい．

　さらにステップ4・5の過程を経て，改善された構音が文の中でも用いられ，また自発話にも結びつけられることが試みられる．最初は構音動作を意識しながら，それが徐々に自動的なものとして内在化されていく過程は，Luria（1970）の論文では機能再編成の例としてあげられている．

④ プロソディの訓練

　単調でモーラごとに区切って話す傾向のある患者には，各音節の母音部を引き伸ばし滑らかに次の音節に移行する引き伸ばし発話（prolonged speech）の方法が適用できる．すなわち「わ・た・し」と話す患者に対し，「～わ～た～し～」と発話することを同時音読などの形で促す．

　また，発話に伴うリズムを外的に与えたり患者自身に産生させることが，プロソディの改善に有効な場合もある．例えばメトロノームにあわせて発話するよう要求したり，発話（モーラ）にあわせて指を折る，指でタッピングする，足でリズムをとる，などのことを求める．タイミングジェスチャーはしばしば患者自身が自発的に導入するが，その有効性は高いようである（例えば會澤，1997；Square et al, 2001）．ただしこのような方法が発話のどの側面に働きかけて効果を生むのかについては，不明な部分が多いと思われる．

　さらに，英語圏でしばしば用いられる方法として，メロディックイントネーションセラピー（melodic intonation therapy：MIT）の技法がある．MITはAlbertとSparksら（1973）によって開発されたもので，短い句や文を簡単な音楽的パターンにのせて発話させるものである．訓練法の概観とは異なり，開発者はこれを非流暢性失語に対する言語機能全般の訓練法と位置づけ，発話の句の長さや文法的形態の側面にも訓練効果が及ぶとしているが，発語失行に対する音声表出の訓練として用いることも間違いではないと述べている（Frumkin et al, 1994；Sparks et al, 2001）．MITの課題は大きく4つのステップ（レベル）に分かれ，さらにその中に複数のステップが階層的に設定されている．これらのステップの進行基準は厳密に規定され，言語表出の改善を目的としたそのほかの訓練法を同時に使用することは戒められている（Sparks et al, 2001）．したがって厳密な意味でのMIT

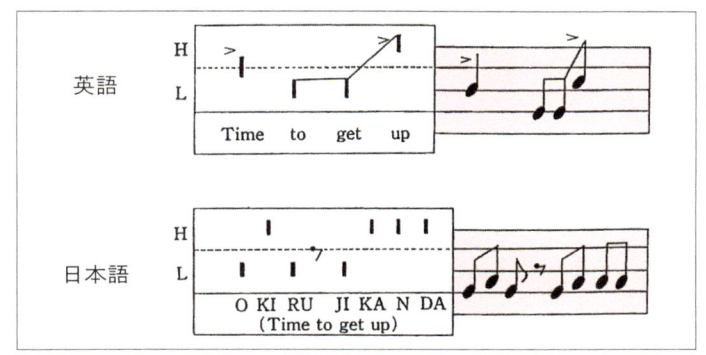

図 4-11 日本語におけるメロディックイントネーションセラピーの応用例（関ら，1983）

は，言語体系の違う日本では適用できないことになる．

MIT の日本語における適用としては，関ら（1983）の試みがある．関らは，句や文を各モーラの長さが等しい4拍子で表し，アクセントとして高低2種類の音階を与えたものを作成した（**図4-11**：日本語のプロソディの特徴を反映して英語の場合よりもかなり単純化されている）．このような訓練材料でMITの手法にのっとり11日間の訓練を行ったところ，訓練文の発話所要時間の短縮と誤りの減少がみられたという．

5 実用コミュニケーションの訓練

前節までに紹介した訓練が，主に失語症の機能障害レベルに焦点を合わせた訓練法であったのに対し，本項で紹介するのは活動制限へのアプローチ，またはコミュニケーションへの直接的な働きかけである．

1 PACE

Promoting Aphasics' Communicative Effectiveness（PACE）の訓練法は，Wilcox ら（1978）によって開発された．PACE では実際のコミュニケーション場面に近い状況が設定され，失語患者のコミュニケーション機能の改善が試みられる．

Davis ら（1981）によれば，PACE は以下の4つの原則に従って施行される．

1．臨床家と患者との間に新しい情報の交換がある．
2．情報を伝えるために用いる手段は自由に選択できる．
3．臨床家と患者は情報伝達の送信者・受信者として同等の立場で参加する．
4．臨床家によるフィードバックは情報伝達の成功度に応じて与えられる．

具体的な訓練の方法は以下の通りである．まず，名詞単語に相当する絵カードや動作絵カードが下向きに積み重ねられて置かれる．机上には，書字や描画のための紙と鉛筆も置かれる．絵カードは，通常の訓練とは異なり，それが何であるかは臨床家にもわからない状態が保たれる（上記の原則1．現実のコミュニケーション場面に近い状況である）．まず臨床家または患者のどちらかがそれをめくり，絵カードの内容を相手に伝える．この際の伝達手段は正確な音声表出に限られず，迂言などの不完全な音声表現や，書字，ジェスチャー，描画，絵・文字・室内物品のポインティングなど，制限を受けない（原則の2）．臨床家と患者が役割を交代しながら訓練は進められるが（原則の3），患者にとって望ましい

伝達手段・方法のモデルを呈示することが，臨床家には求められる．患者の伝達内容に対して臨床家はフィードバックを行い（原則の4），内容が理解可能ならば正しい語・文を言ったり（例：「わかりました，〜ですね」），不完全ならば情報内容を追加してフィードバックを与える（例：指で小さな形を作ったら，「それは小さいものなのですね」）．

　PACEのオリジナルな実施法は上記の通りであるが，実際の訓練では，患者の特性次第で必ずしも厳密にこの方法に従う必要はないと考えられる．例えば訓練に用いるカードを訓練者がまったく知らない状態だと，患者の重症度によっては，いくら頑張って説明してくれてもそれが何であるか皆目見当がつかないということが起こる．そのような「失敗体験」が患者に頻回に起こることは好ましいことではないと考えられ，訓練カードをあらかじめ臨床家のほうで把握しておくとよいこともある．また描画を許可すると，絵の模写に終始する患者も少なくないので，描画（模写）を禁じて訓練するのもよいし，写しただけでは伝達できないような絵を選ぶ方法（鈴木と綿森，1999：pp 12）も考えられる．比較的軽度の患者では，目標語句そのものを言うことを禁じて，定義・説明（すなわち文表出）を求める方法もとれる．

　急性期の患者では，理解・表出語彙の増大や統語機能の向上など，いわゆる言語学的機能の向上が第一目的になると考えられ，また実際にその方面の改善も大いに期待できる．したがってPACEの訓練適応は，一般的には急性期を過ぎて症状が安定期に入った患者ということになる．訓練はゲーム的な色彩を帯びるので，一般に訓練の導入はスムースにいくようである．その反面，訓練の目的が理解されにくいので，訓練の導入に際しては，目標はコミュニケーション能力の向上にあり，その手段としての本訓練法であることを，あらかじめ患者や家族に説明するとより効果的である．

　PACEの訓練効果に関してCarlomagnoら（1991）は，症状の安定した発症後8カ月以上の患者に合計24〜42時間のPACE訓練を行い，言語機能に改善はなかったが，迂言，多少の誤りを含む発話，書字，ジェスチャーなどの有効なコミュニケーション行動を自発的にとる割合が増えたと報告している．一方，飯干ら（1992）は，2〜6カ月間のPACE訓練によって，多くの患者が（発症後10年経過した患者でも），院内コミュニケーション能力に加えWABのAQなどにも著明な改善が認められたと述べている．

　PACEの技法は集団訓練でもしばしば用いられ，有効である（鈴木ら，1994；Kearn et al, 2001）．

❷ 拡大・代替コミュニケーション（AAC）

（1）拡大・代替コミュニケーション

　拡大・代替コミュニケーション（Augmentative and Alternative Communication：AAC）とは，「重篤なコミュニケーション障害をもつ患者の機能障害や能力障害を，一時的または永久的に代償することを試みる臨床的・教育的な実践分野」であり，「AACのシステムは，コミュニケーションを増大させるために個人によって用いられる，シンボル・機器・方略および技法を含む各種要素の統合された集合として定義される」（ASHA Committee on Augmentative Communication, 1991）．

　ただし「重篤な」の部分は，AACの必須の要件と考えない方がAACの本質を理解するうえでは重要であろう．AACの理念と手法は，比較的軽度の失語でも，またその理解面の障害にも適用されるべきものである．

失語患者における AAC の具体的手法としては以下のものがある．
1．書字（筆談）
2．ジェスチャー
3．その他の非言語コミュニケーション手段（表情，視線，うなずき，身体接触など）
4．文字盤（50 音表）
5．単語・文や絵のポインティング（コミュニケーションノート）
6．レーティング図
7．一般的なコミュニケーション機器（ワープロ，電子手帳，ファックス，録音機能つき電話など）
8．特殊なコミュニケーション代償機器
9．描画

1については，必要なときに利用ができるように，鉛筆と紙，ボードなどの筆記用語を随時携行するとよい．ただし書字は一般的に一番難度の高い言語モダリティであるので，表出面での有効性には限界もある．

2について，田中（1992）は1人の全失語患者にジェスチャー訓練を試み，その結果，有効なジェスチャーの獲得が訓練項目だけではなく非訓練項目にも及び，日常生活でもジェスチャーが増えコミュニケーション意欲も増したと報告している．特別な道具を用いないジェスチャーは，AAC としての有効性・利便性が高い．

3については，2者間の対話では言葉によって伝えられるメッセージ（言語コミュニケーション）は全体の 35 ％に過ぎず，残りの 65 ％は言葉以外の手段によって伝えられるともいわれている（Vargas, 1987）．非言語コミュニケーションの手段として，身振り・手振り，顔の表情，視線，話し方，抑揚や声のトーン，沈黙，相手との距離のとり方，身体接触があげられ，このような手段をうまく使うことによってコミュニケーション能力の向上が期待できる．

4の50音表については，一般的には音韻の操作に障害のある失語患者には有効でないとされるが，例えば喚語の手がかりとして語頭音を想起する時などに有効な場合もある（267頁「50 音表・50 音系列を用いた呼称・音読・書字訓練」参照）．

5については，患者が文字（語句，文）や絵・写真を指して自身の意思を表出したり，他者がそれらを指すことによって患者に内容の受容を促す方法である．比較的軽度の患者なら文字を，重度の患者では絵を用いることが多い．日常のコミュニケーションに有用な項目を冊子の形にまとめたものを，コミュニケーションノート（ポインティングノート）という（図 4-12）．一般的には項目は，病気の症状，身体部位，人物，場所，飲食物などのカテゴリー別にページにまとめられる．市販されているコミュニケーションノートは，本項の末尾にあげた．これらを利用せず，患者と臨床家とでオリジナルのノートを一緒に作っていくことも，楽しく有効な言語訓練となるし，また個別対応ゆえの使い勝手のよさもある．コミュニケーションノートの有効性を検討した小嶋ら（1991）は，コミュニケーションノートは発症初期から慢性期のさまざまな時期において活用でき，その活用度は患者の重症度や非言語的シンボル（ジェスチャー，描画）の実用性，病前の読み書き習慣の程度や年齢とはあまり関係しなかったと報告している．そして，知的機能が保たれてコミュニケーション意欲が高く，周囲の人間が協力的な場合に適応があるだろうと述べている．ノートとまではいかなくても，失語患者が単独で外出する際には，氏名や住所，自分が言葉

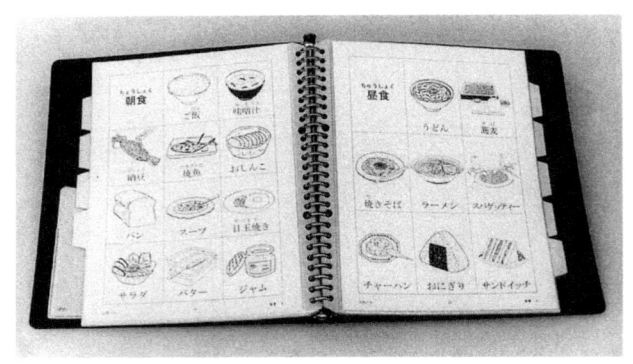

図 4-12　コミュニケーションノートの例（失語症会話ノート：東京都リハビリテーション病院言語療法室, 1998）

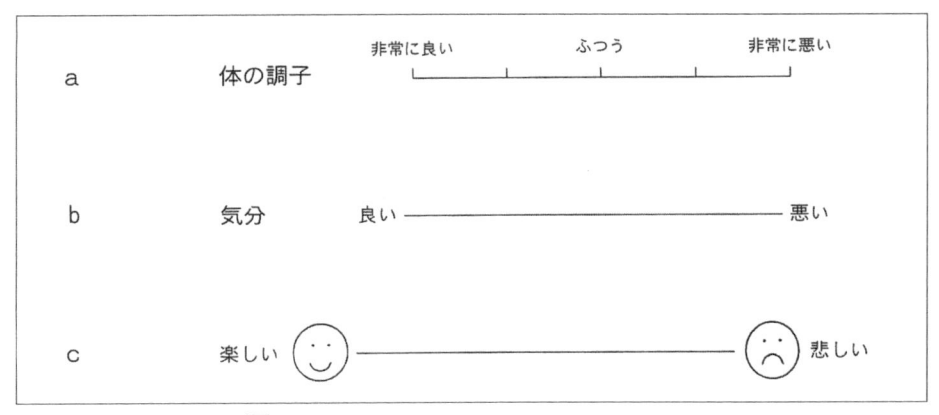

図 4-13　レーティング図
　　a：一般的なもの，b：visual analogue scale（VAS），c：表情図を用いた VAS（Stern et al, 1991；Stern et al, 1997 を水平線に改変）

が不自由であること，そのほかいくつかの必要な語句（タクシーに乗るのなら行き先など）を書いたもの（コミュニケーションボード）を携行していくと便利である．

　6については，図 4-13 のようなものを用意して，患者にポインティングで反応を求めることができる．Yes/No では表現できない，何らかの「程度」を答えてもらう場合に有効である．回答の段階が示されない図 4-13 b のようなものは visual analogue scale（VAS）と称され，線上のどの位置を示すかによってその程度が表現される．言語的な負荷をより減らすためには，図 4-13 c（Stern et al, 1997）のように表情図・絵を併用する方法がある．

　7について，ワープロの使用は 50 音表と同じ理由により限界があるが，一部の患者では有効である（筆者自身の経験では，機器の使用法を習得するという過程が患者の興味と挑戦意欲をかきたてて奏効するという側面が強いように思われる）．ファックスや留守番電話は，失語患者の在宅生活を支えるうえで極めて有効である．音声言語のみに依存するため，電話はほとんどの患者にとって苦手なものである．しかしファックスを用いれば，文字・図形による情報の受発信が可能になるし，留守番電話では通話相手を確かめることや内容を繰り返し聞くことができる．電話について，最近では通話録音が可能な機器も多い．

　8については，トーキングエイド（㈱ナムコ）などの音声出力装置や携帯録音機（IC レコーダー）などがある．

9については次項に紹介する．

　失語患者にとってAACの利用は，それによって意思が通じるようになるという側面だけでなく，コミュニケーション手段を得ることによる心理的な安定の側面も見逃せない．

[市販のコミュニケーションノート]
＜絵と文字で表現されているもの＞
加藤正弘（監），小嶋知幸，佐野洋子：失語症言語訓練教材シリーズ・ボイスノート．新興医学出版社．
東京都リハビリテーション病院言語療法室（編著）：失語症会話ノート．エスコアール．
＜主に文字で表現されているもの＞
西尾正輝：コミュニケーション・ノート．インテルナ出版．
白坂康俊（監）：コミュニケーションボード．エスコアール．

(2) 描画

　描画によるコミュニケーションもAACの選択肢のひとつである．音声言語やジェスチャーと異なり，描画では患者が表出したものが残るので，患者と周囲のものはそれを見ながら，場合によってはそれにいろいろなものを付け加えながらコミュニケーションを進展させていくことができる．

　Lyon（1995a）は，描画をコミュニケーションに役立たせるため，対話者（臨床家や家族）は以下のように心がけるべきだと述べている．

1．まず，患者に描画を完成させる（途中で口をはさまない）．
2．描画内容が漠然としている場合は，その中でのもっとも重要な部分を示すよう求める．
3．もしその部分が理解不可能だったら，
　①わからない部分をジェスチャーなどでさらに説明するよう求める．
　②その部分はどこから見たものか（上から見たものか横から見たものかなど）を尋ねる．
　③その部分を別の紙にさらに大きく書くように求める．
　④その部分について具体的な質問をする．「それは人ですか物ですか」「それは小さいものですか大きいものですか」など．
　⑤それでもわからなければ，自分が思い浮かべたものを臨床家自身が書いてみて，患者に判断を求める．
4．患者が描画を始められない時は，その話題に関連する絵を臨床家自らが書き始める．

　描画訓練の適応についてLyon（1995a, 1995b）は，先行研究と自身の経験を踏まえ，失語が重度であっても「内的思考」が保たれた患者では，描画コミュニケーションによる利益が得られるだろうと述べている．さらに「内的思考」に障害がある患者でも，コミュニケーション上の何らかの改善が期待できるとしている．病前に描画習慣のない重度の失語患者が描いた見事な絵（横張ら，1997：本書339頁「慢性期失語症者のQOL」参照）を目の当たりにすれば，多くの患者が描画訓練の適応となる可能性があると考えられる．ただし患者は利き手の運動障害を伴っていることが多く，また病前に描画習慣のない患者では，コミュニケーション代償手段として自発的に描画を始めることは稀なので（Kashiwagi et al, 1994；Lyon, 1995a），臨床家からの働きかけが重要である．

描画にはコミュニケーション手段の確保という側面のみならず，芸術療法（art therapy：芸術的諸活動を通じて心身の不適応状態の回復をはかる心理療法の技法）としての意味があると考えられる．描画訓練により患者は，自分は能力のすべてを失ったのではなく，さらに伸ばせる能力があることを実感できる．そして家族も，患者の能力を目の当たりにすることによって尊敬をもって患者に接することができるようになるなど，描画訓練の効果についてはさまざまな角度からの指摘がある（Kashiwagi et al, 1994；Lyon, 1995 a；Rao, 1995；小林ら，2001；横張，1997）．

6 新しい訓練法

1 語彙の訓練：語彙・意味セラピー

言語情報処理モデルで図の中心におかれているのは「意味システム」である．意味システムの中身については，単一の意味システムを考える立場とモダリティ別の複数の意味システム（言語性意味システム，視覚性意味システムなど）を仮定する立場との論争があるなど，完全に一致した見解はない．しかしいずれにせよ，言語活動の中核となるのは意味システムへの入出力ということになる．その意味システムそのもの，または意味システムと辞書モジュールとの結びつきを強めるような働きかけは，近年では音韻セラピー（phonological therapy）と対比され，意味セラピー（semantic therapy）または語彙・意味セラピー（lexical semantic therapy）と称されることがある．

語彙・意味セラピーの初期の体系的な研究としては，Howardら（1985）のものが有名である．彼らは発症6カ月以上（多くは数年）経過した12名の失語患者に対し，訓練語群を半分に分け，一方には意味的訓練を，もう一方には音韻的訓練を施行してその効果を比較した．意味的訓練は次の3種である．①聴覚呈示された単語に対応する絵を1/4選択でポインティングする，②視覚（文字）呈示された単語に対応する絵を1/4選択でポインティングする，③単語が示すものに対する意味的な質問にYes/Noで答える（例：「猫」は動物ですか？）．音韻的訓練は次の3種である．①単語の復唱，②音韻キューに基づく呼称，③別に呈示された単語と当該単語とが韻を踏むかの判断．これらの訓練を2週間ずつ行った結果，意味的訓練であっても音韻的訓練であっても，訓練語群の呼称正答率は非訓練語群に比べ有意に向上した．そして訓練の終了1週間後に検査をした時でも，どちらの方法によって訓練された語も非訓練語よりは呼称成績は高く，維持効果がみられた（ただしその5週間後には消失した）．そして訓練語・非訓練語をあわせた呼称成績は，音韻的訓練に比べ意味的訓練で有意に高く，般化の効果は意味的訓練のほうが音韻的訓練よりも高いことが示された．

語と絵のマッチング課題は，語彙・意味セラピーの一般的な方法としてMarshallら（1990），Pringら（1990），Nickelsら（1996）でも用いられている（単語の呈示モダリティとしては聴覚的または視覚的のいずれの方法もある）．Pringら（1990）は訓練効果の持続に関して，訓練終了1年後の検査でもなお認められたと報告している．

訓練技法の1つとして，Visch-Brinkら（1997）はBOXと命名された方法を発表している．BOXの特徴は，①刺激には文字カードのみを使うこと，②段階を追って徐々に難しくなるよう課題が設定されていること，③単語のみならず文やテキストの課題も多く含まれ

ていること，である．BOXでは以下の課題が用意され，それらの一部が患者の症状に合わせて施行される．

1. 複数の語の中から，意味カテゴリーが違う語を選択する．
2. 指定された語と意味的に関連がある語を複数の語の中から選択する．
3. 指定された反意語1対（例：夏と冬）と関連する語を複数の語の中から選択する．
4. 適切な形容詞が使われている文を複数の文の中から選択する．
5. 上位概念語に対して正しい下位概念語を複数の語の中から選択する．
6. 語句や文が意味的に正しいか否かを判断する．
7. 目標語句を正しく定義した文を複数の文の中から選択する．
8. テキスト中の意味的に不適切な語句や文を選択する．

彼らはこの方法を，発症後1年以上経過した70歳代の失語患者2名に，週に2時間ずつ，1名には6カ月間，もう1名には2カ月間施行した．その結果，言語検査成績の一部に改善がみられ，また自発話の性質も望ましい方向に変化したという．

また，必ずしも語彙・意味セラピーの文脈で論じられるわけではないが，Boyleら(1995)，Coelhoら(2000)が報告している「意味素性分析」（semantic feature analysis）という手法も，上記の一連の訓練法と同様の理論的背景に基づくものといえるだろう．この訓練法では，呼称できない目標語（例：なべ）の絵が呈示され，その用途（例：料理）や特徴（例：金属製），使用場所（例：台所），意味カテゴリー（例：調理道具）などを表す語を患者自身または臨床家があげたあと，最後に目標語が臨床家によって与えられる．

他にもNickelsら(1996)は，刺激項目（絵，単語）間の意味的類似性判断を意味セラピー課題として用いている．また，特定の訓練技法と意識せず臨床でしばしば用いることのある，語のカテゴリー分類，仲間外れの語の選択の課題などは，いずれも語彙・意味セラピーに属するものであるといえよう．

これらの語彙・意味セラピーを施行するうえで，Nickelsら(1996)，Visch-Brinkら(1997)は，患者の反応の正誤についてフィードバックを与え，必要に応じその反応について患者と議論する（なぜこれを選んだのか，なぜこちらのほうが正解なのかなど）ことを勧めている．その理由としては，意味的側面をより強化するためと，これらの訓練法における音声表出の少なさを補うためであるとしている．

語彙・意味セラピーがどのような患者に適用されるべきかの研究は，それほど進んでいるわけではない．しかしその訓練の性質からいって，喚語困難などで示される単語の障害があり，音韻処理の障害は比較的軽い患者に本訓練法はふさわしいものと思われる．上記のHowardら(1985)の訓練は，喚語困難が顕著で復唱は比較的良好な患者に行われた．Visch-Brinkら(1997)は，喚語困難だけでなく語の理解障害も併発している「双方向性」の障害が語彙・意味障害だとして，語彙・意味セラピーの対象となることを示唆している．一方，Marshallら(1990)，Pringら(1990)の対象となった患者は，語の理解は良好な例で，彼女らは患者の呼称障害は意味システムそのものではなく，音韻出力辞書のレベルにあると考察している．この点についてNickels(1997)は，語と絵のマッチング課題が喚語の改善に有効なのは，語の意味を学習したからではなく，語の回収を促進させるような意味表象の活性化が起きたからであろうと指摘している．また逆にNickelsら(1996)は，意味障害と判断された患者3名中の1名では，語と絵のマッチング課題による訓練の効果が認められず，語の音読課題を用いた「語彙セラピー」（lexical therapy）で効果がみられた

と報告している．意味障害の定義・診断法を含めて，今後さらに検討される必要があろう．

Visch-Brinkら（1997）は，重度の失語患者ではAACの使用に重きがおかれるので，BOXの適応とはならないのではないかと述べている．しかし重度の失語では語彙・意味障害は必発であり，これらの患者でも語彙・意味セラピーによる何らかの訓練効果が期待できるのではないかと筆者は考えている．

語彙・意味セラピーの訓練効果発現の機序や訓練適応については不明な部分も多いが，呼称を促進させる時に必ずしも聴覚刺激や音声表出が必要でないということは，理論的にも臨床的にも興味深い．訓練効果の持続や非訓練語への般化についても，肯定的な報告がしばしばみられる．今後発展が期待できる分野であろう．

❷ 文の訓練：マッピングセラピーなど

文の理解や表出を妨げる要素は単語に比べてさらに複雑になる．文の処理では統語機能だけでなく，音韻や語彙の処理機能に加え，それらの把持の機能（短期記憶または作動記憶），さらには語用論的機能や非言語的な諸機能も深く関わると考えられる．文障害が複合的なものである以上，文レベルの改善に働きかける訓練が，（論外のものでなければ）どのような方法であってもある程度効果があると感じられるのは当然のことと思われる．また，文処理は複雑な過程ゆえに，患者がそれを行ううえではさまざまなレベルで代償機能が働くと考えられ，したがって患者の障害の性質は特定しにくく，訓練計画を論理的に立案しにくい一因となっている．

文の訓練，なかでもいわゆる統語障害に直接アプローチする訓練として従来から用いられてきた方法は，以下のようなものである．

1. 文型別の理解・表出の課題：主語＋動詞（～が～），目的語＋動詞（～を～）の文型から始め，徐々に複雑な文型を学習していく．
2. 適切な助詞（格助詞）の選択・補充課題：助詞が除かれた文を完成させる．
3. 文型の変換課題：同じ意味内容を異なる文型で表現する．
4. 語または文節の並び替え：語または文節で区切られバラバラの語順にされた文を適切な順に並び替える．

一方，本邦でも最近では，文の訓練における新しい方法が導入されている．

滝沢（2000）は失文法患者に動詞の理解と表出の訓練を行い，顕著な訓練効果がみられたと報告している．失文法の症状としては伝統的に，文法的形態素（機能語：日本語では助詞など）の省略と誤用が問題とされてきた．しかし最近ではそれに加え，句の長さの短縮，統語構造の単純化，動詞表出の貧困があげられるのが一般的である（Mitchum et al, 2001）．なかでも動詞は文構成のキーと考えられるので，この訓練のターゲットとされた．訓練対象となった患者AHは61歳で，発症後16年を経過している．具体的な訓練法は，絵カードと文字カードを使った目標動詞語の理解の訓練と，復唱と音読による口頭表出訓練である．週1回約40分の訓練と自習を9週間行った結果，訓練語群の呼称成績は向上し，それは少なくとも4週間持続した．そしてさらに，訓練語以外の動詞の呼称や失語症構文検査の聴覚的理解のパート，昔話の叙述（自発話に近い課題）でも改善が認められた．

さらに滝沢（2000），藤田（1996）は，失文法患者に対してマッピングセラピー（mapping therapy）といわれる方法を施行している．マッピングセラピーとは，Jones（1986）以来用いられている文の訓練法であり，理論的背景は以下のように考えられている．

失文法はその発話面の障害が注目されてきた．しかし一般的に Broca 失語は言語理解良好とされるにも関わらず，一部の失文法患者ではとくに可逆文（文中の名詞を入れ換えても意味が成立する文．例：子供がお母さんを押している）の理解に顕著な障害がみられることが明らかにされた．これらの患者は文法性判断検査（文法的に正しい文かどうかを判定する）の成績は良好で，さらに可逆文の障害は文構造の複雑さとは関係しない場合も多く（単純な能動文でも誤る），したがってこの理解障害は，文の統語構造の解析（parsing）のレベルではなく，統語構造から意味を解読する（interpretation）レベル，すなわち文法役割（主語，目的語）と主題役割（動作主，対象）を関係づけるレベルにあると想定された(両者の関係づけは非可逆文に比べて可逆文で難しく，さらに受動文で困難である)．この障害の改善を狙った訓練をマッピングセラピーという．

　滝沢（2000）が用いた方法は，Jones（1986）や Schwartz ら（1994）が用いている「文-質問法」といわれるものである．言語聴覚士は文を視覚的に呈示し（例：お父さんがお母さんを呼んでいる），その文について以下のような質問を行い，主題関係の同定を患者に要求した．①どうしていますか（動詞の同定），②誰が呼んでいますか（動作主の同定），③誰を呼んでいますか（対象の同定）．訓練では2文節文から徐々に複雑な文が用いられた．藤田（1996，1999）の方法も基本的に同様であるが，文の復唱・音読の課題を加えることによって，表出面への般化を促進するよう試みられている．

　マッピングセラピーの別の方法としては，「文フィードバック法」（Mitchum et al，1995；Haendiges et al，1996）がある．言語聴覚士は文を発話し，呈示された絵とその文が意味的に一致するかどうかを患者に問い，回答の正誤を患者にフィードバックする．この方法では，とくに動詞が強調されることはない．文フィードバック法は，質問文を理解するのが困難な比較的重度の患者にも適用できる．ただし表出面への般化は報告されていない（Mitchum et al，2001）．

　マッピングセラピーを施行した英語圏の報告および滝沢（2000）の報告では，いずれの方法でも一部の患者では訓練効果がみられ，一部の患者では改善がない．改善例では，それは理解面にとどまるものと表出面における改善にまで結びつくものがいる．このことは，文の障害には様々な要因が複雑にからみあっていて，文障害といっても均質ではないことを示唆しているのだろう．文障害の性質と訓練法との関係についての検討（Marshall，1995；Mitchum et al，2000）もあるが，訓練適応の問題については今後の課題であろう．

　なお上記の語彙・意味セラピーを含め，このような認知神経心理学的理論に基づく新しい訓練法では，患者の症状だけを対象としているのではなく，その症状の基盤となっている根本的な障害に働きかけることが試みられている．そのため訓練効果が得られれば，それは言語モダリティを超えて般化することが想定され，また実際にそのような効果も報告されている．刺激法に代表される伝統的訓練法は，ややもすると対症療法的な意味合いで捉えられがちであるが，このような根本的な「治療」に結びつくアプローチは今後さらに注目されるであろう．

7 特殊なケースへの対応

1 運動性構音障害の合併

　失語（とくに Broca 失語）と運動障害性構音障害が合併することはそれほど珍しいことではない（201 頁「スクリーニング」参照）．

　訓練ではどちらの障害へのアプローチを優先させるのか考える必要があるが，対応はケースバイケースで一概にはいえない．ただし，やや乱暴に一般論を述べれば，失語の訓練が優先されることが多いであろう．なぜなら構音は語彙・意味・統語などの言語機能の土台の上にあるもので，その土台を安定させることがまず重要だからである（例えば英会話において，聞き取りが全然できなかったり語彙や文法がまったく貧困な状態で，発音だけアメリカ人の真似をしてもコミュニケーションの役に立つだろうかと考えてもらえばよい）．

　しかし，構音障害が患者のコミュニケーション活動においてより重大な障害になっていると判断されれば，構音障害の訓練が優先されることもありうる．一般的には失語が軽度な場合にこの可能性がある．

　なお当然のことながら，患者に発話を求めるような課題は，完全にどちらか一方の障害にのみ働きかけるものではないので，課題を工夫することによって両方の障害に同時にアプローチすることも可能である．

2 最重度の失語

　すでに述べたように，失語が重度というだけで訓練の適応がないとはいえない．言語機能回復の可能性も考えられ，また代償的コミュニケーション手段の確立において言語聴覚士の側から有効な方策が呈示できることもあるからである（274 頁「拡大・代替コミュニケーション」参照）．

　言語機能の訓練については，比較的容易な言語課題，すなわち高頻度語と絵のマッチング，単語のカテゴリー分類，復唱や音読（または同時復唱・同時音読）による系列語・挨拶語・氏名・高頻度語・1モーラの発話，また氏名や高頻度語の写字などが行われる．これらの課題はコミュニケーション上の機能としては低いものが多いが，訓練に導入する目的としては，「言語訓練」を求める患者や家族の希望に応える意味もある．また障害に立ち向かう患者の努力は，必ずしも実用性の有無だけでその価値を論じられるべきものではないとも考えられる．ただし言語課題を行うことによって，「このようなこともできないのか」と抑うつ的になる患者では導入に注意を要する．またこれらの訓練によって，患者や家族がいつまでも「言語機能の（著しい）回復」に固執するようであれば，考慮が必要である．

　訓練の方法としては，集団訓練も有効である．重度の失語の場合は訓練内容がどうしても限られる．長期間同じような訓練（例えば高頻度語の理解訓練）を繰り返すことは，患者にとって決して心地よいものではないと推測される．集団訓練では参加者が多く，たとえ同じような内容を繰り返していても何らかの形で毎回変化がつくので，そのような抵抗感は感じないですむようである．

　また心理面の支持も非常に重要である．代償的コミュニケーション手段を有効に活用しながら，患者の言語的・非言語的表出を粘り強く待ち，それを共感的に傾聴することが必

要である．

③ 痴呆を背景にする失語

　痴呆の患者では一般的に，訓練は機能回復というよりも現状維持が目的となる．患者は情報処理能力が低下し，また注意が転導しやすいので，訓練は視覚的・聴覚的刺激が過剰でないゆったりとした状況で（整理された静かな部屋），患者の特性にあわせたゆっくりとしたペースで行われるとよいだろう．

　患者への対処については，痴呆の原因疾患が脳血管障害によるものかそれともアルツハイマー病などの脳変性疾患によるものかで異なる．

　脳血管障害による痴呆では，多くの場合失語も重篤なので，言語面への対応は前項と同様である．ただし多くの患者では精神活動性の低下が顕著なので，全般的な精神機能の活性化を図り，課題にはゲーム的な要素を取り入れたり，軽度の身体運動を伴うことを考える．声かけの際には，肩を叩くなどの身体接触を伴ったり，声の調子に変化をもたせる（少し強く呼びかける）などして注意を促すとよい．ただし精神活動性の低下や神経心理学的合併症（観念運動失行や構成失行）によって，患者の言語機能，記憶機能，知的機能が過少評価されていないか注意する必要もある．

　脳変性疾患における場合は，失語はそれほど重くないこともある．また進行した例を除けば，発話は流暢性で，訓練課題を遂行する程度の発動性は保たれていることが多いので，その意味では訓練にのりやすい．ただし注意の転導は著しいので，臨床家はあらかじめ段取りを整え，流れをよくコントロールして訓練を行う必要がある．このような進行性の疾患では，家族の関心の多くは患者や自分たちの生活の今後の見通しにあるので，主治医と協力しながら可能な限り予後予測を伝えることが重要である．ただし正確な予後予測は実際には難しく，予後を適切に伝えるということも難事なので，集団訓練や患者会・家族会などでのお互いの交流を通じて，将来のイメージを家族にもってもらう方法もある．また社会資源に関する情報についても，ソーシャルワーカーなどと協力して提供することが必要である．

④ 小児の失語

　小児の失語では，評価と訓練の両面において難しさがある．

　評価面では，小児の患者に適用できる検査が限られているという難点がある．失語の検査材料は，一般的には成人（それも高齢者）をターゲットに作成されている．例えばSLTAの検査語や物品・絵は子供向きとはいえない．また検査結果を解釈するにあたっても，発達過程にある子供の年齢ごとの標準的な得点が明らかになっていない．

　このような問題があるため，小児の失語患者には小児用の言語・認知検査を併用することが望ましい．ITPA言語学習能力診断検査や絵画語彙検査は標準化された小児用の言語検査であるし，WISC-III知能検査やK-ABC心理・教育アセスメントバッテリーなどの知能検査からも，おおよその言語機能の推定ができる．ただし，これらの検査で年齢別の標準得点が示されていても，発達過程では個人差が大きいので，それに対する注意が必要である．したがって患者の病前の能力については，あらかじめ母親（養育者）から情報を得ておくとよい．学業成績は大いに参考になるし，可能であれば個別の検査項目について，「これは病前ならできていたと思いますか？」などと母親に質問していくとよい．

訓練の面では，発症年齢や重症度にもよるが，教育の要素が入ることになり，低下した言語機能を回復させるという側面だけでは不十分なことがある．例えば文字などの新しい言語課題の学習期であれば，今後遭遇するであろう問題についても予見し，対策を考える必要がある．小児では学業と生活の密着度が高いので，生活面全般の相談にのることも大切である．

　また，一般的に小児は人格的に未成熟であり，その親もまた比較的若いので，心理面のケアも強く求められる．

第4章 治療とリハビリテーション

❸ 報告業務

　リハビリテーションは医師，看護師，理学療法士，作業療法士，医療ソーシャルワーカー，薬剤士，栄養士，臨床心理士などからなるチームで行われ，健康面における患者の諸問題の解決を目指す．

　チームとして有機的に活動し，患者に貢献する第一歩は，自らが知りえた情報をチーム全体に的確に報告することにある．本節では言語聴覚士の報告業務について，その概要を記す．

　また失語の経過は一般的に長く，患者への介入行為が1つの病院・施設だけで完了しないこともある．自らが担当していた患者のフォローを他の臨床家に委ねる時は，その患者についての情報を適切に要約して知らせることが必要である．後半部では，そのための紹介状の書き方について概説する．

I　ケースカンファレンス

　一般的に病院などの施設では，チーム医療を担うスタッフが定期的に会して特定の患者についての意見交換・協議をする場が設けられており，ケースカンファレンスといわれる．
　カンファレンスの形態は施設によって様々である．リハビリテーションの専門医がいる施設では，その医師を中心に関連職種が参加して行われる．他科からの紹介の場合には，当該の担当医や病棟看護師も交えて行われることもある．リハビリテーションを受けているすべての患者について，入院中に必ず1回は検討が行われる施設もあるし，スタッフ全体での検討は特別な問題を抱えている一部の患者についてのみ行われる施設もある．また外来の患者でも，例えば職場復帰などの重要かつ多面的な課題が発生した場合には，カンファレンスで取り上げてもらうことも必要であろう．
　いずれにせよその中で言語聴覚士は，その専門的立場から言語機能やコミュニケーション機能，摂食嚥下機能について，患者についての情報を提供して，問題をスタッフ内で共有できるように努め，さらに問題解決のための手段を提案することになる．予後についての意見を求められることも多い．退院が近い場合では，一般的に言語訓練が受けられる施設は限られているので，今後どのくらいの量の言語訓練が必要かを考え，それによって退院計画への意見を述べる（他院への紹介，自院外来通院，各種在宅サービスの利用，地域の機能訓練事業への引継ぎ，終了，など）．
　またカンファレンスは，他職種からの情報を得る機会としても貴重である．
　カンファレンスにおいて言語聴覚士は，聞き手の特性を考えて，なるべく平易かつ正確に意見を述べることが必要である（実際にはなかなかの難問である）．またカンファレンス

は，ふだん個室で仕事をしていてその業務が他職種から見えにくい言語聴覚士の仕事内容や実力をアピールする場でもあるので，積極的に利用したい．

② 報告書

① 報告書の基本的構成

　言語聴覚士が作成しなければならない主な報告書は，評価報告書と紹介状である．前者は言語聴覚士が関わった領域についての院内スタッフに向けた情報提供であり，後者は患者が転院する時の転院先に向けた情報提供である．

　患者（症例）についての記述は，背景となる基本的な情報の記述から，より個別の情報の記述という流れで構成される．これは学会報告や学術論文でも同様であり，以下にその項目の要点を記した．

　　1．基本属性：氏名（読者を考慮し，必要に応じ患者が同定できないようにイニシャルで），年齢，性別，利き手，教育歴，職業歴．
　　2．家族歴：家族構成や家族性の疾患の有無など．
　　3．既往歴：現病歴にいたるまでの主な疾患の経験．
　　4．現病歴：今回問題としている障害を引き起こした疾患が，いつからどのように始まり，どのような経過をたどったか．主訴（主な訴え，患者が受診するに至った理由）と医学的診断名を含む．
　　5．神経学的所見：神経症状について．CT，MRIなどの検査結果を含む．
　　6．精神医学的所見：精神症状について．
　　7．神経心理学的所見：言語を除く神経心理学的な障害について．
　　8．言語所見：言語に関する検査結果，症状，失語のタイプと重症度（失語の有無），合併する言語障害，訓練方針・経過など．

　（学術発表の場合は以下に「考察」が加わる）

　評価報告書や紹介状では，その性質によってこれらの項目を選択して記すことになる．次項以降にその概要を示す．

② 評価報告書

　評価報告書の読者は，医師，看護師や他のリハビリテーションスタッフであるから，医学的情報は最小限でかまわない．すなわち報告書は上記項目の1と8が中心で，必要に応じ6，7などを記すことが多い．ただし言語聴覚士だけが知りえたような情報があれば，それ以外のものも記載すべきである．

　いわゆる評価だけでなく，コミュニケーション上の留意点や言語障害の予後予測などについても，可能な範囲で記すとよい．

③ 紹介状

　転院時の紹介状については，普通は専門職種間でそれぞれにやりとりがなされる．すなわち医師からは先方の医師へ，理学療法士からは理学療法士へというように紹介状が提出されるので，言語聴覚士は先方の言語聴覚士に宛てて紹介状を書くことになる．したがっ

平成 13 年 6 月 1 日

リハビリテーション情報提供書（紹介状）

　　　　　　　病院
　　　　　　　先生

下記の患者様につきご報告・ご紹介申し上げます。
　　　　　　　　　　　　　　　　　　　　　　　病院　　　　科
　　　　　　　　　　　　　　　　　　　　担当者：

患者氏名：〇〇〇〇様、55歳、男性、高校卒、不動産業自営
診断名　：脳内出血（左被殻）
言語病理学的診断：Broca失語（中等度）

　患者は平成13年4月17日、仕事中に右手の運動障害、言語障害を呈し、当院に入院され、保存的治療を受けたあと、4月27日より失語症の評価・治療目的でST開始となりました。
　言語面では、聴覚的理解・読解は発症初期より比較的保たれ、現在では日常生活には支障のないレベルに達しています。発話は非流暢で、当初は構音の歪みが著しく、加えて強い喚語困難と、若干の語性錯語、迂言が認められました。ただしコミュニケーション意欲はあり、指さしや身振りなどを自発的に使用しました。現在では、構音・喚語面ともに改善しつつありますが、誤りの自覚が強くなったためか、発話量はむしろ減少しています。書字については右手（不全麻痺）で行いますが、初期には無反応または仮名の字性錯書が多く、若干の改善を認めますがその傾向は現在も同様です。
　神経心理学的には口部顔面失行と軽度の構成失行が認められます。
　訓練としては、ST開始後約1ヵ月は絵カードを使った高頻度名詞語の総合的訓練（語と絵のマッチング、復唱、音読、呼称）を行いました。最近では動作絵カードを使い、動詞語や2文節文についても同様の訓練を行っております。宿題としては、訓練語の写字および復唱・音読・呼称を妻とともに行う課題を設定しております。患者は言語訓練に熱心で、妻も協力的ですが、課題が出来ない時に落胆する傾向がみられ、最近とくにそれが著しいので、比較的易しい課題を多く取り入れています。
　患者は専業主婦である妻および子供2人と同居しており、主に妻が介護にあたっておられます。患者・家族とも、言語機能の完全な回復は難しいことの説明を受け理解されておられますが、経済的な理由もあり、現職への復帰を強く希望しておられます。
　以後の言語訓練につきまして、よろしくお願い申し上げます。

検査結果：
　SLTA（平成13年5月11日〜15日）：添付
　レーヴン色彩マトリックス検査（5月18日）：24/36

図4-14　紹介状の例

て紹介状は，上記の1，7，8の項目が中心となるが，2〜6の項目も，言語聴覚士として重要な部分をかいつまんで記しておくとよい．
　筆者は以下の点に気をつけて紹介状を書くことにしている．
　　1．症状や検査結果を時系列的に記すこと．
　　2．患者の心理社会的側面についても記すこと．

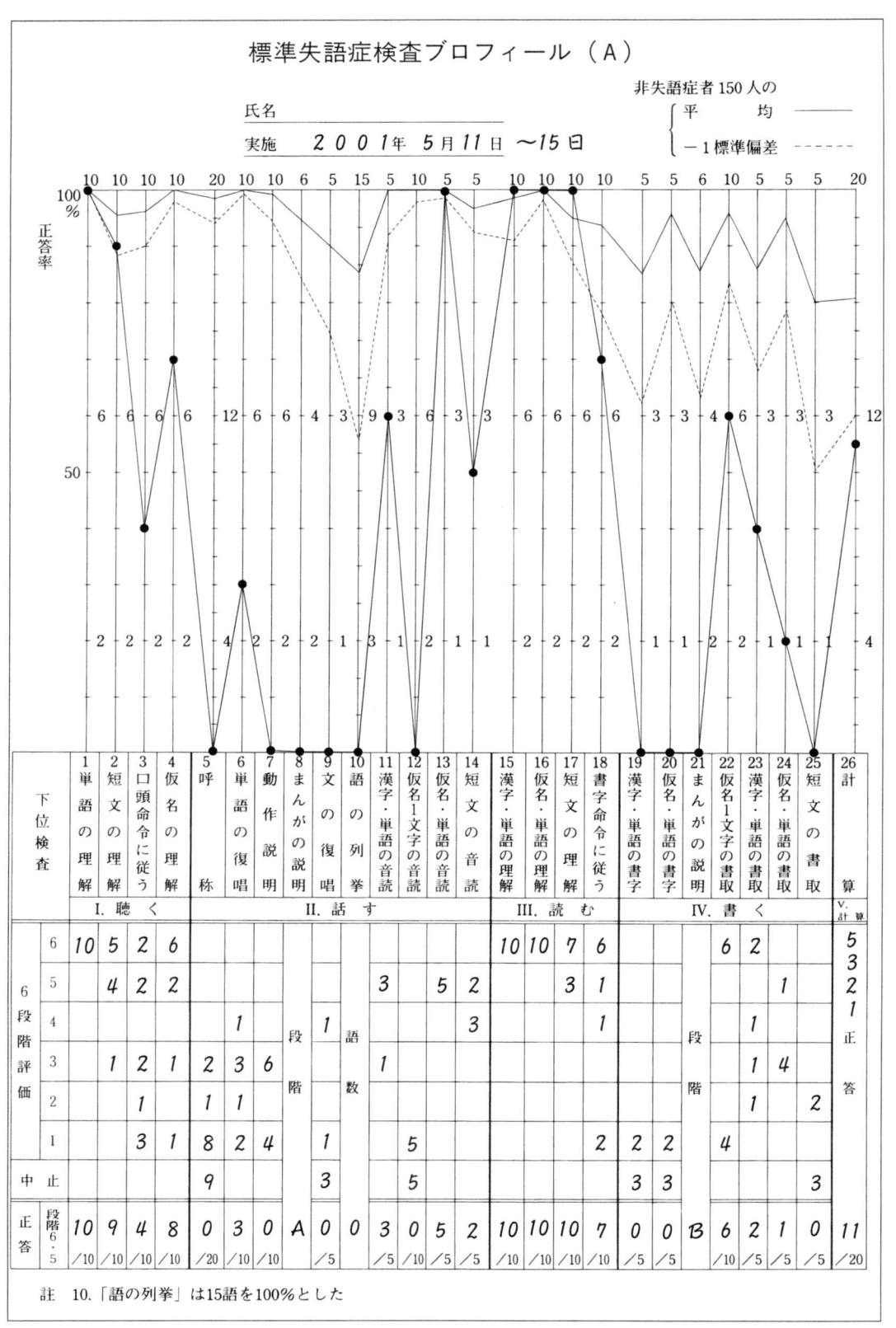

図 4-15 紹介状に添付した SLTA

3．言語訓練について，今までの方針・方法・経過などについて概略を記すこと．

　1について，患者の現在は過去からの連続線上にあるので，症状や検査結果，訓練内容の変化を時系列的に（縦断的に）記していくと，受け取った側では患者の全体像の理解が容易になる．例えば転院の時点で語性錯語があるとして，それは徐々に減少して現在に至ったのか，それとも発話量が増すにつれ増加してきたのかによって，転院先の対処は異なってくる可能性がある．

　2について，おそらくたいていの臨床家にとって，患者と最初に面接するうえで一番知りたいのは，症状よりもむしろ，その人が「どんな感じの人」であるかという精神・心理的な側面である．患者は心理的に安定しているのか，抑うつ的なのか多幸的なのか，訓練には意欲的なのか拒否的なのかなどの情報は重要である．また患者の職業や家族の経済的基盤，家族状況（主介護者，同居者，家族内の関係）などの情報があれば，患者がどのような生活をしていたのか，そして今後どのような生活を望むのか，そのために言語訓練に何を求めているのかを推測する際の参考となる．

　3について，紹介状には転院先で言語訓練を立案・推進していくうえで有用な情報を盛り込む必要がある．現在までに行った訓練の概要については記すべきである．加えて以下のような情報も，必要に応じ記載する．①患者や家族の障害受容の程度，②患者や家族の言語訓練に対する希望・期待，③言語訓練に対する患者の意欲・取り組み，④家族の協力の程度．なお，転院先で訓練の内容がいきなり180度変わるということがあれば，患者や家族にも余計な不安や不信感を与えてしまわないとも限らない．転院した患者を受け入れる側としては，前施設で行われた訓練が自分の考えと違う場合でも，それが積極的に有害と考えられる場合を除けば，当初はいままでの訓練法を尊重・踏襲したやり方で訓練を導入していく方がよいと考えられる．

　紹介状の具体的な例を図4-14に，また紹介状に添付するSLTA成績を図4-15に示した．

参考文献

1) Albert ML, Sparks RW, Helm NA：Melodic intonation therapy for aphasia. Arch Neurol 29, 130-131, 1973.
2) ASHA Committee on Augmentative Communication：Report：Augmentative and alternative communication. ASHA 33 (Suppl 5), 9-12, 1991.
3) Basso A, Capitani E, Vignolo LA：Influence of rehabilitation on language skills in aphasic patients. Arch Neurol 36, 190-196, 1979.
4) Benson DF, Ardila A：Aphasia：A Clinical Perspective. Oxford University Press, New York, 1996.
5) Boyle M, Coelho CA. Application of semantic feature analysis as a treatment for aphasic dysnomia. American Journal of Speech-Language Pathology 4, 94-98, 1995.
6) Carlomagno S, Losanno N, Emanuelli S et al：Expressive language recovery or improved communicative skills：effects of P.A.C.E. therapy on aphasics' referential communication and story retelling. Aphasiology 5, 419-424, 1991.
7) Coelho CA, McHugh RE, Boyle M：Semantic feature analysis as a treatment for aphasic dysnomia：A replication. Aphasiology 14, 133-142, 2000.
8) Davis GA, Wilcox MJ：失語症言語治療への対話構造の導入. In Chapey R (Ed). Language Intervention Strategies in Adult Aphasia (1 st Ed). Williams & Wilkins, Baltimore, 1981（横山巌, 河内十郎監訳：失語症言語治療の理論と実際. 創造出版, 1984, pp. 177-203）.
9) De Renzi E, Vignolo LA：The Token Test：A sensitive test to detect receptive disturbances in

aphasics. Brain 85, 665-678, 1962.
10) Duffy JR, Coelho CA : Schuell's stimulation approach to rehabilitation. In Chapey R (Ed). Language Intervention Strategies in Aphasia and Related Neurogenic Communication Disorders (4 th Ed). Lippincott Williams & Wilkins, Baltimore, 2001, pp. 341-382.
11) Ellis AW, Young AW : Human Cognitive Neuropsychology : A Textbook with Readings. Psychology Press, Hove, 1996.
12) Elman RJ, Bernstein-Ellis E : The efficacy of group communication treatment in adults with chronic aphasia. JSLHR 42, 411-419, 1999.
13) Endo K, Miyasaka M, Makishita H et al : Tactile agnosia and tactile aphasia : Symptomatological and anatomical differences. Cortex 28, 445-469, 1992.
14) Ferguson A : Learning in aphasia therapy : It's not so much what you do, but how you do it! Aphasiology 13, 125-132, 1999.
15) Folstein MF, Folstein SE, McHugh PR : "Mini-Mental State." A practical method for grading the cognitive state of patients for the clinician. J Psychiatr Res 12, 189-198, 1975.
16) Frumkin NL, Palumbo CL, Naeser, MA : Brain imaging and its application to aphasia rehabilitation : CT and MRI. In Chapey R (Ed). Language Intervention Strategies in Adult Aphasia (3 rd Ed). Williams & Wilkins, Baltimore, 1994, pp. 47-79.
17) Goodglass H, Kaplan E : Assessment of Aphasia and Related Disorders. Lea & Febiger, Philadelphia, 1972. (笹沼澄子, 物井寿子訳：失語症の評価. 医学書院, 1975)
18) Hadano K, Nakamura H, Hamanaka T : Effortful echolalia. Cortex 34, 67-82, 1998.
19) Haendiges AN, Berndt RS, Mitchum CC : Assessing the elements contributing to a "Mapping" deficit : A targeted treatment study. Brain Lang 52, 276-302, 1996.
20) Hartman J, Landau WM : Comparison of formal language therapy with supportive counseling for aphasia due to acute vascular accident. Arch Neurol 44, 646-649, 1987.
21) Holland AL : Some applications of behavioral principles to clinical speech problems. JSHD 32, 11-18, 1967.
22) Howard D, Patterson K, Franklin S et al : Treatment of word retrieval deficits in aphasia. Brain 108, 817-829, 1985.
23) Howard D, Hatfield FM : Aphasia : Historical and Contemporary Issues. Lawrence Erlbaum Associates, Hove, 1987.
24) Howard S, Varley R : Using electropalatography to treat severe acquired apraxia of speech. European Journal of Disorders of Communication 30, 246-255, 1995.
25) Jones EV : Building the foundations for sentence production in a non-fluent aphasic. Br J Disord Commun 21, 63-82, 1986.
26) Kashiwagi T, Kashiwagi A, Kunimori Y et al. Preserved capacity to copy drawings in severe aphasics with little premorbid experience. Aphasiology 8, 427-442, 1994.
27) Kay J, Lesser R, Coltheart M : PALPA : Psycholinguistic Assessments of Language Processing in Aphasia. Lawrence Erlbaum Associates, Hove, 1992.
28) Kearns KP, Elman RJ : Group therapy for aphasia : Theoretical and practical considerations. In Chapey, R (Ed). Language Intervention Strategies in Aphasia and Related Neurogenic Communication Disorders (4 th Ed). Lippincott Williams & Wilkins, Baltimore, 2001, pp. 316-337.
29) Lambon Ralph MA, Graham KS, Ellis AW et al : Naming in semantic dementia : What matters? Neuropsychologia 36, 775-784, 1998.
30) Lezak MD : Neuropsychological Assessment (2 nd Ed). Oxford University Press, New York, 1983.
31) Lezak MD : Neuropsychological Assessment (3 rd Ed). Oxford University Press, New York, 1995.
32) Lezak MD : Principles of Neuropsychological Assessment. In Feinberg TE, Farah MJ (Eds). Behavioral Neurology and Neuropsychology. McGraw-Hill, New York, 1997, pp. 43-54.
33) Lincoln NB, McGuirk E, Mulley GP et al : Effectiveness of speech therapy for aphasic stroke patients : A randomized controlled trial. Lancet 8388 号, 1197-1200, 1984.
34) Luria AR : Traumatic Aphasia : Its Syndromes, Psychology and Treatment. Mouton, The Hague,

1970.

35) Lyon JG : Drawing : Its value as a communication aid for adults with aphasia. Aphasiology 9, 33-50, 1995 a.
36) Lyon JG : Communicative drawing : An augmentative mode of interaction. Aphasiology 9, 84-94, 1995 b.
37) Marshall J, Pound C, White-Thomson M et al : The use of picture/word matching tasks to assist word retrieval in aphasic patients. Aphasiology 4, 167-184, 1990.
38) Marshall J : The mapping hypothesis and aphasia therapy. Aphasiology 9, 517-539, 1995.
39) Marshall RC : Introduction to Group Treatment for Aphasia : Design and Management. Butterworth-Heinemann, Boston, 1999.
40) McReynolds LV, Kearns KP : Single-Subject Experimental Designs in Communicative Disorders. Pro-ed, Austin, 1989（西村辨作, 小塩允護訳：言語障害の実験計画法－心理・言語臨床家のために. 学苑社, 1989）.
41) Miceli G, Amitrano A, Capasso R et al : The treatment of anomia resulting from output lexical damage : Analysis of two caces. Brain Lang 52, 150-174, 1996.
42) Mitchum CC, Berndt RS : Cognitive neuropsychological approaches to diagnosing and treating language disorders : Production and comprehension of sentences. In Chapey R (Ed). Language Intervention Strategies in Aphasia and Related Neurogenic Communication Disorders (4 th Ed). Lippincott Williams & Wilkins, Baltimore, 2001, pp. 551-571.
43) Mitchum CC, Haendiges, AN, Berndt, RS : Treatment of thematic mapping in sentence comprehension : Implications for normal processing. Cognit Neuropsychol 12, 503-547, 1995.
44) Mitrushina MN, Boone KB, D'Elia LF. Handbook of Normative Data for Neuropsychological Assessment, Oxford University Press, New York, 1999.
45) Murray LL, Chapey R : Assessment of language disorders in adults. In Chapey R (Ed). Language Intervention Strategies in Aphasia and Related Neurogenic Communication Disorders (4 th Ed). Lippincott Williams & Wilkins, Baltimore, 2001, pp. 55-126.
46) Nakamura H, Nakanishi M, Furukawa TA et al : Validity of brief intelligence tests for patients with Alzheimer's disease. Psychiat Clin Neurosci 54, 435-439, 2000.
47) Nickels L, Best W : Therapy for naming disorders (Part II) : Specifics, surprises and suggestions. Aphasiology 10, 109-136, 1996.
48) Nickels L : Evaluating lexical semantic therapy : BOXes, arrows and how to mend them. Aphasiology 11, 1083-1089, 1997.
49) Nicholas ML, Helm-Estabrooks N, Ward-Lonergan J et al : Evolution of severe aphasia in the first two years post onset. Arch Phys Med Rehabil 74, 830-836, 1993.
50) Parr S : Coping with aphasia : Conversations with 20 aphasic people. Aphasiology 8, 457-466, 1994.
51) Pavio A, Yuille JC, Madigan S : Concreteness, imagery, and meaningfulness values for 925 nouns. J Exp Psychol (Suppl) 76, 1-25, 1968.
52) Pedersen PM, Jorgensen HS, Nakayama H et al : Aphasia in acute stroke : Incidence, determinants, and recovery. Ann Neurol 38, 659-666, 1995.
53) Podraza BL, Darley FL : Effect of auditory prestimulation on naming in aphasia. JSHR 20, 669-683, 1977.
54) Poeck K : Klinische Neuropsychologie. Georg Thieme Verlag, 1982（濱中淑彦, 波多野和夫訳：臨床神経心理学. 文光堂, 1984）.
55) Pring T, White-Thomson M, Pound C et al : Picture/word matching tasks and word retrieval : Some follow-up data and second thoughts. Aphasiology 4 : 479-483, 1990.
56) Rao PR : Drawing conclusions on the efficacy of "drawing" as a treatment option for persons with severe aphasia. Aphasiology 9, 59-62, 1995.
57) Robey RR, Schultz MC, Crawford AB et al : Single-subject clinical-outcome research : Designs, data, effect sizes, and analyses. Aphasiology 13, 445-473, 1999.
58) Rosenbek JC, Lapointe LL, Wertz RT : Aphasia : A Clinical Approach. Pro-Ed, Austin, 1989.

59) Schuell H, Jenkins JJ, Jimenez-Pabon E : Aphasia in Adults : Diagnosis, Prognosis, and Treatment. Harper & Row, New York, 1964（笹沼澄子, 永江和久訳：成人の失語症－診断, 予後, 治療. 医学書院, 1971）.
60) Schwartz MF, Saffran EM, Fink RB, et al : Mapping therapy : A treatment programme for agrammatism. Aphasiology 8, 19-54, 1994.
61) Sparks RW : Melodic intonation therapy. In Chapey R (Ed). Language Intervention Strategies in Aphasia and Related Neurogenic Communication Disorders (4 th Ed). Lippincott Williams & Wilkins, Baltimore, 2001, pp. 703-717.
62) Spellacy FJ, Spreen O : A short form of the Token Test. Cortex 5, 390-397, 1969.
63) Spreen O, Strauss E : A Compendium of Neuropsychological Tests. Oxford University Press, New York, 1998.
64) Square PA, Martin RE, Bose A : Nature and treatment of neuromotor speech disorders in aphasia. In Chapey R (Ed). Language Intervention Strategies in Aphasia and Related Neurogenic Communication Disorders (4 th Ed). Lippincott Williams & Wilkins, Baltimore, 2001, pp. 847-884.
65) Squire LR : Declarative and nondeclarative memory : Multiple brain systems supporting learning and memory. In Schacter DL, Tulving E (Eds). Memory System. MIT Press, Cambridge, 1994, pp. 203-231.
66) Stern RA, Arruda JE, Hooper CR et al : Visual analogue mood scales to measure internal mood state in neurologically impaired patients : description and initial validity evidence. Aphasiology 11, 59-71, 1997.
67) Vargas MF : Louder than Words : An Introduction to Nonverbal Communication. Iowa State University Press, 1987（石丸正訳：非言語コミュニケーション. 新潮社, 1987）.
68) Visch-Brink EG, Bajema IM, Van de Sandt-Koenderman ME : Lexical semantic therapy : BOX. Aphasiology 11, 1057-1078, 1997.
69) Ward LC : Prediction of verbal, performance, and full scale IQs from seven subtests of the WAIS-R. J Clin Psychol 46, 436-440, 1990
70) Warrington EK, James M, Maciejewski C : The WAIS as a lateralizing and localizing diagnosis instrument : A study of 656 patients with unilateral cerebral lesions. Neuropsychologia 24, 223-239, 1986.
71) Watamori TS, Sasanuma S : The recovery processes of two English-Japanese bilingual aphasics. Brain Lang 6, 127-140, 1978.
72) Weigl E : Neuropsychology and Neurolinguistics : Selected Papers. Mouton, The Hague, 1981.
73) Wertz RT, Collins MJ, Weiss D et al : Veterans administration cooperative study on aphasia : A comparison of individual and group treatment. JSHR 24, 580-594, 1981.
74) Wertz RT, Weiss DG, Aten JL et al : Comparison of clinic, home, and deferred language treatment for aphasia. Arch Neurol 43, 653-658, 1986.
75) Wertz RT, Irwin WH : Darley and the efficacy of language rehabilitation in aphasia. Aphasiology 15, 231-247, 2001.
76) Wilcox MJ, Davis GA, Leonard LB : Aphasics' comprehension of contextually conveyed meaning. Brain Lang 6, 362-377, 1978.
77) Wilson BA, Moffat N : Clinical Management of Memory Problems (2 nd Ed). Chapman & Hall, London, 1992（綿森淑子監訳. 記憶障害患者のリハビリテーション. 医学書院, 1997）.

78) 會澤房子：非流暢性失語に対するモーラ指折り法の効果. 失語症研究 17, 203-207, 1997.
79) 上里一郎（監）：心理アセスメントハンドブック. 西村書店, 1993.
80) 天野成昭, 近藤公久：NTTデータベースシリーズ「日本語の語彙特性」（全7巻）. 三省堂, 1999.
81) 飯干紀代子, 猪鹿倉武, 浜田博文：脳卒中による慢性期失語症患者に対するPACEについて. 失語症研究 12, 255-263, 1992.
82) 岩田まな：失語症の長期経過（2）－SLTA段階評価3, 4の意義について. 埼玉医科大学雑誌 17, 317-328, 1990.

83) 上島睦, 沖春海, 能登谷晶子他：五十音ヒントによる読字訓練. 失語症研究 12, 75-76, 1992.
84) 上田敏：障害の受容－その本質と諸段階について. 総合リハビリテーション 8, 515-521, 1980.
85) 宇野彰, 種村純, 肥後功一：訓練モダリティ別呼称改善のメカニズム（1）－書字を用いた呼称訓練と復唱的呼称訓練. 失語症研究 5, 893-902, 1985.
86) 宇野彰：失語症－訓練（1）～訓練（4）. 言語聴覚療法－臨床マニュアル（日本言語聴覚士協会編), 協同医書出版社, 1992, pp. 54-61.
87) 宇野彰：治療研究法. 失語症臨床ハンドブック（濱中淑彦監修, 波多野和夫, 藤田郁代編), 金剛出版, 1999, pp. 569-581.
88) 遠藤邦彦, 宮坂元麿：触覚失認. 神経心理学と画像診断（岸本英爾, 宮森孝史, 山鳥重編), 朝倉書店, 1988, pp. 158-169.
89) 太田仁史, 南雲直二：障害受容：意味論からの問い. 荘道社, 1998.
90) 大野恭子：発症6年後に著明な呼称の改善を示した症例. 言語聴覚士のための失語症訓練ガイダンス（日本言語療法士協会学術支援局専門委員会失語症系編), 医学書院, 2000, pp. 39-46.
91) 大脇義一（編）：コース立方体組み合せテスト使用手引（改訂増補版). 三京房, 京都, 1996.
92) 小野久里子, 植田恵, 藤田郁代：認知神経心理学的モデルに基づく失語症患者の語の聴覚理解障害の解析. 音声言語医学 37, 56-58, 1996.
93) 小野久里子, 藤原由子, 古谷二三代他：失語症患者における品詞と頻度による喚語能力の差の検討. 音声言語医学 38, 43-44, 1997.
94) 小俣文子, 杉下守弘, 相馬芳明：日本語版WABによる失語症患者のクラスター化. 神経心理学 4, 197, 1988.
95) 小俣文子, 杉下守弘, 牧下英夫他：短縮版WAB失語症検査. 神経内科 30, 164-173, 1989.
96) 鹿島晴雄, 加藤元一郎：前頭葉機能検査－障害の形式と評価法. 神経研究の進歩 37, 93-109, 1993.
97) 鹿島晴雄, 加藤元一郎, 本田哲三：認知リハビリテーション. 医学書院, 1999.
98) 柏木あさ子, 柏木敏宏：失語症患者の仮名の訓練について－漢字を利用した試み. 音声言語医学 19, 193-202, 1978.
99) 柏木敏宏, 井堀奈美, 柏木あさ子他：五十音列を用いた語頭音探索法で呼称に改善を見た重度失語症の1例. 失語症研究 11, 45-46, 1991.
100) 加藤伸司, 下垣光, 小野寺敦志他：改訂長谷川式簡易知能評価スケール（HDS-R）の作成. 老年精神医学雑誌 2, 1339-1347, 1991.
101) 加藤正弘（監), 小嶋知幸, 佐野洋子：失語症の障害メカニズムと訓練法. 新興医学出版社, 2000.
102) 河内十郎, 竹内愛子：非右利き失語症の経過と予後. 失語症研究 5, 717-723, 1985.
103) 金子真人, 種村純：失語症者の副詞および擬音擬態語による動詞発話の促進. 失語症研究 9, 213-218, 1989.
104) 越部裕子, 宇野彰, 紺野加奈江：純粋語?例における非構音時の高次口腔顔面動作と構音の関係について－口腔顔面動作訓練と構音訓練. 失語症研究 11, 262-270, 1991.
105) 小嶋知幸, 宇野彰, 加藤正弘：失語症者におけるコミュニケーション補助手段の有効性について－コミュニケーションノートの活用を中心に. 音声言語医学 32, 360-370, 1991.
106) 小嶋知幸, 宇野彰, 加藤正弘：純粋失書例における仮名書字訓練－シングルケース・スタディによる訓練法の比較. 失語症研究 11, 172-179, 1991.
107) 小林智子, 能登谷晶子, 伊藤輝史. 一重度失語症患者の表出した描画に関する検討. 言語聴覚療法 16, 164-169, 2001.
108) 紺野加奈江, 杉下守弘：発語失行の言語治療. 失語症研究 8：131-137, 1988.
109) 坂野雄二：認知行動療法. 日本評論社, 1995.
110) 笹沼澄子, 伊藤元信, 綿森淑子他：失語症の言語治療. 医学書院, 1978.
111) 笹沼澄子：失語症鑑別診断検査. 失語症臨床ハンドブック（濱中淑彦監, 波多野和夫, 藤田郁代編), 金剛出版, 1999, pp. 517-523.
112) 笹沼澄子, 伊藤元信, 綿森淑子他：失語症鑑別診断検査／老研版 D.D.2000. 千葉テストセンター, 2000.
113) 佐野洋子：失語症の経過と予後. 失語症臨床ハンドブック（濱中淑彦監, 波多野和夫, 藤田郁代編), 金剛出版, 1999, pp. 547-559.
114) 佐野洋子, 小嶋知幸：長期的言語機能訓練はなぜ必要か. 言語聴覚療法 15, 224-226, 2000.
115) 失語症全国実態調査委員会. 失語症全国実態調査報告. 失語症研究 18, 333-348, 1998.
116) 品川不二郎, 小林重雄, 藤田和弘他：日本版WAIS-R成人知能検査. 日本文化科学社, 1990.

117) 柴田千穂, 熊倉勇美：一失語症例に対するワードプロセッサー使用の試みと仮名書字の改善－五十音配列キーボードを使用しての検討. 言語聴覚療法 14, 401-412, 1999.
118) 杉下守弘, 亀和田文子：WAB 失語症検査. 失語症研究 7, 222-226, 1987.
119) 杉下守弘, 山崎久美子：日本版レーヴン色彩マトリックス検査手引. 日本文化科学社, 1993.
120) 杉下守弘：発話失行. 失語症研究 14, 129-133, 1994.
121) 杉下守弘：WAB. 失語症臨床ハンドブック（濱中淑彦監, 波多野和夫, 藤田郁代編）, 金剛出版, 1999, pp. 523-526
122) 杉下守弘：日本版ウエクスラー記憶検査法（WMS-R）. 日本文化科学社, 2001.
123) 鈴木勉, 物井寿子, 福迫陽子：失語症患者に対する仮名文字訓練法の開発－漢字 1 文字で表記する単音節語をキーワードとし, その意味想起にヒントを用いる方法. 音声言語医学 31, 159-171, 1990.
124) 鈴木勉, 鶴田薫, 小川節子他：失語症のグループ訓練－基礎と 122 の課題. 三輪書店, 1994.
125) 鈴木勉：失語症の仮名書字訓練導入の適応と訓練方法. 失語症研究 16, 246-249, 1996.
126) 鈴木勉, 綿森淑子（編）：失語症の訓練教材－139 の教材と活用法. 三輪書店, 1999.
127) 関啓子, 杉下守弘：メロディックイントネーション療法によって改善のみられた Broca 失語の一例. 脳と神経 35, 1031-1037, 1983.
128) 全国失語症友の会連合会：みんなで楽しく－コミュニケーション・ゲーム集. 1992.
129) 高木哲史, 河合勇, 服部一郎：失語症在宅リハビリテーション支援システム開発の現状. 第 25 回日本神経心理学総会予稿集, 70-71, 2001.
130) 高橋剛夫（訳）：視覚記銘検査日本版使用手引（増補 2 版）. 三京房, 1995.
131) 滝沢透, 浅野紀美子, 森宗勧他：単音節の復唱－Broca 失語, Conduction 失語, Wernicke 失語の比較検討. 神経心理学 7, 265, 1991.
132) 滝沢透：失文法患者に対する動詞の訓練. 失語症研究 20, 202-210, 2000.
133) 田口恒夫：新訂・言語治療用ハンドブック. 日本文化科学社, 1996.
134) 竹内愛子, 河内十郎（編）：脳卒中後のコミュニケーション障害. 協同医書出版, 1995.
135) 竹内愛子, 中西之信, 中村京子他：重度失語症検査－重度失語症者へのアプローチの手がかり. 協同医書出版社, 1997.
136) 立石雅子（編）：言語聴覚士のための失語症訓練教材集. 医学書院, 2001.
137) 田中純平：1 全失語症患者に対するジェスチャア訓練の試み. 神経心理学 8, 100-109, 1992.
138) 種村純：遮断除去法. 失語症研究 8, 112-120, 1988.
139) 種村純：失語症の言語促進による発話過程の分析. 失語症研究 11, 180-186, 1991.
140) 種村純：失語症の言語訓練における言語モダリティの組み合わせ方－deblocking の立場から. 失語症研究 16, 208-213, 1996.
141) 田上美年子, 中村美子, 江島緑他：失語症患者の訓練における集団の効果について. 日本災害医学会雑誌 33, 98-109, 1985.
142) WHO 発行・WHO 国際障害分類日本協力センター訳：ICIDH-2－生活機能と障害の国際分類・ベータ 2 案. WHO 国際障害分類日本協力センター発行, 2000.
143) 東京都リハビリテーション病院言語療法室（編著）：失語症会話ノート. エスコアール, 1998.
144) 中嶋理香, 松井明子, 濱中淑彦他：伝導失語における聴覚的文理解の構造について. 失語症研究 12, 182-188, 1992.
145) 中嶋理香, 洞井奉子, 杉田朋子他：失語症のコミュニケーション能力と構文処理能力－CADL, 失語症構文検査, CADL 家族質問紙を用いて. 音声言語医学 38, 161-168, 1997.
146) 中村光：間接プライミング：その 1・間接プライミングと意味記憶. 脳と精神の医学 8, 429-434, 1997.
147) 中村光：間接プライミング：その 2・脳損傷患者における間接プライミング. 脳と精神の医学 9, 79-84, 1998.
148) 南雲直二：脊髄損傷者の障害受容－stage theory 再考. 総合リハビリテーション 22, 832-836, 1994.
149) 日本音声言語医学会（編）：構音訓練のためのドリルブック. 協同医書出版社, 1995.
150) 日本失語症学会（編）：改訂版標準高次動作性検査－失行症を中心として. 新興医学出版社, 1999.
151) 日本失語症学会（編）：標準高次視知覚検査. 新興医学出版社, 1997.
152) 日本失語症学会（編）：標準失語症検査マニュアル（改訂版）. 新興医学出版社, 1997.
153) 日本失語症学会（編）：標準失語症検査補助テストマニュアル. 新興医学出版社, 1999.

154) 日本聴能言語士協会, 日本音声言語医学会：構音検査（1994年改訂版）. 1994.
155) 長谷川恒雄, 岸久博, 重野幸次他：失語症評価尺度の研究－標準失語症検査（SLTA）の総合評価法. 失語症研究 4, 638-646, 1984.
156) 濱中淑彦：失語の概念と症状学. 失語症臨床ハンドブック（濱中淑彦監, 波多野和夫, 藤田郁代編）, 金剛出版, 1999, pp. 157-174.
157) BIT 日本版作製委員会（代表石合純夫）：BIT 行動性無視検査日本版. 新興医学出版社, 1999.
158) 廣瀬肇, 柴田貞雄, 白坂康俊：言語聴覚士のための運動障害性構音障害. 医歯薬出版, 2001.
159) 藤田郁代他（日本聴能言語士協会・失語症検査法委員会）：失語症構文検査（試案ⅡA）, 1984.
161) 藤田郁代：失語症患者の構文の理解力の回復メカニズム. 神経心理学 5；179-188, 1989 a.
162) 藤田郁代：失語症患者の構文の産生力の回復メカニズム, 失語症研究 9；237-244, 1989 b.
163) 藤田郁代：失語症の構文処理障害に対する治療計画. 失語症研究 16, 214-220, 1996.
164) 藤田郁代：統語障害の治療. 失語症臨床ハンドブック（濱中淑彦監, 波多野和夫, 藤田郁代編）. 金剛出版, 1999, pp. 599-610.
165) 藤田郁代, 物井寿子, 奥平奈保子他：「失語症語彙検査」の開発. 音声言語医学 42, 179-202, 2000 a.
166) 藤田郁代, 物井寿子, 奥平奈保子他：失語症語彙検査－単語の情報処理の評価. エスコアール, 2000 b.
167) 古川壽亮：エビデンス精神医療－EBP の基礎から臨床まで. 医学書院, 2000.
168) 本田哲三, 南雲直二：障害の「受容過程」について. 総合リハビリテーション 20, 195-200, 1992.
169) 牧下英夫, 田丸冬彦, 藤田勉他：Western Aphasia Battery（WAB）日本語版と SLTA の対比. 失語症研究 7, 38-39, 1987.
170) 三澤義一（監）, 小林重雄, 藤田和弘他：日本版 WAIS-R 簡易実施法. 日本文化科学社, 1993.
171) 三宅鑛一, 内田勇三郎：記憶に関する臨床的実験成績（上・中・下）. 神経学雑誌 23, 458-488, 523-565, 1923；同 24, 12-45, 1924（三宅式記銘力検査（脳研式）として千葉テストセンターより発売）.
172) 物井寿子：ブローカタイプ（Schuell Ⅲ群）失語患者の仮名文字訓練について－症例報告. 聴覚言語障害 5, 105-117, 1976.
173) 物井寿子：文字言語障害の治療. 失語症臨床ハンドブック（濱中淑彦監, 波多野和夫, 藤田郁代編）, 金剛出版, 1999, pp. 610-617.
174) 森加代子, 中村光, 濱中淑彦：1 失語例に対する 50 音系列を手がかりとした呼称訓練. 失語症研究 20, 11-19, 2000.
175) 柳治雄, 安川豊, 遠藤邦彦：1 重度失語例の 50 音表を用いた語頭音探索・喚語訓練の長期経過. 第 24 回日本聴能言語学会学術講演会予稿集 50, 1997.
176) 山鳥重：神経心理学入門. 医学書院, 1985.
177) 横張琴子：生命の灯ふたたび－脳卒中後の重い障害を超えて創った作品集. インテルナ出版, 1997.
178) 吉畑博代, 中条朋子, 増山かおり他：失語症における impairment と disability レベルの経時的関連性－SLTA と CADL を指標にして. 神経心理学 16, 200-207, 2000.
179) 渡辺陽子, 世木秀明, 桐谷滋他：失語症患者のためのネットワークを利用した言語訓練支援システム. 言語聴覚療法 15, 232-233, 2000.
180) 綿森淑子：失語症. 言語治療マニュアル（福迫陽子, 伊藤元信, 笹沼澄子編）, 医歯薬出版, 1984, pp. 49-80.
181) 綿森淑子, 竹内愛子, 福迫陽子他：実用コミュニケーション能力検査の開発と標準化. リハビリテーション医学 24, 103-112, 1987.
182) 綿森淑子, 竹内愛子, 福迫陽子他：実用コミュニケーション能力検査－CADL 検査. 医歯薬出版, 1990.
183) 綿森淑子, 原寛美, 宮森孝史他：日本版リバーミード行動記憶検査（日本版 RBMT）. 千葉テストセンター, 2002.
184) WAB 失語症検査（日本語版）作製委員会：WAB 失語症検査（日本語版）. 医学書院, 1986.

第4章 治療とリハビリテーション

4 全体構造法（JIST法）

【構造化実現の基礎】　全体構造法（以下JIST法*）は，言語体系を構造化していく方法である（次項「全体構造法の基本概念」参照）．失語症者の言語体系を構造化していくために言語聴覚士は，観察力，構造化についての理論基盤，そしてそのセラピー実践体系を有していなくてはならない．これらすべてがあいまって初めて構造化が実現されるからである．

すなわち，JIST法においても観察である評価診断の厳密性が結果を左右する．評価によって，どのような失語症かを理解することができる．したがって，その失語症がどのようなものであるかをできる限り正確に把握するためには，厳密な評価が要請されるのである．

【2つの観察能力】　ところで，JIST法の観察とは失語症を二つの面から理解しようとする．

一つは，正常言語を基準の立場として逸脱や欠損症状を判断するとらえ方である．これは一般に行われている失語症評価診断，タイプ分けや重症度からの理解である．

もう一面の理解とは，失語症者の"段階を基準として理解する"ことである．人間とは，身体，脳，生育歴，環境，文化，情動，障害等を一つの全体に統合した精神のことだから，すべての人はどの段階にあっても完璧な一人に統合して生きている．失語症者も，失語症者としての自分の段階で気づきわかったことを全体で統合し，常に能動的な言語活動を行っているのである．だから失語症状とは，失語症者という存在としての全体精神が自発的に知覚し用いた，その人にとっての正直なことばである，と理解できなくてはならない．健常者の基準から見て誤っていても，その人の基準ではその可能性しかない，そのように存在する事実である．失語症者は，いつも自分の言語構造化段階の真理を語ってくれているのである．失語症者からみると正常言語のほうがジャルゴンかもしれない．

【訓練の考え方】　失語症の本質は言語体系の質的変化である．だから，単なる健常言語組織の欠損を埋める反復練習のような指導は，失語症の質的な問題がもつ重大な意味と難しさに対する謙虚さを欠いた指導である．

したがって，通法として行われている「辞書や意味部と音韻部との連結訓練」，「具体から抽象語への順序，文字から音韻を探索する条件付けなどの訓練」なども同様である．

段階的に教えているつもりでありながら，その段階とは，実際には完成された健常言語における組織や構成の横断的，機械的依存関係を一方的に押し付けているだけではないだろうか．

教え続けて正常言語にスタイルだけ近づけても，失語症者自身の質的段階から遊離した

---

*Japanese Institute of Speech Therapy（日本全体構造臨床言語研究会）．

ものでは自分の言語として機能されないままである．言語聴覚士は，失語症者のためにがんばってそうしたたぐいの訓練を行っていると思っているが，そうではなく，実は失語症者が言語聴覚士のためにがんばってくれているのである．

JIST法研究は，障害者の言語機能の低下を観察し評価する場合の基準点と，言語を再構成していく場合の基準点は，まったく違う立場が必要であるとの反省から始まった．基準点や方向が正反対であるばかりか，そもそも言語機能とは，反復条件付けや机上で習得されるような単純で簡単な機能ではなく，複雑で何層もの下位構造を土台にした人間の随意行為だからである[1,2]．

このため，低次と高次の機能はいかなる相互関係にあるのか．高次精神機能がもつ随意性や自律性などの特質はいかに獲得されるか，その存在を保障するものは何か．ようするに人間精神活動の主要な法則性や基本的単位の研究からの，新しい失語症者中心の治療概念を導入する必要があった．

JIST法は，全体精神の言語活動という観点からの研究としてヴィゴツキー学派心理学[1,3,4]・神経心理学[5~8]，ヴェルボトナルシステム[9,10]，人の内面からの精神研究である現象学心理学[11~14]，日本語成立と発展の研究である渡辺文法[15,16]を理論的基盤にしながら，これらの課題に取り組んできた．

I 全体構造法（JIST法）の基本概念

① JIST法とは

【全体構造体】　全体構造である人間の精神活動の発達（高次化）とは，心理学的にはさまざまな体験である知覚を，それまでの全体精神に組み込み，常に新たな全体精神を産み出していくことである[17]．生理学的には，中枢（脳）が知覚を養分としながら，低次から高次へ重層構造的なニューロン連鎖で構築されてきた可能性である[18,19]．

誰もが知るとおり，全体精神は固定静止したものではなく動的存在であり，あらゆる精神活動は，発達の長い過程で知覚を脳で統合しながら，段階的に階層構造を積んで獲得してきたのである．言語活動も人間の精神活動の一つであるから，言語学的要素と言語学外の要素を含むコミュニケーション全体の中で，知覚構造化の質的変化を繰り返し何回も再構成されて獲得されてきた全体構造体である[1,2]．この人間精神活動成立の根本から，つまり全体とともに部分（構造）を，動いたまま同時に考えていく言語治療の方法が探究されなくてはならなかった．

【知覚の構造化】　だから，JIST法では言語活動の基本を，人間の他の精神活動と同じく知覚ととらえた．知覚とは，その人のそれぞれの階層段階で感じ，気付き，わかることである．気付いてわかる知覚とは，受動的ではなく自分で要素を選び意味を知る能動的な活動である．本人が能動的に，気付いてわかる，すなわち知覚することを，現象学の用語を借り構造化とよぶ[11]．このように，言語活動の基本である知覚をあえて知覚といわず，失語症者の内側からの主体的活動として強調するため，JIST法では構造化という用語で考えていく．

【身体の役割】　構造化である知覚は，本人の意味に意味を与えていくものであり，言語世界をとらえ直していく，つまり次の構造化を繰り返す根源である．そして，この知覚の

軸は，知覚する人間の身体である．身体こそ行動と行為，実践，思考，想像力の座標原点であった．身体がすべての知覚の入り口であって，身体がなければ言語の高次化への飛翔はできない．

とすれば逆に，**身体をとおした知覚構造化がどのように産まれるかを考えた条件が設定できれば，人間は自発的に構造化を繰り返していける．**JIST 法は，これまで無視されてきた身体の役割の重要性を始めて言語臨床に導入した．

【コミュニケーション活動】　そして，やがては自分の心理過程を制御する手段となれる言語構造化を進める過程，つまり生きている人間が自分の身体や音や記号化（体系）の関係を把握し構築していく道筋の本源は，社会的コミュニケーション活動の中であり，この言語構築の素直なプロセスである原点から出発する[1,10,14]．

JIST 法を簡単にいうと，言語知覚を人の内側からのデザインとして理解し，その高次構造化を育むコミュニケーション活動の手順や効率の臨床実践体系である．

② 言語知覚の構造化も知覚の性質に従ってすすめる

【3つの性質】　知覚し獲得していくことばの再構造化過程は，とうぜん知覚の性質に沿って進められる．知覚の性質は，ゲシュタルト心理学の研究によると3つの特徴をもつ[20,21]．

- 知覚は，バラバラの要素より全体が常に優先され，さらにある特定の要素が全体や他の要素より優位であるという法則をもつ ⇒ まず特定要素と全体を知覚してから，段階的にその細部知覚にすすむ特質をもつ．
- 知覚が，全体から徐々に細部に概念を明瞭にしていくには，継続的な精神活動のもとで行われる ⇒ 知覚の精密（高次）化は，主体の能動的な自律性で行われる特質をもつ．
- 知覚は，変化する不連続な刺激に反応し促進される ⇒ 不連続のほうが自発的に気づきやすい特質をもつ[22]．

「ありかとう」と言われたとき，人は「あ」の次に「り」と順に構成要素を知覚していって全体の「有難う」の知覚に至るのではない．その特定要素であるイントネーションと全体を最初に知覚する．だから，最後の音節が不明瞭でも「有難う」の知覚上問題はない．注意して何回か聞くか，「ありがとう」と対比して言われないかぎり，「が」ではなく「か」と言っていることを知覚できない．

③ 言語知覚構造化の要素

【全体と要素】　知覚の構造化とは，その階層で知覚された要素の自発的なまとまりであるが，ある刺激のどのような要素を知覚できるかは構造化の段階によって異なる．その人の段階で知覚できた要素しか，その人には存在しない．だから，何を聞き取ったかとは，どのような要素を構造化したかということである．さらに，全体は要素の累計ではないから，めざすべき構造化にいたるためには，各要素の適切なあり方も必要な要素の一つとなる．

【基本要素】　言語構造化の基本要素とは，身体と陳述に代表される，韻律（リズムとイントネーション），時間と空間の運動感覚（休止・高低・長短・重さ・速さ・強さ，大きさ

等），自己受容感覚，情緒性，緊張度，周波数である[9,10,23]．これらの要素は，一つずつ説明し考慮し研究もできる．しかし，個々に取りだして分析したものは，話しことばの実体とかけ離れてしまう．人が知覚するときは，切り離して知覚するのではなく，常に話しことば全体の中で行われることを忘れてはいけない．要素が一つ変われば全体構造が変わり，治療者の目的と違うものを失語症者は知覚してしまうからである．

とくに，JIST法の身体性重視は，自己受容感覚，運動感覚，緊張度を言語知覚要素と考えることにある[9,23,24]．

たとえば，Broca失語者が「た」の音を真似できないとき，JIST法では，運動体である「た」の構成要素を主体的に統合して知覚できるよう，空間内での自己受容感覚と緊張の強い破裂運動を，統合させて構造化させる手段を考える．決して口型図や構音様式を指示しない．それは，運動体である音要素知覚への集中や発音する自己身体との統合力を奪ってしまうことである．

4 JIST法言語訓練の原則

【4つの原則】　その段階で適切な知覚体験ができれば，失語症者も自発的に言語構造化を進める能力があることを信頼していく．生きた話しことばの全体構造を，体験をとおして練習してもらうために，身体リズム運動，不連続刺激，となえうたという具体的手段を用いる．

これらの手段は，学習して覚えてもらうものではない．無意識のうちにことばが獲得されるよう，すなわち，ことばについて指導せずことばを指導していく手段である．

原則1．全体精神である話す人間を忘れない ⇒ 治療のスタートは話しことばの確立

JIST法は，人間のもっとも自然な言語獲得の道筋を追うため，ことばの再獲得過程についても，最初は音声言語である話しことばの確立を目指す．成人言語たとえば文字は，その後に到達する目標である．書字などの文字を，流暢に話せる前に導入することは，言語活動の成立を根本から歪ませ，自律的な構造化を止めてしまうことになる[25,26]．

原則2．話しことばとは，機能的には聞くと話すの両義を含み，形態的には言語学外要素をも含む全体構造をさす

JIST法でいう話しことばとは，人間の自然な言語活動のことだから，聞いて話すことであり，また，音，意味，文法の言語学的要素だけでなくプロソディや情緒など言語学外要素をも含んだ意味である．

原則3．言語知覚の構造化をすすめる ⇒ 聴き取り訓練

全体構造である話しことばの知覚である聞き取りから，言語訓練を始める．聞けなければ話せない[27]．それも，まず全体を聞き取り，構造化が進めばその細部まで聞き取る．また，人間は言語構造化の初めは身体全体で聞き取り知覚する存在であるから，聞き取り訓練とは，聴覚だけではなく触覚，視覚，運動覚，空間覚，自己受容感覚など人間の知覚を構成するすべての知覚経路の聞き取りを意味する．これらの知覚経路に，知覚の性質に従った条件を設定し聞き取らせていく．知覚の性質に従った刺激とは，先の知覚の性質によれば，全体から段階的に細部へすすめるよう配慮され，能動的自律的に体験でき，不連続

で注意すれば一階層上の構造化（一階層細部まで）に自発で気づける刺激である．

　失語症のタイプ別，重症度，合併症によって，個々人ごとにどの要素を現段階で知覚しなければならないかは違ってくる．たとえば，Wernicke失語なら，自己受容感覚とことばの長さや休止の運動や周波数から始めることが多い．Broca失語であれば，やはり自己受容感覚とイントネーション，時間と空間の運動感覚，緊張度要素などが必要とされる．伝導失語は空間運動要素，リズムや周波数を，また健忘失語は情緒性やイントネーションを併用しながら意味の構造化を必要とする[28,29]．必要な構造化要素は，言語症状で教えてくれている失語症者から直接学ばなくてはならない[23,25]．

原則4．知覚構造化である聞き取りのための最適刺激

　一人ひとりの階層化段階を丹念に探り，その段階で必要な要素と知覚の性質を考えた刺激をJIST法では"最適な刺激"とよぶ．最適刺激を準備し，それを失語症者が体験しながら，勉強意識ではなくことばを獲得してもらうことがJIST法の理想である．

2　JIST法の具体的手段——構造化要素を全体的に統合して体験させる

① 身体リズム運動

【身体リズム運動とは】　話しことばの本質は実体のない運動である．また，能動的知覚とは感覚受容過程で探索が行われることであり，探索は運動を伴う[9,30,31]．身体リズム運動とは，実体のない音や話しことばの心理言語学的な要素特徴[32]である，緊張や弛緩・空間感覚・速さ・方向などを能動的に知覚できるよう，統合し構成したマクロな運動である．ミクロな，聴音・構音器官運動のシンボルや模倣，ジェスチャーでは決してない．

　人間は最初に，話しことばの重要な要素を全身で聞き全身で構音して，次第に狭義の専門聴音・構音器官の運動へと転換する．身体リズム運動は，このマクロからミクロ運動への，自然なことば獲得プロセスを有効に訓練できる方法である．また，ミクロな聴音や構音運動を効果的に知覚してもらうため，より知覚しやすいマクロな運動である身体リズム運動を利用すると考えてもよい．

　さらに，言語活動すなわちことばと自己の不可分性を知覚することにも貢献する．すなわち身体リズム運動は，ことばは学習の対象ではなく自分自身の一部である，と構造化させることの援助にもなる．

【音の身体リズム運動】　目的とする構造化課題により，音の運動，リズム運動，韻律運動，対話運動などが研究されている．ここでは，日本語音の要素を提示し，その身体リズム運動の例を示す．表4-5，表4-6は，それぞれ母音の要素特徴，子音の要素特徴である[23]．この要素を統合したいろいろな運動を組み立てて用いる．

【身体リズム運動の用い方】
a．ことば知覚のための運動だから，かならず目的のことばや音とともに指導する．
b．要素知覚が目的であり，型やパターンの学習が目的ではないから，同じ要素特徴をもった何種類もの運動を考えたほうがよい．
c．運動は不連続の形にして，反対の運動要素から始めるのが知覚の性質上も効果的である．高いことは，低い位置から開始したほうが知覚しやすい．
d．誤っても，自然な会話成り行きを除き，失語症者の発語や発音を修正しない．修正

表4-5　日本語母音の要素特徴（文献[23]より一部修正）

身体リズム運動に構成する母音の要素特徴					
	長さ（時間）	高さ	形	緊張度	開閉度
「あ」	ゆっくり	中位に	大きく広い	ゆったり	開く
「お」	長過ぎず	やや下方に	丸い	一部緊張	囲む
「う」	はやく	低く	輪郭ある	圧迫	閉じる
「え」	伸ばさず	高めに	折れた直線	やや緊張	閉じきらない
「い」	す速く	高く	鋭い直線	緊張	閉じきった

表4-6　日本語子音の要素特徴（文献[23]より一部修正）

身体リズム運動に構成する子音の要素特徴				
	長さ（時間）	方向／空間	強度	緊張度
「か」	短い	後へ直接	強い	緊張
「さ」	長い	前へ直接	強い	緊張
「た」	短い	前へ直接	強い	緊張
「な」	長い	上へ間接	弱い	緊張
「は」	長い	下へ間接	弱い	弛緩
「ま」	長い	下へ間接	弱い	緊張
「や」	長い	下へ間接	強い	緊張から弛緩
「ら」	長い	定位置で間接	弱い	緊張から弛緩
「わ」	長い	上へ間接	強い	緊張から弛緩

しなければならないのは，誤らせてしまった運動の要素配分のほうである．

e．ことば知覚を失語症者が自己調節できるよう，周波数調整や振動子，マイクやヘッドホン，他の感覚なども同時に併用する．視覚も用いるが，長短を図示するなど，あくまで話しことば知覚目的の視覚に限る．文字の導入は聞き取り知覚から外れてしまう．

f．知覚でき話された音やことばは，すぐに意味やコミュニケーションの構造要素として，簡単には後述のとなえうたの要素として組み込んでいく．音やことばは，何かを表現するために必要だからである．

g．繰り返しができ，目的が構造化して知覚できるようになったと判断されたら，その身体リズム運動の役割は終了である．いつまでも用いていないで，徐々に消去していかなくてはならない．

2　となえうた

【となえうたとは】　JIST法はことばを，となえうたという形式で練習する．となえうたとは，歌ではなく，ことばをリズムとイントネーションとともに，つまり全体構造のまま唱えられるよう創作したフレーズである[23]．となえうたを唱えるという体験を設定し，自国語固有のリズム・抑揚・休止・時間など，体験でしか知覚し習得できない，話しことばの全体構造を効果的に指導する．

【となえうた創作と指導の留意点】

a．コミュニケーション機能を満たした話しことばであること：日本語話しことばは，情報・命題と陳述からなる二重構造である[15,16,33]．この日本語話しことば構成で，障害

や程度や治療目的に応じた内容・段階のもの，個々の障害者の言語活動と関連したものを作る．具体的な段階としては，未分化な情動や呼びかけから，話しことばの単位である文（1語文〜）に進める．つまり，長さや構成および難易度等のレベルを，陳述から分化発展した日本語の成立と構造の流れに合わせる[34]．

b．自然な話しことばプロソディであること：ことばのプロソディ単位を決め，そこに自然な話しことばプロソディ（リズム，イントネーション，情緒性）を埋め込む[35]．また，繰り返しや周期的反復など，人間が内的に生み出すリズムも利用する[36]．さらに，2拍子や特殊音節，持続や間・休止など日本語特徴を活用する方法もある[37]．ただ，メロディで歌う童謡などは話しことばのプロソディ習得という目的に合わず，創作の参考にはしても，となえうたとしては用いない．

c．楽に唱えられる工夫：となえうたの練習は復唱訓練ではない．覚えてもらうのではないので，決して難しいのがよいとなえうたではない．あくまで言語体験であるから，できるだけ簡単で自律的に体験できるよう楽しく唱えられるレベルに要素を埋め込むべきである．

d．一時の構造化目的は一つにする：一つのとなえうたを唱える時の知覚の目的は一つにする．自律的構造化は一段階ずつ行われるから，多くのものを要求したら，失語症者は何に気づいてよいのかわからない．

e．唱えているうちに自ら気づける考慮：目的を教えたり注意したり指摘してはいけない．気づけないようなら，段階や構成の不連続性を再考慮しなくてはならない．

f．全体として最適性に近づける：話しことばの諸要素を全体的に統合して学ぶ手段の一つだから，不連続周波数や身体リズム運動，多感覚刺激と統合させて用いる．また，となえうたは固定させず，唱える過程で自然に発せられたことばも，できるだけ取り込んでいく方が最適性に近づける．

【となえうた創作例】

a．未分化な叫びや呼びかけ：全失語や重度失語者に十分なプロソディをつけ身体リズム運動とともに利用．1〜2音節例：「あーあー！」「あっあっあー」「あーあっ，あーあっ」「えっ？　えっ？　えーえー」「まーまーまー」「いーいー　いーよ」「よーい，よーい，よーいどん！」

b．陳述の1語文例：重度失語症者と唱える．「うまい」が目的課題なら，2回唱え確認し，3行目で妨害音や言葉が入っても再び課題に自力で戻れるよう，4行形式で唱えることが多い．「うまい！　うまい！　あー　うまい！」「春だ．春だ．おーい．春だ」「簡単．簡単．ほいほい．簡単．」「おくれた．おくれた．いやー　おくれた」

c．2語文例：とくに把持スパンを伸ばす（伝導失語など）目的でないかぎり，2語文に十分日本語の文法を挿入できる．「いたかった．痛かった．ピリピリピリピリ　痛かった．」「しんしんしみる．深々凍みる．やっぱり冬だ．深々凍みる．」「きりがないよ．限がないよ．まったくいちいち　限がないよ．」「結構おいしい．結構おいしい．これはこれで，結構おいしい」「今日は静かだな．今日は静かだな．外は雨らしい．今日は静かだな．」

d．日本語特殊音節リズム例：主に流暢タイプ失語症，軽度非流暢失語者の音聴き取り精密化に用いることが多い．また，伝導失語の把持力をリズムを利用して伸ばす場合にも用いる．「江戸っ子　江戸っ子　空っ風」「行っても　行っても　ほっかいどう」

「どろどろ　どろん　どろろん　ぱっ」「まって　まって　まてまて　まって」「うどんが食べたい．うどんが食べたい．さっきから　ずーと，うどんが食べたい．」

 e．誘導副詞を利用した例：誘導副詞の述部予想力を利用して把持スパンを拡大したり，主体の意味構造化に用いる．「そう言えば足りないね．（繰り返す）．そう言えば　座布団（パン／フォーク…）が足りないね」「ずばりと言い当てた．（繰り返す）．ずばりと核心を（本音を…）言い当てた．」「案の定，治ってしまったよ．（繰り返す）．案の定，朝鮮人参で（風呂で…）治ってしまったよ．」[24,34,38]

③ 不連続刺激の活用

 聴覚も，一般知覚と同じく脳における構造化的な現象である．言語の構造は膨大な物理的要素を含むが[39]，人間はわずかな要素だけを，主体的に構造化して音素の弁別を行っている[40]．聴知覚についても，脳が必要としているのは量ではなく，特別に重要な要素つまり最適な質だけである．この脳が行っている構造化にとって必要・不必要な要素を判別し，最適な質を選択して構造化過程を促進させる練習を考えていく．

 【低周波を利用する】[40,41]　低周波には次のような特徴があるので，JIST法ではこれを積極的に活用する．

 a．イントネーション，リズム，休止，アクセント，長短・強弱等を伝送する．これらも構造化された全体であるが，これら構造化された全体の土台の上で，日本語の典型的音韻や構文が話されるのである．
 b．閉鎖子音の聞き取りの基盤である「わたり」の多くを有している．また，他の子音も前後母音の変化によって聞き取れるので，低周波域の母音変化は子音の一部も知覚させてくれる．
 c．違った聴覚構造化へ誤る自動化を防ぐ．
 d．身体でも感じられ，脳では自己受容感覚と一緒に運動，振動＝触覚情報をことば知覚に統合させることを助ける．

 【最適な不連続刺激】　脳は不連続な刺激の方が知覚しやすいという知覚の性質を，全体構造法ではことば知覚訓練の中心にしている．

 a．不連続刺激の利用1：低周波域と高周波域とを同時に不連続で提示すると，脳に音声を記号化して聞き取る，つまり構造化する働きを促せることが研究されてきた（図4-16）[42〜46]．これら研究の応用として，会話領域外の音域での言語訓練，300 Hz以下の低周波帯と，3,000 Hz以上の高周波帯とを組み合わせて使う方法を用いる．この不連続聴覚刺激は，低周波帯域で自国語話しことば土台のプロソディを十分習得した後に使用する．プロソディ上の不連続間にある会話域の音を探し，自ら構造化する力をつけてもらうことが目的である[47]．
 b．不連続刺激の利用2：話しことばのあらゆるレベルや，身体運動，となえうたで刺激の不連続を考えていく．音の高さ，有意味性，情緒性，プロソディ，具体性，時間，休止と運動，空間位置，速さ，遠近，緊張性，強弱を対比させるほうが知覚しやすいからである．

 【周波数調整機器】　不連続周波数・低周波，振動子[40,47〜49]：これらは，練習のための機器であり，聞き取りや治療を簡便化するものではなく，失語症者の脳が能動的に，聴覚要素を選択し構造化に向かえるよう援助するためのものである．脳を外部から指導するのでは

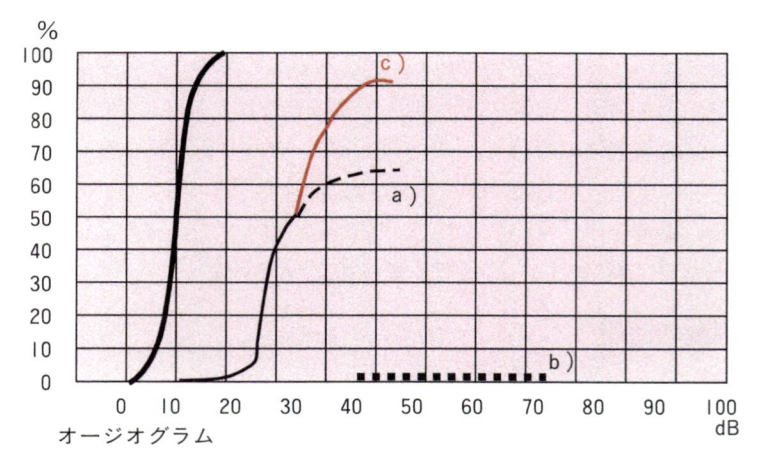

図4-16　Ticinovic & Sonic の実験（1971）
　　　　条件c）の不連続帯域では，a）＋b）ではなく，明瞭度曲線が上昇
　　　　した．不連続周波数帯域間の音構成に中枢が働いたためと思われる．
　　　　a）40－1,024 Hz　　　　b）8,192－10,240 Hz
　　　　c）40－1,024 Hz＋8,192－10,240 Hz

なく，失語症者自身に機器を制御し利用してもらう．だから，これらの機器を利用した聞き取りの練習は，身体運動やとなえうたを総合させた，機能的で動的なものでなくては効果を生めない．また，これら機器があれば目的達成が簡便になるが，機器がなくても身体リズム運動やとなえうたを考慮することにより，目的に気付かせることができる．低周波の振動は，言語聴覚士の喉頭の振動やスピーカ部分でも代用できるのである．

3　まとめ

　JIST法の手段は，形式を真似たり覚えたりするものではない．各失語症者ごとに，構造化の過程を促進できる最適条件が準備されていなくてはならない．だから，JIST法の手段の臨床導入は，総合させ機能的に動的に行われなければならない．つまり，臨床場面への言語聴覚士の能動性が重要となる．能動性とは，初めに述べた失語症理解の二重の意味を関心の焦点にして，治療者と失語症者の知覚の循環を行きつ戻りつ考察し続けることである．

　JIST法は，様々な障害があっても一人の全体精神として生き，言語機能を構造化していく最も自然で容易な道と順序の研究から，脳と身体を中心にした知覚とことばの機能を結びつける体系を追求してきた．これらを利用した具体的な最適条件の探求にはマニュアルはなく，失語症者の前にいる各々言語聴覚士の仕事である．

参考・引用文献

1）ヴィゴツキー L.S.「思考と言語」柴田義松訳. 明治図書, 1962.
2）ルリヤ A.R.「言語と意識」天野清訳. 金子書房, 1982.
3）ヴィゴツキー L.S.「心理学の危機」柴田義松・藤本卓・森岡修一訳. 明治図書, 1987.
4）レオンチェフ A.N.「活動と意識と人格」西野学・黒田直実訳. 明治図書, 1980.

5) Luria A.R. Naydin, V.L. Tsvetokova L.S. & Vinarskaya H.N. Restoration of higher cortical function following local brain damage. Handbook of Clinical Neurology.Vol.3, pp.368-433. In P.J. Vinken & G. W. Bruyn (Eds). North-Holland Publishing C, Amsterdam, 1969.
6) Luria A.R. Working Brain. An introduction to neuropsychology. Harmondsworth, Penguin, 1973.
7) Luria A. R. Basic Problem in Neurolinguistics. The Hague, Mouton, 1976.
8) Hatfield F. M. Analysis and Remediation of Aphasia in the U.S.S.R. The Contribution of A.R. LURIA. . J.S.H.D. vol.46, 338-347（1981）.
9) Guberina P. Phonetic Rhythms in the Verbo-tonal System, Revue de Phonetique Appliquee. n.16, 3-13(1970).
10) Roberge C. 監修.「ヴェルボタナル実践シリーズ1, ヴェルボタナル法入門」第三書房, 1994
11) メルロー＝ポンティ M.「知覚の現象学1」竹内芳郎・小木貞孝訳. みすず書房, 1967.
12) クワント R.C.「言語の現象学」長谷川宏・北川浩治訳. せりか書房, 1978.
13) マッハ E.「認識の分析」廣松渉・加藤尚武訳. 法政大学出版局, 1983.
14) キーン E「現象学的心理学」吉田章宏, 宮崎清孝訳. 東京大学出版会, 1992.
15) 渡辺実.「国語構文論」塙書房, 1971.
16) 渡辺実.「日本語概説」岩波書店, 1996.
17) Ayres A.J. Sensory Integration and the Child. Los Angeles, Western Psychological Services, 1979, p. 33.
18) Jackson J.H. Remarks on evolution and dissolution of the nervous system. Taylor（Ed）, Selected Writings of John Huhlings Jackson. 2,Hodder & Staughton , London, 45-75 (1932).
19) 波多野和夫, 山岸洋, 国立淳子, 濱中淑彦, 戸田円二郎. 意図と自動性との戦い. 反響言語のジャクソニズム的側面について. 神経心理学, 3, 234-243（1987）.
20) 佐久間鼎.「ゲシュタルト心理学の立場」内田老鶴圃, 1943.
21) 木田元・野家啓一・村田純一・鷲田清一編.「現象学事典」弘文社, 1994.
22) Mach E. "Contour and Contrast Perception". Sensation and Perception：an Integrated Approach. Schiffman H.R.（Ed.）New York, Jhon Wiley & Sons, INC, 1976, p.230-233.
23) 米本恭三監修, 道関京子編著：失語症のリハビリテーション―全体構造法のすべて. 医歯薬出版, 1997.
24) 道関京子. 口部―顔面失行の検討, 特に自己受容能力（触覚統合）との関連について. Sophia Linguistica. 40, 191-207（1996）.
25) Roberge C. 監修, 道関京子編.「ヴェルボタナル実践シリーズ3, 失語症の治療」第三書房, 1997.
26) 道関京子, 全体構造法の訓練過程における文字訓練. JISTジャーナル, 2, 72-77（2000）.
27) ヤーコブソン R.「一般言語学」川本茂雄監修, 田村すゞ子他訳. みすず書房, 1981.
28) ヤーコブソン R.「失語症と言語学」服部四郎編・監訳. 岩波書店, 1976.
29) 道関京子. 全体構造法における意味訓練の考え方, 意味概念の構造化について. JISTジャーナル. 3, 4-5（2001）.
30) McCloskey D.I. Kinesthetic sensibility. Physiol Rev. 58, 763-820（1978）.
31) 岩村吉晃.「タッチ」医学書院, 2001.
32) Maletic V. Body-Space-Expression：The development of Rudolf Laban's movement and dance concepts. Mouton de Gruyter, Berlin, 1987.
33) 渡辺実. 叙述と陳述―述語文節の構造―.「日本の言語学3」大修館書店, 1979, p. 261-283.
34) 道関京子, 渡辺実：失語症者の文復唱における陳述意義の検討. 上智大学言語障害研究センター紀要, 1. 29-43（1996）.
35) 金山節子. 失語症者のプロソディ知覚能力に関する研究. 上智大学言語障害研究センター紀要, 3, 29-43（2000）.
36) クラーゲス L.「リズムの本質」杉浦実訳. みすず書房, 1979.
37) 城生佰太郎. 音声・音韻. 日本語学. 13（6）, 38-45（1994）.
38) 渡辺実.「さすが！日本語」ちくま書房, 2001.
39) 日本音響学会編.「音のなんでも小事典」講談社, 1996.
40) Roberge C. 耳の働きとスヴァグ. 言調聴覚論研究シリーズ9. 上智大学, 1986, p.1-33.
41) Rosenthal R.D., Lang J. K. & Levitt H. Speech reception with low-frequency speech energy. J. Acoust. Soc. Am., 57（4）, 949-955（1975）.

42) Palva S.A. & Jokinen K.V.Filtered speech test. Acta Oto-Laryngol. 70, 232-241（1970）.
43) Ticinovic I. & Sonic L. Importance of Discontinuity in Frequency and Intensity during the Perception of Speech. Symposia Otorhinolaryngologica Jugoslavica. n.4, 318-326（1971）.
44) Plummer S.A. The Effects of Twenty-two Conditions of Band-pass Filtering on Three Types of Verbal Material. Columbus, Ohio State University, PhD Dissertation, 1972.
45) Franklin B. The effect of combining low-and high- frequency passbands on consonant recognition in the hearing impaired. J. Speech Hear. Res. 18, 719-727（1976）.
46) Roberge C. 不連続についての考察. 言調聴覚研究シリーズ12. 上智大学, 1988.
47) 道関京子, 門脇大地, 宮野佐年, 米本恭三. 能動的聴き取りの重要性, 不連続刺激訓練の効果. 認知神経科学, 3(2), 2001.
48) 米本恭三, 道関京子, 門脇大地, 中島佐智子他：全体構造法に基づく失語症リハビリ機器の開発 I. II. III. 厚生省精神神経疾患中枢神経障害の介護医療機器開発に関する委託研究報告書, 1995. 1996. 1997.
49) 宮野佐年, 道関京子, 門脇大地, 中島佐智子, 金山節子他：全体構造法に基づく失語症リハビリ支援システムの開発 I. II. III. 厚生省精神神経疾患中枢神経障害の介護医療機器開発に関する委託研究報告書, 1998. 1999. 2000.

第5章 失語の慢性期とリハビリテーション

第5章 失語の慢性期とリハビリテーション

1 社会復帰

【位置づけ】 世界保健機構（WHO）はリハビリテーションを，「能力障害や社会的不利をもたらす諸条件の悪影響を減少させ，障害者の社会統合の実現をめざすあらゆる措置を含む」と定義している（1981）．

リハビリテーションの過程は，大きく，1）急性期，2）回復期，3）維持期（慢性期）の3期に分類され，慢性期リハビリテーションは，「急性期および回復期のリハビリテーションに引き続いて，障害者や高齢者の体力や機能の維持もしくは改善，障害の受容を図るだけでなく，生活環境の整備，社会参加の促進，介護負担の軽減などに努め，その自立生活を支援することを目的としたリハビリテーション医療サービス」[1]，と位置づけられている．

【役　割】 慢性障害は一生涯続くものであり，その中で障害者や家族が安定した日常生活や社会生活を獲得し維持していくことは容易なことではない．したがって，それを支援する地域リハビリテーションは，一定の期間で終了するものではなく，長期的継続性が必要になる．慢性障害者の中でも失語症者はとりわけ障害が重い．コミュニケーション力の損傷ないし喪失は，生活の経済的基盤を揺るがすばかりでなく，人，社会，文化との関わりを制限または失わせ，家族をも巻き込んで深い苦悩・失意・抑うつや閉じこもりの要因となる．さらに障害者や介護家族の高齢化は状態の悪化をもたらす．こうした障害者に対する支援は単に機能の向上や維持にとどまらず，生活の活性化，仲間づくりによる心理的向上など，幅広く総合的であることと同時に生涯にわたって提供されるべきものである．かかるニーズに応えるうえで，地域リハビリテーションの担う役割はきわめて大きい．

近年医療保険による入院期間が短縮されるにともない，地域リハビリテーションの重要さは徐々に認められ，老人保健法の改正や介護保険法の施行などを足がかりに内容の充実も図られつつある．しかし，まだまだ体制は不十分であり，とくに言語聴覚士（以下ST）の配属がいずれの法律にも義務づけられていないなど，今後に残された課題は大きい．STの専門性や存在の意義を社会に広くアピールして，言語障害者にとって，より適切で充実した地域リハビリテーションが用意されるよう体制の改善に努力が必要である．

失語症者が慢性期に入った時，どのような状態にあるか．1998年に日本失語症学会が実施した失語症全国実態調査[2]によれば，図5-1のとおりである．

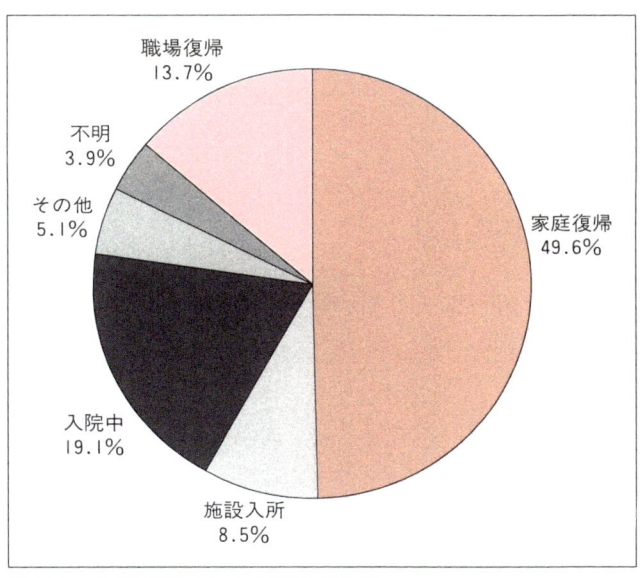

図 5-1　失語症者の社会復帰の実態[2]
回答合計　76 施設，3,964 名

I 職業復帰

1 職業復帰率

【希望者の 50％以上】　失語症者の職業復帰率については，上述の失語症全国実態調査（1998 年）のほか，佐藤（1987）[3]による 344 名中 17.7％，江戸川病院の調査（加藤ら，1999）[4]による 55 名中 60％など，報告によるばらつきが大きい．これは施設のタイプ，条件にも起因するものと推測されるが，最も大きな理由は，調査対象の選定法によると考えられる．

すなわち，失語症全国実態調査では訓練を受けたすべての失語症者 3,964 名を対象としたもので，この中での職業復帰者は 558 名，発症時に職業に従事していたが復帰できなかった者 484 名となっている．したがって，職業復帰を希望したと推定される者は 1,042 名で，この中での復帰率は 53.6％となる．一方，江戸川病院の調査対象は，年齢 20 歳以上，60 歳未満に限られており，全員が発症時に就労していたと報告されている．これらの結果から，復職希望者における何らかの形での職業復帰率は 50％以上と推定される．

2 職業復帰の可否に関する要因

【第一は失語症の重症度】　職業復帰にかかわる因子として，前述の江戸川病院の報告では偏相関係数の高い順に，失語症重症度（SLTA による），移動能力，発症年齢，就労意欲，職場の協力，収入確保の必要性，上肢機能があげられている．筆者の経験でもほぼこれに準じるが，次項に述べるように職業復帰のタイプ，内容によって条件が異なっており，また失認，失行の随伴も重要なマイナス要因であった．

3 職業復帰の内容

【原職復帰は 60％だが】　職業復帰の内容はいずれの報告も比率の高い順に，原職復帰，

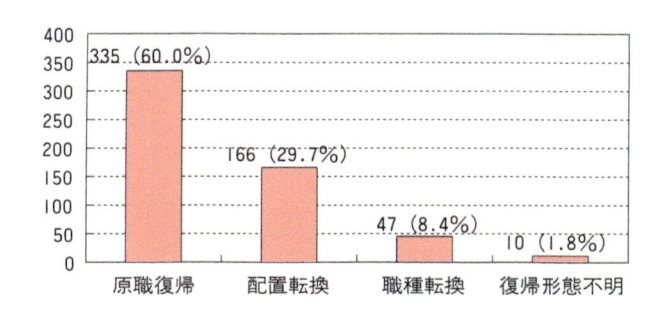

```
400
350  335 (60.0%)
300
250
200        166 (29.7%)
150
100
 50              47 (8.4%)
  0                        10 (1.8%)
    原職復帰  配置転換  職種転換  復帰形態不明
```

図 5-2　失語症者の職場復帰の内訳[2]

配置転換，職種転換となっている（図 5-2）．筆者の経験では，原職復帰中最も多いのが中小企業の経営者で，そのほとんどは経営面では親族に，また身体機能面では家族や従業員による補佐や介助を伴っていた．こうしたケースでは失語症や身体機能の障害度は，とくに職業復帰に影響を及ぼさなかった．また，工具や作業員など身体労働系職業では，身体機能障害がほとんどない場合に限って，失語症の重症度にかかわらず原職復帰率が高かった．配置転換による職業復帰例は大企業の社員と公務員に多く，家族などによる送迎や近くへの転居を含め，通勤が可能であれば復帰可能例が多かった．他職種への転職については，年齢が大きく関与し，55 歳以上の転職には多大な困難が認められた．転職先の職種では，単純作業が大半を占めていた．

④ 訓練担当者の関わり

【職場の人々と話し合う】　失語症は単なるコミュニケーションの障害だけではなく，言語によって考えをまとめたり，深めたりすることにも支障をもたらす．しかもその障害は多種多様であるうえに，他者からは認知されにくく，社会一般の理解を得ることが非常に難しい．したがって，失語症者の復職にさいしては，失語症全般や本人の障害の内容・程度，残存能力，適性などについて職場の上司や同僚に十分な説明を行い，さらに復帰後に必要と思われる支援の内容や方法についても周到に話し合っておく必要がある．

【復職後も支援】　休職許容期間は数カ月から数年まで職種や立場によってさまざまだが，いずれの場合も復帰予定時期よりできるだけ早く，訓練担当者が職場との連絡を取り始めることが望ましい．話し合いは主に職場の上司や人事担当者と行うことが多いが，本人や家族を加えた合同の話し合いの場も有用である．失語症者のもつさまざまな機能低下は，発症前の評価との落差を感じさせ，本人の無力感をつのらせ，同僚の中で疎外感を強めがちである．こうした本人の心理的問題を含め，復帰後も本人，職場がともにもつさまざまな問題に対し，適切な支援を行っていくことも必要である．

筆者の事例では，職業復帰後も，グループ訓練や友の会に熱心に参加し，言語機能の向上をめざすとともに訓練仲間との交流を大きな楽しみとされている例が多い．

2　家庭復帰

【50％が復帰】　失語症者の社会復帰の中で，最も多いのは家庭復帰で，1988 年以来，4 回の全国実態調査では毎回全対象者中約 50％を占めている（図 5-1 参照）．家庭復帰者の

内訳は調査年度によって異なるが，1988年の調査では，主婦・学生61.4％，仕事を引退32.2％，不明6.4％となっている．

第5章 失語の慢性期とリハビリテーション

2 慢性期在宅失語症者の実態

慢性期在宅失語症者およびその生活を支える家族の生活の実態や心理，要望について，いくつかのアンケート調査がなされている．次に四方田らが実施した調査を中心に述べ，他の報告にもふれる．

I 四方田らの調査にみられる在宅失語症者の実態

四方田，波多野，横張は，在宅失語症者と家族のQOL（生活の質）の実態を知るため，アンケート調査を行った（2000）[5]．対象は松戸市立病院言語訓練室に事務局を置く千葉県東葛失語症友の会会員を中心とし，そのほか近隣の友の会，病院訓練室，老人保健施設，各種地域センター，デイケアなどに通所している在宅失語症者286名とその家族で，229名から有効回答を得た．対象のプロフィールは図5-3のとおりであった．

アンケート結果のまとめは以下のとおりであるが，失語症者の主観的満足度と有意の正の相関を示した項目は，（1）年齢，（2）家庭での活動性，（3）趣味の数，（4）集いへの満足度と積極性，（5）身体障害者手帳の級（身体機能障害と言語機能障害をあわせた重症度）であった．言語障害の中では「発話」機能だけに主観的満足度との相関が認められた．家族の主観的満足度は，上述の（1）〜（5）すべての項目で失語症者の主観的満足度と一致していたが，このほかに，（6）「介護者の一時的代理人」について「あり」と答えた家族の主観的満足度が「ない」に比べ有意に高く，また（7）「発症後経過年数」の項目に家族のみが有意の相関を示した．

1 アンケート結果のまとめ

（1）年　齢

【若いほど苦悩が深い】　年齢が若いほど主観的満足度が低かった．失語症者も家族も年齢が若いほど心理・生活・経済などのうえでさまざまな苦悩が深いことを示している．

（2）家庭での活動性

家庭生活における本人の活動性が高いほど両者の満足度は高かった．

（3）趣味の数

趣味が多いほど主観的満足度が高かったことは，障害を負ったあとにもう一度いくつかの趣味をもち，楽しみをみつけうることの必要性を示すものであろう．

（4）集いへの満足度と積極性

【満足度のカギ】　本アンケートで，「集い」は，友の会，通院グループ訓練，地域リハビリ教室，デイケア，趣味の会などの総称である．「集い」に関する設問中，意外なことに「集

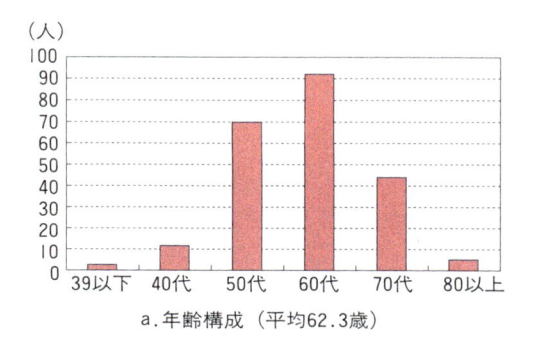

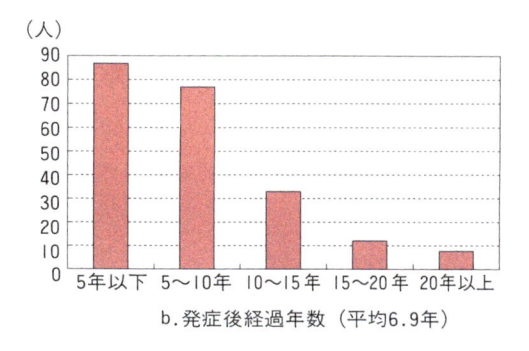

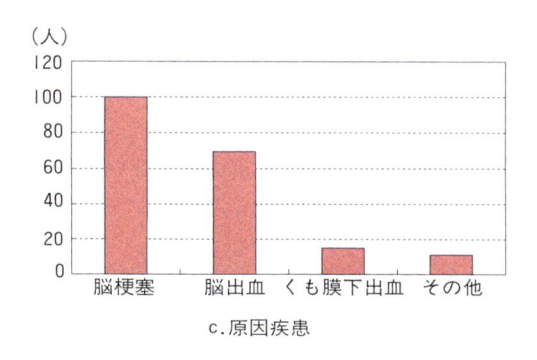

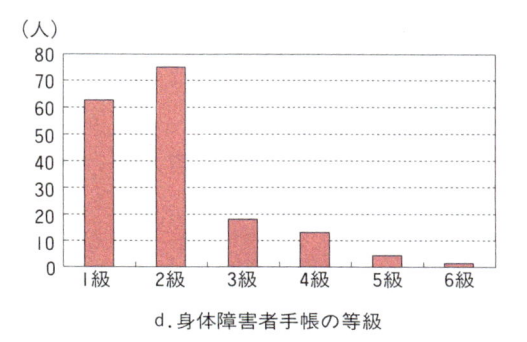

図 5-3 アンケート回答者（229 人）のプロフィール[5]

いへの参加頻度」は本人の主観的満足度と相関せず，「集いに対する満足度」と「積極性」に正の相関が認められた．この結果は単なる参加回数の増加は本人の満足感を支持するものではなく，「集い」の内容が失語症者に適合し，楽しみを抱かせるものであるとき，はじめてその QOL 向上に資することを示唆するものといえよう．

（5）身体機能障害と言語機能障害をあわせた重症度

【発話の障害】　身体および言語の総合的な障害の重症度が，本人や家族の QOL を左右する要因のひとつになることは容易に推察できる．一方で，本アンケート結果では全般的言語障害の重症度とは相関せず，言語機能の中で「発話」の重症度とのみ有意の相関を示した．これは日常生活や仲間，社会との関わりの中で，発話によるコミュニケーション力の障害が失語症者の失意・不満をもたらす最も大きな要因であることを物語るものであろう．

（6）介護者の一時的代理人

緊急時や必要なときに介護を依頼できる人の存在が，家族の主観的満足度を高めていたことは，十分理解できる．こうした家族の負担を軽減する意味では，2000 年 4 月に実施された介護保険制度によるヘルパーの派遣やデイケア，ショートステイのサービスは有効に機能している．

（7）発症後経過年数

【時間と癒し】　発症後の経過年数が，家族のみの主観的満足度と正の相関を示した．家族にとっては，時間の経過が，発症によってさまざまに負の変化を強いられた生活について諦めを伴った受容をうながす役割を果たしたが，本人にとっては，障害の受容や癒しを

もたらしえなかったことを示すものといえよう．

❷ アンケートに寄せられた家族の声

　一生逃れることのできない障害と重荷を負った失語症者とその家族のQOLを，主観的にも客観的にも向上させるためには，実用的コミュニケーション，趣味活動，仲間づくりの場の提供や種々の情報の提供など，失語症者に十分対応できる地域リハビリテーションの充実が望まれる．

　アンケートに付した自由記述欄に多くの声が寄せられた．家族からのものが大多数を占めたが，深い苦悩や支援体制などへの訴えを前に，STとしてなすべき責務の重大さを改めて痛感させられた．記述の一部を次に紹介する．

- 長いリハビリ入院中，病院に患者のための専門書（失語症について）がまったくなくて，どうしてこうなったか，これからどうなるのか，どうすればよいか，わからなかった．
- 障害者に対する介護支援はあっても，介護する家族への支援はほとんどないに等しい．悩みを話し合ったり，助言もあおぎたい．家族の集いがほしい．
- 医療スタッフに障害告知後の家族の心理的フォローをぜひしてほしい．
- 発病後3年間，かかっていた病院の医者やSTから見放され，死んだほうが楽だと思った．言語訓練はどこの病院でも必要とする者に惜しみなく応じてほしい．医療関係者は家族の苦しみを認識していただきたい．
- 失語症について一般の認識も行政の対応もとても遅れていて，リハビリの場も指導者もとても少ない．この病気のため家族の生活も一変してしまうのでよくわかってほしい．
- 主人は何かをやってもらってあたりまえ，自分の思いどおりにならないと怒る．少しでもわかってくれるといいが，食い違いが多く私のストレスになる．
- 家にいるときは寝てテレビばかり，先のことを考えると不安だらけです．
- 発病したとき，子供が3，5，8歳で，とても心の余裕はなかった．早く復帰をと思っても言葉の障害は社会に受けいれてもらえず，何とか自分の小遣い程度ながら小さな工場で手伝わせてもらっている．
- 話せない，文字は読めない，書けない，手足は不自由，こんな病気があるなんてまったく知らなかった．途方にくれたとき，STの方の励ましがどんなに心強かったか，忘れられない．
- 5年後にグループ訓練に入れていただき，同じ病をしたお仲間と会って勉強できる日をとても楽しみにしています．このままずっと続けさせていただけるよう主人とともに願っています．

2 他の調査にみられる在宅失語症者の実態

❶ 立石らの調査から

　【家族の負担】　慢性期失語症者の活動性について，立石ら（2000）[6]は，慢性期失語症者71名とその家族を対象に日常生活や意識に関する調査を行い，活動性の高さにより高活動

群と低活動群に分けて検討している．二者間に有意の差が認められたのは，（1）平均年齢：低活動群の方が高い，（2）発症後の就業率：高活動群が高い，（3）言語障害の重症度：低活動群に中等度と重度障害者が多い，であった．発症後の経過年数と歩行機能には両者間に有意差は認められなかった．また日常生活における活動では，「電話，手紙を出す，買物，仕事」の頻度が高活動群において有意に高かったのに対し，「テレビ，新聞を読む，病院を受診，など」については両者間に有意差が認められなかった．

発症前と比べ大きく低下したのは，程度の高い順に高活動群では「言語機能，職業，身体機能」，低活動群では「言語機能，つきあい，身体機能，意欲」があげられた．低活動群は家族と過ごす時間が有意に長いにもかかわらず，家族との会話や日常生活における活動の程度が低いと報告し，「長時間何をするというのではなく，なんとなく家族と一緒にいる」という低活動群の実態と，そのため「自由時間が短く負担が大きくなっている」家族の生活を推察している．

❷ 遠藤の調査から

【家族への依存】 遠藤（1984）[7]は，昭和56（1981）年，小平市の失語症友の会会員とその家族約70名に行ったアンケート調査から自由記述の内容を「生活上の困難や医療従事者への要望」として下記のようにまとめている．

・話し相手がいない．孤独である．
・同じ悩みをもつ仲間と話し合いたい．
・病院の言語訓練は，もっと会話をすすめる方法をとってほしい．
・家庭での過ごし方の指導を受けたい．他の患者の生活を知りたい．
・障害について諦めがちでテレビのみの生活．何とかしたい．
・家族の交流がほしい．
・患者の生活に神経を使い，疲れ果てている．他の家の様子を知りたい．

これらから地域の言語障害者と家族の生活実態について，遠藤は「活動の範囲を広げる機会や意欲的な生活を見出せぬまま家族に依存することが多い」，「多くの可能性を残しながら，社会の片隅でひっそり暮らさざるを得ない患者の生活ぶりは家族の気持ちをやりきれないものにするであろう」と述べている．

❸ 澤らの調査から

茨城県立医療大学は大学所在地の阿見町の65歳以上全住民5,459名の生活習慣について町との共同調査を行った（澤ら，1998）[8]．その結果，脳卒中群は老研式活動能力指標の全項目で他群より有意に低下し，趣味活動，組織活動など地域の社会活動に対しての参加率，および生活の満足度も有意に低かった，と報告している．

以上の各調査報告を通し，脳卒中発症後の障害者の生活の活動性が，他の同年齢者と比較して著明に低下していること，その中でも失語症者は，個人的にも社会的にも低下した地位や活動性の中で，孤立し，非活動的な生活を余儀なくされていることが推察される．

第5章 失語の慢性期とリハビリテーション

❸ 地域リハビリテーション

【社会復帰への支援体制】 地域リハビリテーションについて，日本リハビリテーション病院協会は，「障害を持つ人々や老人が住み慣れたところで，そこに住む人々と共に，一生安全にいきいきとして生活が送れるよう，医療や保健・福祉及び生活に関わるあらゆる人々がリハビリテーションの立場から行う活動のすべて」と定義し，さらに「その活動は，障害を持つ人々のニーズに対し，先見的で身近で素早く，包括的，継続的そして体系的に対応するものでなければならない」としている．

多くの失語症者は，急性期および回復期の医療やリハビリテーションを受けたあと，社会に復帰し，その後も障害を持ち続けながらさまざまな個人的，社会的制約の中で生活していかねばならない．地域リハビリテーションはこのような家庭復帰を中心とした社会復帰者に対する重要な支援体制である．

わが国における地域リハビリテーションは，1960年代後半，保健婦の在宅訪問活動によって始まった．その後1970年代にかけて在宅療養者の閉じこもり予防を主目的とした大田らのボランティア活動がさきがけとなり，いくつかの地域で保健婦活動を中心とした在宅障害者の機能訓練事業として展開していった．そして，1983年老人保健法，1988年ゴールドプラン，1992年第二次医療法改正，2000年介護保険法，というような法的整備の進展に伴い漸次充実してきた．2000年に開始された介護保険法により，地域リハビリテーションの体制・内容に変革がみられ，現在なお流動的であるが，その中で言語障害者にかかわりのある主なものは，1）通所リハビリテーション（通院訓練，地域の機能訓練，デイケア・デイサービス），2）入所リハビリテーション（老人保健施設，療養型病床群，ショートステイ，老人ホーム），3）訪問リハビリテーション，4）自主グループ（友の会，作業所）である．

I 通所リハビリテーション

① 通院訓練

【グループ訓練】 慢性期の言語訓練には，グループ訓練が非常に有用である．失語症者に対するリハビリテーションは単なる言語機能の改善のみではなく，抑うつ，閉じこもり，不活発など心理・生活面への支援や家族への援助などにも重点を置き，失語症者およびその家族のQOLの向上を図らねばならない．その必要性は慢性期においてより高く，したがって，医療施設の言語訓練のみならず，各種地域リハビリテーションの場においてもグループ訓練は重要な位置を占める．

【目的・効果】 次に，医療施設で筆者の行っているグループ訓練（現在5〜11名編成の16グループ）について述べる．

（1）失語症者のグループ訓練（横張，1996）[9]

　a）目的
①言語機能の改善と維持
②仲間同士の相互刺激による実用的コミュニケーション能力の向上
③仲間づくりを通した孤立化，失意，抑うつ，疎外感などの緩和と障害受容の促進
④趣味活動，外出，交友の奨励などによる生活の活発化
⑤周囲の人々への関心の育成，社会性の向上
⑥家族支援—家族同士の仲間づくりによる心理的改善，生活の活性化，情報の交換などの場の提供

　b）方法
①上にあげた各目的の達成のためには，できるだけ言語障害のタイプと重症度を同程度にしたグループ編成が効果的．1グループの人数は3〜4人から10人位が適切である．
②グループ編成は固定的ではなく，適時新メンバーの加入や他のグループへの移動も可能とし，また同時に複数グループへの参加を勧め，仲間づくりや訓練内容の拡大を図る．
③訓練初期患者や重症者には，できる限り家族の同席をうながし，家族の心理的安定や障害についての知識や生活上の情報が得られるように配慮する．
④プログラム
　メンバーの言語障害のタイプや重症度に合わせて内容や難易度，表現方法を選択，工夫する．多用しているプログラムの主なものを次に紹介する．訓練時間は120分（3〜5人），180分（6〜10人）としている．

　＜談話＞
　自己紹介，仲間紹介（他メンバーの名前，住所，出身地などの紹介——仲間づくりや周囲への関心，連帯感の育成），最近のニュース（社会への関心の拡大）や個人的な出来事の紹介．

　＜言語機能訓練＞
　聴理解と把持，喚語，構音，自発書字，読解，などの機能向上を目的としてグループのタイプや重症度に合わせた課題を用いる．個々の機能に合わせた自宅学習用テキストの指導．共通テキストを用いているグループではその共同学習も加える．

　＜言葉のゲーム＞
　ゲーム感覚で楽しみながら各言語機能の向上やコミュニケーションの活性化を図る．
　　例：サイコロを用いた語想起やおしゃべり，問題文を聴いて判断する○×ゲーム，地名当て，カード当て，数（打楽器の）当て，漢字当て，値段当て，語想起ビンゴ，など．

　＜歌とリズム体操＞
　発声，構音，リズム感，身体運動機能などの改善，連帯感や心理的高揚，リラクゼーションを目的とし，次の順に行う．
　　（a）唱歌，演歌，ナツメロ，軍歌などメンバーに合わせた歌の斉唱．
　　（b）「グーチョキパー」「グーパートントン（隣りの人の肩や机を叩く）」「指あわせ（拇指と他の指を順に合わせる）」など両手または健側手のリズム体操．
　　（c）歌と，手のリズム体操を合わせる．

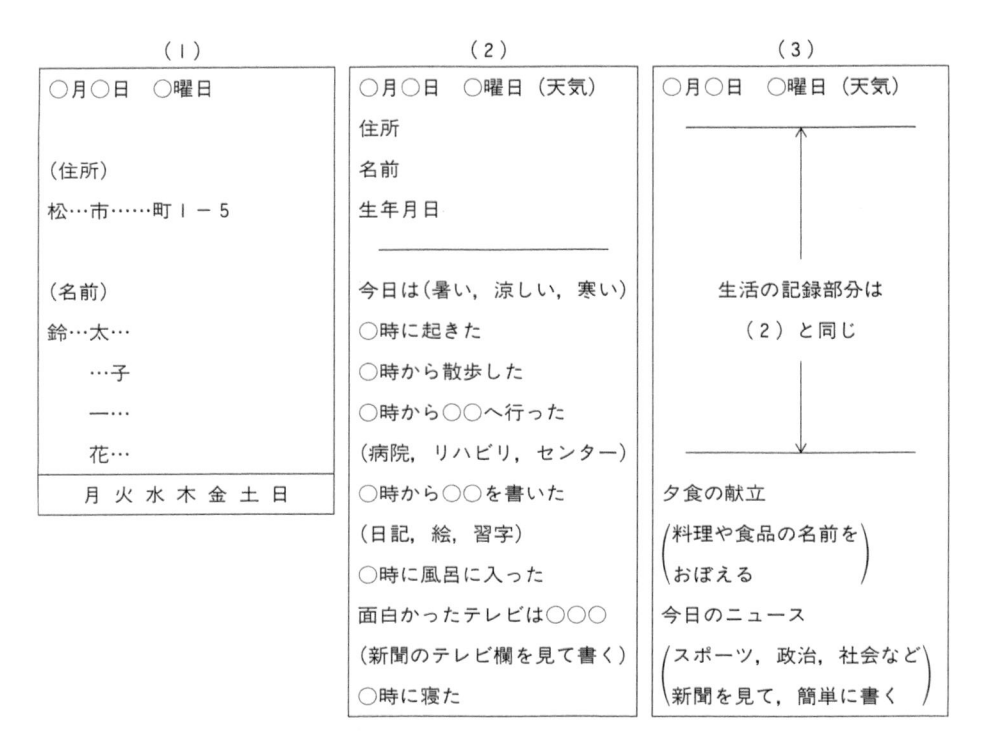

(1)	(2)	(3)
○月○日　○曜日	○月○日　○曜日（天気）	○月○日　○曜日（天気）
（住所） 松…市……町１−５ （名前） 鈴…太… 　　…子 　　一… 　　花…	住所 名前 生年月日 ―――――― 今日は（暑い，涼しい，寒い） ○時に起きた ○時から散歩した ○時から○○へ行った （病院，リハビリ，センター） ○時から○○を書いた （日記，絵，習字） ○時に風呂に入った 面白かったテレビは○○○ （新聞のテレビ欄を見て書く） ○時に寝た	生活の記録部分は （2）と同じ 夕食の献立 （料理や食品の名前を おぼえる） 今日のニュース （スポーツ，政治，社会など 新聞を見て，簡単に書く）
月　火　水　木　金　土　日		

図 5-4　ステップ別日記カード例[10]
・自発書字困難な場合にカードを書写，または選択書写．
・カードは個々の生活内容や機能に合わせて作る．
・日記に絵カードの模写や挿絵，新聞の切りぬきなどを加えるようすすめる．

＜趣味活動の奨励＞

地域社会で趣味の会などに参加したり，自主的に趣味を構築することの困難な重症者を主対象として，本人や家族の生きがい作り，心理・生活の活性化をめざす．

　（a）書道・絵画――基礎訓練としての簡単な図形や文字の書写練習のあと，機能や好みに合わせた手本や課題を提供し，自宅での練習や制作を支援する．作品を訓練時に全員で鑑賞・評価し合うとともに，簡単な実技指導を加える．

　（b）俳句――1日1句の俳句づくりを奨励し，訓練時に発表．2〜3句を選んで筆書きして展示したり，句集の編纂をするなどで意欲増進を図る（神経難病や軽度失語症者でグループを編成）．

　（c）各自の意向や病前の経験を基に，写真，手芸，囲碁，将棋，水泳など，仲間や練習場所を紹介し奨励する．

　（d）書道，絵画，写真の作品は，毎回院内や訓練室に展示するほか公開の定期作品展「生命の灯ふたたび」を開催するなど発表の場を多く提供し，意欲や生きがいの増進を図っている．

＜日記の奨励＞

生活やニュースの記録を定着させ，左手の機能向上や規則正しい生活習慣，社会への関心の育成，文字言語機能の向上などを図ることを目的とし，日記を奨励している．自発書字の困難な重度失語症者にはステップ別日記カード（図 5-4）を用いた指導（横張，1990）[10]が効果的であった．日記とともに挿絵を加えたり，新聞のニュースや写真を切り抜き，ノ

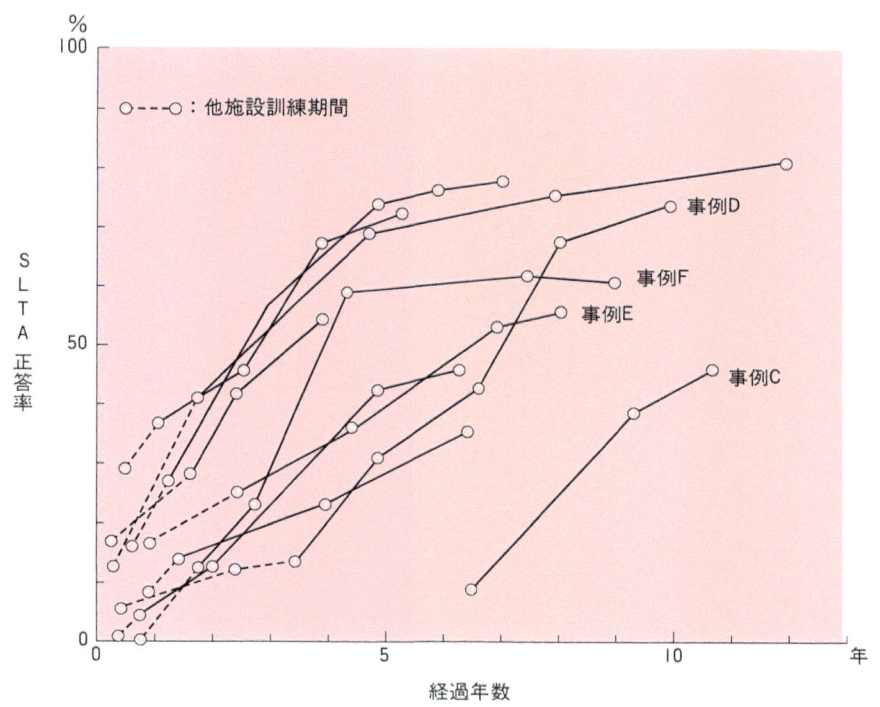

図 5-5　グループ訓練を用いた重度失語症者の長期経過[9]
　　　標準失語症検査（SLTA）平均正答率の推移：数年以上にわたる言語機能の改善が得られた．

ートに貼付したり，その一部を書写または要約することを勧める．
　＜家族支援＞
　失語症，コミュニケーション法，日常生活の問題，福祉サービス，などについての情報を提供するとともに仲間づくりや情報交換の活性化を意図した働きかけを行う．
　⑤プログラム運用にあたっての留意点
　　（a）参加者全員ができるだけ公平に発言や反応の機会がもてるようにリードする．
　　（b）重度失語症グループでは家族や司会者が発言のチャンスを取り過ぎないよう注意する．
　　（c）周囲の人々や社会への関心を高められるよう配慮する．
　　（d）全員が課題を理解し，何らかの反応をなしうるよう難易度や進行速度に注意する．
　　（e）内容や手法がマンネリ化しないよう留意しながら，学習的課題とレクリエーション的課題をバランスよく取り入れ，歓声・笑い・冗談などが多く生まれ訓練場面が楽しく高揚するよう心がける．
　c）効果
　グループ訓練を通した多面的指導の継続により個人訓練では得られにくい多くの効果が認められた．
　【狭義の言語機能の改善】　一般に改善が困難とされる発症後 1〜2 年を経過した重度失語症者のほとんど全例に数年以上にわたる言語機能の改善が得られた（図 5-5）．これはグループ訓練による仲間同士の刺激，心理的安定，生活の活性化，意欲の増進などが寄与しているものと思われた．

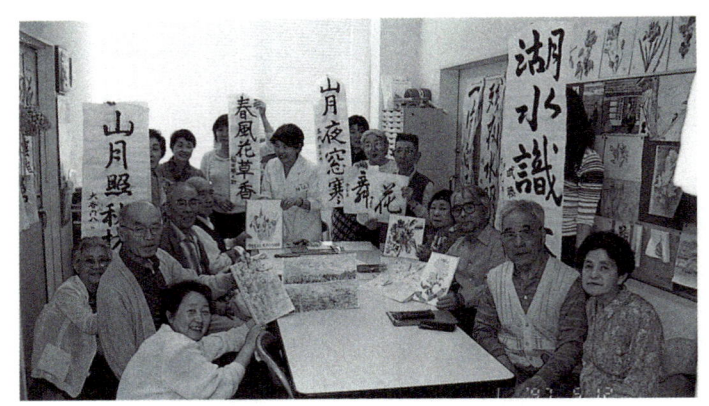

図 5-6 グループ訓練風景．各自の左手による作品を手に，家族も参加

【コミュニケーション活動の活性化】 同じ障害の仲間同士という安堵感から，さまざまな手段を用いた交歓，伝達が大きな歓声とともに活発に行われ，さらに電話や手紙による交流へも広がった．

【社会性の向上】 仲間への心づかい，ニュースへの興味，など社会への関心の広がりが認められた．生活面でも，家族を含む仲間同士の会食，訪問，旅行が活発になり，さらに仲間と誘いあわせ一般の社会活動への参加もみられるようになった．

【本人および家族のQOLの向上】 仲間づくり，新しい目的や趣味など生きがいの構築，生活の活性化などを通し，障害者とその家族の閉じこもり，無為・無気力，希死願望を含む失意，抑うつなどに著明な改善が得られた．言語機能の改善が緩徐であったのに比べ，本人および家族のQOLは短期間に大きく改善された（図5-6）．

「グループの楽しさ」と題して，麻痺性構音障害者は次のような手記を東葛失語症友の会の便りに載せている．

「I さんはよく笑う．つられて皆でよく笑う．毎日の生活の中でこんなに大声で笑い，話し合う（間違ったり，たどたどしいが）ことはない．途中から加わったMさんは，暗い顔で泣いてばかりいた．しかしみるみる明るくなり，笑い声も言葉も出始めた．みんな訓練の日が待ち遠しくてたまらない．私達は全員，一生この集いを続けてほしいと願っている．」

【グループ訓練の削除】 本年（2006）度の診療報酬の改定で，集団療法が対象から削除された．

グループ訓練は，上述のように医療・福祉・介護などあらゆる場で，非常に有効的で不可欠な言語リハビリの形態である．この廃止は，新しく設定された医療リハビリ期間の制限とあいまって，言語障害者の孤立，閉じこもりを招き，心理的，身体的機能の低下にもつながる．一日も早い評価の復活を願ってやまない．

② 地域の機能訓練事業（リハビリ教室）

【STのかかわりはこれから】 1983年に老人保健法が施行され，それに基づいて，市区町村を実施主体とした機能訓練事業が始まった．これは何らかの障害をもつ40歳以上の地域在住者を対象とし，保健所，保健センター，障害者センター，公民館などで保健婦を中心に，医師，リハビリスタッフ，ボランティアらの協力を得て運営されてきた．「障害老人の

表5-1 言語リハビリ教室と友の会数の地域格差

A.①または②の開設数が10以上の地域					B.①または②の開設数が1以下の地域							
都道府県名	①言語リハ教室	②友の会	合計	都道府県名	①言語リハ教室	②友の会	合計	都道府県名	①言語リハ教室	②友の会	合計
北海道	17	4	21	青森	1	0	1	和歌山	0	1	1
埼玉	31	7	38	岩手	0	1	1	島根	0	2	2
東京(23区)	38	13	51	福島	0	0	0	香川	0	1	1
神奈川	33	9	42	宮城	1	2	3	徳島	0	0	0
大阪	16	8	24	群馬	2	1	3	愛媛	0	1	1
				山梨	0	4	4	佐賀	0	1	1
				富山	4	1	5	長崎	0	1	1
				福井	1	1	2	熊本	0	2	2
				岐阜	1	2	3	大分	0	1	1
				愛知	1	9	10	宮崎	0	1	1
				三重	2	1	3	鹿児島	0	1	1
				滋賀	0	0	0	沖縄	2	1	3
				奈良	2	1	3				

・数字は失語症便覧（全国失語症友の会連合会2001）[13]から集計したもの

閉じこもり予防，寝たきりゼロ作戦（大田，1995）」を主目的とし，内容は日常生活動作訓練やレクリエーション，趣味活動などが中心になっている．

　機能訓練事業，いわゆるリハビリ教室の実施状況や内容は，同一都道府県内でも市区町村により著しく異なっているが，わが国の地域リハビリテーションのさきがけとして，果たした役割は大きい．しかし残念ながらごく限られた地域を除いてこの事業の中でSTの位置づけは全般的に低く，また言語リハビリ教室設置の地域差も非常に大きい（**表5-1**）．言語障害者，とくに重度の言語障害者は，一般の老人や障害者と同席の集いに適合しにくく，その中でも孤立し，疎外感を抱きがちである．したがって，身近な地域で開催される言語リハビリ教室は失語症友の会と並んで慢性期の在宅言語障害者にとって重要な存在である．

　2000年4月の介護保険導入に伴い，厚生省から「要介護者は機能訓練事業の対象とならないことを原則とするが，通所介護，通所リハビリテーション等の介護保険サービスを充分確保できない市町村では，当面の間に限り，要介護者を機能訓練の対象として差し支えない．」という通達がなされた．これによって地域の機能訓練事業は，介護保険受給者の除外など後退・縮小を迫られている．STとして，言語リハビリ教室の存続とともに，介護保険によるデイケアなど通所施設において数のうえでも内容のうえでも充実した言語リハビリテーションが行われるよう働きかけや実践努力を重ねていくことが必要と思われる．

3 デイサービス・デイケア

　デイサービス（通所介護）は，老人福祉法に基づいて市町村や社会福祉法人を主体に開設された通所介護事業で，「送迎，給食，ケア」をサービスの中心とし，入浴や日常動作訓練，レクリエーション的グループ活動などが加わることが多い．対象は65歳以上の高齢者で，心身機能の維持，生活支援，閉じこもりの解消と家族の介護負担の軽減を図ることを目的として実施されていたが，リハビリ専門職の関わりは少なかった．

　デイケア（通所リハビリテーション）は，老人保健法に基づき，病院や診療所で開設さ

れ，1987 年から老人保健施設で本格的に始められた．老人や障害者の孤立化を防ぎ，自立生活の維持・活性化や社会性の向上，介護家族の負担軽減などを目的として取り組まれ，サービス内容はデイサービスに近いものだが，リハビリ専門職による指導も実施されているところが多い．

【介護保険の導入】 2004 年度より，デイサービス・デイケアは介護保険による介護施設となり，各地に開設が急増した．対象も特定疾患に限られてはいるものの，年齢は 40 歳まで引き下げられ，さらに 40 歳未満の若年障害者への適用など，制限の拡大も検討され始めている．

2006 年度には，介護保険制度の見直しが実施され，中・重度者への重点化が図られるとともに，旧制度で「要支援」，「要介護 1」と認定されていた軽度者を対象とした介護予防システムが新たに設定された．介護予防システムは，早い段階から体力トレーニングや栄養改善，口腔ケア，痴呆予防などのプログラムを導入し，介護の必要な高齢者の増加を防ぐことを目的とした取り組みで，介護保険の財政圧迫を抑える効果も期待されている．

【通所施設でのリハビリ】 新制度が発足した現在でも，まだデイサービス・デイケアへの ST 配置は義務付けられていない．多くのデイサービスでは，スタッフをはじめ周囲の失語症への理解は低く，また利用者は平均年齢が 80 歳前後の高齢者を主とし，女性の割合が大きいという現状にある．こうした環境での利用を余儀なくされる失語症者は，一般利用者の中で疎外感，孤立感を深め，意欲や言語機能の低下を招くことも少なくない．一方デイケアでは，ST を配置して一般利用者の中の言語障害者に，個別訓練を実施する施設が増加傾向にある．さらに，理学療法士などの専門スタッフを充実し，身体リハビリを強化した短時間（午前・午後入れ替え制など）のサービスを提供する施設が開設され始め，医療でのリハビリ早期終了後の受け皿として注目されている．

【失語症者のデイケア・デイサービス】 従来の多くのデイケア・デイサービスが，先に述べたように失語症者にとっては，適切・快適な環境とはいえないものであったのに対して，昨今遠藤らによる山形，埼玉などでの小規模（10 人前後）失語症デイサービスの設立をはじめ，あちらこちらに，まだ数少ないものの，失語症者を対象としたデイケアやデイサービスが開設され始め，慢性期にある失語症者の集いやリハビリの場として期待されている．

筆者も 2002 年，千葉県松戸市内のクリニックに併設されたデイケアで，毎週 1 日失語症者のみを対象としたデイケアの開設・運用に関わってきたが，当初の定員 25 名は，利用希望者の増加に応えて 40 名に更新された．また，2006 年 1 月には，同市内に開設された小規模デイサービス（定員 20 名）で，週 1 回の言語デイサービスを担当し始めたが，希望待機者が多く，その後開設日を増やしても，毎回 100 ％に近い利用率となっている．利用者は右片麻痺・重度失語症者が大半を占め，さらに男性が約 70 ％と多く，年齢は 50 歳から 60 歳台を中心とするなど，一般デイサービス利用者の実態と大きく異なっている．内容も一般の施設と違って，入浴は行わず，「全員のコミュニケーション，歌唱，リズム体操，書や画の創作活動，グループ訓練，テキストやノート学習を主とした個人指導」を中心とし，この他に専門スタッフによる身体リハビリ，昼休みの囲碁・将棋，トランプなど多角的リハビリプログラムを実施している．また家族の同席希望もあり，月に 1 回家族と ST の昼食会を開いている．

こうした失語症デイケア・デイサービスでは，重度失語症者を中心とした集いにかかわ

表 5-2　2006 年度改定による介護給付費

小規模デイサービス（1カ月延べ 300 人以内）				通常規模デイサービス（1カ月延べ 300 人以上）			
	利用時間				利用時間		
介護度	3〜4時間	4〜6時間	6〜8時間	介護度	3〜4時間	4〜6時間	6〜8時間
経過的要介護	396(単位)	529(単位)	707(単位)	経過的要介護	346(単位)	456(単位)	608(単位)
要介護1	437	588	790	要介護1	381	508	677
要介護2	504	683	922	要介護2	437	588	789
要介護3	570	778	1055	要介護3	493	668	901
要介護4	636	872	1187	要介護4	549	748	1013
要介護5	702	967	1320	要介護5	605	828	1125

通常規模デイケア（1カ月延べ 300 人以上）			
	利用時間		
介護度	3〜4時間	4〜6時間	6〜8時間
経過的要介護	338(単位)	447(単位)	591(単位)
要介護1	386	515	688
要介護2	463	625	842
要介護3	540	735	955
要介護4	617	845	1149
要介護5	694	955	1303

1) 利用時間が 2〜3 時間の場合，3〜4 時間単位の 70％を算定する
　8〜9 時間の場合，6〜8 時間の単位に 50 単位を加える
　9〜10 時間の場合，6〜8 時間の単位に 100 単位を加える
2) 大規模型の場合，通常規模型の単位の 90％を算定する
3) 一定の条件を満たす場合，次の各種加算が認められる．ただし⑤はデイサービスのみ，⑥⑦はデイケアのみを対象とする
　①栄養マネージメント，②口腔機能向上，③若年性認知症ケア，④入浴，⑤個別機能訓練，⑥リハビリマネージメント，⑦短期集中リハビリ
4) 送迎は基本単位に包括する（加算なし）
5) 1 単位は 10 円を基本とし，都市部では地域区分による約 1〜7％の加算あり

らず，賑やかな笑い，歌声，声かけ，ジェスチャーを多用しながらの活発な交流などが生まれ，さらに大半が発症から数年を経た慢性期にありながら，生活やコミュニケーションの活性化のみならず，言語機能の向上も著明にみられている．短縮された医療制度によるリハビリテーションの後を継いで，慢性期の失語症者や家族が安心して長期間利用できる地域リハビリテーションの場として，このような介護保険による言語障害者中心の施設が各地で充実・発展することが期待される（表 5-2）．

2　入所リハビリテーション

1　介護老人保健施設

【ST の採用増加】　老人保健施設は，病状が安定期にある高齢者に 3 カ月間のリハビリテーションなど医療サービスと日常生活サービスを提供し，家庭復帰を目指す入所施設として，1986 年老人保健法の改正に基づき創設され，2000 年 4 月からは介護保険制度による介

護老人保健施設として運営されている．介護老人保健施設でデイケアも開設している施設が多くみられているが，入所・通所とも利用者は介護保険受給認定者に限られている．また老人保健施設は自宅復帰のための一定期間のリハビリテーションの場と位置づけされていたが，寝たきりや痴呆症を伴うなど自宅で暮らすことが難しく，特別養護老人ホームの入所待ちという利用者が年々増え，本来の機能を果たすことは難しくなっていた．

今回（2006）の改定により，維持期リハビリの受け皿を医療保険から介護保険に移行させる方向性が示され，老人保健施設におけるリハビリ報酬は，リハビリテーションマネジメントや短期集中リハビリ，認知症短期集中リハビリの加算項目が設けられるなど，充実された．

介護型療養病床施設が今後数年以内に廃止される方針に伴い，更に慢性期のリハビリの重要な担い手としての機能の充実が要望され，STの活躍も期待される．

② 療養型病床群

療養型病床群は，回復期リハビリテーションを受けたあとも医学的管理が必要であったり，本人または受け入れ側の問題から在宅生活が困難な患者に，日常生活動作能力の維持・改善をめざした機能訓練，そのほかの医療を行うことを目的とした医療施設で，医療保険および介護保険が適用されるが，かなり高額な個人負担金を必要とする所も少なくない．近年リハビリテーションスタッフにSTも加わっている病院が増えているが，利用者の実態は老人保健施設と同様に，寝たきりや精神機能低下などを伴う高齢者の占める割合が大きくなっている．2006年の改定により，数年内に介護型療養病床施設の廃止が決定された．

③ その他の入所施設

（1）特別養護老人ホーム

65歳以上で，寝たきりや痴呆症を伴うなど在宅療養が難しい高齢者を対象とし，ずっと住み続けることを事実上前提とした介護施設で，入所待ちが恒常化している．特別養護老人ホームの入所者について1999年に実施された当時の厚生省の全国調査によると，痴呆を伴う者が80.4％，寝たきりの者が59.7％（痴呆と重複が多い）となっている．

（2）ケアハウス・有料老人ホーム

いずれも生活費・管理費は全額自己負担で，個人の自立生活や住まいへの需要を重視した施設である．このうちケアハウスは軽費老人ホームと位置づけられている．

（3）グループホーム

数人から10人程度の痴呆症者を，介護者をまじえた一つの家族のような共同生活の中でケアするもので，最近注目されている．この施設では家事・菜園づくりなど日常生活の一部を利用者が交代または共同で行うなど通常の家庭生活に近い取り組みが試みられ，その中で利用者の生活の活性化や症状の軽減が報告されている．

以上（1）〜（3）の入所施設では，現在のところSTのかかわりは稀少である．

④ 高齢者施設におけるSTの役割

（1）高齢者施設へ就職する新卒ST

【介護保険施行後】　先に述べたとおり，各種の地域リハビリテーションにおけるSTの

役割は広く大きいにもかかわらず，ST雇用の態勢は整っていない．しかし2000年の介護保険法施行以来，老人保健施設や療養型病床群の増設とそこでのST採用が増加し始め，中でも新卒業生の雇用が目立っている．あるST養成校の2001年度卒業生61名を対象に調査（横張，2001，未発表）した結果では，STとして就職している47名中，老人保健施設，デイケア，療養型病院への就職が34人（72.3％）であった．このほか，老人が主対象の一般病院を含めると，高齢者施設への就職率が圧倒的に高く，中でも新しく単独で採用されるケースが少なくなかった．

（2）高齢者施設でのSTの職務

【従来と異なる職務内容】　高齢失語症者の特徴について，物井（1991）[11]は，失語症と全般的精神機能低下・運動性構音障害の合併率が，64歳以下群の約57％に対し，65歳以上では80％だったと報告している．また綿森（2001）[12]は，西日本の老人保健施設5カ所の実態調査から，入所者の8割近くに何らかのコミュニケーション障害がみられ，とくに痴呆に伴うコミュニケーション障害者が約7割を占めていたと報告し，高齢者施設におけるSTの役割について，「役割は不明瞭でありST自身が対象者をみつけ，方法を考えねばならない．また痴呆症へのアプローチなど柔軟な取り組みが求められる．」と述べている．このような状況から，高齢者施設でのSTの職務内容や役割には，一般の医療施設で行われている言語の検査・診断・治療を中心とした従来の言語療法とは異なったものが必要となる．

【入所者の生活】　高齢者施設では，家族や本人の事情から入所し，その後，適切な施設へ移ることができないままそこで終末を迎える利用者が多く，毎日同じ場所やベッドの上で変化や期待の乏しい日々を過ごさねばならない．さらに介助にかかる手を少なくするために安易に経管栄養に切り替えられたり，自力排泄ができるにもかかわらずオムツ排泄にされるなど，食べる楽しみや人としての尊厳まで奪われて無為な日々を過ごさねばならない方々も少なくない．こうした生活の中で，高齢者や障害者がコミュニケーションをはじめさまざまな面で意欲をなくし，機能を低下させていくことは容易に理解できるであろう．このような環境で毎日毎日を過ごし，やがて終末を迎えねばならない利用者の孤独や不安はどんなに深く大きいことだろうか．長い人生を経て，多彩な個性や社会的背景や歴史をもった存在としてひとりひとりに接し，話しかけ，昔話に耳を傾け，ともに歌い，心をこめてその怒り，悲しみ，悩み，楽しみ，要望を理解し共感し支えていく．そうした働きかけを通して入所者の残存能力を見出し，活用させ，生活やコミュニケーションの意欲の向上や機能の改善を図り，また他職種のスタッフらに入所者の声を代弁して伝え，必要な情報を提供し，効果的なコミュニケーションのとり方について助言するなどが高齢者施設におけるSTの重要な役割であろう．

このような内容の職務を経験の浅いSTが単独で対処していくのには，多くのとまどいや困難が想定される．しかし現在デイケアや友の会を含め，広く慢性期の地域リハビリテーションに関しては，ST養成課程の講義や実習，国家試験のいずれにもほとんど触れられていない．今後も高齢者施設への就職の増加が予測される中で，施設および高齢障害者の実情や問題点，STとしてのかかわり方などについて学習する機会が多く用意されるべきであろう．

（3）地域リハビリテーションの場へ

【現場を訪ねて経験を積む】　STを志す学生は，自発的にできる限り多くの地域リハビリテーションの場を訪ね，参加や研修などの経験を積むことが有用と考える．

東葛失語症友の会に参加した高齢者施設勤務のSTとヘルパーは，感想を次のように述べている．

　「今春，私が就職した老健施設では，介護士やヘルパー，PTの方達の助手というのが仕事の中心で，日常生活の介助の仕方が下手だと注意されることもある．コミュニケーション障害と思われる方は沢山あっても，その方達だけの個人訓練やグループ訓練をする機会は少なく，全員合同の集団指導を任され，どうしたらいいかとまどってしまうことが多い．今回友の会に参加して200人以上の大勢の失語症や身体麻痺のある方達が，みんな大きな声で笑ったり，歌ったり，話したりされているのをみて本当に驚いてしまった．いつも無表情で寝たり座ったりしている施設の方々も，こんな生き生きとした姿を取り戻すことができるのだろうか．これから一生懸命勉強したり努力していかねばならないと強く思った．（ST）」

　「はじめて友の会に参加して，失語症の方々の笑顔がとても印象的でした．皆さんが自然に笑い，また声を出そう，話そうと積極的にトライされている姿に本当に感銘をうけました．私のいるデイサービスにも何人かの失語症の方が来られていますが，なかなか笑顔を見ることはできません．コミュニケーションをとろうと思っても通じ合わないのでやめてしまいがちです．今回参加して，コミュニケーションの大切さを改めて知るとともに，福祉施設に勤める者にも失語症についての知識や技術を身につける必要があると強く感じました．貴重な経験になりました．（ヘルパー）」

3 訪問リハビリテーション

　【STの参加も位置づけられた】　在宅で寝たきりの高齢者や障害者を対象に，リハビリテーションスタッフが訪問して廃用症候群の予防，心身の機能維持・改善，生活環境整備，家族支援などを目的とした訓練や指導を行うもので，医療機関，訪問看護ステーションおよび一部の市区町村の機能訓練事業によって実施されている．この制度におけるSTの参加は，失語症者やコミュニケーション障害を伴う神経変性疾患患者など，いずれも外出困難な重度障害者の意志伝達手段の開発や向上を図り，家族に対する有効的なコミュニケーション法の指導やそのための福祉機器の紹介，さらにはQOLの向上，可能な限りの仲間紹介や集い参加の支援など，意義は非常に大きい．医療保険・介護保険ともPT・OTのみが対象とされていたこの分野にも，医療保険では2004年度から，また介護保険では2006年度からSTの参加が位置づけられた．まだ，改定から日も浅く，環境整備が不十分で，実際に訪問リハビリに参加しているSTは数少ない現状であるが，地域リハビリの一翼として今後の充実が期待される．

4 自主グループ

① 失語症友の会

　【自助グループ】　社会復帰後の失語症者のための地域リハビリテーションの一角に失語症友の会がある．友の会は医療保険，老人保険，介護保険などの公的基盤をもたない自助グループとして生まれ発展している点で，先に述べた各種地域リハビリテーションと大き

く異なっている．

（1）全国失語症友の会

【地域格差】　わが国の失語症友の会は1976年以降，石川県（金沢市），東京都（板橋区，豊島区，渋谷区，港区，中野区など），高知県（高知市），福井県（福井市），千葉県（松戸市）などに誕生し，その後1980年代に入って全国各地に結成され始めた．2001年1月の時点で全国失語症友の会連合会（以下，連合会）に登録されている友の会は134団体で，未登録を加えれば約150～160団体と推定されている．しかし，表5-1（321頁）に示すように都道府県単位でも，まだひとつも友の会が結成されていない地域もあるなど，活動の地域格差は非常に大きい．

1983年には，第1回の全国失語症者の集いが東京都で開催され，翌年連合会が結成された．全国失語症者の集いはその後毎年，所を変えて開催されている．

連合会によって現在実施されている事業の主なものは，

- 失語症者の福祉，医療の向上に関する活動
- 在宅失語症者に対するST訪問派遣事業（東京都周辺地域のみ）
- 失語症者に関する調査研究
- 会誌〈言葉の海〉，ガイドブック，啓発ビデオなどの制作・発行
- 国際交流を含む，関係機関や団体との連絡，情報交換

など多方面にわたっている（2001，失語症便覧）[13]．なかでも，「失語症者の福祉，医療の向上」に関する大きな活動として，身体障害者手帳判定の中に失語症を加えるための陳情や，ST法制定に向けてのさまざまな実践があげられる．

（2）千葉県東葛失語症友の会[14]

a）沿革

【200名以上が例会に参加】　1979年千葉県松戸市立病院でグループ訓練（重度失語症グループ）に参加されていた失語症者と家族の集いを母体として，当時，筆者が言語訓練を担当していた近隣3病院の言語障害者と家族の合同の会を開き，以後「友の会」として定期的な活動を始めた．当時この地域には病院での通院訓練以外に在宅失語症者の参加可能な地域リハビリテーションはなく，とくに重度失語症者や家族にとって社会参加の場を得ることは非常に困難だった．

交流，仲間づくり，機能訓練，失語症などに関する学習，情報交換，レクリエーション（合唱，ゲーム，コンサートその他のアトラクション）などを主なプログラムとするこの会をとおし，参加者に急速な親交の深まりやコミュニケーション意欲の向上，生活の活性化などが認められた．会員は，千葉県内から近隣都県に広がり，会員（言語障害者）数も初回35名から2001年に約260名となり，例会の出席者も，会員や家族のほか，近隣施設のST 15～20名，その他医師を含む医療スタッフ数名，ボランティア15～20名が加わって，毎回200～250名になっている（図5-7）．

b）活動

【STのかかわり】　定期活動は，例会開催，会報発行，左手の作品展「生命の灯ふたたび」の開催，全国失語症者の集いへの出席（第1回大会より参加）など．このほか分科会活動（定期・不定期）としては，共同作業会（後述），グループ学習会，グループ会食・外出，家族会などがある．これらのうち，共同作業会を除くすべての活動にSTが大きく関与している．

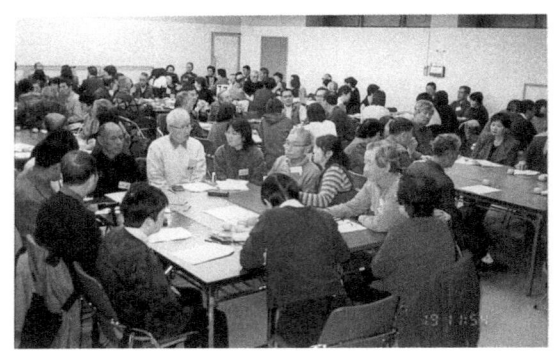

a：グループ（12人）ごとに机を囲んで自己紹介や話し合い（家族，ST，ボランティアも一緒）．

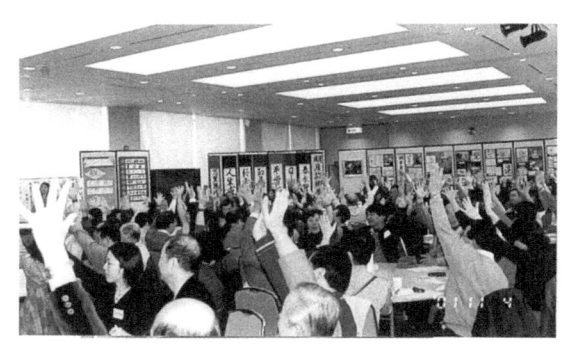

b：オープニング"ヤアヤア皆さん今日は…"の歌に合わせて．壁には作品を展示．

c：音楽に合わせて肩をモミモミ——リハビリ体操のひとこま．

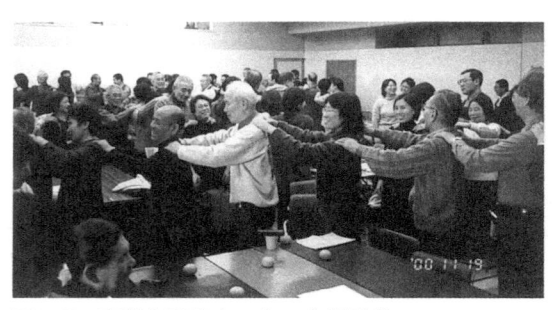

図5-7 東葛失語症友の会の会場風景

　c）会員構成
【重度失語症者が会の中心】　会員中，判定が可能であった190名の集計では，図5-8 a のように最重度〜重度の失語症者の占める割合が最も高く，軽度失語症者の割合は非常に低かった．移動手段では，杖歩行が最も多く，車椅子移動と合わせて，自立歩行の困難な会員が64％を占めた（図5-8 b）．このように，会員構成でも言語・身体とも重度障害者が多数を占めているが，さらに毎回の例会出席率も重度障害者において最も高く，10年以上の皆出席者も含め，約90％にのぼっている．

(3) 失語症友の会の目的と意義
【障害者と家族のニーズ】　先に述べたように失語症者の多くは，発語障害をもたない高齢者や障害者と同一の場で，共通の課題や話題に参加することに困難を感じ，集団から取り残され，孤立しがちである．なかでも重度失語症者にその傾向が強い．こうした失語症

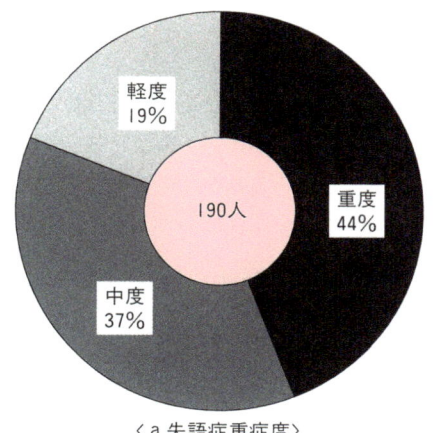

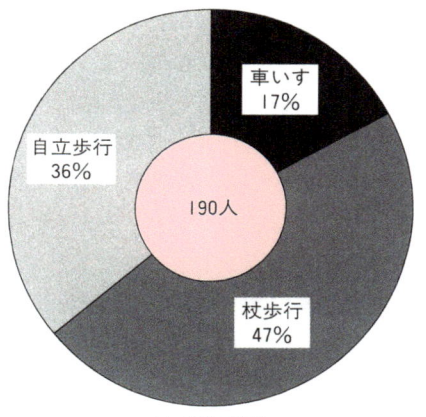

図 5-8　東葛失語症友の会の会員構成[14]
　　　　1999 年 11 月の調査による（円内は調査対象者数）．

〈a 失語症重症度〉　軽度 19%，中度 37%，重度 44%，190人
〈b 移動手段〉　車いす 17%，杖歩行 47%，自立歩行 36%，190人

者の地域リハビリテーションの担い手のひとつとして，失語症友の会は障害者とその家族に，仲間作り，社会参加，機能訓練，レクリエーション，情報交換，学習などの場を提供している．地域のリハビリ教室やデイケアなどの多くが，参加費無料または低額負担で送迎サービスも行い，専属の有償スタッフによって運営されているのに対し，友の会は会費制，自力参加，スタッフも無償協力という点で参加者に不利な面もある．しかし，他の地域リハビリテーションサービスの多くが，利用者について居住地域，年齢，身障手帳や介護保険認定の有無，参加期間などの条件や制限をもち，また家族は不参加とするものが多いのに対し，友の会は誰でも，どこからでも，いつまでも自由に参加することができ，また休日に開催できるため家族や学生ボランティアらの協力が得やすく，重度障害者や遠隔地居住者の参加も可能になる．さらにコミュニケーション障害者とその家族や支援者のみの集団である友の会では，心理的安定や自己発現の機会が得やすく，家族も仲間づくりや情報交換，学習，楽しみの場をもつことができる．とくに重度失語症者に配慮したプログラムや活動は，日頃，外出や社会交流の機会の少ない重度失語症者や家族に貴重な交歓や社会参加の場を提供することができる．前述の東葛失語症友の会会員の内訳で重度障害者の占める割合が最も大きく，さらに例会への出席率も非常に高いことは，友の会に対する重度障害者のニーズの大きさを物語るものであろう．

　以下に，東葛失語症友の会便りに寄せられた参加者の声を紹介する．

　「失語症になると，知人・友人の 80 % が離れてしまい精神的にまいりました．友の会，ST の先生と何年でもかかわりを持っていきたい．おねがいします．」（会員）

　「こんな病気になって死にたいとよく泣きました．友の会で沢山の人に会い，皆大声で笑って元気でした．自分だけじゃない，よしやるぞ，今はもう泣きません．お友達も沢山でき，左手で手芸や書道も始めました．随分変わったな，本当にうれしい．」（会員）

　「主人が脳出血で体と言葉が不自由になり 3 年半，とても長く感じてきました．しかし先日はじめて友の会に出席して，私達よりはるかに長い間リハビリと前向きに取り組んでいる方達が大勢居られることを知り，とても励まされた．新しい仲間達との出会いは最高です．あきらめないでもうひとふんばりしようと心を新たにしました．」（家族）

　「発病から 1 年半が過ぎ，外見的には殆ど元通り回復した父ですが，言葉がはかどらず，

3　地域リハビリテーション　329

すっかり失望し自信もなくして外に出るのを極端に嫌うようになりました．毎日の生活も家の中で変化の無いものになっています．体が自由なのだからもっと色々な事が出来るだろうと思いますが，失語症の場合外見に不自由がないためかえって誤解を受けやすく，敬老会などの集いに行くのは難しいようです．今回はじめて友の会に参加し皆様の輝きに接した時，父や同様にやる気を失った人達にももう一度生きていく喜びや楽しみを取り戻せるのだと強く思いました．一人では頑張れない事も仲間がいれば乗り切れる．是非私達の地方にもこのような集いができることを願ってやみません．」(他県から初参加の家族)

(4) 失語症友の会へのSTのかかわり

【STの担う役割】 失語症者には，他の言語障害者と異なり，手話や文字など共通して使える代替コミュニケーション手段がなく，そのうえ失語症の症状はタイプ，重症度とも多種多様で，互いに他者の症状を理解することが難しい．このため軽症者が重症者の状態を正しく理解し適切有効な手段でコミュニケーションを成立させたり，その要望に応えうるプログラムの企画や運用をすることは容易ではない．友の会を，重度失語症者を含むさまざまなタイプの失語症者やその家族が，それぞれに交流し，何らかの刺激や充足感が得られ，機能，意欲，社会性の向上にも資する場とするために，また軽症者や家族，他のスタッフ，ボランティア間を適切にコーディネイトし，彼らの失語症や失語症者とのかかわり方についての理解を深めるために，STの担う役割は大きく多様である．

失語症友の会へのSTのかかわりについて，連合会が全国友の会を対象として行った「指導を受けているSTの有無」についてのアンケート調査（2000）によると，69％の団体が「受けている」と回答している．これに対し，全国の老人施設，地域各センター，デイサービスなどにおけるSTの参加率についての同調査では，常勤，または非常勤のST「あり」と答えた施設は26％だった．この調査結果からは，各種地域リハビリテーションの中で，STのかかわりは友の会において最も高く，ほとんど無償という条件にもかかわらず，STが友の会で少なからぬ役割を果たしていることが推測された．

友の会はまた，それに携わるST自身やSTを目指す学生ボランティアらにとって，訓練室や教室では得られない豊富な学習の場——失語症者や家族の長期にわたる在宅生活の実態や，コミュニケーションを含む各種機能や心理的な経過，最も必要とされる援助の内容などについて——でもある．ボランティアとして例会に参加した地域病院の看護師と学生は次のように感想を友の会便りに寄せている．

「入院中の失語症の方達は表情が暗く，泣いていることが多いです．私達看護婦もゆっくりコミュニケーションを取ることが出来ず，患者さんの話す気力をなくさせてしまっているのが現状です．今回出席された方々は患者さんもご家族も明るく積極的でした．あの笑顔を取り戻すまでには大変な苦労や努力があったろう，でもそれを乗り越えた時，こんなに大きく逞しくなれるという事を，そして退院した後，左半身で水泳をしたり，絵や書道が上達したりして生き生きと元気に生活している姿を病棟で泣いている方々に伝えたいと思いました．また私自身今回学習したことを基に，もっと深く失語症の方達と関わり理解していきたいと思いました．」(看護師)

「友の会で失語症の方にはじめて会い，その明るさに驚いてしまった．2年間教室では習ったことのない沢山のことを会員の皆さまから教えていただき，また一緒に歌ったりゲームに夢中になったり，本当に充実した一日だった．最後に皆さまと腕を組んで合唱し握手をしながら涙が止まらなかった．STになろう！と強く心に決めた一日であった．」(学生

ボランティア）

❷ 失語症者の作業所

【あしたば作業所の活動】　現在開設されている作業所の多くは，各地域で公的資金の援助を得て運営され，脳血管障害を含む中途障害者のほか，養護学校の卒業生など，さまざまな障害者全般を対象とした共同福祉作業所である．これに対し，失語症者を対象とした通所作業施設では，1983 年，全国に先駆けて東京都小平市に開設された「あしたば作業所」の活動がある．作業所はいくつかの紆余曲折を経て，さまざまに工夫や改良を加え，バラエティに富んだ美しい仕上がりの木工芸品を製品化し，販売しており，動物などを巧みに組み合わせた可愛いデザインの作品が，全国失語症者の集い会場などで販売されている．多くの作業所では，職員やボランティアの手を借りながら障害者にできる軽作業を主としている実情だが，ここでは全員の熱心な取り組みで，「木工のアトリエ」と評価されるような製品を作り出し販売ルートに乗せている点で，その 20 年の歴史と合わせて注目すべき活動といえよう．同作業所は，2001 年 10 月に「社会福祉法人桂会　身体障害者通所授産施設」となり活動を続けている．

【経営上の困難】　このほかに失語症者の通所作業所として，山形県鶴岡市の「よつばの里」や，新潟市の「つくし工房」（高橋，2001）[15]などの活動が報告されているが，全国的にその数は非常に少ない．これら一般障害者の共同作業所や失語症者の通所作業所では経営上の困難を抱えている施設が多く，通所者の平均工賃はほとんどが月額 0 円から 2～3 万円程度であり，「つくし工房」のように運営費の一部を利用者各自の自己負担として市から義務づけられているという例もある．

【松戸市のハッピーワーク】　松戸市内で現在月に 2 回開催されている失語症者の作業会「ハッピーワーク」は，「障害者がいつもボランティアサービスを受ける側にいるのではなく，こちらからも何かのボランティアサービスを差し出したい」という考えを基盤として発足した．会はボランティア団体として市に登録され，会場と助成金（年間約 7 万円）の提供を受けている．これによって会は，作業例会のほか老人ホームや障害児・者施設の訪問・交歓や市の祭りへの参加（軽作業による製品などの販売店を出す）などの活動を続けている．現在，会の構成メンバーは，失語症者 20 名とボランティア 20 名で，活動は東葛失語症友の会会員である軽度失語症者を中心に自主的に企画・運営されている．助成金はボランティア活動の資金として使われ，個人の工賃支給はないが，祭り出店やバザーの収益は会員のバス旅行費用の一部などに当てられている．

【交流の場】　職業復帰を果たせなかった比較的低年齢の失語症者の多くには，毎日定期的に通所し，継続的な仲間づくりやコミュニケーションの場を得ながら何らかの労働に携わっていきたいという要望が大きい．作業所はこうした要望に応えるとともに，失語症者の自立を促進し地域社会との交流の機会も提供しうる．今後地域リハビリテーション活動の一つとしてその設立や運営にリハビリテーションスタッフが協力していくことも必要と思われる．

第5章 失語の慢性期とリハビリテーション

4 福祉サービス

1 福祉サービス

　従来市町村の福祉サービスとして実施されてきた主な事業には，訪問介護，訪問入浴，配食サービス，デイサービス，ショートステイ，福祉用具貸与・購入費支給，住宅改修費支給，福祉教育・啓発，ボランティアの育成などがあった．しかし介護保険制度の発足によって，これまで医療・保健・福祉の3つの制度や事業によって支えられてきた地域リハビリテーションの役割や内容は大きく変わりつつある．

　【言語障害者の障害区分】　18歳以上を対象とする身体障害者福祉法や18歳未満を対象とする児童福祉法に基づいた身体障害者手帳の申請・発行は，いずれも福祉事務所あるいは市町村の福祉課を窓口として実施されており，手帳の等級に応じて，手当・年金・貸付，福祉機器や日常生活用具の給付・貸与，入浴サービスやヘルパー派遣，税金の減額・免除，医療費や公共料金の割り引き・免除，交通期間や有料道路の割り引き，タクシー券の給付などのサービスが提供される．しかし現在，これらのサービスには，自治体間の格差が大きい．

　身体障害者手帳は，重い順に1級から7級まで区分されている．この中で音声・言語機能障害についての設定は次のいずれかに限られている．

　3級（喪失）：家庭において，家族間でも音声言語によるコミュニケーションが不可能．
　4級（著しい障害）：家庭周辺で家族以外の者の話しかけが理解できない・あるいはことばで伝えられない．

　ただし，3級または4級の言語機能障害に，身体機能障害や心臓疾患などの合併がある場合は等級が変更される．

2 福祉機器

　福祉サービスの一環として，貸与または購入費の支給がなされる福祉機器については，1993年に制定された福祉用具法で「心身の機能が低下し，日常生活を営むのに支障のある老人または心身障害者の日常生活上の便宜を図るための用具，及びこれらの者の機能訓練のための用具ならびに補装具をいう．」と定義づけられている．この法制によって，わが国における福祉機器の研究開発や流通の促進が図られるようになった（福祉用具という表現は従来使われてきた福祉機器とほぼ同義語と見なされている）．

　福祉機器の活用に当たっては，本人の心身状態や環境，介助者の能力など個別的，具体的な適応評価と機器使用上の指導・訓練や，それぞれに合わせた改修サービスなどが重要

である．

【AAC機器】

「声の出ぬ世界に同病の友はあり，言いたきことは万もあろうに」
「病ゆえ呂律のまわらぬ口となる，誰か聴いてよ心の声を」
　　　　　　　　　　　　　　　　　　―ALS患者の短歌集から―

このようにコミュニケーション障害者の中でも，筋萎縮性側索硬化症（ALS），脊髄小脳変性症（SCD），パーキンソン病などの神経変性疾患や脳幹部損傷などのために発声・構音など話し言葉の生成に重い障害をもつ方々には，重度の四肢運動機能障害を合併することが多く，発話のみならず文字を用いての意志伝達も不可能となり，ロック・イン（閉じ込め）症候群となることも少なくない．内言語がほぼ正常レベルに保たれることの多いこれらの障害者が，あらゆる伝達機能を失うことにより蒙る精神的苦痛は想像を絶するものであろう．こうした障害者に対しては，個々の残存機能に合わせたコミュニケーション代替機器（AAC機器）の導入と使用訓練を積極的に取り入れるべきである．

言語障害に関連のある福祉機器として，現在多く導入されている言語機能代償機器を次に紹介する．

以下にあげるAAC機器の購入に当たっては，身体障害者手帳で音声・言語機能の喪失または著しい障害と認定された申請者に対し，多くの市町村が購入費用の全額または一部の給付を行っている．対象者，品目，限度額，条件などは市町村によって異なる．

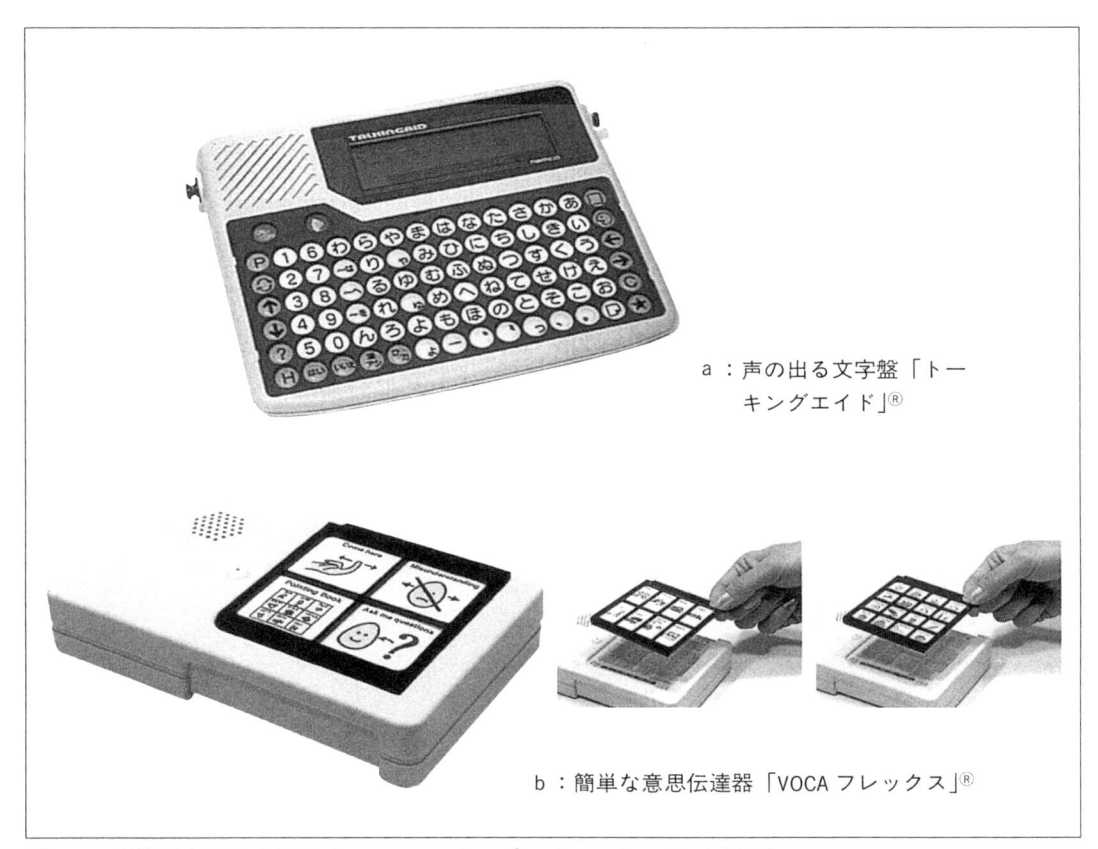

a：声の出る文字盤「トーキングエイド」®

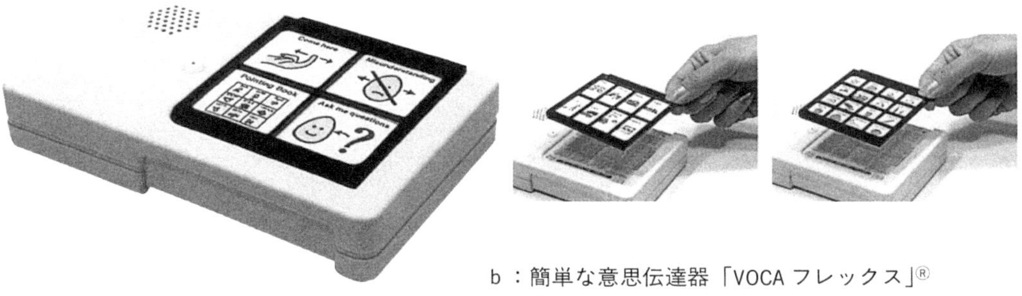

b：簡単な意思伝達器「VOCAフレックス」®

図5-9　携帯型会話補助装置（パシフィックサプライのカタログから引用）

1 携帯型会話補助装置

（1）音声の出る文字盤

会話や筆談が困難な障害者のために，50音文字盤のキーを押して会話やメッセージを音声と液晶画面で伝えるAAC機器（図5-9a）．

よく使う言葉や文を登録しておき，キーを押すだけで素早く伝えられる機能や，パソコンに接続して入力できる機能なども備わっている．またキーが小さくて正確に押すことが困難な場合に使用できる大型キーボードも発売されており，これは足趾を使った入力操作にも使用できる．価格は機能によって異なるが，本体価格約100,000～150,000円（2002年2月時点，以下同様）である．

（2）簡便な会話補助装置

日常よく使うメッセージを録音しておき，必要に応じてキーを押して音声で相手に伝える．録音時間やキーの数（4個～40個）などいろいろな機種がある（図5-9b）．キーは絵や記号などで自由に表示し，選択肢数を変えることもできる．文字盤を使ってメッセージを作ることの難しい失語症者や，細かい操作が困難な上肢運動機能障害者らの意志伝達に適している．ベッド上で使用する場合は，適切な位置に固定することも可能である．価格は15,000円（1つの音声のみ録音・再生）のものから280,000円（32キー，オートスキャンとしても使用可能）のものなど性能によってさまざまである．

上記の携帯型会話補助機器（1），（2）の購入に当たっては，身体障害者日常生活用具給付制度の対象品として，限度額98,800円（所得に応じて負担金あり）の給付が受けられる．

2 意思伝達装置

（1）スイッチで文章を作成する装置

重度の上肢運動機能障害のため，通常のワープロの操作が困難な障害者が，各人の機能に適合したスイッチを用いて入力し，文章を作成できる．画面上の50音文字盤を移動するハンドマークをスイッチで操作し，文字を拾い出して文章を作る（走査法）．編集，文書管理，印刷なども簡単に操作ができ，音声機能も内蔵していて，作成した文章を読み上げたり，あらかじめ登録しておいた語句を再生させたりして会話用にも用いられる．

（2）各種スイッチ

本体を操作するために，さまざまな可動部位〔手指，掌，肘，足趾，唇，あご，首（頬へタッチ），額（しわを寄せる），瞼（まばたき），など〕を利用した各種のスイッチが開発されている（図5-10-a，b，c，d）．いずれも軽い接触や動きで作動でき，重度の運動障害者にも利用可能である．

このほか，頭部に装着したレーザー光源の操作による光入力式キーボードや，画面上の50音表の文字を2～3秒見つめることで選択できる視線入力装置なども開発され，肢体の運動による入力が不可能になった重度の障害者の意思伝達装置の使用を支援している．

これらの本体やスイッチの導入に当たっては，装置の試行，選択など入念な適合評価と，導入前後の指導・訓練が必要である．

価格は本体が約500,000円．自治体による給付事業の対象となっていて限度額500,000円までの給付が得られる．自治体によって条件，制限が異なるが，おおむね身体機能全廃

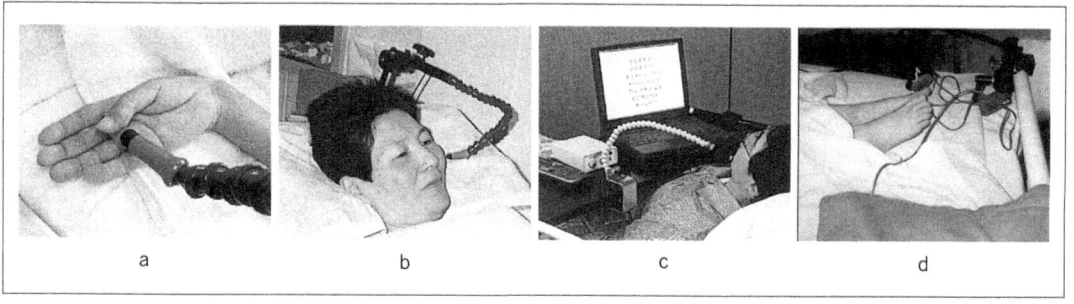

図5-10 スイッチ操作例（a，b，cはパシフィックサプライのカタログから引用）
a：ピンタッチスイッチ．拇指の屈曲で操作　b：ピンタッチスイッチ．首の回転（頬タッチ）で操作　c：パソコン操作例　d：ジェリービーンズスイッチ．拇趾挙上で操作（事例A）

（1級）と言語機能喪失で，コミュニケーション手段として必要と認められた人が対象とされている．

（3）意思伝達装置導入例——導入までの指導経過

［事例A］

発症時42歳女性．平成11年6月22日朝，突然無反応となり，救急部に入院．広範な脳幹部梗塞による完全四肢麻痺，顔面および口腔器官の運動麻痺が認められ，ロックド・イン症候群と診断された．

【まばたき数で意思伝達】　気管切開，胃瘻造設の処置がなされ，発症から約2カ月後，身体的症状がほぼ安定した時点で何らかのコミュニケーション手段を工夫，指導するよう言語訓練の依頼を受けた．医療担当スタッフからは，まばたきと制限された眼球運動以外には可動部分なし，何らかの意思の表出なし，病室で2カ月間つねに泣き顔だけだったと報告された．

訓練の第1期目標を，①まばたきによる"yes，no"サインの確立，②1〜5までのまばたき数の正確化，これを用いた意志・情報伝達の実用化，③50音表使用を目標とした眼球運動機能の改善とし，週2回，30〜60分ベッドサイドでの訓練や観察を行った．

①のまばたきは，生理的まばたきが頻繁だったため，意図的の場合は「ゆっくり強く」行う，"yes"→1回，"no"→2回を約束数として練習し，即日ほぼ正確な反応が得られるようになった．その後5回までのまばたき数も正確になったため図5-11のコミュニケーションボードを作り，意思伝達訓練を始めた．

ボードの制作に当たっては，本人の"yes，no"反応によって趣味や要望をききとり，また家族からも情報を得て内容を選択した．訓練3回目にはこのボード使用能力が向上し，ST不在の時も本人の意思表示によってテープやラジオで好きな音楽を聴いたり，「寒い」「タオルケットが欲しい」「家族の○○を呼んでほしい」などの意志伝達が可能となり，穏やかな表情の時が多くなった．

【基礎訓練】　第2期（4回目以降）の目標を，①50音表の使用による表出内容の拡大と自由化，②意思伝達装置（AAC機器）の導入に向けての検査と訓練，と設定し取り組みを始めた．50音表の使用はAAC機器の画面操作にならい，まばたき数で選んだ行（あ，か，さ，た，な…）を伝えたあと，再びまばたき数で列を選んで文字を伝達する，という方法（走査法）で訓練を始めた．この訓練途上で，頻繁なまばたきは疲労が強く，文章作成に用いるのには困難が大きいと判断された．一方で，この間に左足趾（拇趾）の挙上運

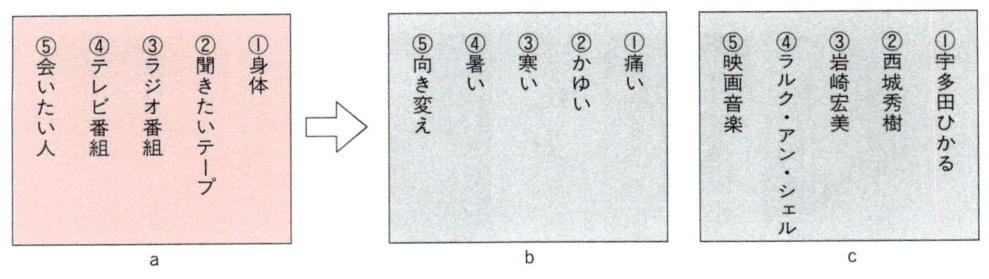

図 5-11　事例 A のコミュニケーションボード

a：メインカード
　① 身体
　② 聞きたいテープ
　③ ラジオ番組
　④ テレビ番組
　⑤ 会いたい人

b：「① 身体」のサブカード
　① 痛い
　② かゆい
　③ 寒い
　④ 暑い
　⑤ 向き変え

c：「② 聞きたいテープ」のサブカード
　① 宇多田ひかる
　② 西城秀樹
　③ 岩崎宏美
　④ ラルク・アン・シェル
　⑤ 映画音楽

・使用法：メインカードからまばたき数で項目を選択→その項目のサブカードを提示し，訴えや希望を確認する（③ラジオ，④テレビ，⑤会いたい人のサブカードは省略）．
・各カードはA4サイズの厚紙に1枚ずつ書き，ベッドサイドに常置し，関係者に使用法を説明する．

動に改善が得られたため，コミュニケーションボードの選択肢伝達や50音表の使用に左拇趾のタッピングを使用することに変更した．

50音表使用訓練中，ときどき「文字が見えない」という意思表示があった．この訴えの内容を精査するために，仮名および漢字について，1文字と単語の視覚的認知，および短文の読解力の検査を試みた．視覚認知については，仮名および漢字の身近な文字と単語を大から小へ段階的に文字サイズを変えて，拇趾タッピングによる選択検査を行ったところ，小さいペン書き文字までいずれも100％の正答が得られ，視覚上の障害は認められなかった．短文理解検査は，SLTAの動作絵を用い，仮名のみと，漢字と仮名を用いた2〜4文節の説明文を用意して1/4選択で絵に適合した文の番号をタッピングする，という方法で行った．この結果，漢字と仮名を使った短文はいずれも100％正答だったのに対し，仮名のみで表記した文は正答率20％，とくに文節数が増えるほど正答率が低下し，反応時間が長くなった．この結果から仮名文字表記のみのAAC機器の画面や50音表を使用するための基礎訓練として，仮名文字の選択や仮名文字短文の読解能力の向上をめざした訓練を加えた．

【AAC機器の導入】　訓練を開始して1.5カ月後，AAC機器取り扱い業者に来院を依頼し，ベッド上で複数機器の試用を行った．試行には関連医療スタッフや家族の同席を求め，機器および使用時の介助法などについて理解を得られるよう図った．この結果，スイッチは左拇趾挙上運動を利用するボタン式の機種（ジェリービーンズスイッチ®をアームによってベッドフレームに固定する方式）が選定され（図5-10d参照），身体障害者手帳の発行と機器購入費の給付を自治体に申請した．

同年9月30日（発症後3カ月），身体症状がほぼ安定し，自宅近郊の病院へ転院となったため，当院で実施した訓練の目的・方法，コミュニケーションのとり方，機器導入についての経過など詳細を報告し，指導の継続を依頼した．

第5章 失語の慢性期とリハビリテーション

5 地域リハビリテーションの重要性

1 在宅失語症者の支援

【在宅失語症者の苦境】 長年STとして臨床や研究に携わってきた英国失語症学会会長のParr (1998)[16]は,「地域で働いてみると, 失語症がその人のライフスタイルや生活に長期にわたってどんな影響を与えるか, 言語のない生活がどんなものか, 病院勤務中にはまったく予想だにしなかった問題に直面する.」と述べている. 医療関係者や同じような障害者そして家族らに囲まれ, 手厚い看護や訓練を受けていた入院生活から, 地域社会の一員としての生活が始まった失語症者は, 日常生活上でも社会生活上でもさまざまなバリアに直面し, 無力感や劣等感をつのらせ, 人との接触を避け, ひきこもり生活に陥りがちである. 孤立して目的の見出せない生活と, 改善する見通しのもてない障害を背負えば, そのなかで精神的平衡を保ち続けるのは至難の業であろう. また家族にとっても, 同じ不安や苦境に立たされながら, さらに来る日も来る日もすることもなく, 会話も通じず, いらいらと過ごす失語症者と終日つき合い, 時に介助し続けなければならない生活は, 耐え難いほどのストレスを与えるであろう.「気が狂いそうだった」「死にたくても死ぬこともできなかった」—失語症者—,「誰にも訴えられず車の中に閉じこもってワーワーと大声で叫んだ」「まるでいつも導火線を握っているようだった」—家族—, グループ訓練に参加された失語症者や家族らは, それまでの生活を振り返り, こう訴えられている. このような状況の中で, 障害の受容や人間的復権は望むべくもない.

障害者や家族にとって"明日になったら何かある"——○○へ行ける, ○○と会える, ○○をする, ○○がもう少しよくなるかもしれないなど——という生活と,"明日になっても何もない"という生活の落差は限りなく大きい. 後者を前者に変えていく支援や環境づくりが, 地域リハビリテーションに託された大きな使命であろう. またその支援は, 人間的安定や社会生活再獲得の状態が長く維持されるよう, 長期にわたって続けられねばならない.

2 廃用症候群

高齢者は10日間寝込むと呆けが始まるといわれ, また寝たきりになると数週間で筋力は約50%低下するともいわれる. 障害をもたない高齢者でも, 社会活動から引退し, 趣味や仲間も少なく目的のないブラブラの生活を送っていると, 記憶障害などの呆け症状が始まりやすい. 脳卒中によって言語や身体機能の低下した障害者の, 閉じこもりや周囲へ

の無関心，寝たり起きたりの不活発な生活は，さらに容易に心身機能の低下を招き，廃用症候群を惹き起こすことにつながる．

【寝かせきり】 廃用症候群には，骨格筋萎縮，関節の拘縮，代謝障害（骨粗鬆症，尿路結石など），循環障害（起立性低血圧，静脈血栓症，浮腫，沈下性肺炎，褥瘡），括約筋の萎縮（大小便失禁），精神機能低下（関心や意欲の低下からなる人格障害と呆け症状）などが含まれている（田中，1992）[17]．この廃用症候群の主要な原因となる「寝たきり」は，本人の運動機能の低下や意欲減退によってもたらされるだけではなく，周囲の「寝かせきり」からつくられることも少なくない．高齢者施設の入所者に，寝たきりで痴呆を伴うケースが高率にみられる原因として，刺激や変化に乏しく活動性の低い日常生活と，寝かせきりになりやすい環境が第一にあげられるだろう．介護保険制度の整備によって，心身機能の低下した障害者や高齢者に手厚い介護サービスを提供することは無論必要ではあるが，そうしたサービスを必要としない自立した障害者や高齢者を増やすための支援・活動がより重要ではないだろうか．地域リハビリテーションは，そうした積極的な役割を担っていかねばならない．

【廃用症候群からの回復】 脳卒中などによる障害がリハビリテーションによって軽減されて退院したあと，訓練の機会の少ない在宅生活で著明に諸機能を低下させてしまう例が，とくに重症者に多くみられている．しかし一方で，こうした生活環境によってもたらされた廃用性の症状は，根気強い機能訓練の再開で見違えるほど回復する例もあることが報告されている（田中，1992）．筆者も以下のように，家庭的な事情で訓練を中止し在宅となった失語症者が，数年間で重度の廃用性痴呆状態と言語・身体機能の重篤な低下をきたしたが，その後の入院訓練の再開で著しい改善を示した例を経験した．

［事例B］
【グループリーダーとして活躍】 発症時63歳男性，脳梗塞による失語症・右片麻痺でリハビリテーション病院に入院し訓練を受けた．杖歩行が可能となって退院し，発症後2年4カ月経過時から筆者の担当するグループ訓練（月に2回）に参加され始めた．訓練開始時には，理解・表出とも困難が大きく，混合タイプの重度失語症が認められた（図5-12）．表情は暗く拒否的で，家族以外との交流をもたずほとんど家に閉じこもっている生活が続いていた．グループ訓練開始後，本人，家族ともに急速に仲間づくりが進み，心理的改善が得られ始めた．言語機能全般にも図5-12のような向上が得られるとともに，生活上も，グループメンバー全員の家族を含む会食や訪問，家族旅行などが盛んになり，ひとりでも外出や知人訪問を楽しむなど，著しく活性化した．やがて訓練時にはグループリーダー的存在として積極的に活躍し，また訓練の一環として採り入れた左手の書道にも熱心に取り組み，見事な作品が作られるようになった（図5-13）．

【寝たきりからの回復】 グループ訓練を開始して約3年後，自宅の転居と家族の事情で外来訓練の継続が困難となった．地域センターでの集いへの参加，自宅周辺の散歩や書道の継続を再三呼びかけたが，集い参加は拒否，散歩や書道もしだいに遠ざかり，やがてまったくなされなくなった．

約8年経過後（77歳），寝たきりでADL全介助，おむつ使用，発声・発語はなく，好きだったテレビにも関心を示さずベッド上で便いじり頻繁，といった状態となり入院，リハビリテーション（PT・ST）が再開された．車いすでの初回訓練時にはうつろな表情で視線

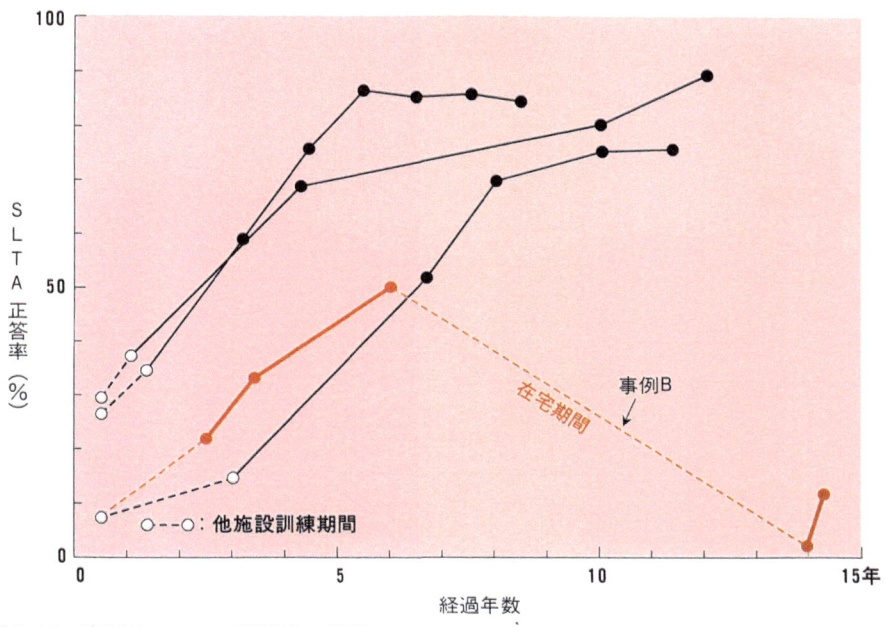

図 5-12　事例 B の SLTA 正答率の推移
　　　　同一グループメンバー（訓練継続）との経過上の対比．

も合わず，呼びかけや得意だった歌にも無反応，復唱や書写もまったく不可能という重度の痴呆状態が認められた（**図 5-14-a**）．しかし 3 カ月間の訓練により，杖歩行が可能となり，訓練室にも歩いて来室し，排泄も自立，病室では自習課題のテキストやノート学習に取り組んだり，ひとりで食堂へ出かけてテレビに興じるなど，急速に著明な改善が得られた．言語機能上も，簡単なコミュニケーションが可能となり，復唱，書字，数の理解なども改善（**図 5-14-b**），懐メロや演歌を大声で楽しそうに斉唱したり，書道（**図 5-14-c**）も再開するなど心身機能や生活全般に驚くほどの向上を示し，退院となった．

【訓練継続群は】　かつて本例と同じグループに属し，訓練やさまざまな活動をともにしていた他のメンバーら（全員が右片麻痺，重度運動性失語）は，その後も月に 1～2 回のグループ訓練を継続し，10 年以上の長期にわたる言語機能の改善または維持（図 5-12 参照），書道や絵の上達，意欲的で活発な生活を続けた．

　この対照的な 2 群の事例は，廃用症候群が本人や周囲の心理・環境などをもとに発症し，重症化していくこと，慢性期の持続的なリハビリテーションが，障害者の機能や QOL の改善だけでなく，獲得した機能や生活習慣の維持にも重要な役割を果たすことを示唆するものといえよう．

③ 慢性期失語症者の QOL

① リハビリテーションにプラトーはあるだろうか

　リハビリテーションでは改善が限界になり横ばい状態となることをプラトー（plateau）と呼び，訓練終了の目安とされることが多い．失語症の改善については，発症後早期に実施した集中訓練が有効で，1～3 年でほぼプラトーに達し[18,19]，最重度失語症ではほとんど

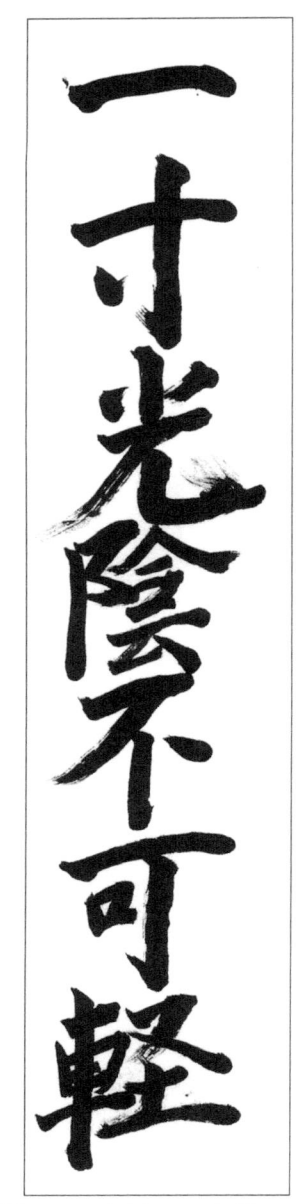

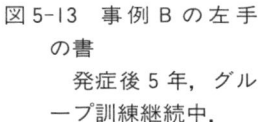

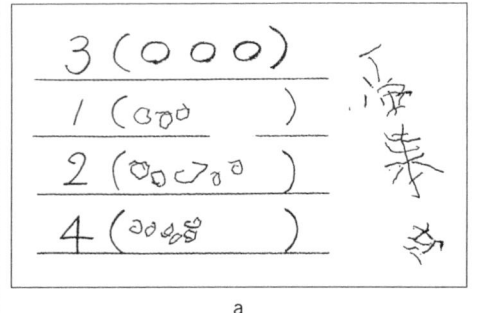

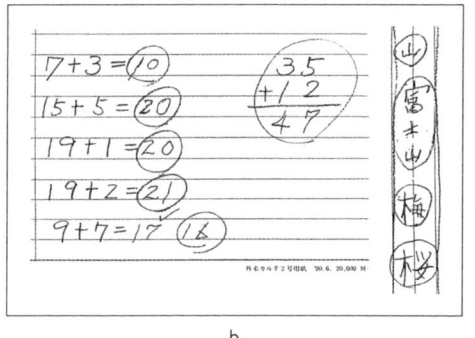

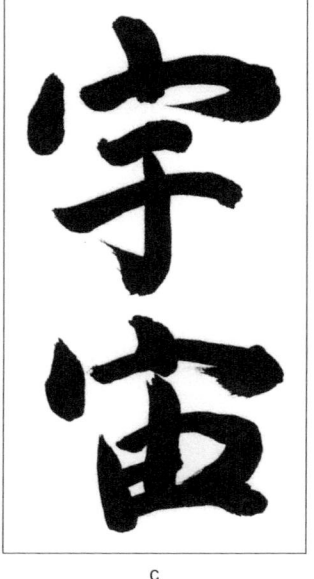

図 5-13　事例 B の左手の書
　　発症後 5 年，グループ訓練継続中．

図 5-14　事例 B の再入院後の訓練経過（発症後約 14 年）
　　a：訓練再開 3 週間後の氏名模写（右）と数の理解（左側．上段の 3 はモデル）．
　　b：2 カ月後の自発書字（右側．絵カードの書称）と計算（左側）．
　　c：2.5 カ月後の書道．

訓練効果が得られない[20]，とする報告が多くなされてきた．したがって慢性期に入ったとされる失語症者，中でも最も長期的な訓練や支援を必要とする重度失語症者には，1 年前後の訓練のあと，対象から外され，退院後地域で適切なリハビリテーションを受ける機会も得られず，重い障害と失意を抱えたまま閉じこもりの生活を余儀なくされる例が少なくなかった．

【生きがいづくりと持続訓練】　筆者はこのような境遇にあった多くの重度失語症者と出

会い，その後，言語指導のほか生きがいづくり，生活指導，家族支援，グループ訓練や友の会を通しての仲間づくりなど，多面的な支援を長期間続けてきた．その結果多くの対象者に，訓練や生活に対する意欲の向上，生活の広がりと活性化，書画作品の上達などと相まって，「プラトー」と宣告されていた言語機能にも緩慢ながら数年以上にわたる改善傾向が認められた（図5-5参照）．数年後，言語機能の検査上はほとんど変化が得られなくなったあとも，日常のコミュニケーション能力や生活内容の改善や維持，書画作品の上達などが認められる例が多かった（後述の事例C～G参照）．一方で再発作や他疾患の発症，または家族の発病などのため訓練継続が不可能になった重症者の中には，前述の事例Bのように獲得した機能を短期間に後退させてしまう例が少なくなかった．慢性期における持続的訓練は，たとえ低頻度であっても，生活内容や機能の改善，または獲得した機能や残存機能の低下防止に効果的である．しかし，指導にあたるSTの側に「プラトー」という固定観念があれば，こうした回復への道を拓くことは難しい．どんなに重篤な障害者に対しても「これ以上はよくならない」といいきるのは働きかける側の努力や工夫・熱意の不足であろう．変わりうる可能性を信じて指導や支援に当たることが，障害者の生活に新しい目的や喜びを甦らせ，やがて「不可能」といわれた回復をももたらす道につながるものと考える．

❷ 重度失語症者のQOL向上への取り組み

（1）QOL向上への取り組み──生きてよかったといえる命に

【生きがいの見出せない生活】　医療技術の進歩に伴い，重い障害を残して救命される例が増えている．こうした重度障害者や，高齢障害者に対する介護サービスは，介護保険制度の発足を足がかりに充実し始め，家族の介護負担を軽減するうえで力を発揮している．しかし，身体や生活上の介助を受けることだけで障害者自身の負った無力感や苦悩が改善されるだろうか．「みんなに迷惑をかけるだけの厄介者でしかない．死んだほうがましだと思った．」「身体が動かないから自分で死ぬこともできなかった．」という述懐からも察せられるように，目的や生きがいの見出せない生活からは重度障害者のQOLの改善を期待することは難しい．

【絵画や書道を楽しむ】　身体的障害を伴った重度の失語症者にとって職業復帰は望むべくもない．社会的にも家庭的にも著しく地位の低下した生活の中で，目的も回復への希望もなく，劣等感に打ちひしがれて不本意な日々を重ねざるをえなかった人々に，もう一度人としての尊厳や輝きが甦ることを願って，筆者は先に述べたように多面的な取り組みを続けてきた．とくに生きがいづくりとしての書画指導は，言語および身体の重い障害や進行性変性疾患などのために自発的な趣味の構築が困難と思われた障害者を対象として，訓練プログラムの一部に加えてきた．多くが専門施設で1年以上の集中的リハビリテーションを受けて退院した慢性期の失語症者で，訓練再開時に自発的な表出はほとんど不可能で，単純線画の模写も困難または稚拙，さらに色彩選別の障害を伴う例も少なくなかった（事例E参照）．しかしその後の取り組みを通して，程度は異なるもののいずれも絵画や書道を楽しむレベルに達した（事例C～G参照）．

書画指導は，簡単な文字や図形の模写，色彩選別などの基礎練習から始め，やがて描画や書道の作品づくりに発展させた．完成した作品は毎回グループ全員で鑑賞するとともに訓練室内や廊下に展示し，さらに公開の作品展「生命の灯ふたたび」の定期的開催，作品集の刊行など，発表の機会を多く設け，意欲や生きがいの増進を図った．

(2) 事 例

慢性期失語症者への多面的指導と，心理・生活・言語・作品などの変化を事例C〜Gについて報告する．

[事例C]

発症時70歳，女性，右利き，脳梗塞（脳塞栓），右片麻痺，重度Broca失語．

【6年間の閉じこもり生活】　発症5カ月後から6カ月間リハビリテーション病院で訓練を受けたが，感情失禁が強く訓練不適応状態のまま退院．以後6年間，人と会うことを極端に嫌い，「イヤ」と「オシッコ」の常同語以外に声を出すこともなく，ほとんど布団の上に座ってテレビを見るだけの閉じこもり生活が続いていた．発症後7年を経て，家族の強い要望に引きずられて車いすで来院．当時日常会話の理解と，身振りによる"yes, no"反応はできたが，文字・発語とも有意な表出は不可能で，復唱も強い発語失行のために困難だった（図5-5参照）．唱歌を斉唱しながらの発声・構音訓練，文字や図形の模写練習から，やがて書字喚語，ステップ別日記カードを用いた日記指導，手伝いなどの生活指導を加え，さらに車いすグループや失語症友の会への参加を通して人と交わる楽しみの再獲得を図っていった．

【コンニチハー】　この女性Cは，毎朝家族より早く起きて自習やスケッチを始めるなど生き生きと全課題に取り組み始め，1カ月1回の訓練にはノートや絵を抱え「コンニチハー」と満面の笑顔で来室されるようになった．日常生活も自発的ないざり移動で自力排泄，左手足を用いた独力の爪切りや家族全員の洗濯物たたみ，お茶くみサービスを行うなど見違えるように活発化し，さらに友の会出席を機に家族旅行，郷里訪問などへ広がりをみせていった（図5-15-a, b）．訓練開始から5年後，内臓出血のため入院し他界され，家族からは次のような便りが届いた．

「この5年間，母は本当に毎日生き生きと勉強し，絵を描き，大声で笑い，私と合唱し，宿題や日記や絵を先生におみせする訓練日を楽しみにしながら張り切って生きて参りました．入院してからも横に自分の絵を飾り，亡くなる数日前までベッドの上で日記や計算を書き続けておりました．最後まで生きがいを持ち続けることのできた母の顔は本当に安らかでした．」

[事例D]

発症時49歳，男性，右利き，脳梗塞，右片麻痺，全失語．

【希死願望】　発症3カ月後からリハビリテーション病院で9カ月間訓練を受けた．退院後地域の施設で18カ月間の個人訓練を受けていたが著明な症状改善が得られず，本人の希死願望が強く，自傷行為が頻発していた．3年4カ月経過時，家族の希望で来院され，書道の指導を含む月2回のグループ訓練と月1回の個人訓練を始めた．来院時の言語機能は，単語レベルの理解と復唱に改善が得られていたものの，有意の自発的表出は口頭・書字ともほとんどなく，また重篤な自信喪失，失意の状態が認められた．

【イソガシイを口ぐせに】　訓練開始後，心理や生活内容に急速な改善がみられ，その後，書道や言語機能も相乗的に向上した（図5-5参照）．以下，この間の変化について，家族の体験発表から引用する．

「リハビリ病院に入院し，身体のほうは驚異的な回復をみせ，装具と杖を使いながら独りで歩けるようになりました．でも言葉はほとんど出ず，文字も計算も全くわからないま

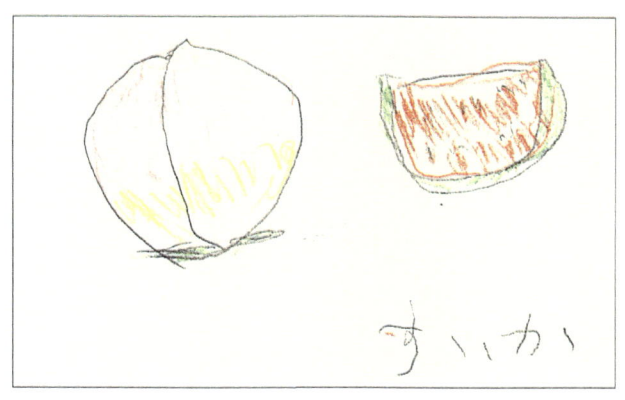

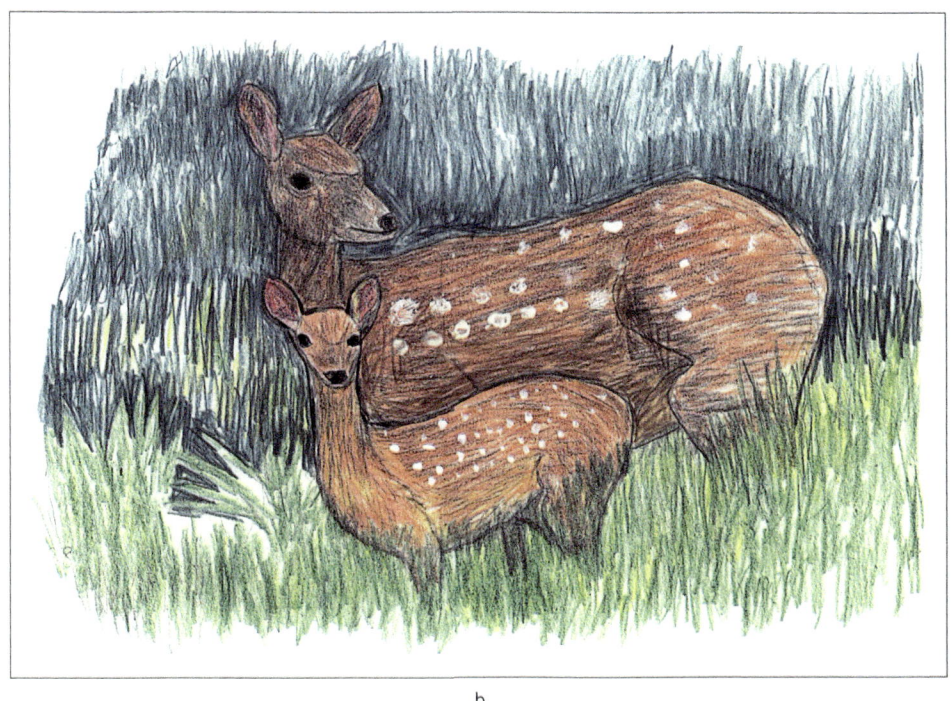

図 5-15　事例 C の描画（左手）
　　a：訓練開始初期（発症後約 7 年）．
　　b：約 4 年間の訓練後（発症後約 11 年）．

ま退院となり，イライラと閉じこもったまま手当たり次第の物をつかんで自分を傷つける主人と，どうやって生きて行けばよいのか地獄の日々でした．3 年余りたって，新しくこの病院を紹介され，初めての日，自分の名前も言えず私の後ろにかくれていた主人が先生に励まされて一緒に歌ったのです．目や耳を疑ったあの喜びは生涯忘れられません．それまでの 3 年余り，一度も笑顔を見せず家に隠れてばかりいた主人の生活が一変し，『イソガシイ』を口ぐせに生き生きと勉強や書道や散歩に取り組み始め，それまで『絶対不可能』と宣告されていた文字の読み書きや計算も覚えてゆき，お仲間と訪問や旅行を楽しみ…あの日から私どもの生活は一変し，新しい希望や目標に向かって主人とともに力一杯歩き始めています．」（図 5-16 a，b，c）．

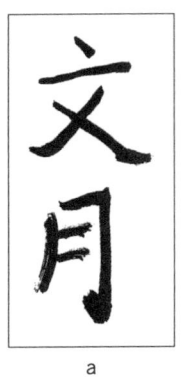

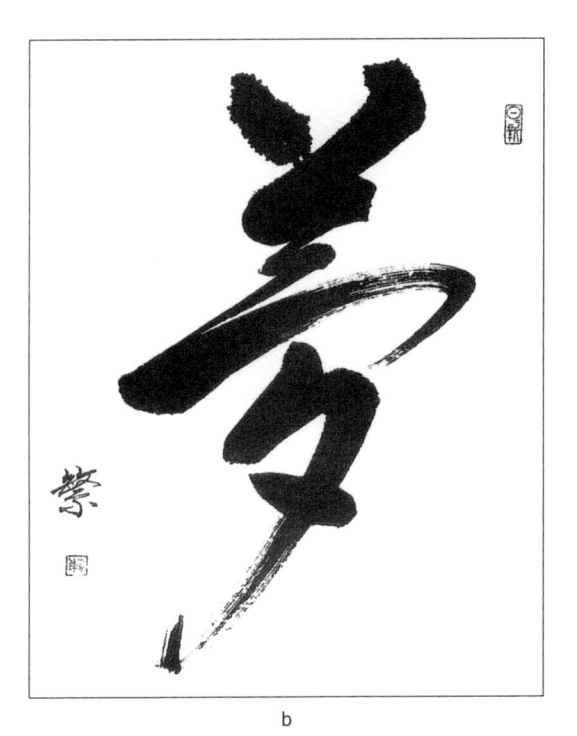

図5-16　事例Dの書（左手）
　　　a：初期（発症後約4年）.
　　　b：発症後約10年.
　　　c：発症後約14年.

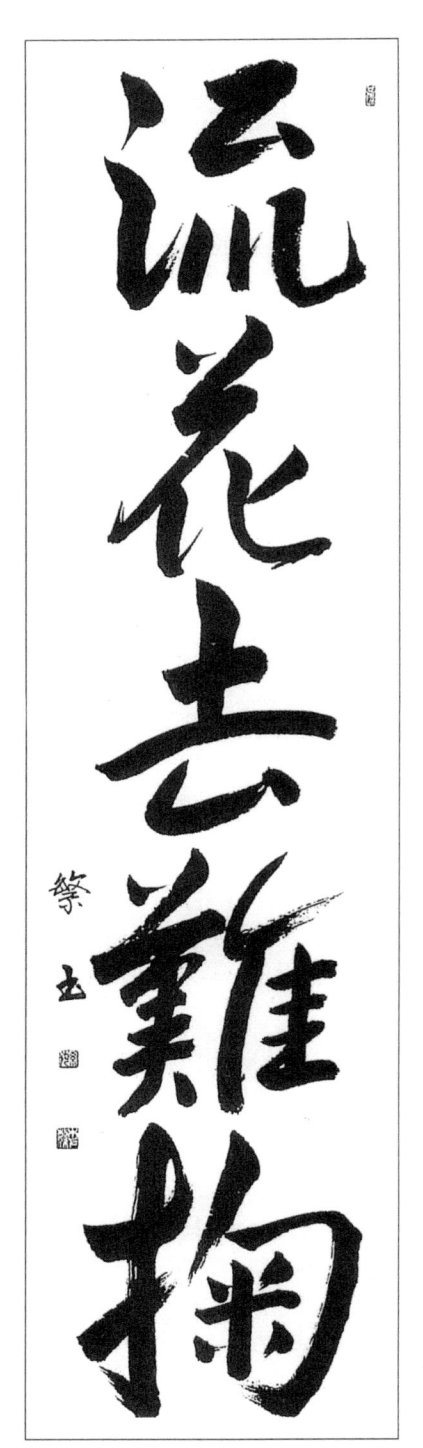

［事例 E］

発症時 45 歳，男性，右利き，脳梗塞（脳塞栓），右片麻痺，重度 Broca 失語．

【閉じこもってイライラと】　急性期病院とリハビリテーション病院で合計 2 年間訓練を受けた．家族の訴えによると，入院中から抑うつ状態が続き，退院後も易怒的傾向が強く他人との接触を拒み，家に閉じこもって何もせず，イライラしているとのことであった．

発症から 2 年 4 カ月経過した初来院時には，重篤な構音失行のため単音の復唱や口形模倣も困難で，意図的な発声・発語はまったく得られず，また単純な絵の模写や色ぬりも稚拙で，色彩の選別にも障害が認められた（図 5-17-a）．

【黒田節】　描画指導を取り入れていた重度失語症グループに組み入れ，一音ずつの口形訓練や文字・図形の模写練習を始めた．やがて家族を含むグループ仲間間の親交が深まるとともに，デッサン力や色彩感覚が向上し始め（図 5-17-b，c），それに伴って自宅では毎日 2 時間の散歩を日課とし，その後，長時間描画やノート学習に取り組むほか，就労した妻に代わって，家の内外のかたづけ，掃除など家事を精力的にこなすなど，生活・学習への意欲が著明に増大した．言語機能も，書字喚語を交えながら，コミュニケーションをとったり，親戚や友人の電話に応答するなど表出面でも改善が得られ（図 5-5 参照），また訓練を始めて 3 年目には，長女の結婚披露宴のため 1 音ずつの特別構音訓練を重ねたすえ，"黒田節"を朗々と唄って会場を感動に包むなど著しく活性化した．

［事例 F］

発症時 55 歳，女性，左利き，くも膜下出血，左片麻痺，全失語→超皮質性感覚失語（図 5-18-a，b，c，d）．

［事例 G］

発症時 76 歳，男性，右利き，脳梗塞，右片麻痺，重度 Broca 失語（図 5-19-a，b，c，d）．

以上，慢性期重度失語症者への多面的なリハビリテーションが果した役割を具体的に示す例として，対象者の書画作品上の経過と家族による生活の記録を報告した．

（3）アンケート調査による QOL の変化

生きがいづくりを軸とした多面的な取り組みが，慢性期の失語症者とその家族の QOL にどのような影響を及ぼしたか，を評価する目的でアンケート調査を行った（横張，1997）[22]．対象は，書画指導を 1 年以上継続した重度失語症者 29 例で，年齢 45〜91 歳（平均 66.0 歳），発症後経過年数は，指導開始時 1 年〜5 年（平均 2.3 年），調査時 2 年〜17 年（平均 9.1 年），身体的障害の内訳は，利き手側片麻痺 21 例，同不全麻痺 5 例，四肢不全麻痺 3 例であった．

【書画指導と QOL】　アンケートの結果（図 5-20）から，身体障害を伴った重度失語症者とその家族の QOL が，一定のリハビリテーション終了後もなお大きく低下したままであり，その後に行われた書画指導を軸とした多面的な働きかけが，趣味活動のみならず心理，生活，言語など広範囲な活性化に寄与したことを示すものと考えられた．また対象中，低頻度ながら，失語症検査（SLTA）を追跡しえた 12 例には，数年以上におよぶ言語機能の

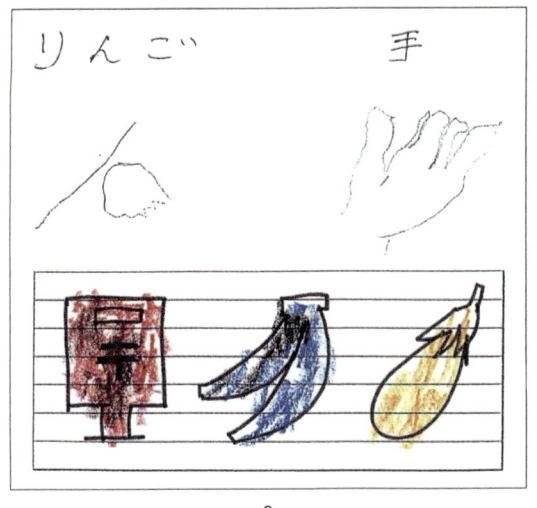

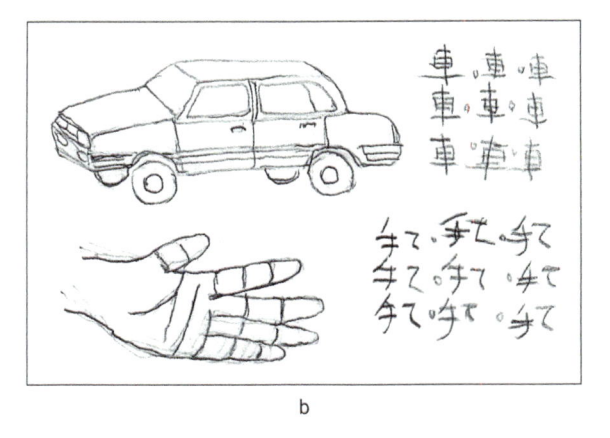

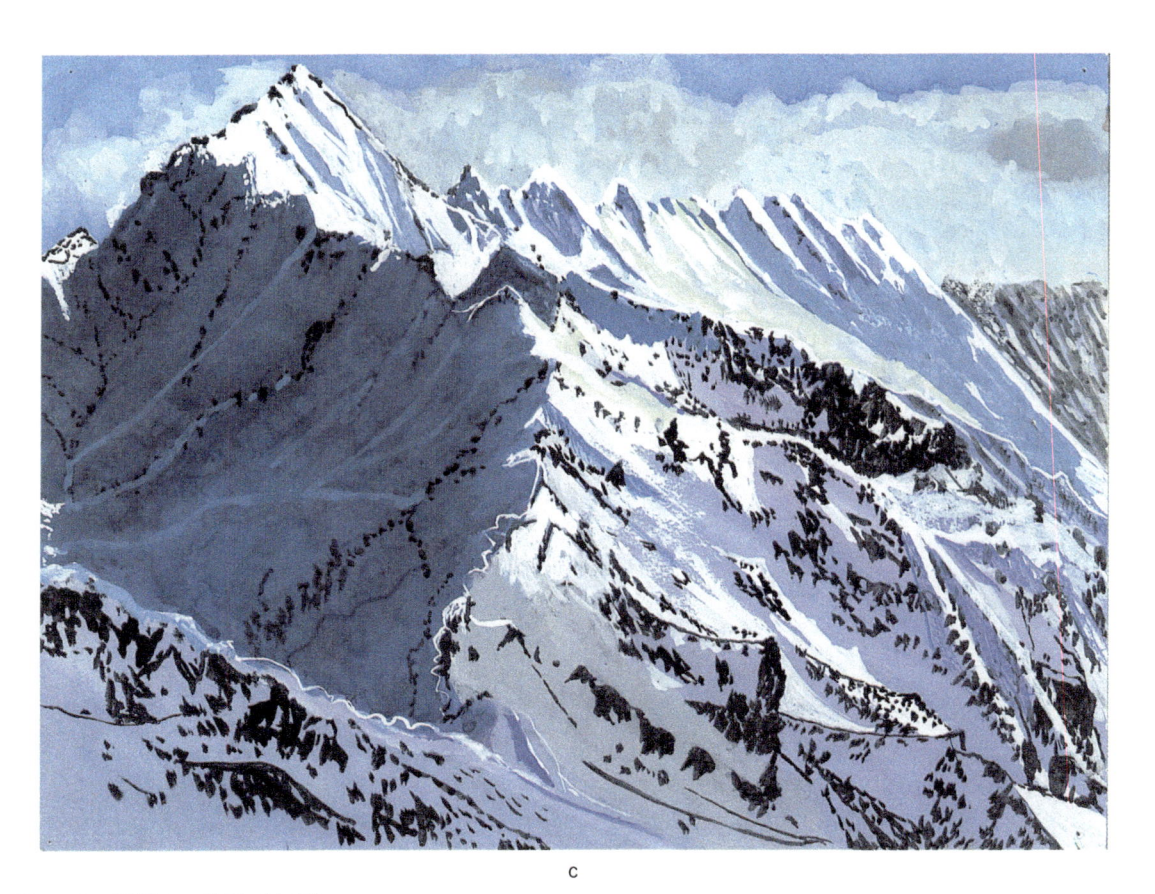

図5-17 事例Eの描画（左手）
　　a：発症後2年4カ月，訓練を始めた頃．形・色彩とも手本の模写も困難だった．
　　b：発症後約3年，宿題のノート学習（毎日反復練習）．
　　c：発症後8年，毎日熱心に描かれている水彩画．

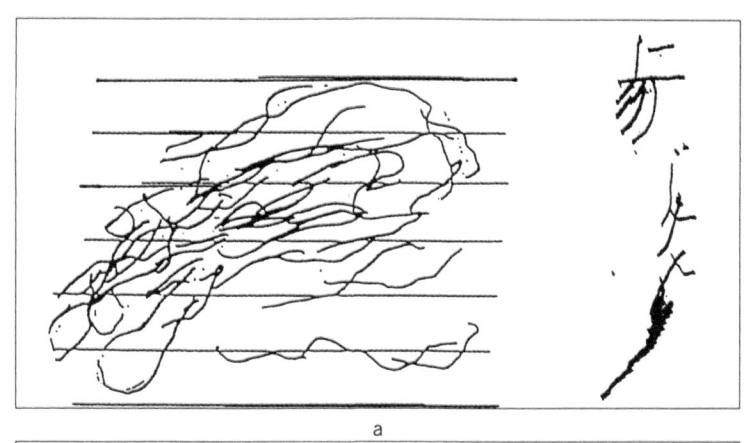

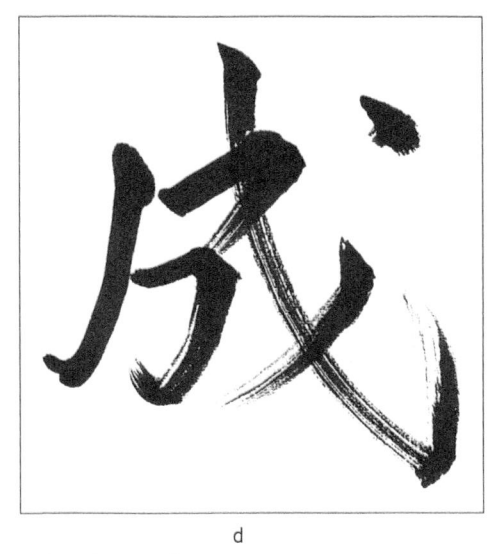

図 5-18　事例 F の書（左利き・左麻痺―右手使用）
　　　a：発症後 9〜12 カ月，自発書字（左側）と名前の模写（右側）．
　　　b：発症後 18 カ月，「バナナ，大根，柿」の書写．
　　　c：発症後約 10 年，ノート学習．
　　　d：発症後約 12 年，書道．

改善傾向が認められた．

【相乗効果】　創作活動は，それ自体精神活動の賦活作用をもつとともに，言語機能障害の重症度に関係なく取り組むことができ，努力や改善の結果を自他ともに確認しやすく，さらに健常者と同等の，またはそれ以上のレベルにも向上する可能性をもっている．このため重度障害者の意欲，集中力の増進や生活の目的，自信の再獲得に寄与し，心理や生活，コミュニケーション活動の活性化をもたらしたものと考えられた．絶望視されていた言語

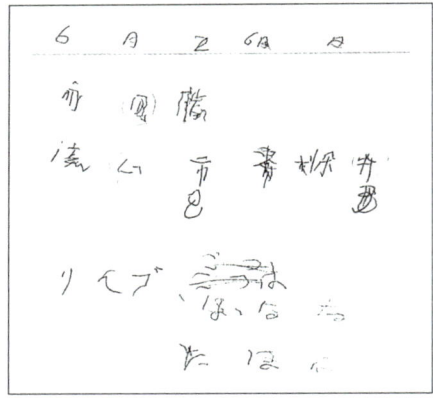

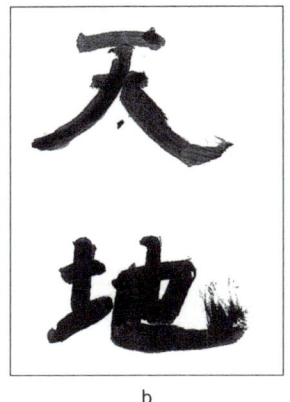

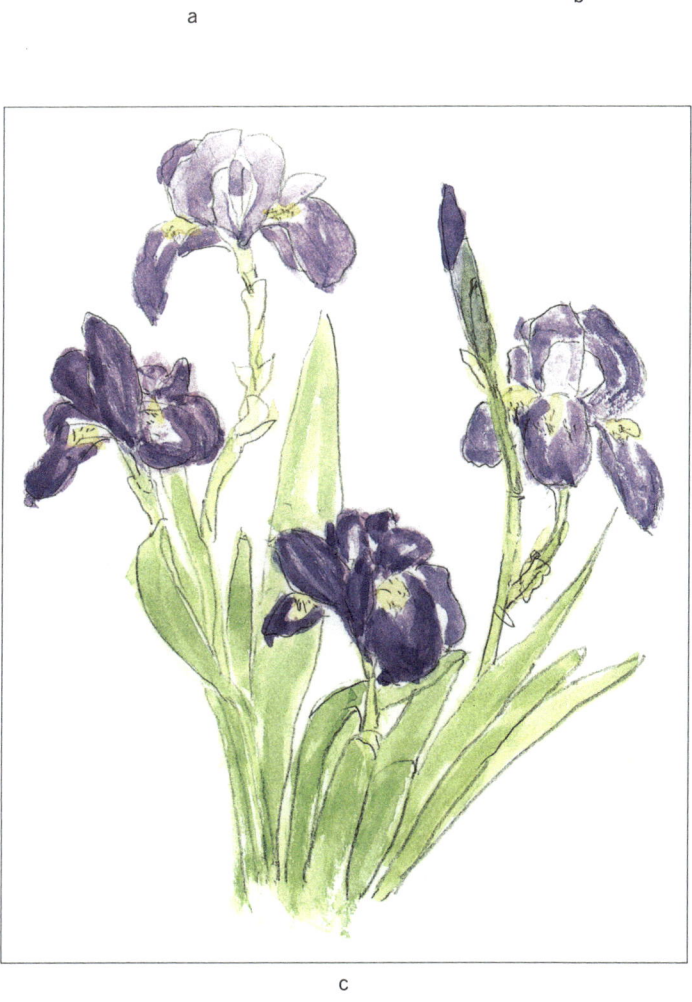

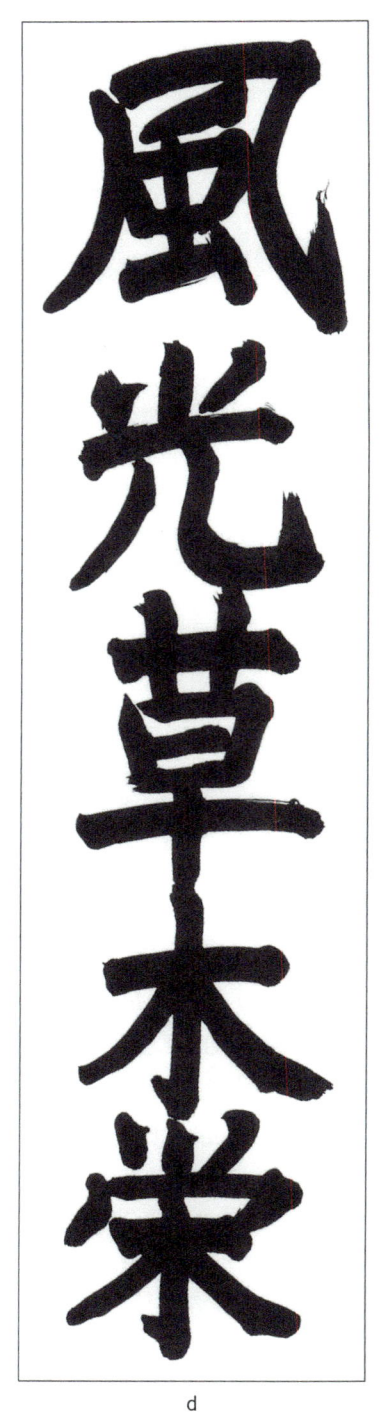

図5-19 事例Gの書・画（左手）
　　a：発症後約1年，訓練を始めた頃のノート学習
　　b：発症後約3年，書道を始めた頃の作品
　　c，d：発症後約13年（90歳），毎日欠かさず1枚ずつ自宅で制作された絵（スケッチ）と書

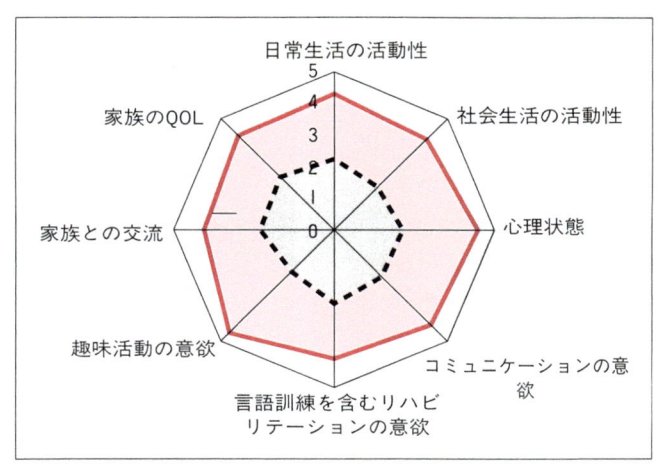

図 5-20　書画療法による QOL の変化
　　　29 例の慢性期失語症者とその家族に対するアンケート
　　　結果（最低 1 〜最高 5 の 5 段階評価）
　　　---・書画療法開始前　──　書画療法継続後

　機能にも改善が得られ始めたことが失語症者の希望をや意欲をさらに向上させるなど，言語機能と創作活動の相乗的効果がうかがわれた．また障害者のこうした変化は，家族のQOLを向上させるうえでも有効であったと推察された．アンケートに次のような家族からの記述があった．

　【喜びと尊敬の気持ち】「私も長い間，不安や絶望でイライラしていましたが，左手のお習字を教えていただき始めて，今までぼんやりテレビを見たりゴロゴロ横になったりしていた主人の表情がひきしまり，毎日一所懸命練習している姿は，私ども家族にとってもとても嬉しく励みになっています．」

　脳卒中のため突然何もいえず，書けず，そのうえ身体も不自由になってしまった障害者に対して，配偶者や家族は保護者・介助者（ときに憐れみや不満を伴って）の立場のみに立ってしまい，尊敬や感謝の気持ちを抱きえなくなりがちである．そうした状況にあった家族に障害者が学習や作品制作に打ち込む姿やその作品の出来栄えは，自然に敬愛の情を甦らせ，家族自身の心理的安定をもたらしたのではないだろうか．

　作品展の来場者（ST）からは次のような感想が寄せられた．

　「いくら専門家が口で"残された機能を"と言っても裏打ちするものが無ければ重い障害をうけた患者さんに対する家族の気持ちは変わりようがありません．たとえ変わっても"保護者"の限界から逃れられない．しかしこの作品展からはこの制作の過程を通して生まれた家族の患者さんに対する"尊敬"の念が，発病後の人間関係を決定的に変化させたのだと容易に想像できました．」

（4）作品展「生命の灯ふたたび」

　2002 年 7 月の開催で 14 年目となる公開作品展「生命の灯ふたたび」（図 5-21）は，出品者らの書画練習意欲を高めただけでなく，本人，家族の喜びや自信の再獲得に貢献し，さらにそのほかさまざまな立場の来場者に感動や勇気を提供することができた．

　——作品展に寄せられた感想から——

　「これ以上に生きている喜びを目の当たりにすることはないでしょう．人間バンザイ！私ももう一度がんばって生きてみます．（癌と闘病中の者です）」

図 5-21　作品展「生命の灯ふたたび」会場風景

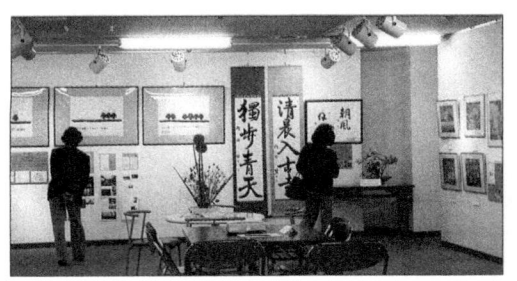

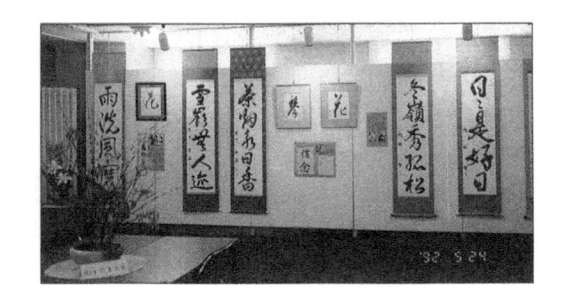

　「主人が倒れて目の前が真っ暗になり，どうしてよいかわかりませんでした．今朝テレビを見て新幹線で見に来ました．とても勇気づけられました．まだまだ希望が一杯あるんだと．主人にも見せたかった！」

　「もうだめだ，と言われた人達のこんなにも見事な復活，人間の持つ可能性の素晴らしさに熱い涙が止まりません．感動と希望と勇気をありがとう．」

　「心ふさぐニュースが多い．しかしきのうはいいことにめぐり会えた．"生命の灯ふたたび"と題した脳出血や脳梗塞の患者さん38人の作品展である．拙い「○×」の模写と，玄人はだしの近作．見比べたとき，強い感動に包まれる．だれもが，かりに年をとっていても，未来への可能性を秘めているのだ，と．（朝日新聞・天声人語）」

第5章 失語の慢性期とリハビリテーション

❻ 多面的なリハビリテーションの提供

I 地域におけるST事業の実態

【地域リハとST】 失語症全国実態調査報告（日本失語症学会，1998）によると，全国の総合病院，リハビリテーション専門病院，老人専門病院，福祉センター，その他において，「力を入れて実施されているST業務」は，「言語症状の検査・診断」（70.3％）と「言語治療」（70.6％）が最も多く，そのほかでは「家族や周囲の人々の指導」（44.0％），「患者の心理的問題へのアプローチ」（42.4％），「患者の長期観察」（17.2％）であった．「職場復帰のための折衝」や「職業訓練機関への橋渡し」にも力を入れていると答えた施設は，おのおの5.5％と5.7％にとどまっていた．この調査対象に長期間の入院が多い老人専門病院が含まれていることを考え合わせると，「患者の長期観察」と答えた17.2％中で，在宅の慢性期失語症者にリハビリテーションを提供している施設やSTがきわめて少ないと推定される．

地域社会に戻った失語症者について，牧（毎日新聞コラム，2001）は，「新潟県では，と言うより日本のかなりの広い地域で失語症になると周囲が"やつはバカになった"と誤解する．"そんなことはない．おれは正常なんだ"と言いたいのだが言葉にならない．だから患者は家にひきこもる．座敷ろうのようなもんですよ．これは人間の尊厳にもかかわる問題ではないですか．」というある病院長の話を紹介している．筆者のもとへも同様の訴えが地方在住の失語症者の家族からときどき寄せられる．こうした訴えは，地域や程度の差こそあるものの，多くの慢性期失語症者の置かれている現状とみることができよう．

リハビリテーションの目的が，単に障害された機能の回復ではなく，障害をもつ人の心理や生活などQOLの向上や社会統合を図ることにあるならば，地域社会に復帰した失語症者のこうした実状は，リハビリテーションの理念に基づいた支援体制や社会への啓蒙活動の貧困さを物語るものといえる．急性期～回復期に重点的に実施される機能回復訓練に対し，慢性期の支援は先に述べたように多面的社会的内容をもち，長期にわたって続けられるべきものである．

【第四の医学】 第三の医学とよばれるリハビリテーションが，障害された機能の回復を主目的としている現状では，そのリハビリテーションによって癒しえなかった障害をもって生きる慢性期障害者への全人的支援，すなわち地域リハビリテーションは，「第四の医学」（下河辺，2001）[23]と呼ぶにふさわしいジャンルではなかろうか．この「第四の医学」の理念や技術の育成・充実は，今後さらに高齢化を迎える社会の大きな課題であろう．

2 総合的地域リハビリテーション施設

　総合的地域リハビリテーション施設の例として，最近（2002年6月）開設された松戸神経内科（クリニック）における取り組みについて，2005年まで筆者の関わっていた言語リハビリテーションを中心に紹介する．

1 地域リハビリテーションセンター（CBRセンター）

（1）通院リハビリテーション

　成人の失語症，構音障害，その他の高次機能障害に対する個人訓練とグループ訓練を実施している．グループ訓練は，本書314頁に述べた内容で，現在15グループを結成しており，個人訓練との併用例も多い．

（2）訪問リハビリテーション

　現在PT，OTが中心だが，今後ST参加の機会を増やし，通院困難な高齢障害者や神経変性疾患患者および家族への支援を図っていきたいと考えている．
　なお在宅療養者への往診，訪問看護は従来から引き続き実施されている．

2 通所リハビリテーション（デイケア"ふれあい広場"）

　週に1日，言語リハビリテーション対象者のみの日を設定し，定員30名を2つのグループに分けて言語訓練を実施するほか，全体会（話し合い，リズム体操，合唱など），書，画，工作などの趣味指導（自由選択），PT，OTによる身体機能訓練を中心プログラムとして試行中で，3人のSTが通常のデイケア担当職員に加わって訓練や運用にあたっている．また月に1回，家族会の日を設定し，家族同士の話し合いや利用者と一緒にプログラム参加の機会を作っている．言語デイケアには市外からの利用者も多く，その送迎は，通院と同じく各個人によってなされている．現在デイケア利用者の約半数が医療保険による通院訓練と併用されている．

3 失語症友の会

　言語訓練室に，東葛失語症友の会（326頁）の事務局を移し，運営委員会やボランティアの会合，友の会や作品展の準備・運営などを行った．その後，自主グループに機能を移した．

　以上のような各種地域リハビリテーションの施設を通し，在宅の言語障害者にそれぞれのニーズに応じた多面的なリハビリテーションを提供できるよう，また地域社会への啓蒙も含め，今後も働きかけていきたいと考えている．

3 むすび

　現在，ST業務の大部分は，急性期および回復期の言語訓練で占められている．本稿では，地域復帰後の慢性期失語症者とその家族へのSTの関わりの重要性について述べた．
　筆者らが行ったアンケート調査（312頁）で明らかにされたように，失語症者の集いに対する満足度は，集いへの参加頻度と相関しなかった．このことは，地域リハビリテーションについて，単なる数量的な増設ではなく，質的な充実が求められていることを示してい

る．しかし，重い障害を遺した慢性期の失語症者への支援の方法はまだ確立されていない．リハビリテーションに携わる一員として，医学的に延ばされた生命が不本意に生かされる生命ではなく，「生きてよかった」と感じられる生命になるために，さまざまな働きかけや支援を工夫し試みていく使命があると考える．それが多少なりとも達成され，障害者に人間としての輝きが甦ったとき，作業に携わったSTもまた大きな喜びを分かち合い，仕事へのさらなる勇気を与えられるであろう．

脳卒中で右片麻痺・失語症となり，「回復や復職は無理」と宣告されたが，発奮努力して現職復帰（新聞編集委員）を果たし，日本記者クラブ賞を受賞するなど活躍中の牧太郎氏が，全国失語症者のつどい新潟大会(2001)で満場を湧かせた講演（新潟大会記録集，2001)[24]の一部を引用して本稿のむすびに代える．ユーモアを交えた1時間近いこの講演は，STにとっても身のひきしまるような多くの訓戒に満ちたものであった．

「（略）ところがSTももちろんの事，リハビリという分野に関しては，もっと名療法士とヤブの差が大きくなっているんじゃないかと思うんです．（略）どちらかというと本当の医学っていうのは，こういう療法士の方々の力だと思うんです．薬を飲ませりゃ治るってもんじゃない．要するに病気を治すんじゃなくて人間を復活させる仕事だから，薬や機械じゃできない．そういう分野の力ってのは，ものすごく意味がある．（略）人間と人間の間をつなぐ仕事に携わっているという誇りを持って，STの皆さんも頑張っていただきたいと思います.」

参考文献

1) 大田仁史, 河村明徳, 下斗谷貴子, ほか：地域リハビリテーション学. 三輪書店, 東京, 2000, p. 10.
2) 朝倉哲彦, 伊藤元信, 植村研一, ほか：失語症全国実態調査報告. 失語症研究, 18：71-86, 1998.
3) 佐藤ひとみ：失語症者の職場復帰. 失語症研究, 7：1-9, 1987.
4) 加藤正弘, 佐野洋子, 小嶋知幸：失語症者の職場復帰. 日本災害医学会誌, 47：360-366, 1999.
5) 四方田博英, 横張琴子, 波多野和夫：慢性期在宅失語症者のQOLについて—主観的満足度の観点より—. QOLジャーナル, 3(1)：13-19, 2002.
6) 立石雅子, 大貫典子, 千野直一, ほか：慢性期失語症者の活動性について. 失語症研究 20：15-22, 2000.
7) 遠藤尚志：言語障害をもつ老人の地域ケア, 脳卒中による言語障害者の地域ケア（長谷川恒雄編）. 保健同人社, 東京, 1984, pp. 95-155.
8) 澤俊二, 岩井浩一：河見町の障害高齢者における生活状況と余暇作業の特徴—アンケート調査から—. 98リハビリテーション合同大会, 茨城, 1998.（抄）
9) 横張琴子：失語症のグループ訓練. 聴能言語研究, 13：1-11, 1996.
10) 横張琴子：ステップ別カードを用いた日記指導—基礎訓練から日記習慣へ—. 聴能言語研究, 7：117, 1990.（会）
11) 物井寿子：老人のコミュニケーション障害—臨床現場から. 音声言語, 32：227-234, 1991.
12) 綿森淑子：高齢者施設におけるSTの役割とは？ 第27回日本聴能言語学会, 愛知, 2001.（予稿）
13) 全国失語症友の会連合会東京支部：失語症便覧（2001年版）. 全国失語症友の会連合会, 2001.
14) 横張琴子：特集「地域リハビリテーションにおける言語臨床家の役割」. 失語症友の会. 聴能言語学研究, 18：37-42, 2001.
15) 高橋洋子：特集「地域リハビリテーションにおける言語臨床家の役割」. 失語症者の作業所について. 聴能言語学研究, 18：70-72, 2001.
16) Susie, P., Sally, B., Sue, G., et al.：失語症をもって生きる（遠藤尚志訳）. 筒井書房, 東京, 1998.
17) 田中恒孝：脳血管障害者の精神機能と身体機能. 精神心理的アプローチによるリハビリテーション医学（水島繁美, 土肥信之編著）. 医歯薬出版, 東京, 1992. pp. 41-56.
18) 福迫陽子：失語の治療とリハビリテーション. 精神科 Mook No. 1 失語・先行・失認（島薗安雄, 保崎秀夫

編)金原書店, 東京, 1982. pp. 144-145.
19) Benson, D. F., Ardila, A.：Aphasia-A clinical Perspective. Oxford Univ. Press, New York, 1996. pp. 343-347.
20) 福迫陽子, 物井寿子：失語症患者の言語訓練経過. 音声言語医学, 25：295-320, 1984.
21) 横張琴子：慢性期重度失語症者のQOL―書画療法による改善―. 脳と神経科学シリーズ7 失語症からみたことばの神経科学(高倉公明, 宮本忠雄監修), メジカルビュー社, 東京, 1997.
22) 下河辺征平：ハンセン病訴訟問題を見聞きして「第四の医学」を想う. 日本医事新報, No. 4077：56-61, 2001.
23) 牧太郎：負けないぞ！失語症. 全国失語症者のつどい新潟大会記録集(全国失語症友の会連合会編), 2001, pp. 19-28.

第5章 失語の慢性期とリハビリテーション

7 失語症者の権利の保護
——成年後見制度

I 成年後見制度

【新制度】 自己の財産を合理的に管理・処分する能力が障害された人の，民法上の権利を保護する制度である．従来は禁治産制度と呼ばれたが，その多くの問題点を改正し，これに代わって平成12（2000）年4月より新しい成年後見制度が始まった．老年人口の増大とそれを保護する若年人口の減少という傾向を見据えて，社会的弱者や障害高齢者の自己決定権の尊重と，民法上の権利の保護を確保する新制度である．

最も典型的には重篤な痴呆の高齢者に対して，その権利を保護するというのが考えやすいが，今回の改正によって，重篤な痴呆に至る前のさまざまな段階に対処できるようになった．失語は痴呆とは異なるが，失語の患者は社会的弱者であり，その権利の侵害は十分にありうることであり，現にある．何らかの権利保護の方策がとられねばならない事態が起こることは決してまれではない．今回新しく導入された「補助」類型や任意後見制度などは，とくに失語症者の権利保護に対して有効に機能すると思われる．なお「後見」という語には，この制度全体を指す広義の意味と，一つの類型としての狭義の意味があるから注意すること．

【成年後見の3類型】 障害の程度に応じて法定後見の類型を，重篤な順に「後見」，「保佐」，「補助」という．

重篤な痴呆患者のように，財産の管理能力や判断能力がつねに失われた状態にある者——これを法律の言葉で「事理弁識能力を欠く常況」にある者という——に対する類型を「後見」（従来の「禁治産」に該当する）という．財産管理能力（事理弁識能力）が「著しく不十分」な者に対しては「保佐」（従来の準禁治産），これが「不十分」な者に対しては「補助」（新設の類型）といい，これが成年後見の3類型である．「事理弁識」，「常況」，「保佐」はいずれも法律用語である（誤字ではない）．

いずれも申し立てを受けた家庭裁判所が，それぞれの職務を最も適切に遂行できる人を考慮して「後見人」，「保佐人」，「補助人」を選任する．このとき，原則として，後見と保佐は精神鑑定を要するが，補助の場合は診断書のみで鑑定は要さない．

生活費などの日常生活の費用は問題にならないが，不動産や多額の金銭の取引に関して，障害者がだまされるということがある．また逆に，取引後に，障害者側（障害者本人とは限らない）が，あのときは実は判断能力がなかったといって取り消しを求めたりして，トラブルになることもある．だから大きな金額が動く場合，後見人がいない障害者との取引が拒否される場合がある．それで障害者への多額の保険金の支払いが拒否されたり，あるいは高齢障害者が生活のために不動産を処分しようとしても，業者が相手にしてくれなかっ

りする．こういう不都合はいくらでもある．

　【任意後見制度】　現在は障害者ではないが，自分が将来何らかの障害者になって判断能力が低下したときにそなえて，自己が選んだ特定の友人，法律家，社会福祉士などに，自己の後見を委託する契約を結ぶことができる制度である．複数の個人でも法人でもよい．将来のありうる状態を想定して，そのときに代行する支援内容の希望を代理権目録の形で決め，これを公証役場で公証人が作成する公正証書に記入して契約する．人は誰でも年を取る．老いに至れば身に病は絶えぬものである．しかも少子高齢化社会である．任意後見制度は，未来を見据えた本人の自己決定権を最大に尊重する制度である．

　【東京法務局に登記】　従来の禁治産制度では，禁治産者も準禁治産者も戸籍に直接に記入された．そのために結婚や養子縁組にさいして，私立探偵が戸籍を調べたりして「あの家には禁治産者がいる」というような話がささやかれることもあった．これも旧制度の暗い側面であった．新制度では戸籍には記入されず，東京法務局で成年後見登記事務が行われる．その登記事項証明書は，法定後見人，本人，配偶者，4親等内の親族のみが請求できる．これはプライバシーの尊重である．

　【成年後見監督人の制度化】　旧制度では後見人が被後見人の財産を勝手に処分するというイメージがあり，そのために今でも成年後見制度といえば，本人の人権を無視する制度であると誤解される傾向がある．新制度では後見監督人（保佐監督人，補助監督人）が制度化され，後見人などの職務を監督し，本人の利益のために，本人に代わって意思を表示できる．また後見監督人が選任されていない場合でも，家庭裁判所が調査官による調査をしたうえで，後見人などの解任を含めて，直接に適当と認められる指示をすることができる．

　【精神鑑定の簡略化】　後見と保佐を開始するための精神鑑定については，最高裁判所事務総局家庭局より「新しい成年後見制度における鑑定書作成の手引」というパンフレットが出されている．これは成年後見の鑑定として必要かつ十分な内容の鑑定書をモデルとして提示したものである．鑑定書式の例も掲載されていて鑑定人には参考になる．従来はいたずらに長々しく冗長な自由記載の文章であることが多かったが，数頁の簡潔な記載ですむようになった．また鑑定人の宣誓が郵送で可能となったことも，鑑定料の低料金化と併せて新制度の利用しやすさが考慮されている．

　鑑定人は精神科の医師が選任されることが多い．しかし痴呆はともかく，失語の場合は専門家の医師が少ないので，言語障害の専門家であるSTの見解に大きく依存することになる．また家庭裁判所調査官による鑑定前の調査においても，STはその見解を聴取されることがある．STもこの制度の概要について一定の認識を持っていたほうがいい．

2　失語症者と成年後見制度

　新制度がよりきめ細かに障害者の処遇を考慮している以上，これを鑑定する側の診断と評価もきめの細かさが要求される．痴呆は，その本質的な知性障害の存在によって，判断能力の障害程度は比較的容易に判定される．失語の場合は複雑である．

　失語は，理論的には「道具障害」であって，直接の「知性障害」ではない以上，基本的な「事理弁識能力」が保存されているはずであるが，実生活上は自己の財産管理に障害があることが多い．基本的に保存されている判断能力が機能するために必要な情報が，判断の「場」にもたらされず，またはその判断の結果が適切に言語化できない．しかし軽度の

失語の場合は，理解力も判断能力も十分に活用できて後見をまったく必要としないか，せいぜい補助で足りる．重度の場合は，理論的に判断能力が保存されているはずであっても，事実上，多額の金銭取引は危険であることが多く，後見相当と判定せざるをえないことがある——決定を下すのはあくまでも裁判官の任務である．事例ごとに専門家としてきめ細かく判断していくほかはない．

　また失語症者に失語以外の障害が加わっていることも少なくない．最初に1回の脳梗塞で失語になったが，その後，徐々に痴呆化が進行しているとか，失語に著しい性格変化や病識障害が随伴していて合理的な判断能力に欠けるといわざるをえない，というような例もある．

　現在あらゆる領域で客観化・数量化が要請されている．専門家であっても，ただその主観のみに基づく評価では，その効力が疑われる．言語，認知，情動，記憶などの個別的な障害に対する神経心理学の重要性はすでに増大している．また外国で起こった事故のために，国際的にも通用する検査結果を提出しなければならないこともある．

　以上は民法上の話であったが，失語症者には刑法上の権利の保護も必要である．刑事事件でも判決を理解する言語能力を欠く場合には，判決は言い渡されない．このような事情より，すでに「司法神経心理学」という専門領域が提唱されている(Valciukas, 1995, 渡辺, 1999)．

参考文献

1) Valciukas, JA：Forensic neuropsychology. Haworth Press, New York, 1995.（渡辺他訳：司法神経心理学．医学書院, 東京, 1998）
2) 渡辺俊三：司法神経心理学．神経心理学, 15：2-8, 1999.

用語「痴呆」についての覚書

　本書の発行後，厚生労働省より「痴呆」という用語を「認知症」に変更するようにとの通達があった．本書は言語と言語障害の専門書であり，症状や疾病の概念としての「痴呆」とは密接な関連のもとにある．また言語と認知の関係，あるいは言語障害と認知障害との関係ははなはだしく微妙である．したがって，「痴呆」⇒「認知症」への用語変更を不用意に行うと，意味的または論理的に混乱をきたすおそれがあると思われる．そこで本書では従来通り「痴呆」という用語を訂正することなく使用することにした．言うまでもないことであるが，本書のいずれの著者においても「痴呆」患者に対する侮蔑的な意図はない．

　ちなみに「認知」には2通りの意味がある．
　（1）一つは感覚内容に意味を連合させる作用である．我々はコップの画を見て，これを「コップ」と「認知」する（"recognition"あるいは「再認」の概念に一致する）．そのうえで「コップ」と言語化（呼称）する．この場合，認知は言語の前提である．そういう認知の障害としての「認知障害」のなかに「失認」（agnosia）が含まれる．失認は「失語」ではないが，失語のなかに失認の要素は多々含まれているし，あるいは失認と失語の境界領域に位置する病的現象も存在する（たとえば，純粋失読など）．
　（2）もう一つの「認知」は，認知心理学（cognitive psychology）や認知科学というような用語にみられるように，脳内で起こる高次機能のほとんどすべてを「認知」と呼ぶ言い方である．この場合の認知は，（1）の意味よりははるかに広い概念であり，言語の機能も丸ごと「認知」に含まれてしまう．だから失語も「認知」神経心理学の対象たり得るのである．

　さて「認知症」という用語は（厚生労働省からの説明があったわけではないので推定するしかないが）おそらく（2）の場合のような，広い意味をさすと思われる．「痴呆」（dementia）において障害される機能は，（1）の意味の認知の機能を含んではいるが，それのみではなく，進行とともに言語，記憶，行為，情動，等々，ほとんどすべての心的機能に及ぶからである．

　これだけ複雑な用語とその概念が存在することを背景とする時，単純に痴呆の用語のみを認知症に変更すると，混乱をきたすおそれがあるのではないかと著者らは考えた．以上が本書において従来通りの用語を使用する理由である．

2005年12月

波多野　和夫

和文索引

ア
アクセント　44
アナルトリー　36, 42, 121
アフェミー　11, 12
アプロソディア　46
アミタールソーダ法　26
アルツハイマー病　283

イ
インターネット　253
イントネーション　44, 301
インフォームドコンセント　200
言い間違い　62
生きがいづくり　341
意識解体　188
意識混濁　173
意識障害　173, 178
医師キリスト　5
維持的訓練　238, 249
一語文　120
一方向性障害　61, 81
一酸化炭素中毒　131, 178
一般因子　164
一般的発動性低下　107
異同弁別　55
意図的行為と自動的行為の解離　19, 39, 94, 122
意図と自動症の戦い　100, 103
今村新吉　28
意味　297
　　──カテゴリー　60
　　──構造化　303
　　──システム　214, 257, 278
　　──性変復パターン　64, 73, 74
　　──節　80
　　──セラピー　278
　　──素性分析　279
　　──的カテゴリー化　81
　　──的構造　169
　　──的ルート　86
　　──判断　86
　　──表示　124
　　──方策　59
　　──野　68
　　──論　32
井村恒郎　28
医療保険　238
陰性過程　18
陰性症状　18, 99
韻律　298
　　──運動　300

ウ
ヴィゴツキー学派心理学・神経心理学　297
ヴェルボトナルシステム　297
迂言　62, 78, 81, 121, 258
歌　250
運動維持不能　107
運動覚性促通　145
運動感覚　298, 299
運動の要素配分　301

エ
縁上回　84, 162
　　左──　123

オ
オーラルディアドコキネシス　202, 207
オペラント条件づけ　114, 259
オルゴール時計症状　102
押韻常同パターン　64, 72
音の運動　300
音韻
　　──意味性混合　68
　　──-音韻変換　86
　　──機能の保存　84
　　──性変復パターン　73
　　──節　80
　　──セラピー　278
　　──的構造　169
　　──表示　124
　　──変化　42
　　──ルート　86
　　──論　32
　　語全体の──　151
音声学　35, 43
　　──的解体　35, 42
　　──的変形　62
音素　62
　　──の弁別　303
音調性　44

カ
カテゴリー呼称　60
カテゴリー特異的解離　58
外延　57
絵画可能性　60
外国語アクセント症候群　45
介護者の一時的代理人　313
介護保険　238
　　──制度　313
　　──法　316
外刺激反応性　109, 131
回収　59
　　──の障害　260
階層化段階　300
階層構造　297
外側膝状体　146
解体　18
　　人格──　173, 175
外套　178
概念　57
　　──中枢　116
海馬・帯回系　114
解剖学　154
会話領域外　303
書きながら読み　145
可逆文　210, 281
角回　21, 87, 146, 162, 168
学際的性格　26
拡散活性化モデル　73, 78
学習理論　259
学生ボランティア　329
拡大 Broca 領野　20, 120, 157, 167, 172
拡大 Gerstmann 症候群　148
下言語野　160
歌唱　101
数の順唱　85
仮性球麻痺　110
家族　201, 202, 231, 239, 240, 244, 250, 252, 278, 282, 289
　　──会　352
　　──支援　317, 319
　　──の QOL　349
　　──の交流　315
　　──の集い　314
　　──歴　286
活動制限　211, 236, 240, 249, 251, 273
活動の地域格差　326
家庭復帰　310
仮名処理　89
感覚　81
　　──運動期　114
　　──系-辺縁系過剰結合　97
　　──様態特異性　177
眼窩部　157
環境依存症候群　107
還元主義　105
喚語困難　258, 279
喚語障害　59
漢字仮名問題　88, 168
漢字キーワード法　265, 270
漢字処理　89

索引　359

関与しつつの観察　37

キ

キュー　244, 262, 264, 268
既往歴　286
記憶
　意味——　56, 58, 85, 177, 220
　エピソード——　85, 220
　作業——　58, 85
　作動——　220
　宣言的——　220
　短期——　58, 84, 123, 220
　長期——　85, 220
　手続き——　85
　展望——　224
　非宣言的——　220
偽科学　8
聴き取り訓練　299
記号学　49
記号・象徴機能の障害　177
記号素　55, 62, 73
基準点　297
既製句　100
規則化の誤り　150
吃音　110
拮抗的回復　141
基底核　101, 110, 127, 133
機能語　47, 71, 76, 77
機能再編成法　259, 265, 272
機能障害　211, 236, 240, 249, 251, 273
決まり文句　111
記銘力　15
　——障害　175
脚部　156
吸引反射　179
牛耕文字　93
弓状束　84
急性錯乱状態　148, 188
嗅脳系　114
強化　259
境界領域　127
　——失語症候群　126
強化子　259
教材　253
強制把握　106, 107, 179
共存の原理　18
共通感覚　4
共同作業会　327
共同的回復　141
強迫的音読現象　107
強迫的行動　106, 107
距離喪失症状　107
禁治産　355
　——制度　355
緊張性　38

緊張度　299
緊張病　104, 107, 178

ク

クラスター分析　118
グループ編成　317
グループ訓練　314, 316, 319, 326, 338
グループホーム　323
グループモデル　176
クレシェンド現象　110
クロスオーバー法　247
空語句　50, 68, 111, 121, 126, 182
偶像破壊者　21
具象性効果　85
具体的行動　57
屈折　47
句の線型図式　185
句の長さ　41, 50
群研究　245
訓練計画立案　251
訓練効果の測定　245

ケ

ケアハウス　323
ケースカンファレンス　285
ゲシュタルト仮説　144
ゲシュタルト形成障害　23
ゲシュタルト心理学　23, 298
敬語法　48
経済性　49
継時的回復　141
芸術療法　278
形態論　47
　——的障害　48
系統発生　113
傾眠　173
計量分類　118
系列語　207, 268, 282
欠陥治癒　174
結合　49
　——障害　63, 187
血腫除去術　133
傑出人脳　154
決定権　252
幻覚症　15
言語
　——学　32, 35
　——学外の要素　297, 299
　——学的プロソディ　45
　——学的要素　297
　——活動　296, 297
　——構造化　299
　——構造化段階　296
　——構造化の基本要素　298
　——混合　141

　——自動症　99
　——常同症　99
　——情報処理モデル　214, 255, 263
　——性知能指数（VIQ）　227
　——体験　302
　——知覚の構造化　299
　——中枢　12, 116
　——聴覚士の能動性　304
　——治療　26
　——デイケア　352
　——努力　51, 106, 120, 121, 122
　——の象徴機能　188
　——発達　103, 104
　——表示　133
　——モダリティ　203, 232, 243, 247, 251, 257, 263, 281
　——優位性　114
　——様態　32, 34
　——リハビリ教室　321
　——領野孤立　27, 84, 105, 171
感情——　18, 39, 101
緊張病——　34
自動——　41, 97, 106, 169
滞続——　102, 176
知性——　18, 39, 101, 104
反復——　103, 107, 109, 163, 178, 180
分裂病——　34
模倣——　103
言語訓練
　——の禁忌　237
　——の適応　237
　——の目的　236
　——の目標　237
慢性期の——　316
検査
　アーヘン失語症——　54, 164
　ウエクスラー記憶——（WMS-R）　222
　ウエクスラー成人知能——（WAIS-R）　223, 227
　絵画語彙——　283
　記憶——　220
　構音——　213
　語音弁別——　214
　呼称——　60, 215
　失行——　219
　実行機能——　226
　実用コミュニケーション能力——（CADL）　209, 211
　失語——　203
　失語症鑑別診断——　207, 212
　失語症語彙——　214
　失語症構文——　210
　失認——　219

重度失語症―― 216
西部失語症―― 41
単音の復唱―― 214
短期記憶―― 224
知能―― 227
100語呼称―― 215
標準高次視知覚――（VPTA） 217
標準高次動作性――（SPTA） 219
標準失語症――（SLTA） 41, 164, 203
復唱―― 215
文完成―― 104
文法性判断―― 281
ベントン視覚記銘―― 225
ボストン失語症診断―― 41, 164
掘り下げ―― 209
三宅式記銘力―― 225
モーラ分解・抽出―― 214
文字言語の―― 217
リバーミード行動記憶―― 224
レーヴン色彩マトリックス―― 207, 229
BIT行動性無視―― 219
ITPA言語学習能力診断―― 283
Rey聴覚言語性学習―― 224
WAB失語症―― 205
WISC-III知能―― 283
原始反射 179
現象学心理学 297
現病歴 286
健忘症候群 174, 176

コ

コミュニケーション 33, 53, 112, 124
　――活動 298
　――行動 168
　――全体 297
　――代替機器（AAC機器） 333
　――ノート 275
　――ボード 335
　拡大・代替――（AAC） 220, 274
　非言語―― 275
　命題的―― 114
ことば
　――獲得プロセス 300
　――知覚訓練 303
　――の再獲得過程 299
　――の再構造化過程 298
　――のプロソディ習得 302
　話し―― 299
語彙 103
　――・意味セラピー 278

――意味ルート 86
――経路 152
――性／非語彙性言語自動症 99
――節 80
――セラピー 279
――判断 56, 86
――論 32
構音 32
――訓練 250, 271
――点 53
――不能 43
構音障害 36, 41, 42, 120, 121, 124, 142
　運動障害性―― 43, 201, 271, 282
　皮質性―― 42
　麻痺性―― 61
口型図 271
後見 355
　――監督人 356
　――人 355
後言語皮質 161
交差性失語単一説 139
口唇傾向 97
構成行為 17
構造化 296, 297
　――課題 300
　――された全体 303
　――目的 302
　――的な現象 303
　高次―― 298
後大脳動脈 171
行動療法 259
高齢者施設 324
声発現時間 53
語音連合 73
語間代 110, 176
語義理解 56
語義聾 56, 121
国際障害分類 236
黒人文体 47
語健忘 60
固執性 105, 178
50音表・50音系列 241, 267
語順方策 59
呼称 81
　――障害 59, 167
語唱 110
語新作 34, 64, 69, 93, 121, 124
　意味性―― 70, 78, 188
個性 112
語想起障害 59
骨相学 7, 154
古典型 TMA 129
古典的条件づけ 259
古典論 12
語頭音 60

語発見障害 59, 73, 126
誤反応分析 149
古哺乳類脳 113
誤用語 68
語列挙 204, 207, 250, 262
語連想 262
語漏 91, 121, 137
語聾 55, 86, 121, 219, 251
　純粋―― 34, 117, 143
混合的回復 141
昏睡 173

サ

サルペトリエール学派 87
再帰性発話 19, 38, 41, 52, 98, 115, 124, 133
　――の4段階回復説 98
　実在語―― 99
　無意味―― 99
在宅失語症者と家族のQOLの実態 312
再産生 124
　――型 124
最適条件 304
最適性 302
最適な刺激 300
最適な質 303
再評価 233, 251
催眠状態 104
錯語 18, 62, 120, 187
　――の発現機制 63
　安定した―― 63, 73
　意味性―― 35, 62, 67, 85, 126, 129, 131
　運動性―― 65
　音韻性―― 35, 43, 44, 62, 63, 122
　記号素性―― 70, 77, 188
　形態性語性―― 68
　語性―― 67, 134, 258
　錯文法性―― 64, 76
　字性―― 63, 258
　純粋―― 123
　不安定な―― 64
　無関連語性―― 188
錯行 17, 44, 124
錯行為 219
錯書
　意味性―― 91
　音韻性―― 91, 123
　形態性―― 91
　類音性―― 90, 127, 182
錯読
　意味性―― 86, 150
　音韻性―― 86, 123
　形態性―― 86
　視覚性―― 150

類音性── 86, 90, 127, 182
作品展　327
　　──「生命の灯ふたたび」 349
錯文法　21, 46, 76, 121
錯論理　187
作話　52
雑種語彙仮説　70
雑種語彙の誤り　70, 188
三角部　156, 157
参加制約　236

シ

ジェスチャー　212, 216, 273, 275
　　タイミング──　272
ジャクソニズム　18, 99, 100
ジャルゴン　38, 70, 99, 121, 296
　　──の経過　75
　　──の3段階回復説　98
　　意味性──　74
　　音素性──　70, 141
　　書かれた──　91, 121
　　語新作──　71
　　てんかん性──　75
　　マンブリング・──　71
　　未分化──　70, 76, 93, 141
シルビウス周囲言語領域　131, 154
シルビウス周囲失語症候群　119
シンボルのシンボル　86
シンボル・身ぶり複合　114
詞　47
辞　47
子音の要素特徴　300
支援体制　316
視覚言語中枢　162, 168
視覚・言語離断症候群　82
視覚-辺縁系離断　97
刺激・促通法　255, 260, 265
刺激法　260
視交差　146
思考障害　36, 148, 174
自己鏡像認知障害　177
自己決定　237
自己産生的手がかり　265
自己受容感覚　299, 303
自己調節　301
自己訂正　64, 73, 76
自習課題(宿題)　252
辞書　150, 214, 257, 278
視床　127, 130
　　──下部　114
　　──出血　133
　　──切截術　134
自然回復　244
持続性　178
　　──植物状態　178
持続的なリハビリテーション　339

舌の先現象　61
失音調　46
失外套症候群　178
失語　12
　　──型　207, 232, 244
　　──重篤度　53, 167
　　──周辺の言語障害群　184
　　──症状　296
　　──性 vs 非失語性　188
　　──性変形　62
　　──性マンブリング　71
　　──なき失語　130, 175
　　──の意味型　183
　　──の経過　243
　　──は一つ　20
　　──分類　116
　　意味──　118
　　運動──　124
　　感覚──　124
　　緩徐進行性──　175, 181
　　境界領域──　117, 171
　　局在不能──　132
　　軽微──　135
　　原発性進行性──　181
　　健忘──　23, 61, 131, 207, 211
　　交差性──　137, 138, 141
　　語義──　56, 61, 86, 112, 127, 128, 152, 181
　　語新作ジャルゴン──　39, 64, 162
　　語性──　118
　　混合型超皮質性──　84, 102, 130
　　混合──　135
　　残遺──　91, 132, 133, 135
　　ジャルゴン──　39, 52, 70, 181
　　シルビウス周囲──　117
　　視覚──　27, 78, 81, 147
　　視床──　134
　　失名辞──　61, 118, 131, 180
　　縮小 Wernicke──　124
　　小児──　33, 136
　　深層──　80, 84, 85, 150
　　全──　69, 100, 118, 124, 133, 180, 207, 211, 238, 282
　　前方・後方──　117
　　大 Broca──　125
　　単純──　118
　　中枢性──　118, 119, 142
　　超皮質性運動──　46, 104, 106, 115, 116, 128, 159, 163, 171, 184
　　超皮質性感覚──　35, 55, 56, 57, 61, 102, 112, 116, 126, 167, 169, 180, 181, 207
　　超皮質性──　16, 23, 106
　　てんかん性──　33
　　伝導──　35, 39, 44, 61, 64, 105,

116, 118, 122, 169, 207, 258
　　統辞──　118
　　博言家──　140
　　発達性──　32
　　非局在性──　118, 125
　　皮質下──　117, 132
　　皮質下性運動──　116, 142
　　皮質下性感覚──　117, 143
　　皮質性運動──　116
　　皮質性感覚──　116
　　非流暢性──　41, 137, 139
　　非流暢性 vs 流暢性──　117, 119
　　復唱──　123
　　復唱障害を伴う──　119
　　復唱障害を伴わない──　126
　　分類不能──　135
　　辺縁系──　115, 130
　　右麻痺を欠く全──　125
　　右麻痺を伴う──　118
　　名辞──　118
　　力動──　104, 128, 129, 184
　　流暢性──　44
　　流暢性全──　41, 100, 119
　　Broca ──　21, 46, 61, 65, 100, 120, 133, 201, 207, 211, 282
　　Broca 領野の──　21, 120, 157, 159
　　Wernicke──　61, 64, 74, 121, 180, 207, 211
失行　16
　　開眼──　44
　　観念運動──　17, 44, 120, 122, 123, 124, 207, 220
　　観念──　17, 44, 122
　　構音──　42, 345
　　交感性──　120
　　構成──　17, 44, 96, 122, 123, 220
　　口部(腔)顔面──　19, 43, 120, 122, 123, 202, 220, 271
　　四肢──　44
　　肢節運動──　17, 44, 124
　　着衣──　44
　　脳梁──　96
　　発語──　36, 42, 43, 95, 142, 201, 270
　　汎──　178
　　左一側性──　44
　　閉眼──　44
　　歩行──　44
失構音　20, 36, 42
　　純粋──　142
実行機能　226
失語症
　　──重症度評定尺度　233
　　──全国実態調査　308
　　──友の会　328

──評価診断　296
失語症者
　　──と家族のQOL　316
　　──の主観的満足度　312
　　──の復職　310
　在宅──　312,314
　重度──　327,328,340
　慢性期──　322,351
　慢性期重度──　345
失書
　音韻性──　153
　空間性──　153
　語彙性──　153
　構成──　96,148
　孤立性──　91,148
　視空間──　96
　ジャルゴン──　75,91,121
　失行性──　95,148
　失語性──　91
　純粋──　16,34,91,148
　中枢性──　153
　超皮質性──　106
　左一側性──　96
　表層──　153
　末梢性──　153
　離断性──　96
失象徴　177
失声　35,130
　　──症　34
失統辞　46,121,139
　　──性理解　49
失読
　音韻性──　150
　後頭葉性──　87,145
　語性──　146
　視空間性──　88
　字性──　146
　失語性──　86
　失認性──　145
　失書を伴う──　20,87,146
　失書を伴わない──　20,145
　純粋──　34,83,145,171,217
　触覚性──　87
　深層──　85,150,152
　逐字──　149
　注意性──　149
　中枢性──　149
　超皮質性──　106
　綴り──　149
　頭頂葉性──　87
　半側──　87
　表層──　150,152
　文の──　146
　末梢性──　149
　無視性──　88,149
　離断性──　87

失認　16,81
　　──の象徴型　183
　視覚──　16,97,217
　視覚形態──　81
　視覚物体──　145,147
　色彩──　145
　触覚──　16,219
　身体──　44
　相貌──　183
　聴覚──　55,137,143,144,219
　統覚型視覚──　81
　統覚型──　55,146
　同時──　183
　汎──　178
　連合型視覚──　78,81
　連合型──　57
失表情　180
失文法　35,46,120,121,182
　偽──　48
　思考障害に由来する──　182
　受容性──　46,49
　表出性──　46
失名詞　60
失名辞　18,35,60,121,126,131,145,180
　　──理論　70
　意味性──　61,68,73,126,182
　構音開始性──　61
　語産生型──　60
　語選択型──　61
　錯語性──　61
　視覚特異的──　78
　視覚様態特異的──　81
　触覚特異的──　83
　聴覚性──　144
　聴覚特異的──　83
　様態特異的──　80
失論理　129,186
自発的翻訳　141
司法神経心理学　357
視放線　146
社会的不利　236
社会復帰　308
自由会話　202,203
重症度　296
自由喪失症候群　107
集団訓練　238,249,282
修道院医学　5
重度障害者のQOL　341
周波数　299
　　──調整　301
　　──調整機器　303
宿題　252
主成分分析　164
主体　38,112,177
出版バイアス　249,255

瞬間露出計　87
準禁治産　355
純粋語啞　34,45,116,142,159
純粋症候群　34,131,142
情意　112,175
紹介状　286
障害の受容　239,242
松果体説　7
上言語皮質　163
少子高齢化社会　356
上側頭回後半部　161
冗長性　50,111,120,126
　根拠なき──　139
情緒性　299
情動　97,112
常同症　180
小児自閉症　33,93,103,104,107
症例 Leborgne　10
症例 Lelong　11
症例タン氏　10
書画指導　341,345
初期回復　243
書記素-音素変換　150
初期等価説　136
職業復帰　309
書字
　　──障害　139
　過剰──　96,107
　鏡像──　93,120
　反響──　100,103,106,182
　反復──　109,111
助詞方策　59
叙述機能の障害　185
書道・絵画　318
徐脳硬直　179
徐皮質硬直　179
書漏　91
自律性　297
自律的構造化　302
事理弁識能力　355
支離滅裂　179
進化　18
　　──論　17,113
人格障害　176
神経言語学　26
心身二元論　7
心臓学説　4
新造語　69
心像性　60
　　──効果　85,150
身体
　　──障害者手帳　332
　　──障害者日常生活用具給付制度　334
　　──図式　148
　　──性重視　299

索引　363

──と陳述　298
──の役割　297
──妄想　52
──リズム運動　299,300,302
心的外傷　34
振動子　301,303
振動＝触覚情報　303
新皮質系　114
深部白質病変　130
新哺乳類脳　113
心理社会的問題　236,238,250,287

ス

スイッチ機構　141
スクリーニング　201,207
ステップ別日記カード　318
スパン　58
スモールステップ　260
随意行為　297
随意性　297
数唱　123,222,224,227
図地過程　23,81

セ

セラピー実践体系　296
せん妄　175
性行動　97
精神医学　173
　　──殺し　112
精神運動性　105,111
　　──障害　177
精神鑑定　177,356
精神錯乱　188
精神遅滞　33
精神的資産　176
精神病理学　104,106
精神盲　16
製図業者の時代　13
成年後見　355
　　──制度　355
接近障害　59
接近的行動　76
接近的訂正　122
摂食嚥下　202,285
遷延錯乱　188
遷延性昏睡　178
前ゲシュタルト　146
前言語皮質　160
前言語野　156
全国失語症友の会　326
線条体　113,134
全身運動　126
全体構造　301
　　──体　297
　　──法　296

──法の基本概念　297
全体心理学　23
全体精神　296,297
全体的精神障害　35
全体と要素　298
全体論　21,62
選択　49
　　──的回復　141
　　──の障害　63
全知能指数（FIQ）　227
前頭境界領域　130
前頭葉　130,178
　　──性思考・言語障害　129,184,186
　　──性無視　107,128
　　──損傷　60,105,107
　　──内側面　110,163
　　──内側面病変　115
　　──病変　57,127
前方病変によるTSA　127
全面的な泣き　112

ソ

相互拡散活性化モデル　80
創作活動　347
操作主義　25
操作性　60
側頭峡　55
側頭平面　9
側脳室前角　114,159

タ

ダイナミックパラトグラフィ　272
タイプ分け　296
タキストスコープ　26
第１分節　62,77
退行学説　106
第３前頭回　11
第３分節　62
体軸運動　126
大衆化　25
帯状回　130
代償的コミュニケーション手段　236,238,275,282
代償反応　212
対処行動　240
第２分節　62
大脳病理学　15,21
第四の医学　351
対話運動　300
多感覚刺激　302
多幸性　52
多幸的　121
多重分節説　62
多層ベースライン法　247

単一失語学説　66,87
単一失語論　135
単一事例研究　245
　　──法　270
段階モデル　175
短期目標　237

チ

チーム医療　285
知覚　81,297
　　──経路　299
　　──構造化　298
　　──体験　299
　　──的カテゴリー化　81
　　──の構造化　297,298
　　──の性質　298,299,303
　聴──　303
　能動的──　300
蓄音機症状　102
知識表示　49
知情意　112,175
知性　176
　　──障害　178,356
　　──の予備条件　176
知能　227,240
　　──指数（IQ）　223
痴呆　33,136,173,175,240,283
　　──症　324
　　──性変性疾患　110
　　──なき痴呆　175
　Alzheimer──　180
　意味──　127
　偽巣性発症性──　180
　局在性──　176
　血管性──　179
　視床──　134
　軸性──　176
　全般性──　176
　多梗塞性──　179
　皮質性──　176
　皮質下性──　176
　辺縁系──　111,115,176
注意障害説　70
中核的失語群　119
中心回下部　142
中心前回　51
中大脳動脈　170
聴覚的無関心　145
聴覚的理解障害　53,167
長期回復　243
長期目標　237
聴性脳幹反応　137
聴覚　303
超皮質性失語群　126
超分節的　45
聴放線　143

貯蔵障害　59
陳述　301, 302

ツ

追跡把握　107
通院訓練　316
通過症候群　125, 173

テ

ディアシス　24
デイケア　322
テスト
　——バッテリー　37
　コース立方体組み合せ——　229
　3枚の紙——　20
　トークン——　58, 209
　標準失語症検査補助——（SLTA-ST）　212
　Aachen失語——（AAT）　210
　Boston失語症診断——（BDAE）　233
　FAS——　60
　Kohs立方体——　96
デブロッキング法　263
でまかせ応答　189
てんかん　97
　——失語症候群　137
　——性言語症状　110
　——発作焦点　160
　側頭葉——　97
定期作品展　318
抵抗症　107
低周波　303
訂正現象　104
徹底的局在論　21
電気的刺激実験　160
伝導理論　69
電文体　47

ト

トーキングエイド　276
トーキングカードプレーヤー　253
ドパミン作動薬　130
トライアングルモデル　152
となえうた　299, 301
　——創作　302
統覚　81
　——型　16, 23
東葛失語症友の会　325, 326
道具　38, 112, 177
　——障害　177, 356
　——性　36, 186
統計的実証主義　25
統合失調症　45, 77, 107, 110
動作性知能指数（PIQ）　227
同時訓練法　270

同時治療法　248
統辞的解析規則　49
統辞的構造　169
同時反復　109
動静脈奇形　136
統辞論　32, 47
　——的障害　48
動的存在　297
頭部　156
動物磁気説　8
動物精気説　3
特異的訓練効果　244, 245
読字
　——障害　86
　強制——　107
　反響——　103
特別養護老人ホーム　323
閉じ込め症候群　333
努力性　51, 120, 129

ナ

なぐり書き　95
内言語　185
　——障害　36, 95, 118, 142
内包　57
　——後脚　130
内容語　47, 77
喃語　32, 114

ニ

二言語併用　140
二重回路カスケードモデル　152
二重回路モデル　151
二重拘束説　45
二段階理論　69
日常生活動作（ADL）　231
二方向性障害　61, 82
日本語
　——子音の要素特徴　301
　——特殊音節リズム　302
　——特徴　302
　——の成立と構造の流れ　302
　——話しことば　301
　——母音の要素特徴　301
任意後見制度　356
人間関係論　106
人間精神活動　297
人称変化現象　104
認知
　——過程　81
　——行動療法　260
　——神経心理学　26, 56, 78
　——神経心理学的アプローチ　255, 281
　——神経心理学的分類　149
　——心理学的モデル　150

　カテゴリー性——　53
　語音——　53

ノ

脳学説　4
脳幹　179
脳梗塞　170
脳室学説　4
脳室周囲白質　159
脳重　154
脳地図　21
脳動脈領域　170
脳梁膨大部　82, 146
能力障害　236

ハ

俳句　318
廃用症候群　338, 339
破局　38
把持スパン　303
長谷川式簡易知能評価スケール（HDS-R）　230
爬虫類脳　113
発声　32
　——障害　35
発達学　106
発達心理学　112
発達性難読難書　93
発達遅滞　93, 136
発動性　178
発話
　——速度　50
　——努力　51, 106, 120, 142
　——の失力動　184
　——の定量的分析　72
　——発動性低下　128
　——量　50
　——量低下　41
　活動的——　100
　既製——　184
　偶発的(性)——　39, 98, 124
　断片的——　72
　同時——　104, 108
　努力性——　41, 51
　半意識的——　111
　半自動的——　111
　引き伸ばし——　272
　非流暢性——　106, 120, 167
　浮動的——　100
　部分的同時——　108
話す人間　299
場の理論　39, 106
濱口雄幸　154
破裂子音　53
般化　237, 249, 268, 278, 281
半球間離断症候群　87

半球切除(除去)術　26,136
反響言語　32,38,40,41,55,84,100,
　　102,109,114,115,131,178,179,
　　180
　　――＝単純復唱説　104
　　完全型――　102
　　減弱型――　55,102,126,129
　　視覚性――　107
　　自己――　103,109
　　即発型――　103
　　聴覚性――　107
　　遅延型――　103
　　努力性――　103,106,129
　　反問性――　102
　　部分型――　103
反響現象　107
反響行為　107
反響思考　107
反響書字　100,103,106,182
　　視覚性――　106
　　聴覚性――　106,107
反響表情　107
反局在論　21
半側〔視〕空間無視　57,88,217,219,
　　231
判断能力　355
範疇化　146
範疇的行動　23,61
汎反響学説　106
半標準的インタビュー　40
反復言語　103,107,109,163,178,
　　180
　　異音性――　110
　　仮性――　110
　　シラブル性――　110
　　真性――　110
　　同音性――　110
　　反響――　103,109
反復行為　109
反復説　113

ヒ

ヒステリー　34,104
非一貫性　153
非意味的語彙ルート　86
被影響性　105,178
非可逆文　210,281
被殻　134
被殻出血　133
非語彙経路　152
非語彙的音韻ルート　86
皮質　7
　　――下病変　127
非失語性呼称錯誤　36,77,134,140,
　　187
皮質主義　132

皮質電気刺激実験　26
皮質盲　81
皮質聾　16,143
尾状核　114,134
左下前頭回脚部　156
左利き　138
左シルビウス周囲言語領域(野)
　　84,119,125,127
左前頭弁蓋　159
左頭頂葉病変　148
非単語　85,126,150
非定型 TMA　129
非定型例　133,138
非特異的訓練効果　245
表意文字　88
表音文字　88
評価　296
描画　212,216,250,273,277
　　――指導　345
　　反響――　108
表示　132
病識　37,40,52,120,123,125
　　――欠如　121
表象　80
病態否認　52,95,99,189
病態無関知　52,95
病変変量　163,171
非流暢性　40,124,128,168
品詞効果　57,85,150

フ

プライミング　60
プラトー　238,249
プレスビオフレニー　15
ブレスラウ学派　15
プログラミング　43,44
プログラム学習法　259
プロソディ　40,98,100,114,302
　　――障害　41,44,120,142
　　――の訓練　272
　　――や情緒　299
　　感情的――　33,45
ふざけ症　189
不規則語　150,151
復唱　55,104,109,126
　　――型　124
　　――障害　84,122,167
　　――路　84,105,116
不随意性　99
不連続　299,300
　　――刺激　299,303
　　――刺激の活用　303
　　――周波数　302,303
分化した泣き　113
文交錯　48
文-質問法　281

分水嶺領域　171
分節　44
文節　47,72
文フィードバック法　281
文法解体症候群　46
文法性判断　59

ヘ

ヘルペス脳炎　97
並行説　18
閉鎖子音　53
辺縁系　97,113
弁蓋部　156,157
変換　84
変形過多　15,97,176
偏相関係数　167
扁桃　114
弁別特徴　62,63

ホ

ボストン学派　27
ボランティア　246
母音の要素特徴　300
方向性注意　52
報告書　286
補完現象　104,109,131
保佐　355
補助　355
　　――運動野　110,114,130,162,
　　187
保続　73,179

マ

マクロな運動　300
マッピングセラピー　238,280
魔術数の7　58
魔女狩り　5,93
慢性期失語症者の活動性　314
万葉仮名　88

ミ

ミクロ運動　300
右片麻痺　51,120
右同名半盲　145,147
右半球　101,115,123
　　――症状　96
　　――損傷　46,139
身振り　→ジェスチャー
未分化な泣き　113

ム

無関連語　126,134
無言　124
　　――症　103,180
無作為化比較試験　245
無酸素脳症　97,111

無声音　53
無動無言症　178,179

メ

メロディ　45
メロディックイントネーションセラピー（MIT）　272
明識困難状態　173
命題化　184
命令自動　106,107

モ

モジュール　214,255,263
モヤモヤ病　136
文字新作　34
森鷗外　7

ヤ

薬物中毒　104

ユ

有声音　53
誘導副詞　303

ヨ

陽性過程　18
陽性症状　18,99,106
要素的神経障害　34
様態　84

──特異的　34
予感　57,146
抑うつ　52,120
　──状態　345
予後　240,243,283,285
4つのF　114
四体液説　3
4段階経過説　100

ラ

ラポート　202
ランゲージパル　252

リ

リズム　45,301
　──運動　300
リハーサル　85
リハビリテーション
　──医学　26
　──教室　320
　多面的な──　345
　地域──　308,320,322,325,338,351
　通所──　321
　訪問──　325
　慢性期──　308
離断仮説　143,146
離断症候群　27,52,105
流暢性　121,205

偽──　100,119
語の──　41,60
梁下束　114,159
量作用の原理　24
両耳聴　26
両唇音　53
臨床実践体系　298
臨床・病変対応　163
隣接性　49

ル

類似性　49

レ

レキシコン　59
連合　81
　──型　16,27,55
　──主義　13
　──野の連合野　162

ロ

ロック・イン症候群　333,335
老人福祉法　321
老人保健法　316,320

ワ

わたり　303
渡辺文法　297

欧文索引

A

AAC　274,280
　──機器　334,336
AAT　210
ABA法　247
ad hoc仮説　144
ADL　231
Alzheimer病　103,127
Anton症状　52
Aristoteles　4

B

Baillarger-Jacksonの原理（法則）　19,39,94
BDAE　233
Bouillaud　10
Broca　10,98
　──領野　11,46,51,101,116,120,129,130,156,168
Brodmann　12

C

CADL　211,251
Charcot　13,14
Closing-in現象　125
Comte　2

D

Dax　11
De Ajuriagerra　26
Dejerine　20
DeRenzi　26
Descartes　7
DSM-III-R　175

E

Exnerの書字中枢　13,148,168

F

FIQ　227
Flechsig　12

Flourens　10
Freud　16
Freund　16
Fritsch　12

G

Galenos　3
Gall　7
Gerstmann症候群　22,57,123,128,148
Geschwind　27
Goldstein　23

H

HDS-R　230
Head　24
Hécaen　26
Heschl横回　54,143
Hildegard von Bingen　5
Hippocrates　3
Hitzig　12

I

IQ 223

J

Jackson 12, 17, 39, 98
JIST法 296
　──言語訓練の原則 299

K

K-ABC心理・教育アセスメントバッテリー 283
Kleist 21
Klüver-Bucy症候群 97, 111, 176

L

Landau-Kleffner症候群 137
Lashley 24
Leborgne 98
Leonardo da Vinci 6, 94
Lhermitte 26
Lichtheim 13
Liepmann 16
Lissauer 16
Luria 26

M

Marie 20
　──の方形 20, 161
Marie-Dejerine論争 19
Martinet 62
Meynert 12
Mini-Mental State Examination (MMSE) 230
MIT 272
MMSE 230

P

PACE 273
PALPA 214
Parkinson症候群 110
PEMA症候群 110, 180
Penfield 26
penumbra 33
PES症候群 110, 180
Piaget-Wallon論争 112
PICA 245, 246, 251
Pick 24
　──病 180
PIQ 227
Pitreの法則 140
Poeck 26

Q

QOL 236, 312, 320

R

Reyの複雑図形 96, 225
Ribotの法則 140

S

SLTA 203, 205, 207, 212, 217, 289
SLTA-ST 212
SPTA 219
Spurzheim 7
ST業務 352
ST訪問派遣事業 325

T

Taylorの図形 225

TIQ 227
Trousseau 12

V

Vesalius 6
VIQ 227
visual analogue scale (VAS) 276
Von Monakow 24
VOT 53
VPTA 217

W

WAB 251, 274
WAIS-R 223
　──短縮版 228
Warrington 26
Weigl 256
Wernicke-Kleist-Leonhard学派 16
Wernicke 12, 15, 16
　──中枢 13
　──領野 46, 54, 57, 101, 116, 122, 127, 161, 170, 172
Wernicke-Lichtheimの図式 13, 16, 84, 98, 116, 129, 255
Willis 7
WMS-R 222

Y

YES, NOサイン 33

【著者略歴】

波多野 和夫
- 1950年　神奈川県に生まれる
- 1975年　京都大学医学部卒業
- 京都第一赤十字病院精神神経科，大阪赤十字病院精神神経科，アーヘン工科大学（ドイツ）医学部神経科，国立京都病院精神科等を経て
- 1993年　国立精神・神経センター精神保健研究所老人精神保健部長
- 2003年　滋賀県立精神保健総合センター所長
- 2007年　名古屋刑務所医務部長，法務技官
- 2009年　佛教大学社会福祉学部教授
- 2017年　菰野聖十字の家診療所医師
- 医学博士．

中村 光
- 1962年　神奈川県に生まれる
- 1984年　慶應義塾大学法学部法律学科卒業
- 1992年　日本聴能言語福祉学院聴能言語学科卒業
- 1992～2000年　日本聴能言語福祉学院補聴言語学科専任教員
- 2000年　岡山県立大学保健福祉学部保健福祉学科助教授
- 2007年　同教授
- 医学博士．

道関 京子
- 1971年　大阪大学経済学部卒業
- 1979年　国立聴能言語専門職員養成所修了
- 兵庫県リハビリテーションセンターを経て
- 1990年　上智大学大学院外国語学部言語障害修士課程修了
- 東京慈恵会医科大学リハビリテーション科，学校法人葵会学園，萩学園言語聴覚学部準備室主任を経て
- 2012年　新潟リハビリテーション大学

横張 琴子
- 1955年　東京女子大学文学部卒業
- 1971年　お茶の水女子大学児童福祉学科研究生修了
- 1971～1988年　東京都葛飾区立上平井中学校ほか心障学級非常勤講師
- 1980～2002年　松戸市立病院リハビリテーション部（非常勤）
- 2002～2005年　松戸神経内科地域リハビリテーション部（非常勤）
- 1979年～　国立国際医療研究センター国府台病院リハビリテーション部（非常勤）
- 1995年～　東京医薬専門学校言語聴覚士科非常勤講師

［自主活動］
- 1980年～　千葉県東葛失語症友の会
- 2005年～　若葉の会（失語症者と家族の趣味活動・言語学習などの集い）

言語聴覚士のための失語症学　　ISBN978-4-263-21266-0

2002年12月1日　第1版第1刷発行
2025年7月25日　第1版第12刷発行

著者代表　波多野　和夫
発行者　白石　泰夫
発行所　医歯薬出版株式会社

〒113-8612　東京都文京区本駒込1-7-10
TEL.（03）5395-7628（編集）・7616（販売）
FAX.（03）5395-7609（編集）・8563（販売）
https://www.ishiyaku.co.jp/
郵便振替番号　00190-5-13816

乱丁，落丁の際はお取り替えいたします．　　印刷／製本・DNP出版プロダクツ
©Ishiyaku Publishers, Inc., 2002. Printed in Japan

本書の複製権・翻訳権・翻案権・上映権・譲渡権・貸与権・公衆送信権（送信可能化権を含む）・口述権は，医歯薬出版(株)が保有します．
本書を無断で複製する行為（コピー，スキャン，デジタルデータ化など）は，「私的使用のための複製」などの著作権法上の限られた例外を除き禁じられています．また私的使用に該当する場合であっても，請負業者等の第三者に依頼し上記の行為を行うことは違法となります．

JCOPY ＜出版者著作権管理機構　委託出版物＞
本書をコピーやスキャン等により複製される場合は，そのつど事前に出版者著作権管理機構（電話 03-5244-5088，FAX 03-5244-5089，e-mail：info@jcopy.or.jp）の許諾を得てください．

//
言語聴覚士のための
失語症学

波多野和夫　中村　光
道関　京子　横張　琴子　著

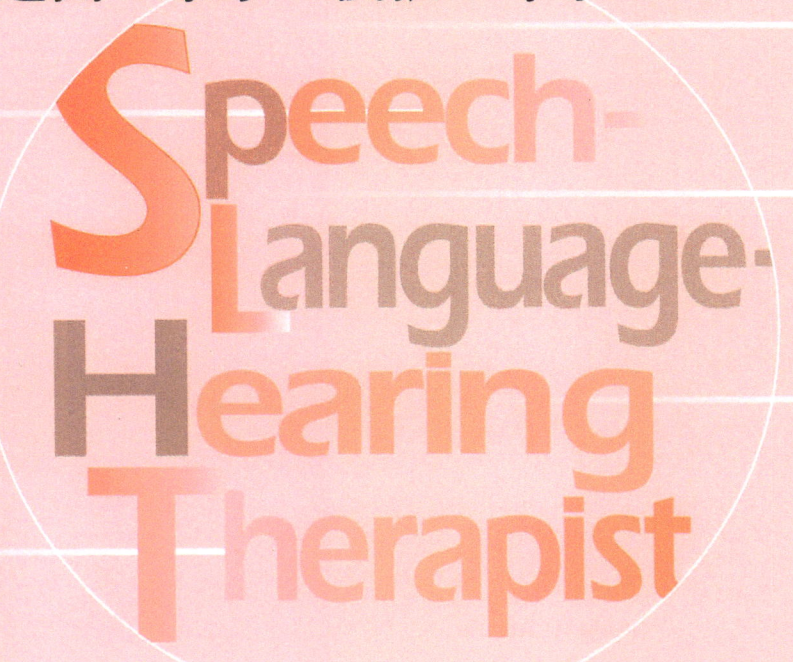

Speech-
Language-
Hearing
Therapist

医歯薬出版株式会社

執筆者一覧

波多野和夫 (はだのかずお)
中村　光 (なかむらひかる)
道関　京子 (どうせきけいこ)
横張　琴子 (よこはりことこ)

This book was originally published in Japanese under the title of:

GENGOCHOUKAKUSHI NO TAMENO SHITSUGOSHOUGAKU
(Aphasiology for Speech-Language-Hearing Therapist)

HADANO, KAZUO et al.

HADANO, KAZUO
　Professor, School of Social Welfare, Bukkyo University

© 2002 1 st ed.

ISHIYAKU PUBLISHERS, INC.
　7-10, Honkomagome 1 chome, Bunkyo-ku,
　Tokyo 113-8612, Japan